AF824858

EUROPA FACHBUCHREIHE
für Berufe im Gesundheitswesen

Ärztliche Abrechnung

VERLAG EUROPA-LEHRMITTEL · Nourney, Vollmer GmbH & Co. KG
Düsselberger Straße 23 · 42781 Haan-Gruiten

Europa-Nr.: 61405

Autor:
Dr. med. Susanne Nebel, Mettmann

2. Auflage 2024
Druck 5 4 3 2 1

Alle Drucke derselben Auflage sind parallel einsetzbar, da sie bis auf die Korrektur von Druckfehlern identisch sind.

ISBN 978-3-8085-6437-0

Satz: Typework Layoutsatz & Grafik GmbH, 86153 Augsburg
Umschlag: tiff.any GmbH, 10999 Berlin
Umschlagfoto: Robert Kneschke – stock.adobe.com
Druck: mediaprint solutions GmbH, 33100 Paderborn

Interview mit Frau Biene

Liebe Frau Biene, Sie begleiten seit vielen Jahren die angehenden Medizinischen Fachangestellten durch das Lehrbuch. Warum sind Sie von diesem Lehrbuch so überzeugt?

Frau Biene: Mir gefällt besonders die klare Struktur dieses Lehrbuches. Es orientiert sich an den **Lernfeldern des Rahmenlehrplans zum Ausbildungsberuf zum/zur MFA.** Nach der **Lernsituation** zu Beginn eines Lernfeldes werden die **wesentlichsten Lerninhalte** anschaulich erläutert. Zudem sind die wichtigsten **Auszüge aus den beiden Gebührenordnungen EBM und GOÄ** kurz zusammengestellt. Anhand der Abrechnung von **Fallbeispielen** wird das Erlernte verdeutlicht. An jedes Unterkapitel schließen sich mit der Überschrift **„Wie war das noch?“** Fragen zum Üben und Vertiefen an. Am Ende jedes Kapitels finden sich **„Fragen und Fälle“**, die eine **optimalen Vorbereitung auf die schriftlichen und praktischen Prüfungen** ermöglichen.

Welche Aufgabe haben Sie in dem Lehrbuch?

Frau Biene: Jedes Lernfeld beginnt mit einer Lernsituation, die den Titel **„Be(e) at work“** trägt. Darin enthalten sind typische abrechnungsrelevante Lerninhalte aus meinem Praxisalltag.

Wodurch unterscheidet sich dieses Buch von anderen Lehrwerken?

Frau Biene: Die Seiten dieses Buches lassen sich bequem herauslösen und in einem Ordner nach persönlichen Vorstellungen zusammenstellen. So ergibt sich ein **individuelles Schulungsbuch.**

In diesem Jahr ist eine Neuauflage erschienen. Können Sie die Gründe dafür nennen?

Frau Biene: Die neue Ausgabe passt sich den Zeiten der **Digitalisierung** an. EBM und GOÄ sind benutzerfreundlich im Internet und als APP verfügbar. So können Bemerkungen und Ausschlüsse einer Abrechnungsnummer auch dort nachgelesen und müssen nicht mehr im Buch vollständig aufgeführt werden.
Wichtig ist, den Umgang mit den Gebührenordnungen zu erlernen. Dabei steht die **Abrechnung des Hausarztes** im Vordergrund. Die Fachärzte werden anhand der Abrechnung beim Orthopäden exemplarisch dargestellt.
Auch im Bereich des **Praxismanagements** ist die Digitalisierung vorangeschritten. Die Neuauflage stellt die wichtigsten Begriffe hierzu vor. Zudem wird die Verwendung von elektronischen Formularen intensiv thematisiert.

Was möchten Sie Ihren Lesern noch sagen?

Frau Biene: Zunächst bedanke ich mich ganz herzlich für Ihr Interesse an diesem Lehrbuch. Die ärztliche Abrechnung stellt zuweilen auch für Mediziner und Abrechnungslehrer eine Herausforderung dar, insbesondere wenn es Interpretationsspielräume gibt. Deshalb bitte ich Sie darum, unter der Verlagsadresse oder über die Internetadresse lektorat@europa-lehrmittel.de auf Fehler oder Missverständnisse aufmerksam zu machen. Auch Wünsche oder Kritik können dort geäußert werden.
Ich wünsche Ihnen viel Freunde beim Arbeiten mit diesem Buch, und natürlich viel Erfolg während der Ausbildung und bei den anstehenden Prüfungen.

Das Interview führte die Autorin, Dr. med. Susanne Nebel, im Sommer 2024

Rechtlicher Hinweis
Die Verwendung nur eines grammatikalischen Geschlechtes bei Berufs- und Gruppenbezeichnungen wurde im Hinblick auf den Lesefluss gewählt. Sie stellt keine Meinungsäußerung zur Geschlechterrolle dar.

Inhaltsverzeichnis

LF 7 Praxisabläufe im Team organisieren – Erstellen und Versand von Schriftstücken

LF 8 Patienten bei diagnostischen und therapeutischen Maßnahmen der Erkrankung des Urogenitalsystems begleiten

LF 9 Patienten bei diagnostischen und therapeutischen Maßnahmen der Erkrankung des Verdauungssystems begleiten

LF 10 Patienten bei kleinen chirurgischen Behandlungen begleiten und Wunden versorgen

LF 11 Patienten bei der Prävention begleiten

Lernfeld übergreifend
Patienten bei psychischen und altersbedingten Erkrankungen begleiten

Lernfeld 1 Im Beruf und Gesundheitswesen orientieren

Inhaltsverzeichnis

LF 1 Im Beruf und Gesundheitswesen orientieren

Be(e) at work

Frau Birgit Biene hatte im letzten Schuljahr ein Schulpraktikum in der Praxis des hausärztlich tätigen Internisten Dr. Gustav Gütlich absolviert. Das Praxisteam von Herrn Dr. Gütlich war angetan von der Zusammenarbeit mit ihr und ihrem liebenswürdigen Umgang mit den Patienten. Nach Abschluss des Praktikums hatte Herr Dr. Gütlich Frau Biene deshalb eine Ausbildungsstelle als medizinische Fachangestellte in seiner Praxis angeboten.

Nach ihrer Entscheidung für diese Ausbildungsstelle hat Frau Birgit Biene bei der Ärztekammer einen Ausbildungsvertrag mit Herrn Dr. Gütlich abgeschlossen.

Zu Beginn ihrer Ausbildung informiert sich Frau Biene über die Bedeutung der Arztpraxis als Teil der medizinischen Versorgung in Deutschland. Dazu nutzt sie neben diesem Lehrbuch auch Informationen aus dem Deutschen Ärzteblatt und den Mitteilungen der Kassenärztlichen Vereinigung.

1.1 Die Arztpraxis im System der gesetzlichen Sozialversicherung

1.1.1 Geschichtlicher Hintergrund

Die soziale Sicherung seiner Bürger zu gewährleisten ist auch heute noch eine der Hauptaufgaben unseres **sozialen Rechtsstaates.** Diese Verpflichtung des Staates beruht für die Bundesrepublik Deutschland auf Artikel 20 des Grundgesetzes:

„Die Bundesrepublik Deutschland ist ein demokratischer und sozialer Bundesstaat."

Das Anliegen, den Menschen und seine Familie nicht ohne Schutz dem Schicksal zu überlassen, geht bis in die Antike zurück und zieht sich durch alle geschichtlichen Epochen. Von einem der berühmtesten Ärzte der Antike, **Hippokrates** (466–377 v. Chr.), leiten die Ärzte bis heute ihre Tradition und ihre humanitären Verpflichtungen gegenüber dem Patienten her („Hippokratischer Eid").

Später waren es hauptsächlich **Geistliche** und **Klöster**, die sich um Witwen und Waisen kümmerten. Im Mittelalter übernahmen dann **Ritterorden**, die auch Spitäler gründeten, sowie später **Städte** und **Zünfte** soziale Aufgaben wie die Kranken- und Armenpflege oder die Betreuung von Wöchnerinnen. Darüber hinaus sorgten sie für die Verpflegung und Unterbringung von Invaliden und Alten bis hin zur Kreditgewährung in bestimmten Lebenssituationen ebenso wie für die Übernahme von Beerdigungskosten.

Die Finanzierung wurde durch freiwillige oder verpflichtende Steuern, Abgaben, Beiträge oder Sammlungen sowie durch Spenden wohlhabender Familien sichergestellt.

Dies waren stets Leistungen, die von den jeweils Herrschenden oder der jeweiligen Zunft abhingen. **Preußen** war der erste Staat, der **1794** mit dem **Allgemeinen Landrecht** eine für alle rechtsverbindliche Grundlage für die Ernährung und Versorgung der Armen durch den Staat schuf.

Die wirtschaftliche Entwicklung durch die Industrialisierung und die damit verbundenen gesellschaftlichen Veränderungen führten dazu, dass sich die Arbeiter zu **Gewerkvereinen** als Interessenvertretung gegenüber den Arbeitgebern und zu **Hilfskassen,** die sie gegen Existenzunsicherheit und soziale Not sichern sollten, zusammenschlossen.

Der Staat förderte die Bildung von Hilfskassen und erließ in Ergänzung einer Gewerbeordnung **1876** das **Hilfskassengesetz,** in dem Rechte und Zuständigkeiten dieser Kassen im Sinne einer **Zwangskasse** geregelt wurden, in die auch die Arbeitgeber Beiträge abzuführen hatten.

Da die flächendeckende Einführung dieser Hilfskassen häufig am Widerstand der Arbeitgeber, die ihre Beiträge aus Kostengründen nicht leisten wollten, scheiterte, entstanden örtlich unterschiedliche soziale Sicherungen. Diese Unterschiede konnten dazu führen, dass ein Arbeiter, der den Arbeitsort wechselte, seine Kassenansprüche verlor.

Dass sich der Staat das Bedürfnis seiner Bürger nach Existenzsicherung zu Eigen gemacht und hierfür Verantwortung und Garantien übernommen hat, ist geschichtlich zurückzuführen auf die

Kaiserliche Botschaft Wilhelms I. vom 17. November 1881

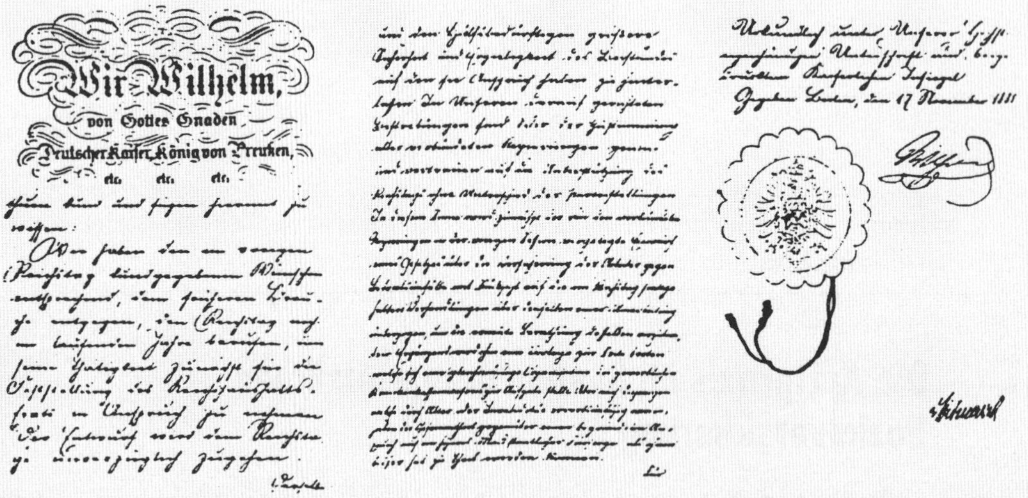

„… In diesem Sinne wird zunächst der von den verbündeten Regierungen in der vorigen Session vorgelegte Entwurf eines Gesetzes über die Versicherung der Arbeiter gegen **Betriebsunfälle** mit Rücksicht auf die im Reichstage stattgehabten Verhandlungen über denselben einer Umarbeitung unterzogen, um die erneute Berathung desselben vorzubereiten. Ergänzend wird ihm eine Vorlage zur Seite treten, welche sich eine gleichmäßige Organisation des gewerblichen **Krankenkassenwesens** zur Aufgabe stellt. Aber auch diejenigen, welche durch **Alter oder Invalidität** erwerbsunfähig werden, haben der Gesammtheit gegenüber einen begründeten Anspruch auf ein höheres Maß staatlicher Fürsorge, als ihnen bisher hat zu Theil werden können. …"

Maßgeblich verantwortlich für diese vom Reichstag angeregte und an ihn gerichtete Botschaft, die als **Gründungsdokument** der deutschen Sozialversicherung anzusehen ist, war der

Deutsche Reichskanzler Fürst Otto von Bismarck.

Otto von Bismarck gilt daher als der **Gründer der deutschen Sozialversicherung.**

Kaiser, Reichskanzler und Reichsregierung waren gezwungen, auf politische Forderungen der Sozialdemokratie und der Gewerkschaften zu reagieren. Diese Forderungen waren durch die allgemeine soziale Notlage vor allem der Fabrikarbeiter und ihrer Familien in der fortschreitenden Industrialisierung hervorgerufen worden.

Aufgrund der Initiative des Reichstages und des Reichskanzlers, verstärkt durch die Kaiserliche Botschaft, wurden vom Reichstag folgende Gesetze beschlossen:

1883	Krankenversicherungsgesetz für Arbeiter
1884	Unfallversicherungsgesetz für die Industrie
1889	Invaliditäts- und Altersversicherungsgesetz

Mit diesen drei Gesetzen über die Kranken-, Unfall- und Altersversicherung, die aufgrund der Kaiserlichen Botschaft vom Deutschen Reichstag erlassen wurden, ist erstmalig eine allgemeine **Versicherungspflicht** und damit für die Versicherten ein **Rechtsanspruch** auf Versicherungsleistungen eingeführt worden.

Die drei genannten Gesetze wurden

1911	in der Reichsversicherungsordnung (RVO)

zusammengefasst.

Gleichzeitig wurde das Krankenversicherungsgesetz grundlegend reformiert. Die wesentlichsten Änderungen in der Krankenversicherung bestanden in der Erweiterung des versicherungspflichtigen Personenkreises auf Hausbedienstete und landwirtschaftliche Arbeiter.

Weitere **grundlegende Gesetze** auf dem Weg zu dem heutigen Sozialversicherungssystem sind in Kraft getreten:

1911	Angestelltenversicherung
1927	Arbeitslosenversicherung
1985	Pflegeversicherung

Der Gesetzgeber hat die Vielzahl von einzelnen Sozialgesetzen im **Sozialgesetzbuch (SGB)** zusammengeführt. Mit dieser Zusammenfassung wurde eine übersichtliche Ordnung der Sozialgesetzgebung angestrebt.

Das SGB umfasst insgesamt **13 Bücher:**

SGB I	Allgemeiner Teil
SGB II	Bürgergeld, Grundsicherung für Arbeitsuchende
SGB III	Arbeitsförderung (Gesetzl. Arbeitslosenvers.)
SGB IV	Gemeinsame Vorschriften für die Sozialversicherung
SGB V	Gesetzliche Krankenversicherung
SGB VI	Gesetzliche Rentenversicherung
SGB VII	Gesetzliche Unfallversicherung
SGB VIII	Kinder- und Jugendhilfe
SGB IX	Rehabilitation und Teilhabe behinderter Menschen
SGB X	Sozialverwaltungsverfahren und Sozialdatenschutz
SGB XI	Soziale Pflegeversicherung
SGB XII	Sozialhilfe
SGB XIV	Soziale Entschädigung

1.1.2 Das System der gesetzlichen Sozialversicherung

In der gesetzlichen Sozialversicherung unterscheidet man verschiedene Zweige; man spricht auch von den **fünf Säulen** der Sozialversicherung. Diese fünf Säulen bestehen aufgrund unterschiedlicher Rechtsgrundlagen. Die Aufgaben, die sich aus den Sozialversicherungen ergeben, werden von verschiedenen Träger übernommen:

fünf Säulen der Sozialversicherung	Rechtsgrundlagen	Träger
gesetzliche Arbeitslosenversicherung	SGB III	Bundesagentur für Arbeit
gesetzliche Krankenversicherung	**SGB V**	**Krankenkassen**
gesetzliche Rentenversicherung	SGB VI	Deutsche Rentenversicherung
gesetzliche Unfallversicherung	SGB VII	Berufsgenossenschaften
soziale Pflegeversicherung	SGB XI	Pflegekassen bei den Krankenkassen

Bei allen genannten gesetzlichen Versicherungen handelt es sich um **Pflichtversicherungen**, denen sich der betroffene Personenkreis nicht entziehen kann. Aufgrund dieser Versicherungspflicht hat der deutsche Bürger die heute selbstverständliche Sicherheit, bei den wesentlichen Lebensrisiken, die ihn treffen könnten, geschützt zu sein; geschützt zu sein durch das **„soziale Netz"**.

Die Träger der Sozialversicherungen sind in ihrer Rechtsstellung **Körperschaften des öffentlichen Rechts mit Selbstverwaltung.** Die Sozialversicherungsträger erfüllen ihre Aufgabe in eigener Verantwortung, unterliegen aber der **staatlichen Aufsicht** durch das Bundesministerium für Gesundheit, das Bundesversicherungsamt oder durch entsprechende Landesbehörden.

Zur Erfüllung seiner Aufgaben muss jeder Versicherungsträger als **Selbstverwaltungsorgane**

- einen Vertreterversammlung und
- einen Vorstand

bilden. Die Vertreterversammlung setzt sich aus Vertretern der Versicherten und der Arbeitgeber zusammen.

Die Mitglieder der Vertreterversammlung werden alle sechs Jahre in **Sozialversicherungswahlen** gewählt. Die Abgeordneten der Vertreterversammlung wählen anschließend den Vorstand.

Die **juristische Zuständigkeit** bei Klagen im gesamten Sozialversicherungsbereich liegt bei den **Sozialgerichten**, deren oberste Instanz das Bundessozialgericht in Kassel ist.

Die **Finanzierung** der Sozialversicherungen erfolgt

- durch **Beiträge,** die überwiegend von den **Arbeitnehmern** und den **Arbeitgebern je zur Hälfte** aufgebracht werden
- durch **Zuzahlungen** für bestimmte medizinische Leistungen, z. B. bei Verordnungen, durch den **Versicherten allein,**
- bei der **Unfallversicherung** durch die **Arbeitgeber allein**;
- durch **Zuschüsse des Bundes** an die Arbeitslosen-, die Kranken- und die Rentenversicherung.

1.1.3 Die Gesetzliche Krankenversicherung

In der **gesetzlichen Krankenversicherung** ist der weitaus größte Teil der Bevölkerung der Bundesrepublik Deutschland unmittelbar selbst als Mitglied oder mittelbar als Familienangehöriger versichert.

Die ambulante medizinische Versorgung von Patienten, die bei einer gesetzlichen Krankenkasse versichert sind, übernehmen die sogenannten **Vertragsärzte.** Die Zulassung zur vertragsärztlichen Tätigkeit erhält ein niedergelassener Arzt durch die zuständige Kassenärztliche Vereinigung. Vertragsärzte dürfen Leistungen bei gesetzlich Krankenversicherten zulasten der gesetzlichen Krankenkassen abrechnen.

Vertragsärzte üben ihre Tätigkeit auf der **Rechtsgrundlage** des **5. Buches des Sozialgesetzbuches (SGB V)** aus.

Im Folgenden wird ein Überblick gegeben über

- **Allgemeine Vorschriften des SGB V**
- **Leistungen und Zahlungen nach SGB V**

Allgemeine Vorschriften des SGB V

Zu den allgemeinen Vorschriften des SGB V zählen

- Aufgaben der gesetzlichen Krankenversicherung
- Wirtschaftlichkeitsgebot
- Leistungen: Sachleistungsprinzip und Kostenerstattung
- Solidarische Finanzierung
- Krankenkassen
- Versicherungspflicht

Aufgaben der gesetzlichen Krankenversicherung

Im § 1 SGB V werden als **Aufgaben** der gesetzlichen Krankenversicherung im Sinne einer **Solidargemeinschaft** festgeschrieben:

- **die Gesundheit der Versicherten zu erhalten**
- **die Gesundheit der Versicherten wiederherzustellen**
- **den Gesundheitszustand der Versicherten zu bessern**

Gleichzeitig wird auch die **Eigenverantwortung** der Versicherten hervorgehoben:

Versicherte sind für ihre Gesundheit mitverantwortlich; sie sollen durch

- **eine gesundheitsbewusste Lebensführung,**
- **frühzeitige Beteiligung an gesundheitlichen Vorsorgemaßnahmen,**
- **aktive Mitwirkung an Krankenbehandlung und Rehabilitation**

dazu beitragen, den Eintritt von Krankheit und Behinderung zu vermeiden oder ihre Folgen zu überwinden.

Wirtschaftlichkeitsgebot

Für sämtliche Leistungen der gesetzlichen Krankenversicherung gilt das **Wirtschaftlichkeitsgebot**. Danach dürfen die Leistungen das **Maß des Notwendigen** nicht überschreiten und müssen

- **ausreichend**

und

- **zweckmäßig**

und somit wirtschaftlich sein.

Gleichzeitig haben Qualität und Wirksamkeit der Leistungen dem allgemein anerkannten Stand der medizinischen Erkenntnisse zu entsprechen und den medizinischen Fortschritt zu berücksichtigen.

Das Wirtschaftlichkeitsgebot **gilt für alle** an der vertragsärztlichen Versorgung Beteiligten:

- der **Versicherte** darf andere Leistungen **nicht** beanspruchen,
- der **Arzt** darf andere Leistungen **nicht** erbringen,
- die **Krankenkasse** darf andere Leistungen **nicht** gewähren.

Leistungen: Sachleistungsprinzip und Kostenerstattung

1. Sachleistungsprinzip

Ein grundlegendes Element in der gesetzlichen Krankenversicherung besteht darin, dass die Leistungsgewährung ganz überwiegend nach dem **Sachleistungsprinzip** oder **Naturalleistungsprinzip** erfolgt. Diesem Prinzip folgend werden den Versicherten die Leistungen, die ihnen die gesetzliche Krankenkasse schuldet, „in natura" gewährt; dem Versicherten werden dafür keine Geldmittel zur Verfügung gestellt. Damit soll vor allem erreicht werden, dass der Versicherte auch alle, für die Wiederherstellung seiner Gesundheit wichtigen, Dienst- und Sachleistungen wie ärztliche Behandlung sowie ärztlich verordnete Leistungen und Maßnahmen, tatsächlich in Anspruch nimmt und nicht stattdessen zur Verfügung gestellte Geldmittel für andere Zwecke verwendet.

Geldleistungen, wie Krankengeld oder Mutterschaftsgeld, treten im Vergleich zu den Sachleistungen völlig in den Hintergrund. Sie ergänzen lediglich die Sachleistungen und sind nicht Bestandteil der Kostenerstattung.

Mit dem Sachleistungprinzip stellt sich aber für die Krankenkasse das Problem, diese zu gewährenden Naturalleistungen nicht selbst erbringen zu können. Deshalb erfüllen Ärzte und andere Heilberufe sowie Krankenhäuser als **„Leistungserbringer"** diese Kassenpflicht. Im Rahmen der vertragsärztlichen Versorgung wird der gesetzliche Auftrag durch **Verträge** geregelt, in denen sichergestellt wird, dass den Versicherten diese Leistungen auch tatsächlich zur Verfügung stehen.

Die von Ärzten im Rahmen der vertragsärztlichen Versorgung zu erbringenden Leistungen sind:

- ärztliche Behandlung,
- ärztliche Betreuung bei Schwangerschaft und Mutterschaft,
- ärztliche Maßnahmen zur Früherkennung von Krankheiten,
- ärztliche Maßnahmen zur Empfängnisregelung, Sterilisation und Schwangerschaftsabbruch,
- ärztliche Leistungen zur Herstellung der Zeugungs- oder Empfängnisfähigkeit sowie die medizinischen Maßnahmen zur Herbeiführung einer Schwangerschaft,
- ärztliche Verordnungen,
- Beurteilung der Arbeitsunfähigkeit,
- Ausstellung von Bescheinigungen und Erstellung von Berichten, welche die Krankenkassen oder der Medizinische Dienst zur Durchführung ihrer gesetzlichen Aufgaben oder welche die Versicherten für den Anspruch auf Fortzahlung des Arbeitsentgeltes benötigen,
- die vom Arzt angeordneten und unter seiner Verantwortung erbrachten Hilfeleistungen anderer Personen,
- die psychotherapeutische Behandlung einer Krankheit
- Veranlassung von ambulanten Operationen.

Ärztliche Verordnungen können ausgestellt werden für:

- Arzneimittel,
- Verbandmittel,
- Heilmittel,
- Hilfsmittel,
- Krankentransporte,
- Krankenhausbehandlung,
- Behandlung in Vorsorge- oder Rehabilitationseinrichtungen (Kurmaßnahmen),
- ambulante Vorsorgeleistungen in anerkannten Kurorten,
- häusliche Krankenpflege,
- medizinische Leistungen der Rehabilitation, Belastungserprobung und Arbeitstherapie (Wiedereingliederungsmaßnahmen),
- Soziotherapie.

Bewertungsgrundlage für die in der vertragsärztlichen Versorgung erbrachten Leistungen ist der **Einheitliche Bewertungsmaßstab (EBM).**

Der zwischen den Spitzenverbänden der gesetzlichen Krankenkassen und der Kassenärztlichen Bundesvereinigung vereinbarte EBM verzeichnet alle Leistungen und legt die Leistungsbewertung in Punktzahlen und Euro-Beträgen fest.

2. Kostenerstattung

Versicherte können wählen, ob sie die Leistungen als **Sachleistungen oder** im Rahmen der **Kostenerstattung** in Anspruch nehmen wollen; dieses Wahlrecht darf der Arzt nicht beeinflussen. Die Einschränkung der Wahl der Kostenerstattung auf bestimmte vertragsärztliche Behandlungen oder etwa Arzneimittel ist nicht möglich, wohl aber die Unterscheidung zwischen der ambulanten Versorgung (z. B. Kostenerstattung) und der stationären Behandlung (z. B. Sachleistung). Der Versicherte ist an die Wahl zur Kostenerstattung **mindestens ein Jahr** gebunden.

Die **Versicherten, die Kostenerstattung** wählen, können in der Arztpraxis als **Privatpatienten** auftreten, weil sie nicht verpflichtet sind, ihre Versichertenkarte vorzulegen. In diesen Fällen erstellt der Arzt für seine Leistungen eine Privatrechnung (nach der GOÄ), die der Versicherte seiner gesetzlichen Krankenkasse zur Kostenerstattung vorlegt. Die Höhe der Kostenerstattung ist höchstens auf die Vergütung beschränkt, die die Krankenkasse bei Erbringung im Sachleistungsprinzip zu tragen hätte. Im Ergebnis muss der Versicherte einen Teil der Kosten, die Differenz zwischen Rechnungs- und Erstattungsbetrag, selbst zahlen. Hierüber muss er von seiner Krankenkasse vor der Wahl aufgeklärt worden sein. Dem Arzt ist es rechtlich untersagt, seinen Patienten generell die Zahlung dieses Differenzbetrages zu erlassen.

Solidarische Finanzierung

Die Leistungen und sonstigen Ausgaben der Krankenkassen werden im wesentlichen durch **Beiträge** finanziert. Diese Beiträge richten sich aber nicht wie in der privaten Krankenversicherung nach Alter oder Erkrankungen, also nach dem Risiko des einzelnen Mitglieds, sondern nach seinem finanziellen Leistungsvermögen.

Solidaritätsprinzip:
Der Stärkere muss dem Schwächeren helfen.

Grundlage der Beitragsberechnung sind die beitragspflichtigen Einnahmen der Mitglieder:

- wer **mehr** verdient, zahlt **höhere** Beiträge
- wer **weniger** verdient, zahlt **geringere** Beiträge.

Der Beitragssatz wird für alle gesetzlich Krankenversicherten von der Bundesregierung festgelegt. Kommt die einzelne gesetzliche Krankenkasse mit den darüber zur Verfügung gestellten Mitteln zur Deckung ihrer Leistungen nicht aus, kann sie einen Zusatzbeitrag erheben.

Die **Beitragsbemessungsgrenze**, die jährlich neu von der Bundesregierung festgelegt wird, bestimmt, bis zu welcher Höhe die Arbeitsentgelte beitragspflichtig sind.

Die Beiträge zur gesetzlichen Krankenversicherung werden **je zur Hälfte von Arbeitnehmer und Arbeitgeber** getragen.
Für mitversicherte **Familienangehörige** werden **keine Beiträge** erhoben.

Steigende Beitragssätze belasten Arbeitgeber und Arbeitnehmer gleichermaßen. Für den Arbeitgeber gehört sein Beitragsanteil zu den Lohnnebenkosten. Zur Stärkung der Wettbewerbsfähigkeit der deutschen Wirtschaft werden stabile Beitragssätze angestrebt. Deshalb müssen die Versicherten neben ihrem Beitrag weitere Zahlungen leisten:

Zuzahlungen zu Arznei-, Heil- und Hilfsmitteln, zu Krankentransporten, zu stationären Maßnahmen und zu häuslicher Krankenpflege

Außerdem werden bestimmte Leistungen aus der gesetzlichen Krankenversicherung ausgegliedert, wie z. B. Arzneimittel, die lediglich der Verbesserung der Lebensqualität dienen sollen oder Sehhilfen ab 18 Jahren.

Die **Beiträge** der Versicherten aller gesetzlichen Krankenkassen fließen zunächst in den **Gesundheitsfonds.** Aus dem Gesundheitsfonds erhalten die Krankenkassen ihre Einnahmen, deren Höhe abhängig ist von der Anzahl und von dem Krankheitsrisiko der Versicherten. So erhalten Krankenkassen, bei denen viele Patienten mit chronischen Erkrankungen versichert sind, höhere Beträge.
Reichen einer Krankenkasse die Einnahmen aus dem Gesundheitsfonds zur Finanzierung ihrer Leistungen nicht aus, ist sie berechtigt, einen Zusatzbeitrag zu erheben. Diesen Zusatzbeitrag teilen sich Arbeitnehmer und Arbeitgeber.

Krankenkassen

Die Krankenkassen als Träger der gesetzlichen Krankenversicherung sind
Körperschaften des öffentlichen Rechts mit Selbstverwaltung.

Die Krankenkassen sind in folgende **Kassenarten** gegliedert:

- Allgemeine Ortskrankenkassen (AOK)
- Landwirtschaftliche Krankenkassen (LKK)
- Innungskrankenkassen (IKK)
- Betriebskrankenkassen (BKK)
- Knappschaft (KBS)
- Ersatzkassen (EK), organisiert im Dachverband „Verband der Ersatzkassen" (Vdek)

Diese Krankenkassen werden auch als **gesetzliche Krankenkassen** bezeichnet. Die Unterscheidung in Primär- und Ersatzkassen hat heute keine Bedeutung mehr.

Versicherungspflicht

Versicherungspflicht in der gesetzlichen Krankenversicherung besteht im Wesentlichen für **folgenden Personenkreis:**

- Arbeitnehmer, die mehr als 538 EUR (Minijobgrenze, Stand 2024) monatlich verdienen, deren Verdienst jedoch die allgemeine Versicherungspflichtgrenze nicht übersteigt
- Personen, die Arbeitslosengeld oder Unterhaltsgeld nach dem SGB III beziehen
- Landwirte, ihre mitarbeitenden Familienangehörigen und Altenteiler;
- Künstler und Publizisten;
- Behinderte, die in anerkannten Werkstätten tätig sind;
- Studenten, die an staatlichen oder staatlich anerkannten Hochschulen eingeschrieben sind, bis zum Abschluss des 14. Fachsemesters, längstens bis zur Vollendung des 30. Lebensjahres;
- Praktikanten aufgrund Studien- oder Prüfungsordnungen;
- Rentner und Rentenantragsteller.

Versicherungsfreiheit besteht insbesondere für:

- Arbeiter und Angestellte, deren regelmäßiges Jahresarbeitsentgelt mindestens ein Jahr lang die Versicherungspflichtgrenze der gesetzlichen Krankenversicherung übersteigt. Sie können jedoch auch freiwilliges Mitglied der gesetzlichen Krankenversicherung bleiben;
- Beamte und sonstige (beamtenähnlich) Beschäftigte;
- Geringfügig Beschäftigte (§ 8 SGB IV); neben vielen Einzelregelungen gilt allgemein insbesondere eine Entgeltgrenze von 538 EUR monatlich sowie die Pflicht des Arbeitgebers zur Entrichtung einer Pauschalabgabe von 30% für Steuern und Sozialabgaben, ohne dass dadurch Leistungsansprüche des geringfügig Beschäftigten entstehen.

Werden Arbeitnehmer wegen Erhöhung der Versicherungspflichtgrenze wieder krankenversicherungspflichtig, können sie sich innerhalb von drei Monaten auf Antrag befreien lassen.

Durch den Versicherungsbeitrag des Mitglieds sind auch dessen **Familienangehörige** in der gesetzlichen Krankenversicherung **ohne zusätzliche Beiträge** mitversichert **(Familienversicherung)**. Hierzu gehören der **Ehegatte, der Lebenspartner und Kinder des Mitglieds**, wenn diese Familienangehörigen

- ihren Wohnsitz im Geltungsbereich dieses Gesetzes haben;
- ein Gesamteinkommen haben, das nicht über der Verdienstgrenze für geringfügig Beschäftigte liegt.

Für die Kinder des Mitglieds besteht die Familienversicherung unter den obengenannten Voraussetzungen:

- grundsätzlich bis zur Vollendung des 18. Lebensjahres;
- weiterhin bis zur Vollendung des 23. Lebensjahres, wenn sie nicht erwerbstätig sind;
- oder bis zur Vollendung des 25. Lebensjahres, wenn sie sich in Schulausbildung befinden;
- grundsätzlich ohne Altersgrenze, wenn sie wegen körperlicher, geistiger oder seelischer Behinderung außerstande sind, für sich selbst aufzukommen.

Als **Nachweis für seine Mitgliedschaft** und damit als Nachweis für seinen Behandlungsanspruch erhält jeder Versicherte von seiner Krankenkasse eine **elektronische Gesundheitskarte**. Diese elektronische Gesundheitskarte enthält eine **Krankenversichertennummer**, mit der jeder Versicherte eindeutig identifiziert werden kann.

Hinweis:

Neben den Mitgliedern der gesetzlichen Krankenkassen erhalten noch **besondere Personengruppen** eine elektronische Gesundheitskarte.

Leistungen und Zahlungen nach SGB V

Folgende SGB-V-Vorschriften sind von besonderer Bedeutung:

- **Pflichtleistungen**
- **Satzungsleistungen**
- **Zuzahlungen**
- **Belastungsgrenze**

Pflichtleistungen

Die **Leistungen** der gesetzlichen Krankenversicherung bestehen vom Grundsatz her in **Sach- und Dienstleistungen**, von Ausnahmen wie **Krankengeld** abgesehen.

Allgemein wird bei den Leistungen der gesetzlichen Krankenversicherungen unterschieden zwischen:

- **Pflichtleistungen** = vom Gesetz vorgeschriebene Leistungen
- **Satzungsleistungen** = durch die Satzung der einzelnen Kasse freiwillig gewährte Leistungen

Alle anderen Leistungen sind keine Kassenleistungen; wie z. B. auch die Individuellen Gesundheitsleistungen (IGEL) (s. LF 11).

Zu den **Pflichtleistungen** gehören insbesondere **präventive** und **kurative** Leistungen:

Verhütung von Krankheiten (präventive Leistungen)	• **Vorsorgekuren** • vom Robert-Koch-Institut empfohlene **Impfungen**

Pflichtleistungen (Fortsetzung):

Früherkennung von Krankheiten (präventive Leistungen)	• **Mutterschaftsvorsorgeuntersuchungen** während der Schwangerschaft und nach der Geburt, einschließlich Ultraschallscreening und Screening auf Schwangerschaftsdiabetes *bis zur 32. Woche: alle 4 Wochen, ab der 32. Woche: alle 2 Wochen, 2 Untersuchungen nach der Geburt* • **Kinderfrüherkennungsuntersuchungen** (U1 bis U9, einschließlich U7A) *ab der Geburt bis zum 66. Lebensmonat: insgesamt 10 Untersuchungen innerhalb festgelegter Zeiträume* • **Jugendgesundheitsuntersuchung** (J1) *ab Vollendung des 12. bis zur Vollendung des 15. Lebensjahres: einmalig* • **Gesundheitsuntersuchung** *zwischen 18 und 35 Jahren: einmalig* *ab 35 Jahren: alle 3 Jahre* • Screening auf **Bauchaortenaneurysen** mittels Ultraschalluntersuchung *Männer ab 65 Jahren: einmalig* • **Hepatitis-Serologie** auf Hepatitis B und C *ab 35 Jahren: einmalig* • Früherkennung auf **Gebärmutterhalskrebs** *Frauen ab 20 Jahren: jährlich* • **Tastuntersuchung** zur Früherkennung von **Brustkrebs** *Frauen ab 30 Jahren: jährlich* • **Mammographiescreening** (Röntgenuntersuchung zur Früherkennung von Brustkrebs) *Frauen zwischen 50 und 75 Jahren: alle 2 Jahre* • Früherkennung auf **Prostatakrebs** *Männer ab 45 Jahren: jährlich* • **Hautkrebsscreening** *ab 35 Jahren: alle 2 Jahre* • **Vorsorgekoloskopie** zur Früherkennung von **Dickdarm- und Mastdarmkrebs** *Männer zwischen 50 und 74 Jahren: maximal 2x im Abstand von mindestens 10 Jahren* *Frauen zwischen 55 und 74 Jahren: maximal 2x im Abstand von mindestens 10 Jahren* • **Immunologischer Stuhltest (IFOBT)** zur Früherkennung von **Dickdarm- und Mastdarmkrebs** (nur falls keine Vorsorgekoloskopie stattfindet) *zwischen 50 und 54 Jahren: jährlich* *ab 55 Jahren: alle 2 Jahre*
Besondere präventive Maßnahmen	• Empfängnisverhütung (Beratung; Versorgung nur bis zum vollendeten 22. Lebensjahr) • Schwangerschaftsabbruch • Sterilisation wegen Krankheit

Pflichtleistungen (Fortsetzung):

Behandlung einer Krankheit (kurative Leistungen)	• Ärztliche Behandlung • Versorgung mit Arznei- und Verbandmitteln • Versorgung mit Heil- und Hilfsmitteln • Häusliche Krankenpflege • Haushaltshilfe • Krankenhausbehandlung • Medizinische Leistungen zur Rehabilitation • Ergänzende Leistungen zur Rehabilitation • Belastungserprobung und Arbeitstherapie **Leistungsbeschränkungen:** • Ausgeschlossene Arznei-, Heil- und Hilfsmittel (Negativliste) • Festbeträge • Zuzahlungen (siehe Härtefallregelungen) • bei Selbstverschulden, wenn sich der Versicherte z. B. die Krankheit vorsätzlich zugezogen hat
Medizinische und ergänzende Leistungen zur Rehabilitation	• ärztliche Behandlung • Krankengymnastik • Reisekosten • Haushaltshilfe
Soziotherapie	Unterstützung von schwer psychisch Kranken durch einen Soziotherapeuten, medizinische Leistungen in Anspruch zu nehmen

Geldleistungen:	
a) Krankengeld	für max. 78 Wochen innerhalb von 3 Jahren wegen derselben Krankheit nach Ende eines Lohnfortzahlungsanspruchs
b) Mutterschaftsgeld	• Anspruchsberechtigt sind weibliche Mitglieder, die bei Arbeitsunfähigkeit Anspruch auf Krankengeld haben oder denen wegen der Schutzfristen nach Mutterschutzgesetz kein Arbeitsentgelt gezahlt wird. • Zahlung erfolgt für die letzten sechs Wochen vor der Entbindung, den Entbindungstag und für die ersten acht Wochen, bei Mehrlings- und Frühgeburten sowie bei Kindern mit Behinderung für die ersten zwölf Wochen nach der Entbindung.

Im Zusammenhang mit bestimmten Leistungen hat der Versicherte **gesetzlich festgelegte Zuzahlungen** zu leisten.

Satzungsleistungen

Das Leistungsrecht enthält die unmittelbar für jede gesetzliche Krankenkasse vorgeschriebenen Pflichtleistungen. Darüberhinaus **kann** jede einzelne gesetzliche Krankenkasse für ihre Mitglieder **zusätzliche Leistungen in ihre Satzung** aufnehmen; diese zusätzlichen Leistungen bezeichnet man als Satzungsleistungen, Ermessensleistungen oder **Kann-Leistungen.**

Allerdings können solche Satzungsbestimmungen nur in den Grenzen erfolgen, die vom SGB V vorgegeben sind. In diesem Rahmen hat die einzelne Krankenkasse einen Entscheidungsspielraum.

Wird jedoch eine Leistung als Satzungsleistung in die Satzung aufgenommen, dann hat **jedes Mitglied** dieser Kasse auch einen **Anspruch auf diese Leistung.**

So lässt das Gesetz zu, dass beispielsweise

- Krankassen die Kosten für eine aus medizinischen Gründen erforderliche Vorsorgeleistung in einer Einrichtung des Müttergenesungswerkes in Form einer Mutter/Vater-Kind-Maßnahme übernimmt (gleiches gilt auch für medizinische Rehabilitation für Mütter);
- Krankenkassen ihren Versicherten erforderliche Hilfsmittel leihweise überlassen oder dass die Bewilligung von Hilfsmitteln nur dann erfolgt, wenn der Versicherte sich das Hilfsmittel anpassen oder sich in seinem Gebrauch ausbilden lässt.
- Krankenkassen die Kosten für Reiseschutzimpfungen übernehmen, wenn dadurch das Einschleppen bestimmter Infektionskrankheiten in die Bundesrepublik Deutschland verhindert werden kann.

Zuzahlungen

Im Zusammenhang mit bestimmten Leistungen haben gesetzlich Krankenversicherte gesetzlich festgelegte Zuzahlungen zu leisten. Folgende gesetzlich Versicherte sind von der Zuzahlung befreit:

- Patienten unter 18 Jahren
- Frauen bei Verordnungen in unmittelbarem Zusammenhang mit einer Schwangerschaft
- Patienten, die einen gültigen Befreiungsausweis vorlegen

Arzneimittel, Verbandmittel, Hilfsmittel	Bei diesen Leistungen hat der Versicherte **10% der Kosten, mindestens jedoch 5 EUR, höchstens 10 EUR** zu übernehmen; allerdings nicht mehr als die Kosten des Mittels. Arzneimittel, deren Preis **30% unterhalb des Festbetrags** liegt, sind **zuzahlungsfrei.** Bei **Hilfsmitteln, die zum Verbrauch bestimmt sind** (z. B. Insulin-Kunststoffspritzen oder Inkontinenzhilfen), beträgt die Zuzahlung **10% der Packung, höchstens 10 EUR je Monat.**
Soziotherapie, Haushaltshilfe	Auch hier hat der Versicherte **10% der Kosten, mindestens jedoch 5 EUR, höchstens 10 EUR** zu zahlen. Diese Zahlungen beziehen sich auf jeden einzelnen Leistungstag.
Heilmittel	Der Versicherte hat **10% der Kosten je verordnete Heilmittel** und **zusätzlich 10 EUR** für das gesamte ärztlich ausgestellte Verordnungsblatt zu übernehmen.
häusliche Krankenpflege	Hier hat der Versicherte **10% des Preises der jeweils verordneten Pflegeleistung,** jedoch nicht weniger als 5 EUR und nicht mehr als 10 EUR selbst zu zahlen. **Zusätzlich hat er 10 EUR** für die ärztlich ausgestellte Verordnung zu entrichten. Diese Regelung gilt für höchstens **28 Tage im Kalenderjahr.**
stationäre Behandlung und Anschlussrehabilitation	In diesem Versorgungsbereich hat der Versicherte **täglich 10 EUR für maximal 28 Tage im Kalenderjahr** selbst zu tragen.
stationäre Vorsorge- und Rehabilitationsleistungen	Der Versicherte zahlt **täglich 10 EUR ohne zeitliche Begrenzung** für die Dauer der Leistung.
Fahrtkosten zur stationären oder ambulanten Behandlung	Jeder Versicherte, auch wenn er das 18. Lebensjahr noch nicht vollendet hat, zahlt **10% der Kosten, mindestens 5 EUR, höchstens 10 EUR.**

Hinweis

Achtung: Fahrkosten zur ambulanten Behandlung werden **nur in bestimmten Ausnahmefällen** von der gesetzlichen Krankenkasse übernommen.

Die Krankenkassen übernehmen die Fahrtkosten bei:

- Fahrten zur **stationären** Behandlung,
- Rettungsfahrten zum Krankenhaus, auch wenn keine stationäre Behandlung erfolgt,
- Fahrten von Versicherten zu einer **ambulanten** Krankenbehandlung, **nur** wenn dadurch eine an sich gebotene stationäre Krankenhausbehandlung vermieden oder verkürzt wird

oder in

- **medizinischen Ausnahmefällen** bei **vorheriger Genehmigung** durch die Krankenkasse.

Eine Verordnung darf ausgestellt werden für Patienten, die wegen ihrer Grunderkrankung einer Dauertherapie bedürfen und für die ein Krankentransport notwendig ist, um zusätzliche gesundheitliche Schäden abzuwenden. Dies gilt insbesondere für Fahrten zur Dialysebehandlung, zur onkologischen Chemotherapie und zur onkologischen Strahlentherapie.

Der Krankentransport kann auch für Patienten verordnet und von der Krankenkasse genehmigt werden, die einen Schwerbehindertenausweis vorlegen, der mit den Merkzeichen „aG" (= außergewöhnliche Gehbehinderung), „Bl" (= Blindheit) oder „H" (= Hilflosigkeit) gekennzeichnet ist.

Einen Krankentransport können ebenfalls Patienten in Anspruch nehmen, die bei der Verordnung einen Einstufungsbescheid mit Pflegegrad 3, 4 oder 5 vorweisen und dauerhaft in ihrer Mobilität eingeschränkt sind.

Patienten, die keinen dieser Nachweise besitzen, können dennoch durch die Krankenkasse eine Genehmigung für Krankentransporte erhalten, wenn sie in ihrer Mobilität in der Weise betroffen sind, wie die Patienten mit einem oben genannten Schwerbehindertenausweis oder Einstufungsbescheid. Voraussetzung ist, dass die letztgenannten Patienten auch eine Behandlung über einen längeren Zeitraum benötigen.

Belastungsgrenze

Überschreitet die **Summe aller Zuzahlungen in einem Kalenderjahr** die gesetzlich festgelegte **Belastungsgrenze**, müssen in dem jeweiligen Kalenderjahr keine weiteren Zuzahlungen mehr geleistet werden. Bereits zu viel geleistete Zuzahlungen werden von der gesetzlichen Krankenkasse erstattet.

Im zeitlichen Ablauf gliedert sich dieses Verfahren in folgende Schritte:

1 Zunächst muss der Versicherte, evtl. auch seine familienversicherten Angehörigen, **Belege sammeln** über die geleisteten Zuzahlungen.

Diese Belege müssen neben dem Zahlungsempfänger und der zugrundeliegenden Leistung auch den Namen, Vornamen und das Geburtsdatum des Zuzahlenden enthalten. Zur Erleichterung bieten viele gesetzliche Krankenkassen kostenlos ein Nachweisheft an, in dem die Zahlungsempfänger die erhaltenen Zuzahlungen bescheinigen.

2 Der Versicherte muss seine **individuelle Belastungsgrenze** errechnen bzw. unter Vorlage entsprechender **Einkommensnachweise**, wie z. B. Lohn-/Gehaltsabrechnungen, Rentenbescheiden oder Einkommensteuerbescheiden, von der Krankenkasse berechnen lassen (s. u. „vereinfachtes Berechnungsschema").

3a Weist der Versicherte im **Laufe des Kalenderjahres** nach, dass seine Zuzahlungen seine individuelle Belastungegrenze überschritten haben, kann er sich von der Krankenkasse eine **Befreiungsbescheinigung** ausstellen lassen.

Hierzu muss der Versicherte seiner Krankenkasse die gesammelten Belege und seine Einkommensnachweise vorlegen. Erhält der Versicherte dann die Befreiungsbescheinigung, braucht er keine weiteren Zuzahlungen mehr zu leisten. Die Bescheinigung und die damit verbundene Zuzahlungsbefreiung gilt aber nur **bis zum Ende des laufenden Kalenderjahres.**

3b Der Versicherte kann aber auch **bis zum Ende des Kalenderjahres** alle Zuzahlungen leisten und erst dann die Belege und Einkommensnachweise der Krankenkasse vorlegen. Überschreiten die Zuzahlungen die individuelle Belastungsgrenze erhält er eine **Erstattung der zuviel geleisteten Zuzahlungen.**

Vereinfachtes Berechnungsschema zur Festlegung der Belastungsgrenze:

	Jahres-Bruttoeinnahmen des Mitglieds (z. B. Bruttolohn/Bruttogehalt + Mieteinnahmen + Zinseinnahmen)
+	Jahres-Bruttoeinnahmen des im gemeinsamen Haushalt lebenden Ehe-/Lebenspartners
+	Jahres-Bruttoeinnahmen der im gemeinsamen Haushalt lebenden familienversicherten Kinder
=	Gesamt-Bruttoeinnahmen der Familie
–	Freibetrag für den Ehe-/Lebenspartner
–	Freibetrag für jedes familienversicherte Kind
=	Zu berücksichtigende Jahres-Bruttoeinnahmen

individuelle Belastungsgrenze

allgemein:	**2 %** der zu berücksichtigenden Jahres-Bruttoeinnahmen
für chronisch Kranke:	**1 %** der zu berücksichtigenden Jahres-Bruttoeinnahmen

Für **chronisch Kranke** ist die Belastungsgrenze auf 1 % ihrer Jahres-Bruttoeinnahmen vermindert. Als chronisch Kranke gelten Patienten, die **wegen derselben Krankheit seit mindestens einem Jahr in Dauerbehandlung** sind und sich wegen dieser Krankheit **mindestens einmal im Quartal in ärztliche Behandlung** begeben müssen. Zusätzlich muss eine der folgenden Bedingungen erfüllt sein:

- Der Patient ist pflegebedürftig und legt einen Einstufungsbescheid mit Pflegegrad 3 und höher vor

oder

- der Patient legt einen Schwerbehindertenausweis vor, der einen Grad der Behinderung (GdB) von mindestens 60 % oder eine Minderung der Erwerbsfähigkeit (MdE) von mindestens 60 % ausweist

oder

- der Patient benötigt eine dauernde medizinische Versorgung, ohne die sich seine Erkrankung lebensbedrohlich verschlimmern würde und damit eine Verminderung der Lebenserwartung oder eine dauernde Beeinträchtigung der Lebensqualität zu erwarten ist. Diese kontinuierliche Behandlungserfordernis wird vom behandelnden Arzt auf **Muster 55** bescheinigt.

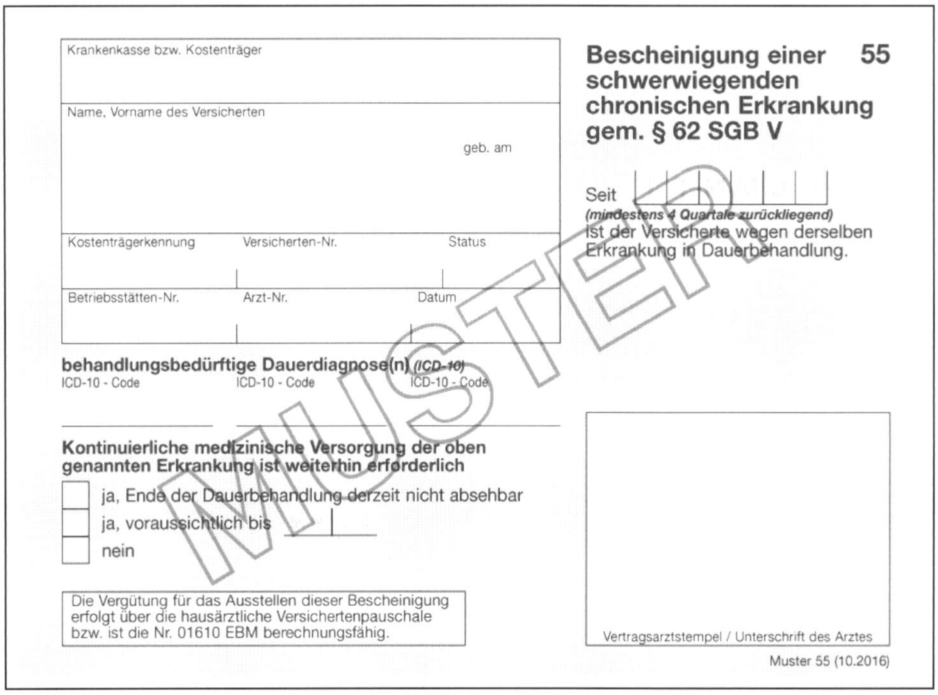
Krankenkasse bzw. Kostenträger
Name, Vorname des Versicherten
geb. am
Kostenträgerkennung | Versicherten-Nr. | Status
Betriebsstätten-Nr. | Arzt-Nr. | Datum

Bescheinigung einer schwerwiegenden chronischen Erkrankung gem. § 62 SGB V 55

Seit
(mindestens 4 Quartale zurückliegend)
ist der Versicherte wegen derselben Erkrankung in Dauerbehandlung.

behandlungsbedürftige Dauerdiagnose(n) *(ICD-10)*
ICD-10 - Code | ICD-10 - Code | ICD-10 - Code

Kontinuierliche medizinische Versorgung der oben genannten Erkrankung ist weiterhin erforderlich
- ☐ ja, Ende der Dauerbehandlung derzeit nicht absehbar
- ☐ ja, voraussichtlich bis
- ☐ nein

Die Vergütung für das Ausstellen dieser Bescheinigung erfolgt über die hausärztliche Versichertenpauschale bzw. ist die Nr. 01610 EBM berechnungsfähig.

Vertragsarztstempel / Unterschrift des Arztes

Muster 55 (10.2016)

MUSTER

1.1.4 Die Gesetzliche Unfallversicherung

Die **Rechtsgrundlage** für die gesetzliche Unfallversicherung ist das 7. Sozialgesetzbuch **(SGB VII)**.

Bei der gesetzlichen Unfallversicherung handelt es sich um einen **Teil des sozialen Netzes**; diese Versicherung **kann** nicht durch Angebote des privaten Versicherungsmarktes ersetzt werden.

Träger der Unfallversicherung sind die **Berufsgenossenschaften (BG'en)** sowie **Bund, Länder und Gemeinden.** Das SGB VII unterscheidet:

- gewerbliche Berufsgenossenschaften (z. B. für Med. Fachangestellte: „BG Gesundheitsdienst und Wohlfahrtspflege" in Hamburg),
- landwirtschaftliche Berufsgenossenschaft,
- Unfallversicherung Bund und Bahn,
- Unfallkassen der Länder,
- Gemeindeunfallversicherungsverbände und Unfallkassen der Gemeinden,
- Feuerwehr-Unfallkassen,
- gemeinsame Unfallkassen für den Landes- und den kommunalen Bereich.

Der Hauptverband der gewerblichen Berufsgenossenschaften sowie der Bundesverband der Unfallkassen sind zur **Deutschen Gesetzlichen Unfallversicherung (DGUV)** fusioniert. Daneben bleiben die landwirtschaftlichen Berufsgenossenschaften weiter mit eigenem Dachverband.

Die **Aufgaben** der gesetzlichen Unfallversicherung sind:

- Verhütung von Arbeitsunfällen (Erlass von Unfallverhütungsvorschriften)
- Entschädigung nach Eintritt eines Arbeitsunfalls

an	– den Verletzten
	– seine Angehörigen
	– seine Hinterbliebenen
durch	– Wiederherstellung der Erwerbsfähigkeit des Verletzten
	– Arbeits- und Berufsförderung (Berufshilfe)
	– Erleichterung der Verletzungsfolgen
und durch	– Leistungen in Geld

Zum **versicherungspflichtigen Personenkreis** gehören im Wesentlichen folgende Personengruppen:

- Beschäftigte aufgrund eines Arbeits-, Dienst- oder Lehrverhältnisses (z. B. Arbeiter, Angestellte, Auszubildende);
- Heimarbeiter;
- im Gesundheitswesen oder in der Wohlfahrtspflege Tätige;
- Personen, die bei Unglücksfällen Hilfe leisten und Lebensretter;
- Pflegepersonen nach dem Pflegegesetz;
- Blutspender und Spender körpereigener Gewebe;
- Kinder während des Besuchs von gesetzlich genehmigten Tageseinrichtungen (Kindergartenkinder);
- Schüler während des Besuchs allgemein- und berufsbildender Schulen;
- Studierende an Hochschulen;
- landwirtschaftliche Unternehmer.

Unfallversicherungsfreiheit besteht insbesondere für Beamte. Für Ärzte, Zahnärzte und Apotheker besteht diese Versicherungsfreiheit, so weit sie eine selbstständige berufliche Tätigkeit ausüben. Grundsätzlich haben Unternehmer aber Anspruch auf eine **freiwillige Versicherung** durch Beitritt zur Unfallversicherung; dies gilt auch für niedergelassene Ärzte in freier Praxis.

Die **Zuständigkeit bestimmter Unfallversicherungsträger** wird am Beispiel folgender Personen gezeigt:

versicherte Personen	zuständiger Unfallversicherungsträger
Med. Fachangestellte	BG Gesundheitsdienst und Wohlfahrtspflege
Hilfeleistender (z. B. bei Verkehrsunfall)	Gemeindeunfallvers./Städt. Eigenunfallvers. (in NRW: Unfallkasse NRW)
landwirtschaftliche Hilfskraft	Landwirtschaftliche BG
Matrose	BG Verkehr
Maurer	BG Bau
Schüler	Gemeindeunfallvers./Städt. Eigenunfallvers. (in NRW: Unfallkasse NRW)

Die Gewährung von Leistungen wird durch einen **Arbeitsunfall** ausgelöst.
Der Versicherungsfall (Arbeitsunfall) tritt also ein, wenn

		Beispiel:	
sich ein	**Versicherter**	*Schüler*	
durch einen	**Unfall**	*stürzt*	
bei seiner	**versicherten Tätigkeit**	*beim Sportunterricht*	
eine	**Verletzung (Körperschaden)**	*Kieferbruch*	zuzieht.

Der Begriff „Unfall" wird durch das SGB VII definiert:

Unfall = zeitlich begrenztes, von außen auf den Körper einwirkendes, schädigendes Ereignis

Als **Arbeitsunfall** gilt nicht nur ein **Unfall**, den ein Versicherter unmittelbar bei Ausübung seiner versicherten Tätigkeit erleidet, sondern auch ein **Wegeunfall**.

Als **Wegeunfall** wird ein Unfall anerkannt, wenn der Versicherte auf dem **direkten** Weg zwischen der Haustüre seines Wohnhauses und der Arbeitsstätte verletzt wird. Weicht er von diesem Wege ab, um z. B. noch einzukaufen, besteht für diesen Teil des Weges kein Versicherungsschutz.
Von dieser grundsätzlichen Bestimmung sollen hier **zwei Ausnahmen** beispielhaft genannt werden:

Der Umweg ist erforderlich, weil der Versicherte

- sein Kind abholt, das sich während seiner Berufstätigkeit in fremder Obhut befand;

Beispiel: *eine berufstätige Mutter bringt ihr Kind vor Beginn der Arbeit zur Großmutter und holt es nachher wieder ab*

- sich zu einer Fahrgemeinschaft begibt, die den Arbeitsweg gemeinsam zurücklegt.

Beispiel: *ein Arbeiter trifft sich an einem zentralen Ort mit zwei Kollegen, um mit diesen gemeinsam zur auswärtigen Baustelle zu fahren*

Unfälle auf diesen „Umwegen" gelten als Wegeunfälle.
Daneben werden Leistungen der gesetzlichen Unfallversicherung auch durch eine **Berufskrankheit** ausgelöst. Berufskrankheiten sind die Krankheiten, welche die Bundesregierung durch Rechtsverordnung bezeichnet und die ein Versicherter durch seine versicherte Tätigkeit erleidet.

Hinweise:

- Bei **privaten Sportunfällen** und bei **häuslichen Unfällen** ist die gesetzliche Unfallversicherung **nicht** zuständig, sondern die gesetzliche Krankenversicherung oder eine private Versicherung.
- Für **Schülerunfälle** (dazu gehören die Unfälle von Kindern in Kitas und Kindergärten, von Schülern und Studenten) gelten **dieselben Regelungen** wie für Arbeitsunfälle.

Die **Leistungen** der Unfallversicherung werden in drei Bereiche unterteilt:

Leistungsbereiche	Leistungsarten
Medizinische, berufsfördernde und ergänzende Leistungen	• Heilbehandlung und Leistungen in Geld während der Heilbehandlung sowie medizinische Rehabilitation • berufsfördernde Leistungen zur Rehabilitation (Berufshilfe) und Leistungen in Geld während der Berufshilfe • Leistungen zur sozialen Rehabilitation und ergänzende Leistungen
Entschädigung durch Renten und sonstige Leistungen in Geld	• Renten an Verletzte • Sterbegeld • Renten an Hinterbliebene
Abfindung	Abfindung für Rentenansprüche

Die verschiedenen **Leistungsarten** werden im Folgenden erläutert:

Leistungsarten	Leistungen
Heilbehandlung und Leistungen in Geld	• ambulante und stationäre Behandlung • Arznei- und Verbandmittel • Krankengymnastik, Bewegungs-, Sprach- und Beschäftigungstherapie • Ausstattung mit Körperersatzstücken und orthopädischen Hilfsmitteln, sowie Ausbildung im Gebrauch dieser Hilfsmittel • häusliche Krankenpflege • Rehabilitation einschließlich Belastungserprobung und Arbeitstherapie • Gewährung von Pflege in Form von Hauspflege durch Krankenschwestern, Anstaltspflege und Pflegegeld • Verletztengeld, solange der Verletzte in Folge des Arbeitsunfalls arbeitsunfähig ist und er kein Arbeitsentgelt (Lohnfortzahlung) erhält
Berufshilfe und Leistungen in Geld	• Hilfen zur Erhaltung oder Erlangung eines Arbeitsplatzes • Eingliederungshilfen an Arbeitgeber • Berufsfindung und Arbeitserprobung • Berufsvorbereitung einschl. Grundausbildung • berufliche Fortbildung und Umschulung jeweils einschl. Unterkunft und Verpflegung • Übergangsgeld, solange Arbeitsunfähigkeit besteht oder durch die Maßnahme eine ganztägige Erwerbstätigkeit nicht ausgeübt werden kann
Leistungen zur sozialen Rehabilitation und ergänzende Leistungen	• Prüfungsgebühren, Lernmittel, Arbeitskleidung • Reisekosten einschl. Familienheimfahrten • ärztlich verordneter Behindertensport und Funktionstraining • Haushaltshilfe bei Unterbringung außerhalb des eigenen Haushalts
Renten an Verletzte	wird gezahlt, wenn die Minderung der Erwerbstätigkeit über die 26. Woche nach dem Arbeitsunfall hinaus andauert
Sterbegeld **Renten an Hinterbliebene**	• Bestattungskosten • Überführungskosten des Verstorbenen • Hinterbliebenenrente
Abfindung für Rentenansprüche	Rentenberechtigte können sich unter bestimmten Bedingungen den Kapitalwert der Rente auszahlen lassen

1.1.5 ✎Wie war das noch?

Fragen zu „Geschichtlicher Hintergrund“

1. Wer gilt als Gründer der deutschen Sozialversicherung?

→ ....

2. Nennen Sie
a) das Gründungsdokument der deutschen Sozialversicherung,
b) wer es verkündet hat,
c) wann es verkündet wurde.

→ a) ....

→ b) ....

→ c) ....

3. Wann wurden die folgenden Gesetze in Kraft gesetzt?

a) Krankenversicherungsgesetz für Arbeiter → ....

b) Invaliditäts- und Altersversicherungsgesetz → ....

c) Reichsversicherungsordnung (RVO) → ....

d) Angestelltenversicherung → ....

e) Arbeitslosenversicherung → ....

4. Nennen Sie den jeweiligen Inhalt der folgenden Bücher des Sozialgesetzbuches.

a) SGB V → ....

b) SGB VI → ....

c) SGB VII → ....

d) SGB XI → ....

Fragen zu „Das System der gesetzlichen Sozialversicherung“

5. Welche Rechtsform (Rechtsstellung) haben die Träger der Sozialversicherung?

→ ....

6. Welche Gerichte sind bei Streitigkeiten im Sozialrecht zuständig?

→ ....

7. Wie und durch wen wird die gesetzliche Sozialversicherung finanziert?

→ ....

→ ....

→ ....

→ ....

Fragen zu „Die gesetzliche Krankenversicherung“

8. Was besagt das für sämtliche Leistungen der gesetzlichen Krankenversicherung geltende Wirtschaftlichkeitsgebot?

→ ....

....

9. Für wen gilt in der vertragsärztlichen Versorgung das Wirtschaftlichkeitsgebot?

→ ....

→ ....

→ ....

10. Grundlegendes Element der gesetzlichen Krankenversicherung ist das „Sachleistungsprinzip“ oder „Naturalleistungsprinzip“. Was besagt dieses Prinzip?

→ ....

....

....

11. Abweichend vom Grundsatz der Sachleistung kennt die gesetzliche Krankenversicherung zwei Geldleistungen.
Nennen Sie diese Geldleistungen.

→ .... → ....

12. Gesetzlich Krankenversicherte können auch statt der Sachleistungen Leistungen im Rahmen der Kostenerstattung in Anspruch nehmen.
a) Wie lange sind sie mindestens an ihre Entscheidung gebunden?
b) Nach welcher Gebührenordnung berechnet der Arzt seine Leistungen?
c) Nach welchem Prinzip erfolgt die Erstattung der gesetzlichen Krankenkasse?
d) Welche finanziellen Folgen hat diese Entscheidung für die Versicherten?

→ a) ....

→ b) ....

→ c) ....

→ d) ....

13. Nennen Sie mindestens sechs Leistungen, die ärztlich verordnet werden können.

→ .... → ....

→ .... → ....

→ .... → ....

14. Nennen Sie das Grundprinzip, nach dem die Beiträge in der gesetzlichen Krankenversicherung erhoben werden. Kurze Erläuterung.

→ Grundprinzip ....

→ Erläuterung ....

....

....

15. Welche zusätzlichen finanziellen Aufwendungen neben ihrem Beitrag müssen die Versicherten zum Zweck der Beitragssenkung erbringen?

→ ....

→ ....

....

16. Nennen Sie mindestens fünf Kassenarten in der gesetzlichen Krankenversicherung.

→ .... → ....

→ .... → ....

→ ....

17. Nennen Sie mindestens acht Personengruppen, die in der gesetzlichen Krankenversicherung pflichtversichert sind.

→ .... → ....

→ .... → ....

→ .... → ....

→ .... → ....

18. Für welche Personengruppen besteht in der Krankenversicherung Versicherungsfreiheit?

→ ....

→ ....

→ ....

→ ....

19. Welche Personen gelten in der gesetzlichen Krankenversicherung als „familienversichert"?

→ ....

→ ....

→ ....

20. Erläutern Sie die Begriffe „Pflichtleistungen" und „Satzungsleistungen".

→ ....

....

→ ....

....

21. Nennen Sie mindestens sechs Pflichtleistungen der gesetzlichen Krankenversicherung.

→ ....

→ ....

→ ....

→ ....

→ ....

→ ....

22. Nennen Sie vier Früherkennungsuntersuchungen einschließlich der Berechtigten und der Wiederholbarkeit der Untersuchung.

→ ...

→ ...

→ ...

→ ...

23. Nennen Sie mindestens sieben Leistungen, die von der Krankenversicherung bei der „Behandlung einer Krankheit" erbracht werden können.

→ ...

→ ...

→ ...

→ ...

→ ...

→ ...

→ ...

24. Welche Leistungen werden mit dem Begriff „Besondere präventive Maßnahmen" zusammengefasst?

→ ...

→ ...

→ ...

25. In welchen Abständen finden Untersuchungen im Rahmen der Mutterschaftsvorsorge statt?

→ ...

26. Im Zusammenhang mit welchen Leistungen muss der Versicherte Zuzahlungen leisten? (5 Nennungen)

→ ...

→ ...

→ ...

→ ...

→ ...

27. In welchen Fällen übernimmt die Krankenversicherung die Fahrkosten des Versicherten abzüglich der gesetzlichen Zuzahlung?

→ ....

→ ....

→ ....

→ ....

28. Welche Versicherten sind von der Zuzahlung befreit?

→ ....

→ ....

→ ....

29. a) Wie hoch ist die gesetzlich festgelegte Belastungsgrenze allgemein?
b) Für welche Personengruppe gilt eine geringere Belastungsgrenze? Wie hoch ist diese?

→ a) ....

→ b) ....

30. Welche Unterlagen muss der Versicherte seiner gesetzlichen Krankenkasse vorlegen, um nicht mehr Zuzahlungen zu zahlen als vom Gesetzgeber verlangt?

→ ....

....

→ ....

....

31. Wie lange ist eine von der Krankenkasse ausgestellte Befreiungsbescheinigung gültig?

→ ....

Fragen zu „Die gesetzliche Unfallversicherung"

32. Zählen Sie vier Träger der gesetzlichen Unfallversicherung auf.

→ ....

→ ....

→ ....

→ ....

33. Nennen Sie die beiden grundsätzlichen Aufgaben der Unfallversicherung.

→ ....

....

→ ....

....

34. Nennen Sie mindestens sechs in der Unfallversicherung versicherungspflichtige Personengruppen.

→ .... → ....

→ .... → ....

→ .... → ....

35. Welche vier Bedingungen müssen erfüllt sein, damit ein Arbeitsunfall vorliegt?

→ .... → ....

→ .... → ....

36. Welche Ereignisse lösen Leistungen der gesetzlichen Unfallversicherung aus?

→ .... → ....

→ .... → ....

37. Definieren Sie den Begriff „Unfall".

→ ....

....

38. In welchem Fall verliert ein Arbeitnehmer den Versicherungsschutz der Unfallversicherung im Rahmen eines Wegeunfalls? Nennen Sie auch zwei Ausnahmen.

→ ....

....

Ausnahmen:
- ....

  ....
- ....

39. Nennen Sie mindestens vier Leistungsarten der gesetzlichen Unfallversicherung.

→ .... → ....

→ .... → ....

1.2 Organisationen im Umfeld der Arztpraxis

1.2.1 Ärztekammer und Berufsrecht

Die auszubildende Medizinische Fachangestellte hat bereits mit dem **Abschluss des Berufsausbildungsvertrags** Kontakt mit der Ärztekammer. Das **Berufsbildungsgesetz** überträgt der Ärztekammer die **Regelung und Überwachung der Ausbildung von Medizinischen Fachangestellten.**

Die Rechtsgrundlage für die Arbeit der Ärztekammer ist das „Gesetz über die Kammern, die Berufsausübung, die Weiterbildung und die Berufsgerichtsbarkeit der Ärzte, Apotheker, Tierärzte und Zahnärzte (Heilberufsgesetz)" aus dem Jahr 1952.

Im Gegensatz zu den Kassenärztlichen Vereinigungen, die nur die Vertragsärzte in vertragsärztlichen Fragen vertreten, ist die Ärztekammer die **Interessenvertretung aller Ärzte**. Hierzu gehören neben allen niedergelassenen Ärzten auch Krankenhausärzte und in der Verwaltung tätige Ärzte.

Die Landesärztekammern sind **durch Landesgesetze geschaffene Körperschaften des öffentlichen Rechts.** Als Folge dieser Rechtsform ergibt sich, dass

- jeder Arzt mit der Approbation **Pflichtmitglied** der Ärztekammer an seinem Beschäftigungs- oder Wohnort wird; die Mitgliedschaft beinhaltet die Pflicht zur Zahlung festgelegter Beiträge.
- die Ärztekammern mit hoheitlichen Mitteln **(Disziplinargewalt)** ausgestattet sind.

In jedem Bundesland gibt es eine **Landesärztekammer**. Lediglich im Land Nordrhein-Westfalen gibt es je eine Landesärztekammer für die Region Nordrhein und die Region Westfalen-Lippe.

Oberstes Organ der Landesärztekammern ist die **Delegierten- oder Kammerversammlung**. Sie wählt aus ihrer Mitte den **Vorstand**. Der Vorstand führt die Geschäfte und wählt aus seiner Mitte einen **Präsidenten**.

Die **17 Landesärztekammern** haben sich zur **Bundesärztekammer** zusammengeschlossen. Da dieser Zusammenschluss nicht vom Gesetzgeber verfügt wurde, sondern freiwillig erfolgte, ist die Bundesärztekammer keine Körperschaft des öffentlichen Rechts; sie hat die Rechtsform eines **Vereins**. Oberstes beschlussfassendes Gremium ist der **Deutsche Ärztetag**.
Er beschließt z. B. von der Bundesärztekammer vorgelegte Musterregelungen (Muster-Berufsordnung, Muster-Weiterbildungsordnung), um eine bundeseinheitliche ärztliche Berufsausübung zu gewährleisten.

Das **Heilberufsgesetz** weist den **Ärztekammern** im Wesentlichen folgende **Aufgaben** zu:

- Regelung der Rechte und Pflichten der Ärzte durch Erlass der Berufsordnung;
- Regelung der Weiterbildung in den einzelnen Gebieten sowie in der Allgemeinmedizin durch die Weiterbildungsordnung;
- Förderung der ärztlichen Fortbildung;
- Aufsicht über die Einhaltung der Berufspflichten und Ausübung der Berufsgerichtbarkeit;
- Regelung von Maßnahmen der Qualitätssicherung
- Einrichtung von Schlichtungs- und Gutachterkommissionen für ärztliche Behandlungsfehler bzw. für Fragen der Arzthaftpflicht;
- Einrichtung von Ethikkommissionen zur Beurteilung der Zulassung von Forschungsvorhaben unter ethischen Gesichtspunkten.

1.2.2 Kassenärztliche Vereinigung

Nach Gründung der gesetzlichen Krankenversicherung zum Ende des 19. Jahrhunderts standen sich auf der einen Seite die Krankenkassen und auf der anderen Seite eine Vielzahl einzelner Ärzte gegenüber. Wollte ein Arzt Behandlungen im Rahmen der gesetzlichen Krankenversicherung durchführen, musste er **Einzeldienstverträge** mit den jeweiligen Krankenkassen abschließen, in denen er meistens einer **Pauschalvergütung** für die Behandlung aller Patienten einer Kasse in seinem Bezirk zustimmen musste. Da am Ende des 19. Jahrhunderts verhältnismäßig viele Ärzte verfügbar waren, konnten sich die Kassen aussuchen, mit welchem Arzt sie Verträge eingingen. Diese Situation führte sogar dazu, dass die Krankenkassen teilweise öffentlich **Kassenarztstellen** ausschrieben und der Zuschlag dann dem Arzt mit der geringsten Honorarforderung erteilt wurde.

Als Reaktion auf diese immer größer werdende wirtschaftliche Abhängigkeit von den Krankenkassen gründeten Ärzte um die Jahrhundertwende **örtliche Ärztevereine**. Die Aufgabe dieser Ärztevereine war es, für die Ärzte eines Gebietes gemeinschaftlich Verträge mit den Krankenkassen auszuhandeln. In dieser Zeit (1900) wurde auch der **Leipziger Verband** gegründet, der sich später nach seinem Gründer, dem Leipziger Arzt Hermann Hartmann, in **Hartmannbund** umbenannte und drei zentrale **Forderungen** erhob:

- Vergütung nach Einzelleistungen
- freie Arztwahl
- gesamtvertragliche Regelungen zwischen Ärzten und Krankenkassen statt Einzeldienstverträgen

Es bedurfte eines harten Kampfes über ungefähr drei Jahrzehnte, in denen es zu streikähnlichen Situationen zwischen Ärzteverbänden und zwischenzeitlich gegründeten Krankenkassenverbänden kam, bis diese Forderungen 1931 von Reichspräsident und Reichsregierung im **Kassenarztrecht** anerkannt wurden. Mit dieser **Reichsverordnung vom 08.12.1931** erfolgte dann auch die **Gründung der Kassenärztlichen Vereinigung Deutschlands**. So wurde die Wahrung der Rechte der Kassenärzte gegenüber den Krankenkassen, die früher vom Hartmannbund als zivilrechtlicher Vereinigung mit freiwilliger Mitgliedschaft wahrgenommen worden waren, auf eine **Körperschaft des öffentlichen Rechts** übertragen, in der jeder zugelassene Arzt Pflichtmitglied wurde.

Nach Gründung der Bundesrepublik Deutschland wurde dieses System dem neuen bundesstaatlichen Aufbau im **Gesetz über Kassenarztrecht von 1955** angepasst und seit 1988 im **Sozialgesetzbuch** (SGB V) fortgeschrieben.

Die Rechtsform der Kassenärztlichen Vereinigungen als Körperschaften des öffentlichen Rechts hat die **Rechtsfolgen**, dass

- wegen der **Pflichtmitgliedschaft** kein Arzt aus seiner KV austreten kann, ohne seine Zulassung aufzugeben;
- sich das Satzungsrecht der KV und seine Verbindlichkeit **auf alle zugelassenen Ärzte, ermächtigte Ärzte, ermächtigte ärztlich geleitete Einrichtungen sowie Medizinische Versorgungszentren** erstreckt;
- **Disziplinarmaßnahmen** von der KV bei schwer wiegenden Verstößen gegen gesetzliche, vertragliche oder satzungsmäßige Pflichten ausgesprochen werden können (z. B. Verwarnung, Verweis, Geldbuße oder Ruhen der vertragsärztlichen Tätigkeit bis zu 2 Jahren).

Zum Selbstverständnis der Kassenärztlichen Vereinigungen als genossenschaftlichem Zusammenschluss der Vertragsärzte gehört neben diesen öffentlich-rechtlichen Aufgaben ebenso die **Wahrnehmung der wirtschaftlichen Interessen** der Ärzte, vergleichbar den Aufgaben einer Gewerkschaft.

Heute gilt folgender **organisatorische Aufbau** der Kassenärztlichen Vereinigung:

Kassenärztliche Bundesvereinigung (KBV)
(Sitz in Berlin)

17 Kassenärztliche Vereinigungen auf Landesebene

Bezirks-, Verwaltungs- und Abrechnungsstellen

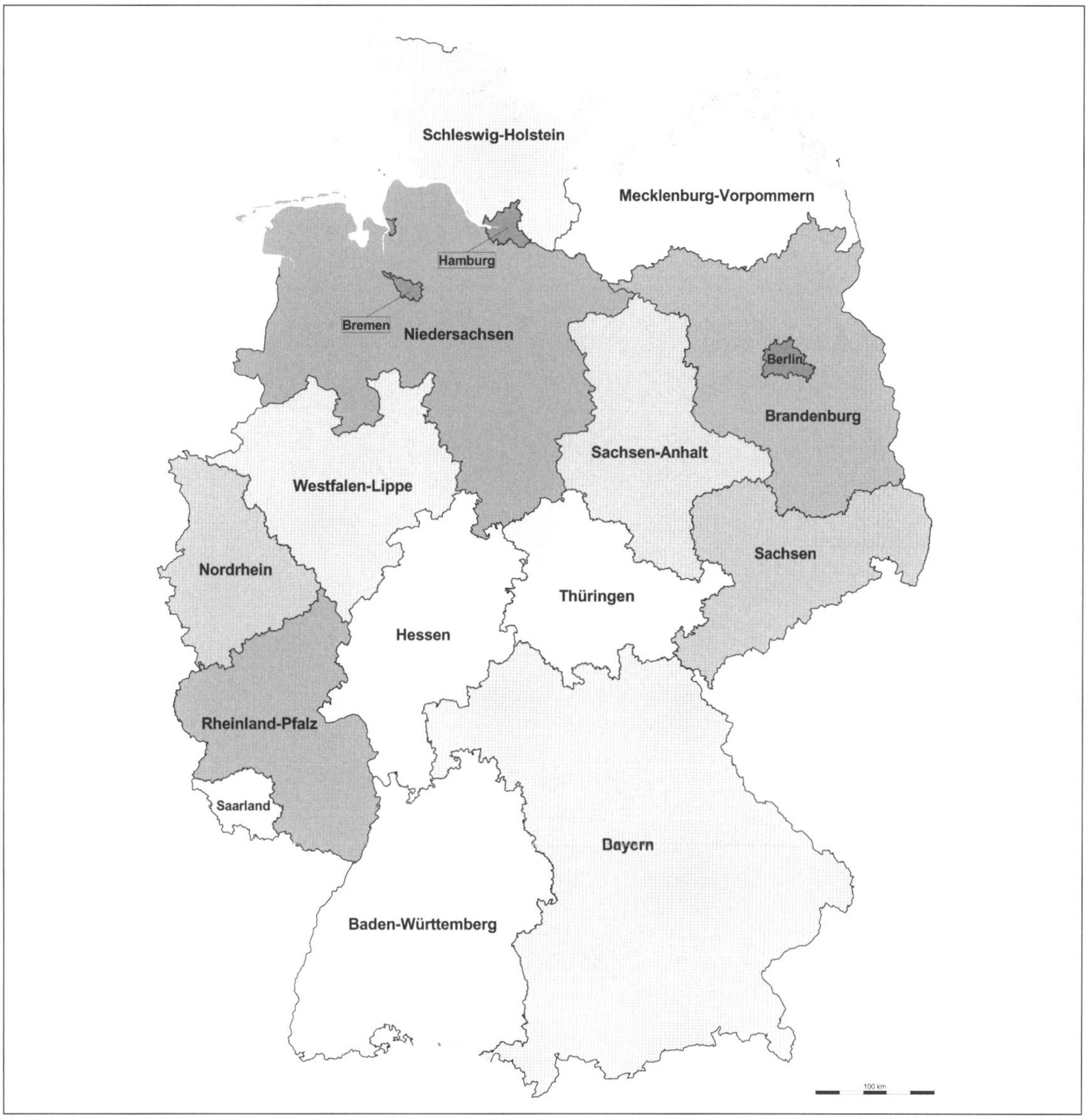

Nach § 77 SGB V

- bilden die **Vertragsärzte** für den Bereich jedes Landes eine **Kassenärztliche Vereinigung.**
- sind **zugelassene Ärzte** (= Vertragsärzte) **ordentliche Mitglieder** der Kassenärztlichen Vereinigung. Dies gilt auch für Vertragpsychotherapeuten, ermächtigte Krankenhausärzte und angestellte Ärzte in Medizinischen Versorgungszentren.
- bilden die Kassenärztlichen Vereinigungen die **Kassenärztliche Bundesvereinigung.**

Die **Aufgaben der Kassenärztlichen Vereinigungen** lassen sich in drei Bereiche gliedern:

- **Gewährleistungsauftrag**
- **Sicherstellungsauftrag**
- **Interessenwahrung**

Zum **Gewährleistungsauftrag** gehören:

Kontrolle über die Beachtung der gesetzlichen und vertraglichen Regelungen	Die Kassenärztlichen Vereinigungen kontrollieren die Erfüllung der vertragsärztlichen Pflichten und prüfen die Rechtmäßigkeit und Richtigkeit der Abrechnungen der Ärzte.
Wirtschaftlichkeit	Die KV'en haben eine wirtschaftliche Behandlungs- und Verordnungsweise zu gewährleisten.
Genehmigung besonderer Tätigkeiten	Erteilung der Erlaubnis zur Erbringung und Abrechnung von Leistungen, für die ein besonderer Qualifikationsnachweis vorzulegen ist, wie beispielsweise für Röntgen-, Sonographie- oder Zytologieleistungen.

Zum **Sicherstellungsauftrag** gehören:

Durchführung der ärztlichen Versorgung	Sicherstellung einer ausreichenden, zweckmäßigen und wirtschaftlichen Versorgung der Versicherten zur Erfüllung ihres Leistungsanspruchs gegenüber der gesetzlichen Krankenkasse
einschließlich Notdienst	Die Sicherstellung umfasst auch einen ausreichenden Notdienst, einschließlich der ärztlichen Behandlung von Gefangenen in Justizvollzugsanstalten in Notfällen.
Bedarfsplanung	Erstellung und Veröffentlichung eines Plans über den Bedarf an Ärzten zur ambulanten Versorgung im Einvernehmen mit den Krankenkassen sowie den zuständigen Landesbehörden.
Niederlassungsberatung (Serviceleistung der KV für niederlassungswillige Ärzte)	Ärzte müssen sich bei der Niederlassung nach dem Bedarfsplan des gewählten Gebietes richten.
Zulassungs- und Ermächtigungswesen	Die Kassenärztlichen Vereinigungen und die Krankenkassen bilden einen Zulassungsausschuss, der über die • Zulassung von Vertragsärzten und Medizinischen Versorgungszentren • Ermächtigung von leitenden Krankenhausärzten und ärztlich geleiteten Einrichtungen beschließt. Dabei ist der Bedarfsplan zu berücksichtigen.
Arztregister	Voraussetzung für die Zulassung oder Ermächtigung ist die Eintragung in das Arztregister, das bei der KV geführt wird.

Zur **Interessenwahrung** gehören:

Vertretung gegenüber Krankenkassen	Die KV'en sollen Interessengegensätze ausgleichen und eine Schutzfunktion für den Vertragsarzt wahrnehmen.
Berufspolitische Vertretung	Die KV'en sollen die Freiberuflichkeit und die Niederlassungsfreiheit des Arztes und die freie Arztwahl des Patienten bewahren helfen.

Zur **Interessenwahrung** gehören: (Fortsetzung)

Weiterentwicklung des Systems der sozialen Sicherung	Die KV'en sollen die gegliederte Krankenversicherung erhalten und neue Finanzierungsmodelle entwickeln.
Weiterentwicklung der vertragsärztlichen Versorgung	Die KV'en sollen neue Versorgungsmodelle erproben, Forschungsvorhaben durchführen und eine den Erfordernissen entsprechende Verbesserung der Gebührenordnungsstruktur erreichen.
Wirtschaftliche Existenzsicherung	Die KV'en sollen über die Vereinbarung von Gebührenordnungen und Honorarverträgen für eine angemessene Bezahlung der ärztlichen Leistung sorgen. Über Kostenstrukturanalysen und Rationalisierungsvorschläge sollen den Ärzten Hinweise zur Senkung der Praxiskosten gegeben werden.
Beratung und Information der Ärzte	Die KV'en stehen den Vertragsärzten nicht nur in Fragen der Niederlassung, sondern auch in Fragen z. B. der Berufsausübung oder der Wirtschaftlichkeitsprüfung beratend zur Verfügung. Grundsätzlich werden alle Ärzte regelmäßig • im *Deutschen Ärzteblatt* durch die Kassenärztliche Bundesvereinigung • in den *regionalen Ärzteblättern* und in *Rundschreiben* von den einzelnen KV'en über neueste Veränderungen informiert. Es empfiehlt sich für die Medizinische Fachangestellte, diese Informationsquellen ebenfalls zu nutzen.

Die Kassenärztliche Bundesvereinigung und die Kassenärztlichen Vereinigungen haben im Rahmen der vertragsärztlichen Versorgung unterschiedliche Aufgaben.

Gesetzliche Aufgaben der Kassenärztlichen Bundesvereinigung sind beispielsweise:

- Vertretung der Belange der Vertragsärzte bei Gesetzgebungsverfahren;
- Abschluss von bundesweit geltenden Verträgen,

  z. B. Bundesmantelvertrag mit dem Spitzenverband Bund der Krankenkassen
  - Verträge mit besonderen Kostenträgern (z. B. Unfallversicherungsträger, Bundeswehr)
  - Vereinbarung des „Einheitlichen Bewertungsmaßstabs" (EBM) durch den Bewertungsausschuss
  - Verträge über den Austausch von Daten auf Datenträgern,
  - Vereinbarung einheitlicher Qualifikationserfordernisse für ärztliche Untersuchungs- und Behandlungsmethoden,
  - Vereinbarung über die Einführung der Krankenversicherungskarte bzw. der Gesundheitskarte,
  - Vereinbarung über ambulantes Operieren im Krankenhaus;

  Abschluss von bundeseinheitlichen Vereinbarungen zur Qualitätssicherung für,

  z. B.
  - Röntgenleistungen und nuklear-medizinische Leistungen,
  - Laborleistungen,
  - sonographische Leistungen;
- Erlass von bundeseinheitlichen Richtlinien über Verfahren der Qualitätssicherung;
- Mitwirkung im Gemeinsamen Bundesausschuss und im Bundesschiedsamt;
- Führung des Bundesarztregisters.

1.2.3 Honorarabrechnung über die KV

Die **vertragsärztliche Quartalsabrechnung** mit der zuständigen KV erfolgt grundsätzlich nach einem einheitlichen Ablaufschema.

Dieses Ablaufschema wird zunächst in der Übersicht dargestellt; anschließend werden die mit ❶, ❷, usw. gekennzeichneten Stellen erläutert.

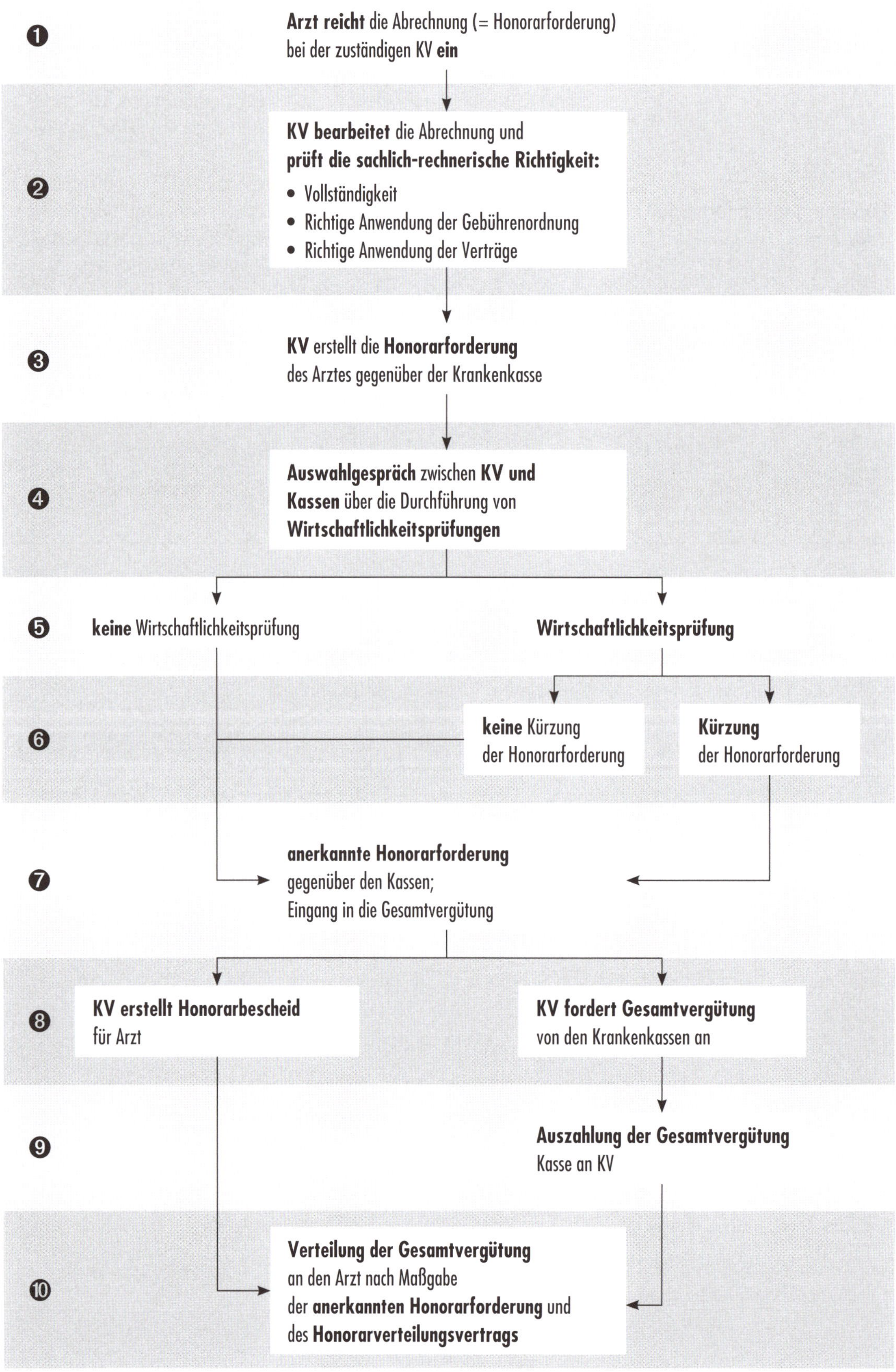

Die Gesamtvergütung, die die Krankenkassen bezahlen, besteht nicht nur aus der Summe der abgerechneten Einzelleistungen, sondern ist eine Mischung aus Pauschalen für ärztliche Behandlung, Zuschlägen für besondere Leistungen wie Impfungen oder für gesundheitliche Sonderprogramme wie Krebsfrüherkennung, Mutterschaftsvorsorge, Substitutionsbehandlung und aus Kostenerstattungen für Portoauslagen, Wegegeld, Kosten der Laboranalytik und anderes mehr.

Hinweis:

Einzelheiten im organisatorischen Ablauf der Abrechnung können zwischen den einzelnen Kassenärztlichen Vereinigungen unterschiedlich sein und **müssen sorgfältig beachtet** werden.

❶ Die Abrechnungsunterlagen sind vorschriftsmäßig zu erstellen und zu versenden.

Die EDV-Abrechnung muss folgende Anforderungen erfüllen:

- **Es darf nur eine von der Kassenärztlichen Bundesvereinigung (KBV) zertifizierte** gültige **Praxissoftware** verwendet werden.
- Für jeden Patienten wird ein **Abrechnungsdatensatz** erstellt. Erscheint ein Patient während eines Quartals mit mehreren Überweisungsscheinen von unterschiedlichen Ärzten, ist für jede Überweisung ein eigener Abrechnungsdatensatz zu erstellen.
- Das **unveränderbare Einlesedatum der Gesundheitskarte** im Abrechnungsdatensatz dokumentiert den Arztbesuch eines gesetzlich Krankenversicherten. Kommt es im Laufe des Quartals bei einem Patienten nur zu telefonischen Leistungen oder Verwaltungstätigkeiten, darf auf das Einlesedatum verzichtet werden. In diesem Fall muss der Abrechnungsdatensatz als **„ärztliche Behandlung"** gekennzeichnet werden.
- In einem vorschriftsmäßig erstellten Abrechnungsdatensatz muss eine sorgfältige **Trennung der Behandlungstage** für die jeweiligen Arzt-Patienten-Kontakte und die erbrachten Leistungen erfolgen. Dabei müssen auch die Vorschriften zur **Verschlüsselung der Diagnosen** eingehalten werden. Durch das EDV-Programm erfolgt die Sortierung der Behandlungsfälle jeweils in aufsteigender Reihenfolge zunächst nach Kostenträgern und dann nach Patientennamen.
- Am **Quartalsende** müssen die Abrechnungsdaten der gesetzlich Krankenversicherten und einiger Patienten aus der Gruppe der „Sonstigen Kostenträger" der zuständigen KV übermittelt werden. Der Versand der Abrechnungsdaten erfolgt grundsätzlich **online** über die **Telematikinfrastruktur**. Die Telematikinfrastruktur (TI) ist ein Datennetzwerk, über das Ärzte, Krankenhäuser, Krankenkassen und andere Akteure des Gesundheitswesens sicher miteinander kommunizieren können. Teil der Telematikinfrastruktur ist das **Sichere Netz der KVen (SNK).**
- Die Übermittlung der Daten kann direkt aus dem **Praxisverwaltungssystem (PVS)** über einen **KIM-Anbieter** (KIM = Kommunikation im Medizinwesen) erfolgen. KIM-Dienstleister ermöglichen den verschlüsselten Versand von Dokumenten über die **Telematikinfrastruktur (TI).** Darüber können auch andere elektronische Formulare wie eDMP, eKoloskopie oder eHautkrebsscreening versendet werden.
  Der Online-Versand ist auch über das **KV-Portal** im Internet möglich, auf dem die Abrechnungsdaten hochgeladen werden. Dazu muss sich der Vertragsarzt mit seinen Zugangsdaten einloggen und das Hochladen der Daten mithilfe einer TAN-Nummer authentifizieren. Die TAN-Nummer wird von einem **TAN-Generator** ausgegeben. Einen solchen TAN-Generator erhält der Arzt von der KV auch für seine Mitarbeiter. Grundsätzlich muss die Praxis bei der Online-Übermittlung der Abrechnungsdaten Datenschutz und Datensicherheit beachten. Bei eventuellen Schäden oder Datenmissbrauch trägt der Arzt dafür die Verantwortung.
- Neben den Abrechnungsdaten muss der Arzt eine persönlich signierte **Sammelerklärung** der KV zusenden. Darin versichert der Arzt, die angegebenen Leistungen ordnungsgemäß, vollständig und korrekt erbracht und mithilfe des **KBV-Prüfmoduls** auf Richtigkeit überprüft zu haben. Die Signatur der Sammelerklärung erfolgt elektronisch durch die **qualifizierte elektronische Signatur (QES)** des Arztes.
- Die meisten Kassenärztlichen Vereinigungen verzichten auf die gesonderte Zusendung von Originalscheinen wie Überweisungsformulare oder Notfall-/Vertretungsscheine, verlangen aber von den Praxen, diese für mögliche Kontrollzwecke **vier Quartale** aufzubewahren. Abrechnungs- oder Behandlungsscheine von Patienten aus der Gruppe der **„Sonstigen Kostenträger", die sich nicht mit einer Gesundheitskarte ausweisen** (z. B. Auslandsabkommen, Asylbewerber), müssen häufig noch im Original der KV übermittelt werden.

- Im Rahmen seiner **Dokumentationspflicht** muss der Arzt eine Sicherungskopie seiner Abrechnungsdaten **16 Quartale** aufzubewahren.
- Die von der Kassenärztlichen Vereinigung vorgeschriebenen **Abgabefristen** sind einzuhalten.

❷ Die Kassenärztliche Vereinigung bearbeitet die ärztliche Abrechnung.

Im Rahmen ihres Gewährleistungsauftrags gegenüber den Krankenkassen ist die Kassenärztliche Vereinigung **verpflichtet,** die Abrechnungsunterlagen zu prüfen.

Die Unterlagen müssen nicht nur **vollständig** sein, sie müssen auch den **gesetzlichen und vertraglichen Erfordernissen** entsprechen, sowie die sachlich-rechnerischen **Vorgaben der Gebührenordnungen** berücksichtigen.

Bei diesen Kontrollen wird auch festgestellt, ob bei abgerechneten Leistungen, für die der Nachweis besonderer Kenntnisse und Erfahrungen des Arztes vorgeschrieben ist, dem abrechnenden Arzt hierfür eine **Abrechnungsgenehmigung** erteilt wurde.

Angesichts der großen Anzahl von Abrechnungsdatensätzen und angesichts der sehr unterschiedlichen Abrechnungsbestimmungen erfolgt die Feststellung der sachlich-rechnerischen Richtigkeit zunächst weitestgehend **EDV-automatisiert.**

Kontrolliert wird insbesondere:

- sachliche Übereinstimmung von Diagnose und abgerechneten Leistungen,
- Vollständigkeit von Diagnose und Behandlungsdaten,
- Angabe von Begründungen, ggf. Uhrzeiten, die die Gebührenordnung fordert,
- Prüfung der Organangaben bei organgebundenen bildgebenden Leistungen (z. B. Röntgen- und Ultraschallleistungen),
- Einhaltung eines Überweisungsauftrags.

Bei Beanstandungen kann diese Prüfung zur Umwandlung in eine andere Leistung oder zur Streichung abgerechneter Leistungen und damit zu einer **Honorarminderung** für den Vertragsarzt führen.

❸ **Die KV erstellt** nach Beendigung der Bearbeitung und Prüfung der sachlich-rechnerischen Richtigkeit die **Honorarforderung des einzelnen Arztes.** Jetzt spricht man von dem „anerkannten Honoraranspruch" des Abrechners.

❹ Gibt es **Hinweise auf Unwirtschaftlichkeit** der Behandlungsweise eines Arztes, entscheiden Kassenärztliche Vereinigungen und Krankenkassen in einem **Auswahlgespräch**, ob eine Wirtschaftlichkeitsprüfung durchgeführt wird oder nicht.

❺ Die Wirtschaftlichkeitsprüfung wird von den Krankenkassen und der Kassenärztlichen Vereinigung gemeinsam durchgeführt.

❻ Als Ergebnis der Wirtschaftlichkeitsprüfung kann die Unwirtschaftlichkeit der vertragsärztlichen Behandlungs- und Verordnungsweise festgestellt werden.

Wird eine solche Unwirtschaftlichkeit festgestellt, können für den Bereich der

- **Behandlungsweise** ➔ **Honorarkürzungen**
- **Verordnungsweise** ➔ **Honorarrückforderungen (= Regresse)**

verhängt werden.

❼–❿ Gegen den dann folgenden Honorarbescheid kann der Arzt **Widerspruch bei der Kassenärztlichen Vereinigung** und anschließend auch **Klage beim Sozialgericht** einlegen.

1.2.4 Gemeinsamer Bundesausschuss (G-BA)

Der Gemeinsame Bundesausschuss (G-BA) ist ein durch Gesetz (SGB V) bestimmtes Gremium. Der G-BA ist das höchste Gremium der gemeinsamen Selbstverwaltung für die ärztliche Versorgung der gesetzlich Krankenversicherten in Deutschland. Der G-BA entscheidet, welche Leistungen zu Lasten der gesetzlichen Krankenversicherung erbracht werden dürfen.

Die **Entscheidungen des G-BA** sind für alle an der gesetzlichen Krankenversorgung Beteiligten **verbindlich**. Sie werden auf der Grundlage der geltenden Gesetze gefällt. Die getroffenen Entscheidungen können sich sowohl auf den ambulanten, wie auch auf den stationären Teil der medizinischen Versorgung erstrecken.

Der Gemeinsame Bundesausschuss **setzt sich zusammen** aus Vertretern der Kassenärztlichen Bundesvereinigung (KBV), der Kassenzahnärztlichen Bundesvereinigung (KZBV), der gesetzlichen Krankenkassen und der deutschen Krankenhausgesellschaft.

Die **Hauptaufgaben** des Gemeinsamen Bundesausschusses bestehen in der:

- Erstellung von Richtlinien zur ausreichenden, zweckmäßigen und wirtschaftlichen Versorgung der gesetzlich Krankenversicherten;
- Entscheidung über die Aufnahme oder Ausgrenzung von Leistungen in der vertragsärztlichen Versorgung;
- Vorgabe von Maßnahmen zur Qualitätssicherung in der ambulanten und stationären Versorgung;
- Zusammenarbeit mit dem von ihm gebildeten, aber fachlich unabhängigen Institut für Qualität und Wirtschaftlichkeit im Gesundheitswesen (IQWiG).

Das **Institut für Qualität und Wirtschaftlichkeit im Gesundheitswesen (IQWiG)** bewertet den aktuellen Wissensstand bei diagnostischen und therapeutischen Verfahren vor deren Aufnahme in die vertragsärztliche Versorgung und gibt gegenüber dem G-BA entsprechende Empfehlungen ab. Darüberhinaus berät es den G-BA bei Fragen zur Qualität und Wirtschaftlichkeit von Leistungen, die auf Kosten der gesetzlichen Krankenversicherung erbracht werden. Es erstellt Leitlinien für die Diagnostik und Therapie häufig vorkommender Krankheiten, bewertet den Nutzen von Arzneimitteln und formuliert allgemein verständliche Patienteninformationen für die Herausgabe durch den G-BA.

Der G-BA hat die Vorschläge und Empfehlungen des IQWiG zu berücksichtigen. Hält er sich bei seinen Entscheidungen nicht daran, muss er dies ausdrücklich begründen.

Die Entscheidungen des G-BA sind dem Bundesministerium für Gesundheit (BMG) zur rechtlichen Beurteilung vorzulegen. Das BMG kann eine Entscheidung des G-BA beanstanden, der daraufhin erneut über seine Entscheidung beraten muss. Folgt der G-BA beispielsweise beim Erlass einer Richtlinie der Beanstandung des BMG nicht, kann das BMG die Richtlinie in der von ihm gewünschten Fassung selbst erlassen.

1.2.5 Weitere medizinische Organisationen und Verbände

Kassenärztliche Vereinigungen und Landesärztekammern haben als Körperschaften des öffentlichen Rechts **gesamtgesellschaftliche Aufgaben** im Gesundheitswesen zu erfüllen; die betroffenen Ärzte sind verpflichtet, Mitglieder dieser Organisationen zu sein und müssen sich deren Entscheidungen unterwerfen.

Daneben können Ärzte aber auch noch **freiwilliges Mitglied** in ärztlichen Verbänden und/oder wissenschaftlichen Gesellschaften werden. Diese freiwilligen Zusammenschlüsse von Ärzten haben die Rechtsform **eingetragener Vereine.**

Bei den **freiwilligen Standesorganisationen** unterscheidet man:

- **Freie Ärztliche Verbände**
- **Berufsverbände**

Die **Freien Ärztlichen Verbände** vertreten **unabhängig von medizinischen Fachrichtungen** die Interessen ihrer Mitglieder im Sinne ihrer jeweiligen Satzungen.

Die größten Freien Ärztlichen Verbände sind:

- **Verband der Ärzte Deutschlands e.V. – Hartmannbund –**
  - Gründung im Jahr 1900 als Interessenverband gegenüber den Krankenkassen (ab 1931 Aufgabe der KV'en)
    Neugründung nach dem Zweiten Weltkrieg als privatrechtliche Organisation
  - Interessenvertretung aller Ärzte, Zahnärzte und Medizinstudenten
  - ca. 70.000 Mitglieder
- **Verband der niedergelassenen Ärzte Deutschlands e.V. – NAV-Virchowbund –**
  - Gründung im Jahr 1949
  - Interessenvertretung aller in eigener Praxis tätigen Ärzte
  - ca. 12.000 Mitglieder
- **Marburger Bund**
  - Gründung im Jahr 1947
  - Einzige Gewerkschaft für angestellte und beamtete Ärzte, mit dem Recht, Tarifverträge auszuhandeln; auch für Medizinstudenten
  - ca. 141.000 Mitglieder

Die **Berufsverbände** vertreten die Interessen der **Ärzte bestimmter medizinischer Fachrichtungen**; für jede Arztgruppe gibt es einen entsprechenden Verband.

So gibt es bei der Vielzahl von Organisationen beispielsweise Verbände der Allgemeinärzte, Augenärzte, Kurärzte, Betriebs- und Werkärzte, Chirurgen und Urologen.

Darüberhinaus haben sich in allen gemäß der Weiterbildungsordnung anerkannten Gebieten oder Teilgebieten **wissenschaftliche Gesellschaften** als privatrechtliche Vereine gebildet, die sich der Pflege der Wissenschaft und der Fortbildung widmen.

- **Verband medizinischer Fachberufe**

  Die Interessen der auszubildenden und angestellten Medizinischen Fachangestellten vertritt u. a. der Verband medizinischer Fachberufe e.V.
  - 1963 Gründung als Berufsverband der Arzthelferinnen
  - 1981 Öffnung für Zahnarzt- und Tierarzthelferinnen
  - 2006 Umbenennung in Verband medizinischer Fachberufe e.V. wegen neuer Ausbildungsordnungen im Gesundheitswesen
  - unabhängige Gewerkschaft zur Interessenvertretung der medizinischen Assistenzberufe mit eigener Tarifkommission, Rechtsberatung und gegebenenfalls Rechtsvertretung
  - ca. 25.000 Mitglieder
    Sitz Dortmund, Kontakt über Internet www.vmf-online.de.

1.2.6 ✎Wie war das noch?

Fragen zu „Ärztekammer"

1. Welche Ärzte sind Mitglied einer Ärztekammer?

→ ....

→ ....

2. Nennen Sie mindestens fünf Aufgaben, die die Ärztekammern nach Heilberufsgesetz und Berufsbildungsgesetz zu erfüllen haben.

→ ....

→ ....

→ ....

→ ....

→ ....

Fragen zu „Kassenärztlichen Vereinigung"

3. Welche Rechtsfolgen hat es, dass die Kassenärztlichen Vereinigungen „Körperschaften des öffentlichen Rechts" sind?

→ ....

→ ....

→ ....

4. Nennen Sie mindestens drei gesetzliche Aufgaben der Kassenärztlichen Bundesvereinigung.

→ ....

→ ....

→ ....

5. Nennen Sie mindestens drei Aufgaben, die die Kassenärztlichen Vereinigungen im Rahmen ihres Sicherstellungsauftrags zu erfüllen haben.

→ .... → ....

→ ....

Fragen zu „Kassenärztlichen Vereinigung“

6. Nennen Sie mindestens drei Anforderungen, die bei der Abrechnung mit EDV erfüllt sein müssen?

→ ....

....

→ ....

....

→ ....

....

7. Nennen Sie zwei Möglichkeiten für die Online-Übermittlung der Abrechnungsdaten.

→ ....

→ ....

8. Unter welchen Gesichtspunkten werden die Abrechnungsunterlagen von der Kassenärztlichen Vereinigung bei der Bearbeitung geprüft?

→ ....

→ ....

→ ....

→ ....

→ ....

9. Welche Folgen kann die Feststellung der Unwirtschaftlichkeit für den Vertragsarzt haben?

→ ....

→ ....

10. Welche rechtlichen Möglichkeiten hat der Vertragsarzt im Falle von Honorarkürzungen oder Regressen?

→ ....

→ ....

1.3 Grundbegriffe der vertragsärztlichen Versorgung

Besonders im Vertragsarztrecht gilt es bestimmte **Grundbegriffe** und ihre Bedeutung zu kennen. Diese Grundbegriffe werden im Folgenden tabellarisch vorgestellt.

1.3.1 Grundbegriffe der ärztlichen Tätigkeit

Begriffe	Erklärungen	*Beispiele:*
Approbation	staatliche Berechtigung zur Berufsausübung	*als Arzt, Zahnarzt, Tierarzt oder Apotheker*
Promotion	Erlangung der Doktorwürde	*Dr. med., Dr. med. dent., Dr. med. vet.*
vertragsärztliche Tätigkeit	ambulante und stationär-belegärztliche Versorgung der Versicherten der gesetzlichen Krankenkassen durch an der vertragsärztlichen Versorgung teilnehmende Ärzte (Zulassung/ Ermächtigung)	*Vertragsarzt, Vertragsarzt mit Belegbetten, ermächtigter Krankenhausarzt*
Zulassung/ Teilzulassung	Berechtigung durch den Zulassungsausschuss bei der zuständigen KV, vertragsärztliche Tätigkeit in vollem Umfang oder teilweise auszuüben und Leistungen abzurechnen	*als Allgemeinarzt, Kinderarzt, Orthopäde oder Gynäkologe*
Ermächtigung	Berechtigung für leitende Krankenhausärzte oder ärztlich geleitete Einrichtungen durch den Zulassungsausschuss, an der ambulanten vertrags ärztlichen Versorgung in begrenztem Umfang teilzunehmen	*ermächtigter Oberarzt mit Zusatzbezeichnung „Proktologie" hat die Erlaubnis, ambulante Behandlungen bei Patienten mit Enddarmerkrankungen durchzuführen*
Niedergelassener Arzt	Nach der Approbation ist der Arzt berechtigt, in eigener Praxis freiberuflich tätig zu werden.	*Kinderarzt, der in eigener Praxis tätig ist*
Privatarzt	Arzt, der Patienten privat behandelt	*Patient erhält nach der Behandlung durch den Arzt eine Rechnung und muss diese bezahlen*
Vertragsarzt	Arzt, der nach Eintragung in das Arztregister bei einer Kassenärztlichen Vereinigung (KV) zur vertrags ärztlichen Versorgung zugelassen wurde. Er kann in der **hausärztlichen Versorgung** oder **fachärztlichen Versorgung** tätig sein. Ein Vertragsarzt darf auch andere Ärzte anstellen.	*Kinderarzt, der Versicherte der gesetzlichen Krankenkassen behandeln und über die KV abrechnen darf*
• **Arzt in der hausärztlichen Versorgung (Hausarzt)**	Hausärzte **durch gesetzliche Vorschrift** sind Ärzte für Allgemeinmedizin und Fachärzte für Innere Medizin, sowie Fachärzte für Kinder- und Jugendmedizin ohne Schwerpunktbezeichnung.	

Begriffe	Erklärungen	Beispiele:
• **Arzt in der fachärztlichen Versorgung (Facharzt)**	Fachärzte sind Ärzte, die in den Gebieten der Weiterbildungsordnung eine Facharztbezeichnung erworben haben. Den Fachärzten werden auch die psychologischen Psychotherapeuten und die nichtärztlichen Kinder- und Jugendlichenpsychotherapeuten zugerechnet.	
Angestellter Arzt	Arzt, der aufgrund eines Arbeitsvertrags als Arbeitnehmer tätig ist	• *Krankenhaus* • *Bundeswehr/-polizei* • *Arztpraxis* • *Medizinisches Versorgungszentrum* • *Medizinischer Dienst* • *Industriebetriebe*
ermächtigter Arzt/ ermächtigte Einrichtung	Ermächtigung zur Teilnahme an der ambulanten Versorgung durch den Zulassungsausschuss	• *Oberarzt einer radio logischen Abteilung zur Computertomographie* • *Dialyseeinrichtung*
Durchgangsarzt (D-Arzt)	Von den Unfallversicherungsträgern bestellter Unfallchirurg mit besonderen Rechten und Pflichten, der spezifische Kenntnisse und Erfahrungen in der unfallmedizinischen Versorgung nachgewiesen hat	***wichtigste Aufgaben:*** • *qualifizierte Beurteilung der Verletzungen* • *schnellstmögliche Einleitung einer entsprechenden Versorgung*
Belegarzt	Vertragsarzt mit der Genehmigung zur stationären Versorgung seiner Patienten im Krankenhaus	*Niedergelassener Augenarzt betreut stationär seine Patienten im Krankenhaus*
Amtsarzt	angestellter oder beamteter Arzt im öffentlichen Gesundheitswesen bei den Gesundheitsämtern	*Aufgaben können sein:* • *Seuchenbekämpfung* • *Wahrung der allgemeinen Hygiene* • *öffentliche Impfungen* • *Überwachung der Gesundheitsgesetze* • *Gutachten für Gerichte und Behörden* • *Einsatz als Schularzt*

1.3.2 Fachbezeichnungen für Ärzte und Psychotherapeuten

Begriffe	Erklärungen
Facharztbezeichnung	Für die Ausübung der ärztlichen Tätigkeit ist nach Abschluss der Ausbildung eine Weiterbildung **(Weiterbildungsordnung 2020)** vorgeschrieben. Sie kann auf verschiedenen Gebieten erfolgen. Nach Abschluss der Weiterbildung erhält der Arzt eine Facharztbezeichnung: z. B. Facharzt für • Allgemeinmedizin (Hausarzt) • Allgemeinchirurgie • Augenheilkunde • Frauenheilkunde und Geburtshilfe • Hals-Nasen-Ohrenheilkunde • Haut- und Geschlechtskrankheiten • Innere Medizin und Gastroenterologie • Innere Medizin und Kardiologie • Innere Medizin und Nephrologie • Innere Medizin und Pneumologie • Innere Medizin und Rheumatologie • Kinder- und Jugendmedizin (Hausarzt) • Laboratoriumsmedizin • Orthopädie und Unfallchirurgie • Radiologie • Urologie
Schwerpunktbezeichnung (SP)	Weitere Spezialisierung innerhalb einzelner Gebiete **zusätzlich zur Facharztbezeichnung:** z. B. Facharzt für Kinder- und Jugendmedizin • SP Kinder- und Jugend-Hämatologie und -Onkologie • SP Kinder- und Jugend-Kardiologie • SP Neonatologie • SP Neuropädiatrie
Zusatzbezeichnung	nur in Verbindung mit der Berufsbezeichnung „Arzt", „Praktischer Arzt" oder einer Facharztbezeichnung aufgrund entsprechender Weiterbildung nach **Anerkennung durch die Ärztekammer;** z. B.: • Allergologie • Diabetologie • Geriatrie • Handchirurgie • Kinder- und Jugend-Rheumatologie • Naturheilverfahren • Psychoanalyse • Sportmedizin

Begriffe	Erklärungen	***Beispiele:***
Psychologischer Psychotherapeut	Aufgrund des Psychotherapeutengesetzes eigenständiger Heilberuf, zur Durchführung und Abrechnung von Psychotherapie bei Erwachsenen berechtigter Diplompsychologe bzw. Bachelor-/Masterpsychologe	*Jürgen Potzbichler* *Diplompsychologe* *Verhaltenstherapie*
Kinder- und Jugendlichenpsychotherapeut	Aufgrund des Psychotherapeutengesetzes eigenständiger Heilberuf, zur Durchführung und Abrechnung von Psychotherapie bei Kindern und Jugendlichen berechtigter Diplompsychologe bzw. Bachelor-/Masterpsychologe	*Ulrike Richter* *Diplompsychologin* *Psychoanalyse*
Soziotherapeut	Durch besondere Zusatzqualifikation zur Durchführung der psychiatrisch verordneten Soziotherapie berechtigter Vertreter bestimmter Sozialberufe	*Josef Reuter* *Sozialpädagoge* *(Soziotherapie)*

1.3.3 Praxisformen

Begriffe	Erklärungen	**Beispiele:**
Einzelpraxis	Ärztliches Leistungsangebot und Praxisführung richten sich an der Person des Praxisinhabers aus. Er muss allein auch die Finanzierung sicherstellen.	*Dr. med. Horst Müller Facharzt für Kinderheilkunde*
Berufs-ausübungs gemeinschaft	Örtliche und überörtliche Zusammenschlüsse von Vertragsärzten, Vertragspsychologen und Medizinischen Versorgungszentren untereinander oder miteinander zur gemeinsamen Erbringung vertragsärztlicher Leistungen	*Dr. med. Heike Niedlich (Fachärztin für Frauenheilkunde) mit MVZ Kleegasse*
Gemeinschafts-praxis	Besondere Form der Berufsausübungsgemeinschaft: Mehrere Ärzte der gleichen oder auch verschiedener Fachrichtungen führen eine Praxis am selben Praxissitz. Es gibt für alle nur eine gemeinsame Kartei und auch nur eine Honorarabrechnung mit der KV. Die Gründung muss vom Zulassungsausschuss genehmigt werden; besondere Abrechnungsbestimmungen sind zu beachten.	*Gemeinschaftspraxis Dr. med. Karl Huber Dr. med. Karin Schubert Fachärzte für Orthopädie*
Medizinisches Versorgungs-zentrum (MVZ)	Medizinische Einrichtung, in der mindestens zwei Ärzte als Angestellte oder Vertragsärzte tätig sind. Es kann gegründet werden von Ärzten, Krankenhäusern, Dialyseeinrichtungen, gemeinnützigen Trägern, Praxisnetzen oder Kommunen. Das MVZ wird auf Antrag durch den Zulassungsausschuss zugelassen. Mit der Zulassung werden auch die im MVZ angestellten Ärzte Mitglieder der zuständigen KV. Es gelten die in der vertragsärztlichen Versorgung gültigen Bestimmungen. Die Abrechnung der erbrachten Leistungen erfolgt durch das MVZ.	*Med. Versorgungszentrum Dr. med Josef Breitstein GbR* *(Neurologisch orientierter Internist Dr. Breitstein gründet als Gesellschaft bürgerlichen Rechts ein MVZ unter Anstellung eines hausärztlich tätigen Internisten, eines Neurologen und eines Augenarztes; zusätzlich wirken mit ein Physiotherapeut und eine Diätassistentin.)*
Praxis-gemeinschaft	Im Gegensatz zur Berufsausübungsgemeinschaft handelt es sich um eine Organisationsgemeinschaft: Mehrere Ärzte nutzen z. B. Geräte, Räume und Personal gemeinsam; jeder Arzt hat aber eine eigene Kartei und rechnet seine Leistungen mit der KV für sich selbst ab. Die Gründung muss der KV angezeigt werden.	*Dr. med. Ulrike Kühn Fachärztin für Innere Medizin; Dr. med. Uwe Ampler Facharzt f. Allgemeinmedizin*
Apparate-gemeinschaft	Sonderform der Praxisgemeinschaft: Ärzte arbeiten unabhängig voneinander in verschiedenen Praxen, nutzen aber technische Geräte gemeinsam. Jeder Arzt rechnet seine Leistungen selbstständig ab.	*Dr. Heinrich teilt sich mit Dr. Herbert ein Lungenfunktionsgerät, das sich in der Praxis von Dr. Herbert befindet.*

Begriffe	Erklärungen	Beispiele:
Laborgemeinschaft	Sonderform der Praxisgemeinschaft: Ärzte arbeiten unabhängig voneinander in verschiedenen Praxen, erbringen aber Laborleistungen gemeinschaftlich. Die Abrechnung der Laborleistungen erfolgt durch die Laborgemeinschaft.	*Dr. Sango und Dr. Plasmo sind Mitglieder der Laborgemeinschaft Nord-West.*
Arztpraxis	Tätigkeitsort des niedergelassenen Arztes/Vertragsarztes oder Vertragspsychotherapeuten	*Dr. med. Gerd Müller ist in seiner Praxis in Oberfeldhausen tätig.*
Vertragsarztsitz	Ort der Zulassung für den Vertragsarzt oder Vertragspsychotherapeuten oder das MVZ	*Dr. G. Müller ist in Oberfeldhausen als Allgemeinarzt zugelassen.*
Betriebsstätte	Betriebsstätte des Vertragsarztes oder Vertragspsychotherapeuten oder des MVZ ist der Vertragsarztsitz. Betriebsstätte des Belegarztes ist auch das Krankenhaus. Betriebsstätte des ermächtigten Arztes ist der Ort der Berufsausübung im Rahmen der Ermächtigung. Betriebsstätte des angestellten Arztes ist der Ort seiner Beschäftigung. Betriebsstätte einer Berufsausübungsgemeinschaft sind die örtlich übereinstimmenden Vertragsarztsitze der Mitglieder; bei örtlich unterschiedlichen Vertragsarztsitzen der Mitglieder ist Betriebsstätte der gewählte Hauptsitz.	*Für Dr. G. Müller ist das Oberfeldhausen.*
Nebenbetriebsstätte	Nebenbetriebsstätten sind in Bezug auf Betriebsstätten zulässige weitere Tätigkeitsorte, an denen der Vertragsarzt, der Vertragspsychotherapeut, der angestellte Arzt und die Berufsausübungsgemeinschaft oder ein MVZ neben ihrem Hauptsitz an der vertragsärztlichen Versorgung teilnehmen.	*Unterfeldhausen, dort unterhält Dr. G. Müller eine zweite Praxis*
Ausgelagerte Praxisstätte	Ein zulässiger, nicht genehmigungsbedürftiger, aber anzeigepflichtiger Tätigkeitsort des Vertragsarztes, Vertragspsychotherapeuten oder eines MVZ in räumlicher Nähe zum Vertragsarztsitz zur Erbringung bestimmter Leistungen; hierzu zählt auch ein Operationszentrum, in welchem ambulante Operationen bei Versicherten ausgeführt werden, welche den Vertragsarzt an seiner Betriebsstätte in Anspruch genommen haben.	*Dr. med. Kurt Knoche (Facharzt für Chirurgie) operiert einen seiner Patienten im Operationsraum des benachbarten MVZ.*
Zweigpraxis	Genehmigter weiterer Tätigkeitsort des Vertragsarztes oder die Nebenbetriebsstätte eines MVZ	*Dr. G. Müller unterhält eine zweite Praxis in Unterfeldhausen.*

1.3.4 Behandlungsformen

Begriffe	Erklärungen	Beispiele:
kurative Behandlung	Maßnahmen zur Krankheitserkennung (Diagnostik) und zur Behandlung bestehender Krankheiten (Therapie)	*Beratung, Untersuchung, Operation, Injektion, Medikamentengabe*
präventive Leistungen	Maßnahmen zur • Vorbeugung und Verhütung von Krankheiten • Vermeidung von Verschlimmerungen • Verhinderung von Spätschäden	*Mutterschaftsvorsorge* *Krebsfrüherkennung* *Gesundheitsuntersuchung* *Kinderfrüherkennungs-untersuchung*
ambulante Behandlung	Diagnostik und Therapie bei Patienten, die danach wieder den Arzt verlassen und nicht stationär in einem Krankenhaus aufgenommen werden	*Untersuchung* *Beratung* *Gipsverband* *ambulante Operation*
stationäre Behandlung	ärztliche Behandlung, bei der ein Patient für bestimmte Zeit im Krankenhaus bleibt	*Magenoperation* *Herzinfarktbehandlung*

1.3.5 Abrechnungszeiträume

Begriffe	Erklärungen	
Krankheit	**nach herrschender Rechtssprechung:** ein regelwidriger Körper- oder Geisteszustand, der Heilbehandlung erforderlich macht und/oder Arbeitsunfähigkeit bewirkt	*Pneumonie,* *Hypertonie* *Fingerquetschung*
Krankheitsfall	**gemäß Bundesmantelvertrag:** umfasst das aktuelle, sowie die nachfolgenden drei Kalendervierteljahre, die der Berechnung der krankheitsfallbezogenen Gebührenordnungspositionen folgen	*Die Leistung nach GOP 30111 des EBM darf einmal im Krankheitsfall abgerechnet werden. Wird die Leistung nach GOP 30111 beispielsweise im Februar erbracht, darf sie erst im Januar des nächsten Jahres erneut abgerechnet werden.*
Behandlungsfall	in der gesetzlichen Krankenversicherung **gemäß Bundesmantelvertrag (BMV):** die *gesamte* Behandlung von *derselben Arztpraxis*[1] in *einem Kalendervierteljahr* an *demselben Versicherten* zu *Lasten derselben Krankenkasse* [1] *dies können sein Vertragsarzt, Vertragspsychotherapeut oder MVZ*	*Herr Meier erscheint mehrfach im Quartal in der Gemeinschaftspraxis Dr. Weber/Dr. Müller. Dort wird sein Diabetes und seine Gastritis behandelt.*
	bei Privatpatienten gemäß GOÄ: die gesamte Behandlung derselben Erkrankung im Zeitraum eines Monates nach der jeweils ersten Inanspruchnahme des Arztes (mehrere Behandlungsfälle nebeneinander bei demselben Patienten möglich)	*Frau Reddemann erscheint am 25. März zur Behandlung ihres Diabetes in der Praxis Dr. Halter. Ein neuer Behandlungsfall aufgrund des Diabetes beginnt am 26. April.*

Begriffe	Erklärungen	
Betriebsstättenfall	in der gesetzlichen Krankenversicherung **gemäß Bundesmantelvertrag (BMV):** die *gesamte* Behandlung in *derselben Betriebsstätte* oder *Nebenbetriebsstätte* in *einem Kalendervierteljahr* an *demselben Versicherten* zu Lasten derselben Krankenkasse	*Dr. Köster betreibt neben seiner Praxis in Oberfeldhausen eine Zweigpraxis in Unterfeldhausen. Jede Praxis hat eigene Betriebsstättenfälle.*
Arztfall	in der gesetzlichen Krankenversicherung **gemäß Bundesmantelvertrag (BMV):** die *gesamte* Behandlung von *demselben Arzt* [1] in *einem Kalendervierteljahr* an *demselben Versicherten* zu *Lasten derselben Krankenkasse* [1] unabhängig von seinem vertragsarztrechtlichen Status	*In der Gemeinschaftspraxis Dr. Weber/Dr. Müller hat jeder Arzt bei einem Patienten eigene Arztfälle im Quartal.*
Arztgruppenfall	in der gesetzlichen Krankenversicherung **gemäß Bundesmantelvertrag (BMV):** die Behandlung desselben Versicherten durch dieselbe *Arztgruppe einer Arztpraxis* in demselben *Kalendervierteljahr* zulasten derselben Krankenkasse	*Dr. Klein und Dr. Groß arbeiten beide als Orthopäden in einem MVZ*

Beispiele für die Abrechnung auf der jeweiligen Abrechnungsgrundlage:

Beispiele EBM:

April + Mai:	*Hepatitis*	→	*1 Behandlungsfall zur Behandlung von*
Mai:	*Quetschung*	→	*3 Krankheiten*
Mai + Juni:	*Hypertonie*	→	*1 Arztfall*
bei Dr. G. Müller in Oberfeldhausen			*1 Betriebsstättenfall*
Mai bis Juni: bei Dr. A. Amsel und Dr. B. Bärig (beides Hausärzte) in deren Gemeinschaftspraxis in Waldbüttel	*Hypertonie*	→	*1 Behandlungsfall* *2 Arztfälle* *1 Betriebsstättenfall* *1 Arztgruppenfall*
August: bei Dr. C. Cremer in dessen Praxis in Oberburg und in dessen Zweigpraxis in Unterburg	*Hypertonie*	→	*1 Behandlungsfall* *1 Arztfall* *2 Betriebsstättenfälle*
Mai (ambulant): Juni (belegärztlich): bei Dr. C. Cremer in dessen Praxis und im Krankenhaus	*Hypertonie* *Hypertonie*	→	*2 Behandlungsfälle (amb. + stat.) derselben Krankheit* *1 Arztfall* *2 Betriebsstättenfälle*

Beispiele GOÄ:

April +	*Mai:*	*Hepatitis*		
	Mai:	*Quetschung*	➔	*5 Behandlungsfälle (im Mai nebeneinander) bei 3 Krankheiten*
	Mai + Juni:	*Hypertonie*		
Mai bis August:		*Hypertonie*	➔	*4 Behandlungsfälle bei 1 Krankheit (je Monat ein Behandlungsfall)*

1.3.6 Verordnungsfähige Mittel

Begriffe	Erklärungen	
Arzneimittel	**Arzneimittelgesetz:** Arzneimittel sind Stoffe, die dazu bestimmt sind, durch Anwendung am oder im menschlichen Körper ihre Wirkung zu entfalten. Sie sind zur Heilung oder zur Verhütung von Krankheiten bestimmt oder eignen sich dazu, physiologische Funktionen zu beeinflussen oder ermöglichen eine medizinische Diagnose.	• *Tabletten* • *Injektionslösungen* • *Salben*
Verbandmittel	**Sozialgesetzbuch 5. Buch (SGB V):** Im Gesetz gesondert genannte Mittel eigener Art, die neben Arznei- und Heilmitteln dazu dienen, eine Heilung oder Linderung einer Krankheit zu fördern. Es gelten die gleichen Bedingungen wie für Arzneimittel.	• *Mullbinde* • *Elastische Binde* • *Pflaster*
Heilmittel	Maßnahmen oder Dienstleistungen, die geeignet sein müssen, den krankhaften Zustand zu heilen, zu bessern, zu lindern oder seine Verschlimmerung zu verhüten. Die **Heilmittelrichtlinie des G-BA** regelt die Verordnung von Heilmitteln für gesetzlich Krankenversicherte.	***persönliche medizinische Leistungen:*** • *physikalische Therapie* • *Stimm-, Sprech- und Sprachtherapie* • *Ergotherapie*
Hilfsmittel	Geräte, Instrumente und Vorrichtungen wie Seh- oder Hörhilfen, Körperersatzstücke, orthopädische und andere Hilfsmittel, die erforderlich sind, um den Erfolg der Krankenbehandlung zu sichern oder eine Behinderung auszugleichen, oder dazu dienen, Arzneimittel, die zur inneren Anwendung bestimmt sind, in den Körper zu bringen. Die **Hilfsmittelrichtlinie des G-BA** regelt die Verordnung von Hilfsmitteln für gesetzlich Krankenversicherte.	***sächliche medizinische Leistungen:*** • *Brillen* • *Hörgeräte* • *Rollstühle* • *Prothesen* • *orthopädische Schuhe* • *Spritzen*
Häusliche Krankenpflege	Maßnahmen der Grundpflege, Behandlungspflege und der hauswirtschaftlichen Versorgung, die in der häuslichen Umgebung des Patienten durch Pflegepersonen aufgrund ärztlicher Verordnung erbracht werden. Die **häusliche Krankenpflegerichtlinie des G-BA** regelt die Verordnung von häuslicher Krankenpflege für gesetzlich Krankenversicherte.	***Grundpflege:*** • *Waschen* • *Lagern* • *Ankleiden* ***Behandlungspflege:*** • *Katheterwechsel* • *Insulininjektion* • *Arzneimittelgabe*

Digitale Gesundheits-anwendungen (DiGa)	Smartphone-**Apps,** die dabei helfen, Krankheiten zu erkennen, zu überwachen, zu behandeln oder zu lindern. Erstattet werden die Kosten für DiGa, die vom Bundesinstitut für Arzneimittel und Medizinprodukte geprüft sind.	• **Somnio:** *zur Behandlung von Ein- und Durchschlafstörungen* • **Vivra:** *zur Behandlung von Rückenschmerzen* • **Zanadio:** *zur Behandlung von Adipositas*

1.3.7 Vergütungsformen

Begriffe	Erklärungen
Fallpauschale	Feststehender Geldbetrag, der seitens einer Krankenkasse für jeden abgerechneten Behandlungsfall in der Zuständigkeit einer kassenärztlichen Vereinigung gezahlt wird. Die Summe aller Fallpauschalen ergibt die **Gesamtvergütung,** die von dieser Krankenkasse an die KV gezahlt wird.
Kopfpauschale	Feststehender Geldbetrag, der seitens einer Krankenkasse für jeden ihrer Versicherten unabhängig von dessen Inanspruchnahme eines Arztes an eine kassenärztlichen Vereinigung gezahlt wird.
Pauschalierte Gesamt-vergütung	Entgelt für alle vertragsärztlichen Leistungen bei allen Versicherten einer Krankenkasse, das von dieser Krankenkasse an eine Kassenärztliche Vereinigung gezahlt wird. Dabei wird dieses Entgelt nach Fall- oder Kopfpauschalen berechnet.
Budgetierte Gesamt-vergütung	Entgelt für alle vertragsärztlichen Leistungen bei allen Versicherten einer Krankenkasse, das als vorher festgelegter Betrag (Budget) von dieser Krankenkasse an eine Kassenärztliche Vereinigung gezahlt wird, unabhängig von der Zahl ärztlicher Inanspruchnahmen oder der Kostenentwicklung.
Einzelleistungs-vergütung	Die von der Krankenkasse für bestimmte Leistungen zu zahlende Vergütung, die durch die Honorarverteilungsregelungen der Kassenärztlichen Vereinigung nicht mehr verändert wird.

1.3.8 Grundbegriffe der digitalen Praxis

Begriffe	Erklärungen
Praxisver-waltungssystem (PVS)	Ein Praxisverwaltungssystem ist eine **Software** zur Organisation und Dokumentation der Praxisaufgaben. PVS müssen von der KBV **zertifiziert** sein.
Telematik-infrastruktur (TI)	Die Telematikinfrastruktur ist ein **geschlossenes Netzwerk** zur Kommunikation und Datenübertragung im deutschen Gesundheitssystem. Mithilfe der TI sind **elektronische Anwendungen** wie das elektronische Rezept (eRezept) möglich. Voraussetzung zur Nutzung der TI sind verschiedene **technische Komponenten.**
Sicheres Netz der Kassen-ärztlichen Verei-nigungen (SNK)	Das Sichere Netz der KVen ist ein zusätzlich geschützter Bereich innerhalb der TI. Hierüber kann die **Online-Abrechnung** mit der KV erfolgen.

Konnektor	Der Konnektor ermöglicht die **Verbindung** des Praxisverwaltungssystem und des Kartenterminal mit der TI. Er ähnelt einem **Router** mit hohem Sicherheitsniveau.
VPN-Zugangsdienst	Der **Zugang zur TI** ist nur mit einem VPN-Zugangsdienst möglich, ähnlich wie ein **Internetprovider** den Zugang zum Internet herstellt.
E-Health-Kartenterminal	Das E-Health-Kartenterminal hat mehrere **Funktionen:** • **Anmeldung** der Praxis an die TI mithilfe der SMC-B • Nutzung der **qualifizierten elektronischen Signatur (QES)** mithilfe des eHBA • **Einlesen** der **elektronischen Gesundheitskarte** und Durchführung des Versichertenstamm-datenmanagements (VSDM) Neben **stationären** Kartenterminals gibt es auch **mobile** Geräte für Hausbesuche.
Security Module Card (SMC-B)	Die SMC-B ist der **Praxisausweis,** mit dem sich die **Praxis** zur Nutzung der TI authentifiziert. Sie wird in das Kartenterminal gesteckt und über eine **PIN** aktiviert.
Elektronsicher Heilberufsausweis (eHBA)	Mit dem eHBA **weist** sich der Arzt **aus** und hat dadurch **Zugriff** auf vertrauliche elektronische Daten eines Patienten, die auf der eGK gespeichert sind. Auch sie muss über eine **PIN** aktiviert werden. Mit der eHBA ist eine **qualifizierte elektronische Signatur** möglich.
Qualifizierte elektronische Signatur (QES)	Die qualifizierte elektronische Signatur ist die rechtssichere **elektronische Unterschrift** eines Arztes. Die QES ist Voraussetzung für die Nutzung elektronischer Formulare wie der eAU oder für den eArztbrief. Eine QES ist nur möglich, wenn der eHBA am Kartenterminal mit der PIN aktiviert wurde. Es werden folgende QES unterschieden: • **Einzelsignatur:** Jedes Dokument wird einzeln signiert. • **Stapelsignatur:** Die QES wird für bis zu 250 Dokumente gleichzeitig aktiviert, z. B. Signatur aller eAU nach Ende der Sprechstunde. • **Komfortsignatur:** Die QES wird für maximal 250 Dokumente aktiviert, die im Tagesverlauf anfallen, z. B. zur Signatur von eRezepten.
Kommunikation im Medizinwesen (KIM)	KIM funktioniert wie ein **E-Mail-Programm,** bei dem jede Nachricht und jedes Dokument verschlüsselt und erst beim Empfänger wieder entschlüsselt wird. KIM ist notwendig für den **Versand** von eArztbriefen und der eAU.
Versichertenstammdatenmanagement (VSDM)	Unter dem VSDM versteht man den **Online-Abgleich der Patientendaten,** die auf der elektronischen Gesundheitskarte gespeichert sind, mit denen, die bei der Krankenkasse hinterlegt sind. Das VSDM erfolgt beim Einlesen der Gesundheitskarte am Kartenterminal. Hierbei wird auch festgestellt, ob eine Karte noch **gültig** ist. Die Durchführung des VSDM ist einmal im Quartal verpflichtend.
Notfalldatenmanagement (NFDM)	Patienten können **notfallrelevante Daten** auf ihrer elektronischen Gesundheitskarte speichern. Zu einem Notfalldatensatz gehören beispielsweise Informationen über Allergien, Medikamente oder notfallrelevante Diagnosen. Im Notfall können Ärzte direkt darauf zugreifen.
Elektronische Patientenakte (ePa)	In der elektronischen Patientenakte können **alle elektronischen Dokumente** eines Patienten systematisch gespeichert werden. Die ePA ist eine **App** für Smartphones oder Tablets, die den Versicherten von den gesetzlichen Krankenkassen kostenfrei zur Verfügung gestellt wird.

1.3.9 ✎Wie war das noch?

1. Erklären Sie an Beispielen folgende Grundbegriffe der vertragsärztlichen Versorgung:

Begriffe	Erklärungen Beispiele
Approbation	→ ....
Promotion	→ ....
Zulassung	→ ....
Nieder-gelassener Arzt	→ ....
Vertragsarzt	→ ....
kurative Behandlung	→ ....
präventive Leistungen	→ ....
ambulante Behandlung	→ ....

2. Erklären Sie die Begriffe:

Begriffe	Erklärungen
Krankheit	→ ....
Krankheitsfall (gemäß Bundesmantelvertrg)	Alle Leistungen → • .... • .... • ....
Behandlungsfall (in der gesetzlichen Krankenversicherung)	→ • .... • .... • .... • .... • ....
Behandlungsfall (bei Privatpatienten gemäß GOÄ)	→ • .... • .... • .... • .... • ....

3. Entscheiden Sie bei den folgenden Beispielen für die jeweils angegebenen Zeiträume, um wie viele Behandlungsfälle es sich handelt:

Beispiele	Behandlungsfall
a) AOK-Patient wird im Mai wegen eines grippalen Infektes von seinem Hausarzt behandelt.	
b) IKK-Patient wird im April wegen einer Grippe und im Juni wegen einer Mittelohrentzündung behandelt.	
c) Privatpatient wird von Jan. bis März an einem Pfeifferschen Drüsenfieber behandelt.	
d) BKK-Patient wird von März bis April an einer Lungenentzündung behandelt.	
e) LKK-Patient, in ständiger Behandlung als Diabetiker, erkrankt von Sept. bis Okt. an einer Darminfektion.	
f) Privatpatient, in ständiger Behandlung wegen Hypertonie, erkrankt von Febr. bis März an einer Magenschleimhautentzündung.	
g) BKK-Patient wird von seinem Hausarzt wegen einer Lungenentzündung von Mitte Juni bis Ende August behandelt. Im Juni und im August wird er zum Röntgen an einen anderen Arzt überwiesen.	

4. **Welche Möglichkeiten hat ein Arzt, nach der Approbation seinen Beruf auszuüben?**

→ .... → ....

→ ....

5. **Nennen Sie drei verschiedene, für einen Arzt mögliche Praxisformen, und erläutern Sie diese.**

→ ....

....

....

....

→ ....

....

....

....

→ ....

....

....

....

6. **Nennen Sie mindestens vier Möglichkeiten, wo ein Arzt als Angestellter seinen Beruf ausüben kann.**

→ .... → ....

→ .... → ....

7. **Erklären Sie an Beispielen die Begriffe:**

Begriffe	Erklärungen	Beispiele
Arzneimittel	→	....
Heilmittel	→	....
Hilfsmittel	→	....

8. Nennen Sie drei Karten und deren Funktion, die am Kartenterminal eingelesen werden können.

→ ....

→ ....

→ ....

9. Unterscheiden Sie drei Arten der qualifizierten elektronischen Signatur.

→ ....

→ ....

→ ....

10. Was versteht man unter dem Versichertenstammdatenmanagement?

→ ....

11. Wofür stehen die folgenden Abkürzungen?
a) PVS
b) TI
c) SNK
d) KIM
e) ePA

→ a) ....

→ b) ....

→ c) ....

→ d) ....

→ e) ....

1.4 Ärztliche Pflichten

Im Rahmen seiner Praxistätigkeit hat der Vertragsarzt verschiedene Pflichten zu beachten, die im Folgenden vorgestellt werden.

1.4.1 Aufbewahrungspflicht

Gemäß Berufsordnung und Bundesmantelverträge beträgt die Aufbewahrungsfrist für allgemeine ärztliche Aufzeichnungen (z. B. Patientenkartei) **10 Jahre.** Für bestimmte ärztliche Dokumente gelten allerdings abweichende Fristen, wobei es auch Unterschiede in den KV-Bereichen geben kann.

Die Tabelle nennt die wichtigsten Aufbewahrungsfristen:

1 Jahr	Speicherung der Daten einer elektronischen Arbeitsunfähigkeitsbescheinigung
3 Jahre	• Durchschriften von Betäubungsmittelrezepten (BTM-Teil III) • BTM-Anforderungsscheine • fehlerhaft ausgestellte BTM-Rezepte • Nachweis über BTM-Bestand mittels Bücher oder EDV
10 Jahre	• Aufzeichnungen über Röntgendiagnostik (Die 10-jährige Aufbewahrungsfrist beginnt erst ab dem vollendeten 18. Lebensjahr, sodass die Bilder bis zur Vollendung des 28. Lebensjahrs aufbewahrt werden müssen.) • Karteikarten, Befunde und sonstige Aufzeichnungen • Kinderfrüherkennungsuntersuchungen • zytologische Präparate und Befunde (Krebsfrüherkennung)
15 Jahre	• Unterlagen über das berufsgenossenschaftliche Durchgangsarztverfahren einschließlich Röntgenuntersuchung • Aufzeichnungen über jede Anwendung von Blutprodukten und genetisch hergestellten Plasmaproteinen gemäß Transfusionsgesetz • personenbezogene Daten für die Durchführung von DMP
20 Jahre	Unterlagen bei stationärer Versorgung im Rahmen des berufsgenossenschaftlichen Verletzungsartenverfahrens
30 Jahre	• bei strahlentherapeutischen Maßnahmen (nach der letzten Behandlung) • bei Behandlung mit radioaktiven Stoffen (nach der letzten Behandlung)

Die Aufbewahrungspflicht bleibt bestehen bei

- *Praxisaufgabe* für den Praxisinhaber.
- *Tod des Praxisinhabers* für dessen Erben.

Dieser Pflicht wird Genüge getan durch:

- Aufbewahrung in eigener Privatwohnung
- Anmietung fremder Räume
- Übergabe an einen Praxisnachfolger
- Aushändigung an die Patienten
- Übergabe an benachbarte Praxis mit Einverständnis der Patienten
- Übergabe an ein privates Archivunternehmen unter Beachtung der Schweigepflicht
- Übergabe an die Ärztekammer, soweit diese zustimmt

1.4.2 Meldepflicht

Seine Schweigepflicht muss der **Arzt** aufgrund **gesetzlicher Sondervorschriften** über die Meldepflicht gegenüber Behörden brechen, wenn übergeordnete Interessen der Allgemeinheit berührt werden; dies gilt beispielsweise für:

- **Infektionskrankheiten gemäß Infektionsschutzgesetz (Arztmeldepflicht):**
  - Botulismus
  - Cholera
  - Diphtherie
  - humane spongiforme Enzephalopathie
  - akute Virushepatitis
  - enteropathisches hämolytisch-urämisches Syndrom (HUS)
  - virusbedingtes hämorrhagisches Fieber
  - Masern
  - Meningokokken-Meningitis oder -Sepsis
  - Milzbrand
  - Mumps
  - Pertussis
  - Pest
  - Poliomyelitis
  - Röteln einschließlich Rötelnembryopathie
  - Tollwut
  - Tuberkulose (nur Erkrankung + Tod)
  - Typhus abdominalis/Paratyphus
  - Varizellen
  - zoonotische Influenza (= Grippeviren, die durch Tiere auf den Menscchen übertragen wurden)
  - Coronavirus-Krankheit-2019 (COVID-19)

Lebensmittelvergiftungen (Krankheitsverdacht und Erkrankung) sind meldepflichtig bei Personen, die in Küchen oder Lebensmittelbetrieben arbeiten oder wenn zwei oder mehr Erkrankungen auftreten, bei denen ein epidemischer Zusammenhang vermutet wird.

In diesen Fällen ist eine **namentliche** Nennung des Patienten innerhalb von 24 Stunden an das **Gesundheitsamt** erforderlich.

Für die Meldung benutzt der Arzt ein vorgeschriebenes Meldeformular. Die folgende Seite zeigt den Meldebogen des Landes NRW.

Patient/in (Name, Vorname, Adresse des Hauptwohnsitzes oder des gewöhnlichen Aufenthaltsorts):

Geschlecht: ○ **weiblich** ○ **männlich** ○ **divers**
geb. am: ______________

Weitere Kontaktdaten (Telefon, E-Mail-Adresse):
Wichtig für ggf. erforderliche Rückfrage (gemäß §9 (1) 1.e.)

Meldeformular - Vertraulich -

Meldepflichtige Krankheit gemäß §§ 6,8,9 IfSG

☐ **Verdacht**
☐ **Klinische Diagnose**
☐ **Tod** Todesdatum: ______________
Erkrankungsbeginn: ______________
Diagnosedatum: ______________
Datum der Meldung: ______________

Impfstatus bei impfpräventabler Erkrankung:
☐ Geimpft, Anzahl Impfdosen: ________
Datum der letzten Impfung: ______________
Impfstoff: ______________
☐ Nicht geimpft ☐ Impfstatus unbekannt

☐ **Blut-, Organ-, Gewebe- oder Zellspende in den letzten sechs Monaten**

☐ **Botulismus**
- ☐ Lebensmittelbedingter Botulismus
- ☐ Wundbotulismus
- ☐ Säuglingsbotulismus

☐ **Cholera**

☐ **Clostridioides-difficile-Infektion (CDI), schwere Verlaufsform**
- ☐ stat. Aufnahme aufgrund ambulant erworbener Infektion
- ☐ Aufnahme/Verlegung auf eine Intensivstation
- ☐ Chir. Eingriff / Kolektomie aufgrund von Megakolon, Perforation oder refraktärer Kolitis
- ☐ Tod innerh. 30 Tagen nach Diagnose und in Zusammenhang mit CDI

Nachweis:
Toxin: ☐ A ☐ B
aus: ☐ Stuhl oder ☐ Isolat
als: ☐ Toxin oder ☐ Toxin-Gen (PCR)
- ☐ Histologischer Nachweis
- ☐ Endoskopischer Nachweis

☐ **Coronavirus-Krankheit 2019 (COVID-19)**
- ☐ Halsschmerzen/-entzündung
- ☐ Husten
- ☐ Pneumonie (Lungenentzündung)
- ☐ Schnupfen
- ☐ akutes schweres Atemnotsyndrom (ARDS)
- ☐ beatmungspflichtige Atemwegserkrankung
- ☐ Dyspnoe (Atemstörung)
- ☐ Fieber
- ☐ Geruchs- und/oder Geschmacksverlust

☐ **Creutzfeldt-Jakob-Krankheit (CJK) / vCJK** (außer familiär-hereditäre Form)

☐ **Diphtherie**
- ☐ Hautdiphtherie
- ☐ Respiratorische Diphtherie

☐ **Hepatitis, akute virale, Typ:** ________
- ☐ Fieber
- ☐ Ikterus (Gelbsucht)
- ☐ Oberbauchbeschwerden
- ☐ erhöhte Serumtransaminasen

☐ **HUS (enteropath. hämolytisch-urämisches Syndrom)**
- ☐ Anämie, hämolytische
- ☐ Thrombozytopenie
- ☐ Nierenfunktionsstörung
- ☐ ärztl. Diagnose eines akuten enteropathischen HUS

☐ **Keuchhusten (Pertussis)**
- ☐ Husten (mind. 2 Wochen Dauer)
- ☐ Inspiratorischer Stridor
- ☐ Erbrechen nach den Hustenanfällen

Zusätzlich bei Keuchhusten bei Kindern <1 Jahr
☐ Husten ☐ Apnoen

☐ **Masern (akut) Exanthembeginn:** ______________
- ☐ Fieber
- ☐ Husten
- ☐ generalisierter Ausschlag (makulopapulös)
- ☐ Katarrh (wässriger Schnupfen)
- ☐ Konjunktivitis (Rötung der Bindehaut)

☐ **Masern (Folgeerkrankung)**
- ☐ subakute sklerosierende Panenzephalitis

☐ **Meningokokken, invasive Erkrankung**
- ☐ septisches Krankheitsbild
- ☐ Purpura fulminans
- ☐ Waterhouse-Friderichsen-Syndrom
- ☐ Ekchymosen
- ☐ Fieber
- ☐ Herz-/Kreislaufversagen
- ☐ Hirndruckzeichen
- ☐ Pneumonie
- ☐ makulopapulöses Exanthem
- ☐ meningeale Zeichen
- ☐ Petechien

☐ **Milzbrand**

☐ **Mumps**
- ☐ Geschwollene Speicheldrüse(n) (≥ 2 Tage)
- ☐ Hoden- bzw. Eierstockentzündung
- ☐ Enzephalitis ☐ Fieber
- ☐ Hörverlust ☐ Meningitis
- ☐ Pankreatitis

☐ **Orthopocken**
- ☐ Fieber ☐ Hautausschlag
- ☐ Hautläsion ☐ Schleimhautläsion
- ☐ Lymphknotenschwellung

☐ **Paratyphus**

☐ **Pest**

☐ **Poliomyelitis** (als Verdacht gilt jede akute schlaffe Lähmung, außer wenn diese traumatisch bedingt ist)

☐ **Röteln (konnatal)**

☐ **Röteln (postnatal) Exanthembeginn:** ______________
- ☐ Generalisierter Ausschlag
- ☐ Lymphadenopathie im Kopf-Hals-Nackenbereich
- ☐ Arthritis/Arthralgien
- ☐ Fehl-/ Totgeburt
- ☐ Frühgeburt oder Geburt eines Kindes mit Embryopathie

☐ **Tollwut** ☐ **Tollwutexposition, mögliche** (§ 6 Abs.1 Nr. 4 IfSG)

☐ **Typhus abdominalis**

☐ **Tuberkulose**
- ☐ Erkrankung/Tod an einer behandlungsbedürftigen Tuberkulose, auch bei fehlendem bakteriologischem Nachweis
- ☐ Therapieabbruch/ -verweigerung (§6 Abs. 2 IfSG)

☐ **Virales hämorrhagisches Fieber (VHF)**
Erreger (falls bekannt): ______________

☐ **Windpocken (nicht Gürtelrose)**
- ☐ Ausschlag an (Schleim-) Haut mit gleichzeitig vorhandenen Papeln, Bläschen, bzw. Pusteln und Schorf („Sternenhimmel")
- ☐ Ausschlag an (Schleim-) Haut mit Flecken, Bläschen oder Pusteln

☐ **Influenza, zoonotisch**
bei aviärer Influenza bitte gesondertes Meldeformular und bei Nachweis saisonaler Influenza über Schnelltest bitte Labormeldeformular nutzen

☐ **Mikrobiell bedingte Lebensmittelvergiftung oder akute infektiöse Gastroenteritis**
- ☐ bei Personen, die eine Tätigkeit im Sinne des §42 Abs. 1 IfSG im Lebensmittelbereich ausüben
- ☐ bei 2 oder mehr Erkrankungen mit wahrscheinlichem / vermutetem epidemiologischem Zusammenhang

Erreger (falls bekannt): ______________

☐ **Gesundheitliche Schädigung nach Impfung**
Zusätzliche Informationen werden über gesonderten Meldebogen erhoben, der beim Gesundheitsamt zu beziehen ist

☐ **Bedrohliche andere Krankheit (z.B. MERS-CoV)**
Erkrankung / Erreger: ______________

Epidemiologische Situation

Patient/in ist tätig:
☐ im medizinischen Bereich (nach §23 IfSG)
☐ im Lebensmittelbereich (nach §42 IfSG, nur angeben bei Cholera, Typhus/Paratyphus, Virushepatitis A/E, akute infektiöse Gastroenteritis)
☐ in Gemeinschaftseinrichtung (nach §33 oder §36 IfSG)

Patient/in wird **betreut** oder ist **untergebracht** in
☐ Gemeinschaftseinrichtung für Kinder oder Jugendliche (z.B. Schule, Kinderkrippe)
☐ stationärer / teilstationärer Pflegeeinrichtung seit: ______________
☐ anderer Einrichtung nach §36 IfSG (z.B. JVA, Unterkunft für Asylsuchende, Obdachlosenunterkunft) seit: ______

Patient/in ist aktuell/war ☐ **hospitalisiert** von ____________ bis ____________
☐ in **intensivmedizinischer** Behandlung von __________ bis __________

Einrichtung (Name, Ort, Kontaktdaten): ______________

Wahrscheinliche **Infektionsquelle**: ______________ **Aufenthaltsort(e)** in Inkubationszeit (Kreis, falls Ausland: Land): ______________

Derzeitiger **Aufenthaltsort** (falls abweichend von Anschrift): ______________

Bei HBV, HCV und Tuberkulose: Staatsangehörigkeit: ______________ Geburtsstaat: ______________ Ggf. Jahr der Einreise: __________

►unverzüglich zu melden an

☐ Es wurde **ein Labor / eine Untersuchungsstelle** mit der Erregerdiagnostik beauftragt.[1]
Name, Ort, Telefonnr. des Labors:

Probenentnahme am: ______________

Meldende Person
(Name, Praxis/Krankenhaus/Einrichtung, Adresse, Telefonnr.):

[1] Die Laborausschlusskennziffer 32006 umfasst Erkrankungen oder den Verdacht auf Krankheiten, bei denen eine gesetzliche Meldepflicht besteht (§§ 6 und 7 IfSG). Das Gesamtpunktzahlvolumen niedergelassener Ärzte wird durch Labornachweise für meldepflichtige Erreger nicht belastet.

Meldebogen für NRW; Stand 06.12.2022

- **Krankheitserreger gemäß Infektionsschutzgesetz (Labormeldepflicht):**

  Namentlich ist bei folgenden Krankheitserregern, soweit nicht anders bestimmt, der direkte oder indirekte Nachweis zu melden; z. B. für:

  - Bordetella pertussis
  - Clostridium botulinum
  - Corynebacterium diphtheriae
  - Ebolavirus
  - FSME-Virus
  - Gelbfiebervirus
  - Hepatitis-A-Virus
  - Hepatitis-B-Virus
  - Hepatitis-C-Virus
  - Influenzaviren
  - Masernvirus
  - Mumpsvirus
  - Mycobacetrium
  - Poliovirus
  - Rotavirus
  - Rubellavirus
  - SARS-CoV und SARS-CoV2
  - Salmonellen
  - Staphylokokkus aureus (MRSA)
  - Varizella-Zoster-Virus

  Eine **nichtnamentliche Meldung** hat bei folgenden Krankheitserregern zu erfolgen; bei

  - Treponema pallidum
  - HIV
  - Echinococcus
  - Plasmodium
  - Toxoplasma gondii (nur bei Neugeborenenenifektion)
  - Nesseria gonorrhoeae mit verminderter Empfindlichkeit gegenüber Antibiotika

- **Berufskrankheiten gemäß SGB VII und Berufskrankheitenverordnung**

  Bei Erkennen einer oder bei Verdacht auf eine Berufskrankheit ist eine **namentliche Meldung** des Patienten an den zuständigen **Träger der gesetzlichen Unfallversicherung** erforderlich.

- **Vergiftungen gemäß Chemikaliengesetz**

  Meldepflicht an das **Bundesinstitut für Risikobewertung** in Berlin besteht bei gesundheitlichen Beeinträchtigungen aufgrund von Vergiftungen durch

  - chemische Stoffe und Produkte, die im Haushalt verwendet werden wie Wasch- und Putzmittel, Hobby- und Heimwerkerartikel
  - Kosmetika
  - Schädlingsbekämpfungsmittel
  - Holzschutzmittel
  - beruflich verwendete Chemikalien
  - gesundheitsschädigende chemische Stoffe aus der Umwelt bzw. Störfälle
  - giftige Pflanzen und Tiere.

  Die Meldung hat zu erfolgen bei

  - akuten und chronischen Erkrankungen und
  - nach Obduktionen in Todesfällen.

- **Bevorstehende Straftaten gemäß Strafgesetzbuch**
  - Wie jeder andere Staatsbürger ist auch der Arzt verpflichtet, **Straftaten zu verhindern.**
  - **Namentliche Nennung** des Patienten bei der **Polizei** bei bevorstehender **Schwerkriminalität** (z. B. Mord, Totschlag, Geiselnahme);
    Arzt **muss** Schweigepflicht brechen.
  - Der Arzt kann nur dann seine **Schweigepflicht wahren**, wenn er sich ernsthaft und mit wahrscheinlichem Erfolg bemüht, den Patienten von der Tat abzuhalten.

- **Begangene Straftaten gemäß Strafgesetzbuch**
  - Der Arzt ist **kein Hilfsorgan der Staatsanwaltschaft.**
  - **Keine Meldepflicht** gegenüber der Polizei bei an einer Straftat beteiligten Patienten
  - **Recht auf Meldung** bei besonders schweren Verbrechen unter Abwägung aller Umstände

- **Schwangerschaftsabbruch gemäß Strafgesetzbuch**

  anonyme Mitteilung an das **Statistische Bundesamt** über

  - Indikation
  - persönliche Umstände der Frau

- **Geburten und Missbildungen bei der Geburt gemäß Personenstandsgesetz**
  - **namentliche** Mitteilung des Geborenen an das **Standesamt** innerhalb einer Woche
  - **Mitteilungspflicht** nur, wenn
    - der Arzt bei der Geburt anwesend war
      und
    - der eheliche Vater oder die Hebamme an der Anzeige verhindert sind.
  - **anonyme** Mitteilung an das **Statistische Landesamt** bei Fehlbildungen, die bei der Geburt erkennbar sind.

- **Sterbefälle gemäß Personenstandsgesetz**
  - **namentliche** Mitteilung an das **Standesamt** bis zum folgenden Werktag
  - **Mitteilungspflicht** nur, wenn
    - der Arzt beim Tod anwesend war oder von dem Sterbefall weiß
      und
    - die Familie oder der Wohnungsinhaber an der Anzeige verhindert sind.

1.4.3 Datenschutz und Datensicherheit

In der Arztpraxis werden **hochsensible Daten von Patienten und Mitarbeitern** gespeichert und verarbeitet, die vor einem Zugriff Unbefugter geschützt werden müssen. Seit dem 25. 5. 2018 gilt die neue **Datenschutz-Grundverordnung der EU.** Hierdurch werden die Praxen verpflichtet, die Einhaltung des Datenschutzes nachzuweisen. Bei Verstößen ist mit Sanktionen zu rechnen.
Im Einzelnen benötigen die Praxen folgende Nachweise:

Verzeichnis von Verarbeitungstätigkeiten personenbezogener Daten

Vor Auflistung der Verwaltungstätigkeiten werden zunächst die Kontaktdaten der Praxis und ggf. die des Datenschutzbeauftragten aufgeführt. Datenschutzbeauftragte sind in Praxen notwendig, wenn dort mehr als 10 Mitarbeiter Daten verarbeiten oder sehr sensible Daten erfasst werden wie beispielsweise eine Videoüberwachung. Folgende Angaben müssen zu einer Verarbeitungstätigkeit gemacht werden:

Verwaltungstätigkeit	***Beispiel:***
Datum der Anlegung Datum der letzten Änderung	1.7.2022 2.7.2024
Bezeichnung der Verwaltungstätigkeit	Einsatz und Nutzung des Praxisverwaltungssystems
Zweck der Verarbeitung	Ärztliche Dokumentation, Abrechnung der ärztlichen Leistung, Qualitätssicherung, Terminmanagement
Beschreibung der Kategorien betroffener Personen	Patienten
Beschreibung der Datenkategorien	Gesundheitsdaten, ggf. auch genetische Daten
Kategorien von Empfängern, gegenüber denen die personenbezogenen Daten offen gelegt worden sind oder noch werden	Intern: Praxispersonal Extern: andere Ärzte/Psychotherapeuten, KV, Krankenkassen, MDK, Ärztekammern, privatärztliche Verrechnungsstellen
Fristen für die Löschung	10 Jahre nach Abschluss der Behandlung

Aufstellung der Maßnahmen zum Datenschutz

Folgende Maßnahmen zum Datenschutz können aufgestellt werden:

- Kein Versenden von unverschlüsselten Personendaten über das Internet
- Vergabe von Zugangsrechten auf bestimmte Computerdateien
- Diskretion in den Praxisräumen durch räumliche Trennung von Wartebereich und Anmeldung
- Sicheres Aufbewahren von Patientendaten:
  - Passwort geschützte Computer
  - Aktivierung der automatischen Bildschirmsperre
  - Patientenunterlagen grundsätzlich nicht durch andere Patienten einsehbar
- Vertrauliche Arztgespräche nur in geschlossenen Räumen
- Am Telefon Identität des Anrufers sichern, z. B. durch gezielte Zusatzfragen oder Rückruf
- Vernichtung von Patientenakten nach DIN-Normen und durch eine festgelegte Person
- Management bei Datenpannen und Datenschutzverstößen
- Information der Praxismitarbeiter über die Einhaltung der Schweigepflicht und des Datenschutzes

Patienteninformation zum Datenschutz in der Praxis

Die Praxis muss ihre Patienten über Zweck und Rechtsgrundlage der Datenverarbeitung informieren. Auch die Kontaktdaten der Praxis und ggf. des Datenschutzbeauftragten müssen angegeben werden. Die Patienteninformation kann folgendermaßen erfolgen:

- Aushang in der Praxis
- Informationsblatt im Wartezimmer
- Ggf. zusätzlich Veröffentlichung auf der Internetseite der Praxis

Auftragsverarbeitung: Zusammenarbeit mit externen Dienstleistern

Eventuell können auch externe Dienstleister auf personenbezogene Daten zugreifen, z. B. wenn die Praxissoftware gewartet werden muss oder ein Dienstleister die Vernichtung von Akten oder Datenträgern vornehmen soll. Wird ein externer Dienstleister mit Datenverarbeitungen beauftragt, muss ein **Vertrag zur Auftragsverarbeitung** abgeschlossen werden. Außerdem muss sich der Arzt davon überzeugen, dass der externe Dienstleister die Vorschriften des Datenschutzes einhält und entsprechende technische und organisatorische Maßnahmen durchführt. Die Firmen können das, indem sie dem Arzt ein Datenschutzsiegel oder eine Zertifizierung, zum Beispiel ISO/IEC 27001, vorlegen.

Neben der Datenschutzgrundverordnung ist seit 2021 die **IT-Sicherheitsrichtlinie der Kassenärztlichen Bundesvereinigung** in Kraft. Hierin finden sich die Sicherheitsanforderungen für Hard- und Software wie Virenschutz, Firewall, Authentifizierung oder Sperrcodes. Durch die Vorgaben sollen die Patientendaten sicherer verwaltet und das Risiko für Datenverluste oder Betreibsausfälle mininimiert werden können.

1.4.4 Weitere Pflichten

Pflicht zur persönlichen Leistungserbringung

Für die Pflicht zur persönlichen Leistungserbringung gemäß ärztlichem Berufsrecht und Vertragsarztrecht gilt:

- Der Arzt muss die Leistung **grundsätzlich persönlich** erbringen.
- Als persönliche Leistungserbringung gilt auch, wenn er bei der Leistung **leitend** und **eigenverantwortlich** beteiligt ist.
- Leistungen gelten auch als persönlich erbracht, wenn sie
  - unter **seiner Aufsicht** und
  - nach **seiner Anleitung**

  von **qualifiziertem Personal** durchgeführt werden.

Bei der **Beschäftigtigung angestellter Ärzte** muss im Hinblick auf deren Zahl, Tätigkeitsumfang und Tätigkeitsinhalt sichergestellt sein, dass der Praxisinhaber den **Versorgungsumfang** im notwendigen Umfang auch **persönlich erfüllt** und dafür die **Verantwortung übernehmen kann.**

Sorgfaltspflicht

Der Arzt hat die Behandlung nach den **allgemein anerkannten medizinischen Erkenntnissen** durchzuführen. Dies beinhaltet auch die Pflicht zur ständigen **Fortbildung**, welche gesetzlich besonders geregelt ist.

Tätigkeiten, die von Medizinischen Fachangestellten ausgeführt werden, so weit dies erlaubt ist, müssen vom Arzt überwacht werden und fallen in seinen Verantwortungsbereich.

Schweigepflicht

Die Pflicht zur Verschwiegenheit von Arzt, MFA und Auszubildenden gilt **gegenüber jedermann,** auch gegenüber **Behörden und Gerichten.**

So dürfen über persönliche Lebensumstände der Patienten, Untersuchungsbefunde, Diagnosen oder Behandlungsmethoden keine Auskünfte gegeben werden, weder an Angehörige bzw. Bekannte der MFA, noch an Ehegatte, Verwandte oder Freunde des Patienten noch an dessen Arbeitgeber.

Der Patient kann, wenn er ein Interesse daran hat, den Arzt von der **Schweigepflicht entbinden.** Um eventuellen späteren Streitigkeiten zu entgehen, sollte dies schriftlich vereinbart werden.

Die Schweigepflicht besteht auch **über den Tod** des Patienten **hinaus.**

Für die Daten von Kassenpatienten im Zusammenhang mit der Leistungserbringung und Honorarabrechnung besteht gegenüber Sozialversicherungsträgern und Kassenärztlichen Vereinigungen eine **eingeschränkte Schweigepflicht;** diese Daten unterliegen dennoch einem strengen Datenschutz.

Bei Verletzung der Schweigepflicht drohen **Freiheits- oder Geldstrafe.**

Dokumentationspflicht

Nach § 11 **Berufsordnung** hat der Arzt über seine Feststellungen und getroffenen Maßnahmen die erforderlichen Aufzeichnungen zu machen. Sie sind nicht nur Gedächtnisstütze für den Arzt, sie dienen auch dem gesundheitlichen Interesse des Patienten.

Gesetzlich vorgeschrieben ist, dass der Arzt Anamnese und Diagnose in die Dokumentation aufnimmt, ebenso durchgeführte Untersuchungen inklusive Ergebnisse, sämtliche Befunde, Therapien und deren Wirkungen, Eingriffe und deren Wirkungen sowie Einwilligungen und Aufklärungen.

Bei einem **Rechtsstreit** sind die ärztlichen Aufzeichnungen Beweismittel über die Sorgfältigkeit der Behandlung. Üblicherweise muss der Patient bei einem Behandlungsfehler die Schuld des Arztes nachweisen; bei unvollständiger Dokumentation kehrt sich die Beweislast um und der Arzt muss seine Unschuld beweisen.

Bei der **Quartalsabrechnung** sind die Aufzeichnungen wichtige Unterlagen bei Rückfragen oder Wirtschaftlichkeitsprüfungen. In Ergänzung der Bundesmantelverträge wird festgelegt, dass der Vertragsarzt zur **Rechtfertigung seiner Abrechnung** im eigenen Interesse die erbrachten Leistungen im erforderlichen Umfang aufzeichnet.

Besonders notwendig sind Aufzeichnungen bei:

- Unfällen
- Leichenöffnungen
- Versorgungsleiden
- Operationen
- Mutterschaftsvorsorge
- Krankheitsfrüherkennung

Besondere **gesetzliche Vorschriften** zur Aufzeichnung bestehen u.a. bei:

- Jugendarbeitsschutzuntersuchungen
- Behandlung Geschlechtskranker
- Anwendung von Röntgenstrahlen/radioaktiven Substanzen
- Anwendung von Blutprodukten
- Verschlüsselung von Diagnosen nach ICD-10-GM bei der Quartalsabrechnung und bei Arbeitsunfähigkeitsbescheinigungen

Aufklärungs- und Einwilligungspflicht

Jede ärztliche Behandlung stellt einen **Eingriff in die Unversehrtheit des Körpers** des Patienten dar. Ohne Aufklärung und Einverständnis des Patienten, würde sich der Arzt bei einer Behandlung einer **Körperverletzung** schuldig machen. (Ausnahme: Bewusstlose)

Die Aufklärung muss

- durch den Arzt **persönlich** erfolgen,
- für den Patienten **verständlich** sein,
- zum Inhalt haben
  - Art und Risiken der Krankheit
  - beabsichtigte Eingriffe (Behandlungsmethoden) einschließlich typischer Risiken
  - mögliche Behandlungsalternativen.

Die Einwilligung des Patienten liegt vor, wenn er nach dem Aufklärungsgespräch

- die Behandlung geschehen lässt,
- den ärztlichen Weisungen folgt,
- eine schriftliche Erklärung unterzeichnet.

Haftpflicht

Der Arzt ist im Rahmen seiner Haftpflicht zum **Schadenersatz** verpflichtet, wenn er

- eine Behandlung **ohne Einwilligung** des Patienten durchführt,
- einen groben Verstoß gegen die Regeln der ärztlichen Kunst (= **Behandlungsfehler**) begeht.

Aushang amtlicher Texte

Der Arzt muss als **Arbeitgeber** für seine Mitarbeiter beispielsweise folgende amtliche Texte auslegen:

- Jugendarbeitsschutzgesetz
- Mutterschutzgesetz
- Unfallverhütungsvorschriften der Berufsgenossenschaft
- Röntgenverordnung (wenn eine Röntgen-Einrichtung vorhanden ist)
- Strahlenschutzverordnung (bei Anwendung radioaktiver Stoffe)

Präsenzpflicht

Der Arzt muss in seiner Praxis für seine Patienten **erreichbar** sein. Dies gilt insbesondere für die **festgelegten Sprechstunden;** der Arzt muss nicht ständig dort anwesend sein.

Gemäß Bundesmantelverträgen gelten für die **Bekanntmachung der Sprechstunden** folgende Regelungen:

- Anzugeben sind feste Uhrzeiten
- „nach Vereinbarung" oder „nach Vorbestellung" dürfen nur Zusätze sein
- die Ankündigung „Besonderer Sprechzeiten" sind nur für Früherkennungsuntersuchungen gestattet

Zur Erfüllung des Versorgungsauftrags muss der Vertragsarzt **wöchentlich mindestens 25 Stunden** in Form von **Sprechstunden persönlich zur Verfügung** stehen.

Aufgrund des Terminservicegesetzes müssen Fachärzte der Grundversorgung (z. B. Augenärzte oder Orthopäden) mindestens 5 Stunden in der Woche eine offene Sprechstunde ohne vorherige Terminabsprache anbieten.

1.4.5 ✎Wie war das noch?

1. Nennen Sie mindestens acht Pflichten, die der Vertragsarzt im Rahmen seiner Praxistätigkeit zu beachten hat.

→ .... → ....

→ .... → ....

→ .... → ....

→ .... → ....

2. Unter welchen Voraussetzungen gelten Leistungen als persönlich erbracht, auch wenn diese von der MFA vorgenommen worden sind?

→ ....

→ ....

→ ....

3. Wem gegenüber ist der Arzt bzw. die MFA zur Verschwiegenheit verpflichtet?

→ ....

....

4. Wann endet die Schweigepflicht über die Daten eines Patienten?

→ ....

5. Der Arzt unterliegt einer Aufbewahrungspflicht für seine ärztlichen Aufzeichnungen.
Nennen Sie
a) die Aufbewahrungsfrist für allgemeine ärztliche Aufzeichnungen,

→ ....

b) fünf besondere Fristen mit je einem Beispiel.

→ ....

→ ....

→ ....

→ ....

→ ....

6. Nennen Sie acht Infektionskrankheiten, bei denen Meldepflicht nach Infektionsschutzgesetz besteht.

→ .... → ....

→ .... → ....

→ .... → ....

→ .... → ....

7. **An wen und innerhalb welcher Frist sind Infektionskrankheiten gemäß Infektionsschutzgesetz meldepflichtig?**

→ ....

8. **Wer ist in der Praxis meldepflichtig?**

→ ....

9. **Durch welche Dokumente können Arztpraxen die Einhaltung des Datenschutzes nachweisen?**

→ ....

→ ....

→ ....

→ ....

10. **Welche Angaben müssen im Verzeichnis zu den einzelnen Verwaltungstätigkeiten personenbezogener Daten grundsätzlich gemacht werden?**

→ ....

→ ....

→ ....

→ ....

→ ....

→ ....

→ ....

11. **Nennen Sie 5 Maßnahmen des Datenschutzes.**

→ ....

→ ....

→ ....

→ ....

→ ....

1.5 Rechtsbeziehungen im Vertragsarztrecht

1.5.1 Behandlungsvertrag

Die **Rechtsbeziehungen** im Rahmen der vertragsärztlichen Versorgung zwischen

- Arzt und KV
- KV und Krankenkassen bzw. deren Landesverbänden
- Krankenkasse und Patient/Mitglied

beruhen auf dem **Sozialgesetzbuch 5. Buch (SGB V)** und werden deshalb als **öffentlich-rechtliche** Rechtsbeziehungen bezeichnet.

Diese Rechtsbeziehungen lassen sich graphisch in einem **Beziehungsviereck** darstellen:

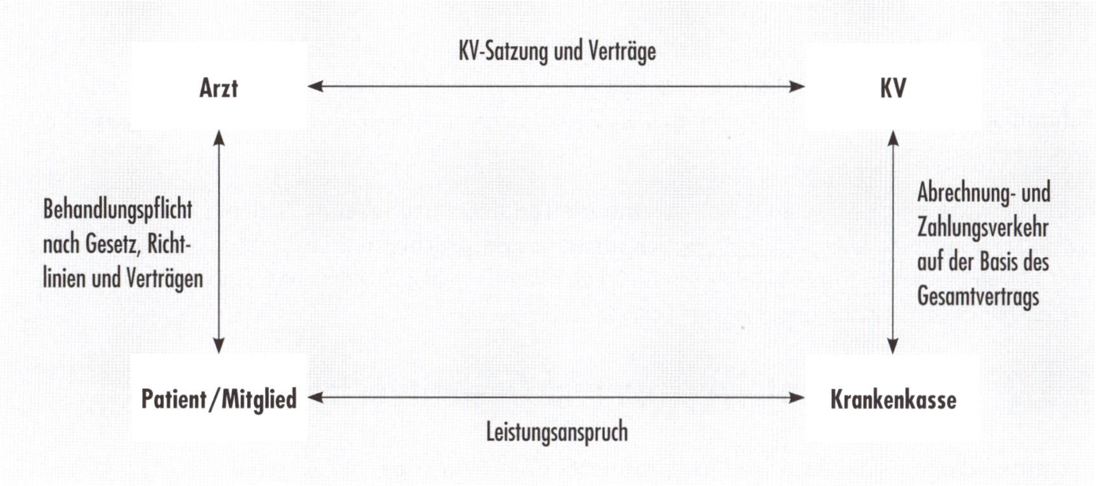

Im Folgenden werden **zwei Rechtsbeziehungen** besonders erläutert:

- Arzt ↔ Patient
- KV ↔ Krankenkassenverbände

Die **Rechtsgrundlage** für die Beziehungen zwischen **Arzt und Patient** ist wie für alle Bürger, die miteinander einen Vertrag schließen, zunächst das **Bürgerliche Gesetzbuch (BGB).** Nach dem BGB schließen Arzt und Patient einen **privat-rechtlichen Dienstleistungsvertrag,** der nach § 611 BGB den

Arzt zur Leistung von *Diensten*
Patienten zur Zahlung der *vereinbarten Vergütung*

verpflichtet.

Dieser Dienstleistungsvertrag, der häufig auch **Behandlungsvertrag** genannt wird, kommt durch **schlüssiges (= konkludentes) Handeln** zustande; schriftlich wird er fast nie abgeschlossen. Eine Ausnahme bildet bei Privatpatienten eine mögliche schriftliche Abdingungserklärung gemäß GOÄ (Gebührenordnung für Ärzte), die vor Beginn der Behandlung unterschrieben werden muss oder die schriftliche Vereinbarung mit einem Versicherten der gesetzlichen Krankenkassen, dass dieser als Privatpatient behandelt werden möchte.

Der **Antrag des Patienten** auf Abschluss eines Behandlungsvertrags kann bestehen

- in einem telefonisch vorgetragenen Terminwunsch,
- in einem Besuch der Sprechstunde.

Die **Annahme des Arztes** ist gegeben, wenn

- er die Behandlung beginnt,
- die MFA die Versichertenkarte einliest,
- die MFA einen Behandlungstermin vergibt.

Mitglieder der gesetzlichen Krankenversicherung belegen ihren Anspruch auf eine vertragsärztliche Behandlung durch Vorlage der **Gesundheitskarte oder eines Überweisungsscheins.**

Grundsätzlich unterliegt der Arzt **keiner erzwingbaren Behandlungspflicht**, sieht man von Fällen der Hilfeleistungspflicht in Notfällen ab. Der **Vertragsarzt** kann aber nur dann die Behandlung neuer Patienten ablehnen, wenn er darlegen kann, dass er wegen der Zahl der bereits bei ihm in Behandlung befindlichen Patienten die geforderte Sorgfalt nicht mehr garantieren kann.

Der **Arzt erfüllt** seine vertraglichen Verpflichtungen durch eine dem aktuellen Stand der Wissenschaft entsprechende **Behandlung,** ohne für einen Erfolg einstehen zu müssen.

Der **Patient erfüllt** seine Pflichten, indem er den Arzt für seine Dienste **bezahlt.** Privatpatienten erhalten eine zu begleichende **Liquidation.** Kassenpatienten müssen dem Arzt ihre **Gesundheitskarte** als **Behandlungsausweis** vorlegen. Außerdem ist der Kassenpatient verpflichtet, die **Anweisungen** des Arztes zu befolgen.

Beide Vertragspartner sind verpflichtet, **vereinbarte Termine einzuhalten.** Werden diese nicht eingehalten, so kann der Arzt im Rahmen von **Schadenersatzansprüchen** beispielsweise bei einem versäumten OP-Termin Kosten für Leerlaufzeiten in der Praxis dem Patienten in Rechnung stellen, umgekehrt kann der Patient auch Ersatz für entgangenen Lohn verlangen.

1.5.2 Bundesmantelvertrag und Gesamtverträge

Rechtsgrundlage für die Arbeit des **Vertragsarztes** bilden **Verträge,** die zwischen

- der Kassenärztlichen Bundesvereinigung und dem Spitzenverband Bund der gesetzlichen Krankenkassen

oder zwischen

- den Kassenärztlichen Vereinigungen und Krankenkassenverbänden

abgeschlossen werden. Dabei handelt es sich um ein öffentlich-rechtliches Vertragssystem auf der Grundlage gesetzlicher Rahmenbestimmungen. Die Verträge werden auf **Bundesebene** und auf **Landesebene** geschlossen.

In diesem **Vertragssystem** werden insgesamt geregelt:

- die **Rechte und Pflichten** der Vertragsärzte bei der Versorgung der Versicherten der gesetzlichen Krankenkassen;
- die **Rechte und Pflichten der Versicherten** bei der Inanspruchnahme ärztlicher Behandlung durch Vertragsärzte;
- die **Rechtsbeziehungen** zwischen den Verbänden der Krankenkassen und ihren Mitgliedern (den Krankenkassen) sowie den Kassenärztlichen Vereinigungen auf Bundesebene und auf Landesebene bei der Abrechnung und Vergütung ärztlicher Leistungen.

Folgende Verträge sind für die **Organisation und Durchführung** der vertragsärztlichen Versorgung von besonderer Bedeutung:

- **Bundesmantelvertrag** **abgeschlossen auf Bundesebene**
- **Gesamtverträge** **abgeschlossen auf Landesebene**

Den **Bundesmantelvertrag** schließt die **Kassenärztliche Bundesvereinigung** ab mit dem **Spitzenverband Bund** der gesetzlichen Krankenkassen für die Versicherten der Orts-, Betriebs-, Innungs- und Landwirtschaftlichen Krankenkassen sowie der Knappschaft und für die Versicherten der Ersatzkassen.

Wesentliche **Bestandteile des Bundesmantelvertrags** durch rechtliche Vorschrift sind auch:

- der **Einheitliche Bewertungsmaßstab für ärztliche Leistungen** (EBM),
- die **Richtlinien des Gemeinsamen Bundesausschusses.**

Bundesmantelvertrag

Der Bundesmantelvertrag gilt aufgrund gesetzlicher Bestimmung **auch** unmittelbar **auf der Landesebene** und bestimmt so den allgemeinen Inhalt der Gesamtverträge. Alle Regelungen, die Bestandteil des Bundesmantelvertrags sind, können in den Gesamtverträgen nicht ergänzt oder geändert werden. Andererseits kann in den Bundesmantelvertrag keine Regelungen aufgenommen werden, die das Gesetz ausdrücklich den Partnern der Gesamtverträge zuweist.

Inhalte des Bundesmantelvertrags sind:

1. Regelungs- und Geltungsbereich
2. Vertragsärztliche Versorgung: Inhalt und Umfang
3. Teilnahme an der vertragsärztlichen Versorgung
4. Hausärztliche und fachärztliche Versorgung
5. Qualität der ärztlichen Versorgung
6. Allgemeine Grundsätze der vertragsärztlichen Versorgung
7. Inanspruchnahme vertragsärztlicher Leistungen durch den Versicherten
8. Vertragsärztliche Leistungen
9. Vordrucke, Bescheinigungen und Auskünfte, Vertragsarztstempel
10. Belegärztliche Versorgung
11. Abrechnung vertragsärztlicher Leistungen
12. Prüfung der Abrechnung und Wirtschaftlichkeit, Sonstiger Schaden
13. Allgemeine Regeln zur vertragsärztlichen Gesamtvergütung und ihren Abrechnungsgrundlagen
14. Besondere Rechte und Pflichten des Vertragsarztes, der Kassenärztlichen Vereinigung und der Krankenkassen
15. Medizinischer Dienst
16. Inkrafttreten, Kündigung

Bestandteil des Bundesmantelvertrags sind auch **besondere Vereinbarungen,** die als Anlagen zu dem Bundesmantelvertrag getroffen worden sind. Dazu gehören:

- Anlage 1 – Psychotherapievereinbarung,
- Anlage 2 – Vereinbarung über Vordrucke für die vertragsärztliche Versorgung,
- Anlage 2a – Blankoformularbedruckung
- Anlage 2b – digitale Vordrucke
- Anlage 3 – Maßnahmen zur Qualitätssicherung,
- Anlage 4 – Vereinbarung zur Krankenversichertenkarte,
- Anlage 4a – Vereinbarung zur elektronischen Gesundheitskarte
- Anlage 4b – Vereinbarung Authentifizierung Fernbehandlung
- Anlage 5 – Vertrag über die hausärztliche Versorgung,
- Anlage 6 – Vertrag über den Datenaustausch,
- Anlage 7 – Onkologie-Vereinbarung,
- Anlage 8 – Delegations-Vereinbarung,
- Anlage 20 – Vereinbarung zur Europäischen Krankenversichertenkarte,

- Anlage 23 – Anforderungskatalog für Verordnungssoftware,
- Anlage 24 – Vereinbarung über die Delegation ärztlicher Leistungen an nichtärztliches Personal,
- Anlage 27 – Versorgung in Pflegeheimen,
- Anlage 28 – Vereinbarung über die Einrichtung von Terminservicestellen,
- Anlage 31 – Telemedizinische Leistungen,
- Anlage 31a – Vereinbarung Telekonsil
- Anlage 31b – Videosprechstunde
- Anlage 34 – Digitale Gesundheitsanwendungen

Gesamtverträge

Gesamtverträge schließen die Kassenärztlichen Vereinigungen mit den Krankenkassen auf Länderebene ab.

Der Begriff **„Gesamtvertrag"** entstammt der Vertragsordnung von 1931. Damit wurde die Kassenärztliche Selbstverwaltung durch Zusammenschluss aller Kassenärzte in Kassenärztlichen Vereinigungen anerkannt und die Möglichkeit eröffnet, die bis dahin mit den Kassen zu schließenden und den Kassenarzt häufig benachteiligenden Einzeldienstverträge durch einen Kollektivvertrag (= Gesamtvertrag) abzulösen.

Bis heute regeln die Gesamtverträge im Wesentlichen die **Bedingungen für die Vergütung** der vertragsärztlichen Leistungen (Gesamtvergütung) und deren **Abrechnung.**

Der **Abschluss** der Gesamtverträge erfolgt auf **Landesebene** zwischen der Kassenärztlichen Vereinigung und den Landesverbänden der Krankenkassen sowie dem Verband der Ersatzkassen. Der Verband der Ersatzkassen hat zu diesem Zweck mit Abschlussvollmacht versehene Bevollmächtigte auf Landesebene zu bestellen, da er ansonsten bundesweit organisiert ist.

1.5.3 ✎Wie war das noch?

1. **Wie belegt ein Patient seinen Anspruch auf vertragsärztliche Behandlung?**

   ➔ ....

   ....

2. **Mit welchen Handlungen kann der Patient einen Antrag auf Abschluss eines Behandlungsvertrags stellen, und durch welche Handlungen nimmt der Arzt diesen Antrag an?**

Antrag des Patienten	Annahme des Arztes
➔	➔ ....
➔	➔ ....

3. **Mit welchen Handlungen erfüllen Arzt und Patient ihre Pflichten aus einem Behandlungsvertrag?**

Erfüllung durch Arzt	Erfüllung durch Patient
➔	➔ ....
➔	➔ ....
	➔ ....
	....

4. **Was wird im Wesentlichen in den Gesamtverträgen geregelt?**

   ➔ ....

   ➔ ....

1.6 Fragen und Fälle zu Lernfeld 1

1. Zur Interessenwahrung durch die Kassenärztlichen Vereinigungen gehören:

- ◯ Bedarfsplanung
- ◯ Berufspolitische Vertretung der Ärzte
- ◯ Durchführung der ärztl. Versorgung
- ◯ Genehmigung besonderer Tätigkeiten
- ◯ Vertretung gegenüber Krankenkassen

2. Welche Infektionskrankheiten müssen gemäß Infektionsschutzgesetz gemeldet werden?

- ◯ Keuchhusten
- ◯ Masern
- ◯ Röteln
- ◯ Tollwut
- ◯ Windpocken

3. Zu den Trägern der gesetzlichen Unfallversicherung gehören:

- ◯ Barmer Ersatzkasse
- ◯ Bundesversorgungsgesetz
- ◯ Pflegekassen
- ◯ Gemeindeunfallversicherungsverbände
- ◯ Gewerbliche Berufsgenossenschaften
- ◯ Kaufmännische Krankenkasse

4. Welche der folgenden Leistungen sind an die MFA delegationsfähig?

- ◯ Signatur eines Rezeptes
- ◯ Erhebung eines Ganzkörperstatus
- ◯ Blutdruckmessung
- ◯ Blutentnahme
- ◯ Injektionen

5. Welche der folgenden Leistungen gehören zur Gruppe der präventiven Leistungen?

- ◯ Darmoperation
- ◯ Verordnung einer Sehhilfe
- ◯ Gesundheitsuntersuchung
- ◯ Gipsverband des Zeigefingers
- ◯ Verabreichung einer Infusion

6. Bei welchen Begriffen handelt es sich um Facharztbezeichnungen?

- ◯ Allergologie
- ◯ Augenheilkunde
- ◯ Flugmedizin
- ◯ Kinder-Rheumatologie
- ◯ Urologie

7. Welche Aufgaben hat die gesetzliche Unfallversicherung?

- ◯ Entschädigungen an Hinterbliebene
- ◯ Erhaltung der Gesundheit
- ◯ Erleichterung von Verletzungsfolgen
- ◯ Verbesserung des Lebensstandards
- ◯ Verhütung von Arbeitsunfällen

8. Welche der folgenden Beispiele gehören zur Gruppe der Heilmittel?

- ◯ Brille
- ◯ Herzschrittmacher
- ◯ Massage
- ◯ Rollstuhl
- ◯ Verbandmittel

9. Wie nennt man die ambulante Versorgung der Versicherten in der gesetzlichen Krankenversicherung durch zugelassene Ärzte?

- ◯ ärztliche Nebentätigkeit
- ◯ freiberufliche Nebentätigkeit
- ◯ kassenärztliche Tätigkeit
- ◯ privatärztliche Tätigkeit
- ◯ vertragsärztliche Tätigkeit

10. Zu den fünf Säulen der Sozialversicherung gehören:

- ◯ gesetzliche Hausratversicherung
- ◯ gesetzliche Krankenversicherung
- ◯ gesetzliche Lebensversicherung
- ◯ gesetzliche Pflegeversicherung
- ◯ gesetzliche Unfallversicherung

11. Zu den Freien ärztlichen Verbänden gehören:

- ◯ Ärztekammern
- ◯ Kassenärztliche Vereinigungen
- ◯ Hartmannbund
- ◯ Marburger Bund
- ◯ Verband der Augenärzte Deutschlands

12. Wie nennt man die Berechtigung, dass ein niedergelassener Arzt vertragsärztliche Tätigkeiten ausüben darf?

- ◯ Approbation
- ◯ Dissertation
- ◯ Habilitation
- ◯ Promotion
- ◯ Zulassung

13. Zum Sicherstellungsauftrag der Kassenärztlichen Vereinigungen gehören:

- ○ Bedarfsplanung
- ○ Berufspolitische Vertretung
- ○ Durchführung der ärztl. Versorgung
- ○ Genehmigung besonderer Tätigkeiten
- ○ Zulassungswesen

14. Wer kann die ärztliche Schweigepflicht aufheben?

- ○ Arbeitgeber
- ○ Behörden
- ○ Ehefrau des Patienten
- ○ Gerichte
- ○ Patient selbst

15. Über welchen Zeitraum erstreckt sich maximal ein Krankheitsfall gemäß EBM?

- ○ 1 Kalendermonat
- ○ 1 Quartal
- ○ 2 Quartale
- ○ 3 Quartale
- ○ 4 Quartale

16. Wer trägt die Beiträge zur gesetzlichen Unfallversicherung?

- ○ Arbeitgeber (AG) allein
- ○ Arbeitnehmer (AN) allein
- ○ AG und AN je zur Hälfte
- ○ Gewerkschaften
- ○ Staat

17. Welche der folgenden Leistungen gehören zur kurativen Behandlung?

- ○ Darmoperation
- ○ Verordnung einer Sehhilfe
- ○ Gesundheitsuntersuchung
- ○ Gipsverband des Zeigefingers
- ○ Verabreichung einer Infusion

18. In welchem Jahr wurde das erste Sozialversicherungsgesetz vom Deutschen Reichstag erlassen?

- ○ 1794
- ○ 1877
- ○ 1881
- ○ 1883
- ○ 1891

19. Welche der folgenden Personen sind in der gesetzlichen Unfallversicherung pflichtversichert?

- ○ Angestellter, mtl. Entgelt 1250 EUR
- ○ Angestellter, mtl. Entgelt 4000 EUR
- ○ Arzt mit privater Krankenversicherung
- ○ Beamter mit Beihilfeanspruch
- ○ Kindergartenkinder

20. Welche amtlichen Texte muss der Arzt als Arbeitgeber zur Einsicht bereithalten?

- ○ Berufsbildungsgesetz
- ○ Mutterschutzgesetz
- ○ ggf. Röntgenverordnung
- ○ Tarifvertrag
- ○ Unfallverhütungsvorschriften der BG

21. Welche der folgenden Aufgaben sind von den Landesärztekammern wahrzunehmen?

- ○ Abschluss von bundesweit geltenden Verträgen
- ○ Führung des Arztregisters
- ○ Mitbestimmung bei der Ernennung des Bundesgesundheitsministers
- ○ Regelung der Weiterbildung durch Erlass der Weiterbildungsordnung
- ○ Überwachung der Ausbildung von Medizinischen Fachangestellten

22. Wie heißt das Gründungsdokument der deutschen Sozialversicherung?

- ○ fürstliche Depesche
- ○ kaiserlicher Befehl
- ○ kaiserliche Botschaft
- ○ königliche Depesche
- ○ königlicher Erlass

23. In welchem Jahr verkündete Kaiser Wilhelm I seine kaiserliche Botschaft?

- ○ 1654
- ○ 1720
- ○ 1865
- ○ 1881
- ○ 1927

24. Zu den Leistungen der gesetzlichen Unfallversicherung gehören:

- ○ Bürgergeld
- ○ Erwerbsunfähigkeitsrente
- ○ Heilbehandlung
- ○ Hinterbliebenenrente
- ○ Verhütung von Krankheiten

25. Welche der folgenden Leistungen gehören in den Bereich der ambulanten Behandlung?

- ○ Darmresektion
- ○ Diabetikerberatung
- ○ Gesundheitsuntersuchung
- ○ Salbenverband
- ○ Injektion

26. Welche Leistungen sind grundsätzlich nicht delegationsfähig?

- ○ Signatur eines Rezeptes
- ○ Erhebung eines Ganzkörperstatus
- ○ Blutdruckmessung
- ○ Blutentnahme
- ○ Injektionen

27. Wer gilt als Gründer der deutschen Sozialversicherung?

- ○ Adenauer
- ○ v. Bismarck
- ○ Ebert
- ○ Heuss
- ○ Hindenburg

28. Wie nennt man die staatliche Berechtigung eines Arztes zur Berufsausübung?

- ○ Approbation
- ○ Dissertation
- ○ Habilitation
- ○ Promotion
- ○ Zulassung

29. Zum Gewährleistungsauftrag der Kassenärztlichen Vereinigung gehören:

- ○ Bedarfsplanung
- ○ Durchführung der ärztl. Versorgung
- ○ Genehmigung besonderer Tätigkeiten
- ○ Vertretung gegenüber Krankenkassen
- ○ Zulassungswesen

30. Wem gegenüber besteht die Schweigepflicht von Arzt und MFA?

- ○ Arbeitgeber
- ○ Behörden
- ○ Ehefrau des Patienten
- ○ Ehemann der MFA
- ○ Gerichten

31. Innerhalb welcher Zeit müssen Infektionskrankheiten gem. Infektionsschutzgesetz gemeldet werden?

- ○ wenn der Patient noch in der Praxis ist
- ○ am gleichen Tag der Kenntnisnahme
- ○ innerhalb von 12 Stunden
- ○ innerhalb von 24 Stunden
- ○ innerhalb einer Woche

32. Welche der folgenden Aufgaben sind von der Kassenärztlichen Bundesvereinigung wahrzunehmen?

- ○ Abschluss von bundesweit geltenden Verträgen
- ○ Führung des Bundesarztregisters
- ○ Mitbestimmung bei der Ernennung des Bundesgesundheitsministers
- ○ Überwachung der Ausbildung von Medizinischen Fachangestellten
- ○ Unterstützung des öffentlichen Gesundheitswesens

33. Wie heißt das Gesetz, in dem die einzelnen Sozialgesetze seit 1975 zusammengefasst werden?

- ○ Bürgerliches Gesetzbuch (BGB)
- ○ Gesundheitsstrukturgesetz (GSG)
- ○ Handelsgesetzbuch (HGB)
- ○ Reichsversicherungsordnung (RVO)
- ○ Sozialgesetzbuch (SGB)

34. Wie viele Jahre beträgt die Aufbewahrungsfrist für allgemeine ärztliche Aufzeichnungen (z.B. Patientenkartei)?

- ○ 1 Jahr
- ○ 3 Jahre
- ○ 5 Jahre
- ○ 10 Jahre
- ○ 15 Jahre

35. Wer ist in der Arztpraxis meldepflichtig?

- ○ Arzt
- ○ auszubildende MFA
- ○ leitende MFA
- ○ MFA an der Anmeldung
- ○ im Labor tätige MFA

36. Welche der folgenden Beispiele gehören zur Gruppe der Arzneimittel?

- ○ Brille
- ○ Zäpfchen
- ○ Massage
- ○ Rollstuhl
- ○ Verbandmittel

37. Welche der folgenden Beispiele gehören zur Gruppe der Hilfsmittel?

- ○ Brille
- ○ Herzschrittmacher
- ○ Massage
- ○ Rollstuhl
- ○ Verbandmittel

38. Eine Aufklärungspflicht gegenüber dem Patienten besteht

- ○ grundsätzlich
- ○ nur bei lebensbedrohender Erkrankung
- ○ nur wenn der Patient dies verlangt
- ○ nur über eine Operation
- ○ nur bei radioaktiven Bestrahlungen

39. Welche der folgenden Nennungen bezeichnen Aufgabenbereichen der Kassenärztlichen Vereinigungen?

- ○ Bewahrungsauftrag
- ○ Gewährleistungsauftrag
- ○ Liquiditätssicherungsauftrag
- ○ Patientenbeschaffungsauftrag
- ○ Sicherstellungsauftrag

40. Welche Infektionskrankheiten müssen gemäß Infektionsschutzgesetz gemeldet werden?

- ○ Keuchhusten
- ○ Masern
- ○ Pfeiffersches Drüsenfieber
- ○ Poliomyelitis
- ○ Scharlach

41. In welchem Jahr wurde die Reichsversicherungsordnung erlassen?

- ○ 1884
- ○ 1889
- ○ 1911
- ○ 1923
- ○ 1927

42. Wie viele Jahre beträgt die Aufbewahrungsfrist für Arbeitsunfähigkeitsbescheinigungen?

- ○ 1 Jahr
- ○ 3 Jahre
- ○ 5 Jahre
- ○ 10 Jahre
- ○ 15 Jahre

43. Welche der folgenden Leistungen gehören in den Bereich der stationären Behandlung?

- ○ Darmresektion
- ○ Diabetikerberatung
- ○ Gesundheitsuntersuchung
- ○ Salbenverband
- ○ Injektion

44. Wie viele Jahre beträgt die Aufbewahrungsfrist für die Durchschriften von Betäubungsmittelrezepte?

- ○ 3 Jahre
- ○ 10 Jahre
- ○ 15 Jahre
- ○ 20 Jahre
- ○ 30 Jahre

45. Als Wegeunfall im Sinne der gesetzlichen Unfallversicherung gilt ein Unfall des Arbeitnehmers

- ○ auf dem direkten Weg zur Arbeitsstätte
- ○ auf einem Umweg, um die Tochter aus der Kindertagesstätte abzuholen
- ○ auf einem Umweg, um Kinokarten für den gleichen Abend zu kaufen
- ○ auf einem Umweg, um noch dringend benötigte Lebensmittel einzukaufen
- ○ im Treppenhaus des Wohnhauses

46. Welche der folgenden Nennungen gehören zu den Aufgaben des Gemeinsamen Bundesausschusses?

- ○ Aufnahme neuer Leistungen in GKV
- ○ Festsetzung der Kassenbeiträge
- ○ Vorgaben zur Qualitätssicherung
- ○ Wahl des Bundesgesundheitsministers
- ○ Zulassung med. Versorgungszentren

47. Welche Verträge bilden die Rechtsgrundlage für die Arbeit des Vertragsarztes?

- ○ Arbeitsverträge
- ○ Bundesmantelvertrag
- ○ Gesamtverträge
- ○ Kassenverträge
- ○ Manteltarifverträge

48. Welchen Begriff verwendet man für einen Arzt, der nur Privatpatienten in eigener Praxis behandeln darf?

- ○ Amtsarzt
- ○ Kassenarzt
- ○ Privatarzt
- ○ Vertragsarzt
- ○ Werksarzt

49. Wie viele Jahre beträgt die Aufbewahrungsfrist bei strahlentherapeutischen Maßnahmen?

- ○ 3 Jahre
- ○ 10 Jahre
- ○ 15 Jahre
- ○ 20 Jahre
- ○ 30 Jahre

50. Welche der folgenden Aussagen über die Meldepflicht bei Infektionskrankheiten nach Infektionsschutzgesetz sind richtig?

- ○ Meldung darf nur bei Einwilligung des Patienten erfolgen (Schweigepflicht vor Meldepflicht)
- ○ Meldung ist bei allen Infektionskrankheiten nur bei Tod des Patienten erforderlich
- ○ Meldung muss an das Bundesgesundheitsministerium erfolgen
- ○ Meldung muss an das Gesundheitsamt erfolgen
- ○ Meldung muss meistens innerhalb von 24 Stunden erfolgen

51. Wie nennt man den Vertrag, der zwischen Arzt und Patient abgeschlossen wird?

- ○ Arbeitsvertrag
- ○ Behandlungsvertrag
- ○ Kaufvertrag
- ○ Dienstleistungsvertrag
- ○ Werkvertrag

52. Was gehört zu den Pflichten eines Patienten?

- ○ Ärztlichen Weisungen folgen
- ○ Bezahlung der Leistung
- ○ Einhaltung von Terminen
- ○ Grundsätzlich nüchtern sein
- ○ Gesundheitskarte vorlegen

53. Welche Karten können am eHealth-Terminal eingelesen werden?

- ○ Gesundheitskarte
- ○ Kreditkarte
- ○ EC-Karte
- ○ SMC-B
- ○ elektronischer Heilberufsausweis

54. Welche Formen der qualifizierten elektronischen Signatur (QES) gibt es in der Arztpraxis?

- ○ Kürzelsignatur
- ○ Stapelsignatur
- ○ Schnellsignatur
- ○ Komfortsignatur
- ○ Einzelsignatur

55. Der Arzt muss bzw. kann unter Abwägung der Umstände bestimmte Kenntnisse melden. Entscheiden Sie für die folgenden Fälle, wohin er die jeweilige Meldung geben muss.

Fälle	Gesundheitsamt	Polizei	Standesamt	stat.* Bundesamt	stat.* Landesamt	Unfallvers.-träger
a) Berufskrankheiten						
b) Bevorstehende Straftaten						
c) Fehlbildungen bei Geburt						
d) Geburten						
e) Masern-Infektion						
f) Lebensmittelvergiftungen von Küchenpersonal						
g) Körperliche und geistige Behinderungen						
h) Schwangerschaftsabbruch						
i) Sterbefälle						

* stat. = statistisches

56. Entscheiden Sie, ob es sich bei den folgenden Fällen um einen Versicherungsfall nach der gesetzlichen Unfallversicherung handelt?
Begründen Sie Ihre Entscheidung.

Fälle	BG-Fall Ja	BG-Fall Nein	Begründung
a) Ein Schreiner kommt während seiner Arbeit mit der Hand in die Kreissäge und verliert einen Finger.	○	○	
b) Ein Anstreicher fällt beim Renovieren seiner eigenen Wohnung von der Leiter und bricht sich das Bein.	○	○	
c) Ein beamteter Lehrer rutscht im Schultreppenhaus aus und bricht sich den Arm.	○	○	
d) Ein Maurer zieht sich während seiner Arbeit eine Grippe zu.	○	○	
e) Einem Heizungsmonteur rutscht ein Heizkörper bei der Ausführung eines Auftrags aus der Hand und fällt auf seinen Fuß, ohne dass er sich verletzt.	○	○	
f) Eine MFA stolpert in der Praxis über einen Besen, stürzt und erleidet eine Gehirnerschütterung.	○	○	
g) Ein Tiefbauarbeiter, der regelmäßig mit Presslufthämmern arbeitet, leidet an Lärmschwerhörigkeit.	○	○	
h) Ein Kind läuft auf dem ihm bekannten Weg zum Kindergarten auf die Straße und wird angefahren; es erleidet Brustquetschungen.	○	○	
i) Vier Arbeiter fahren gemeinsam zu einer auswärtigen Baustelle; sie treffen sich an einem zentralen Parkplatz, der für keinen auf dem direkten Arbeitsweg liegt. Auf dem Weg zu diesem Parkplatz fällt ein Arbeiter hin und erleidet einen Oberschenkelhalsbruch.	○	○	
j) Bei einem Autounfall wird ein Passant, der erste Hilfe leistet, selbst von einem Auto angefahren und erleidet mehrere Knochenbrüche.	○	○	

Lernfeld 2 Patienten empfangen und begleiten

Inhaltsverzeichnis

LF 2 Patienten empfangen und begleiten

Be(e) at work

Die Auszubildende Birgit Biene macht sich mit den Arbeiten an der Anmeldung vertraut. Dabei wird sie vom Praxisteam unterstützt.

Frau Biene nimmt die elektronische Gesundheitskarte von gesetzlich Krankenversicherten entgegen, kontrolliert deren Gültigkeit und liest die Daten im Praxiscomputer aus. Die MFA Claudia Clever erläutert Frau Biene, welche Bedeutung und welche Vorteile im Praxisalltag das Einlesen der Gesundheitskarte haben. Legen Patienten keinen Versichertenausweis vor, weist Frau Biene sie darauf hin, dass sie als Privatpatienten behandelt werden und die Kosten nach Erhalt der Rechnung begleichen müssen. Als ein Polizeibeamter sich zur Behandlung in der Praxis einfindet, erklärt Frau Clever ihrer Kollegin, dass es Patientengruppen gibt, deren Behandlung zu Lasten unterschiedlicher „sonstiger Kostenträger" erfolgt.

Das Erfassen des zuständigen Kostenträgers bei einem Patienten ist für Frau Biene sehr wichtig, weil sich Verwaltungsarbeiten und Abrechnung bei den verschiedenen Patientengruppen unterscheiden können.

Frau Biene bereitet Formulare für Herrn Dr. Gütlich im Praxisverwaltungssystem vor, damit der Arzt diese signieren kann. Dabei unterscheidet sie Formulare, die elektronisch versendet werden von denen, die ausgedruckt werden müssen.

2.1 Kostenträger und Versichertennachweis

Innerhalb des Systems der vertragsärztlichen Versorgung werden **zwei große Gruppen von Kostenträgern** unterschieden:

- gesetzliche Krankenkassen
- sonstige Kostenträger

Patienten, die weder bei einer gesetzlichen Krankenkasse noch bei einem sonstigen Kostenträger versichert sind, können eine private Krankenversicherung abschließen. Versichertennachweise und Abrechnung unterscheiden sich bei den verschiedenen Patientengruppen erheblich.

2.1.1 Gesetzliche Krankenkassen

Träger der gesetzlichen Krankenversicherung sind die **gesetzlichen Krankenkassen;**
dazu gehören die

- **Primärkassen**

und

- **Ersatzkassen**

Die Unterscheidung von Primär- und Ersatzkassen hat heutzutage keine Bedeutung mehr. Für die meisten Versicherungspflichtigen der gesetzlichen Krankenversicherung besteht **Kassenwahlfreiheit.** Sie können zu einer beliebigen Primär- oder Ersatzkasse wechseln, die für alle Versicherten geöffnet ist. **Wahlrechtsbeschränkungen** gibt es weiterhin für die Landwirtschaftliche Krankenkasse und für bestimmte Betriebskrankenkassen.

Primärkassen

Zu den Primärkassen zählen die **regional** arbeitenden Krankenkassen, z. B. AOK Rheinland/Hamburg, und Krankenkassen, die bestimmten **Berufsgruppen** oder **Betrieben** vorbehalten waren, heute aber mehrheitlich für alle Interessenten geöffnet sind.

Die Verwendung von Abkürzungen bei der Bezeichnung der Krankenkasse ist nur in einer bestimmten genehmigten Form zulässig. Dem Namen für die Kassenart ist wegen der Zuständigkeitsregelung meistens eine Regional- oder Betriebsbezeichnung anzufügen.

Im folgenden Schema werden die **Primärkassen** mit der Abkürzung für die Kassenart und ihrer urspünglichen Zuständigkeit dargestellt:

Kassenart	Abkürzung	Zuständigkeit
Allgemeine Ortskrankenkasse	AOK	Personen, die im Bereich der jeweiligen AOK ihren Wohnsitz haben.
Landwirtschaftliche Krankenkasse	LKK	Personen, die in Landwirtschaft oder Gartenbau tätig sind.
Innungskrankenkasse	IKK	Personen, die in Handwerksbetrieben tätig sind, die einer Innung zugehören; z. B. Elektro- oder Bauinnung
Betriebskrankenkasse	BKK	Personen, die in einem Betrieb beschäftigt sind, der eine eigene Krankenkasse eingerichtet hat.
Bundesknappschaft	Knappschaft	Personen, die im Bergbau beschäftigt sind.

Ersatzkassen

Alle Ersatzkassen haben sich zu einem Verband zusammengeschlossen, dem **„Verband der Ersatzkassen e.V. (vdek)".**

Zu den Ersatzkassen gehören:

- die Barmer Ersatzkasse (Barmer),
- die Techniker Krankenkasse (TK),
- die Hanseatische Krankenkasse (HEK),
- die Deutsche Angestellten-Krankenkasse (DAK),
- die Kaufmännische Krankenkasse (KKH),
- die Handelskrankenkasse (hkk).

Da die Ersatzkassen **bundesweite Zuständigkeit** besitzen, weist die **Abkürzung** des Kassennamens alleine schon eindeutig auf die jeweilige Ersatzkasse hin.

Für die meisten Versicherungspflichtigen besteht **Kassenwahlfreiheit.** Sie dürfen sich ihre Krankenkasse aussuchen und unter bestimmten Voraussetzungen wechseln.

Die **Kündigung** eines bestehenden Versicherungsverhältnisses ist zum **Ende des übernächsten auf die Kündigung folgenden Kalendermonats** (z. B. Kündigung am 7. März → Wirksamkeit zum 31. Mai) möglich. Für das neue Versicherungsverhältnis gilt eine **Bindungsfrist von mindestens 12 Monaten. Fordert die Krankenkasse einen höheren Zusatzbeitrag,** kann die Mitgliedschaft ausnahmeweise bis zum **Ende des auf die Erhebung des Zusatzbeitrags folgenden Kalendermonats** gekündigt werden.

Bei einem Kassenwechsel genügt es, sich bei einer anderen Krankenkassen anzumelden. Die Abmeldung bei der bisherigen Krankenkasse erfolgt durch die neu gewählte Krankenkasse.

Die gesetzlichen Krankenkassen geben an ihre Versicherten **elektronische Gesundheitskarten** aus, die sie als Mitglieder der Krankenkasse ausweisen.

2.1.2 Elektronische Gesundheitskarte

Gesetzlich Krankenversicherte erhalten seit 2015 von ihrer Krankenkasse eine elektronische Gesundheitskarte, die beim Arztbesuch den Behandlungsanspruch zulasten der aufgeführten Krankenkasse dokumentiert. Inzwischen ist eine 2. Generation von Gesundheitskarten auf dem Markt (G2). Alte Krankenversichertenkarten und Gesundheitskarten der ersten Generation (G1) sind nicht mehr gültig. Grundsätzlich sind die Patienten verpflichtet, bei jedem Arztbesuch die Gesundheitskarte vorzulegen.

Die **elektronische Gesundheitskarte** die mit einem Speicherchip ausgestattet ist, gilt in der gesamten Bundesrepublik Deutschland als **Behandlungsausweis.**

Die Gesundheitskarte soll verschiedene **Aufgaben** erfüllen:

- **Ausweisfunktion:** **Nachweis der Berechtigung** zur Inanspruchnahme von Leistungen im Rahmen der vertragsärztlichen Versorgung
- **Datenspeicher, Versichertenstammdatenmanagement (VSDM):** Speicherung der Versichertenstammdaten und des elektronischen Rezeptes, **online-Abgleich** der Versichertendaten über die Telematikinfrastruktur
- **Datenübertragungsfunktion, wirtschaftliche Verwaltung:** **maschinelle Übertragung** festgelegter Versicherungsdaten auf Abrechnungsunterlagen und Vordrucke durch Computer, Lesegeräte und Drucker

Die Gesundheitskarte enthält ähnlich wie eine Telefonkarte einen computerlesbaren **Speicherchip.** Das unten abgebildete Muster einer Gesundheitskarte zeigt diesen Speicherchip und die übrigen Angaben zu Krankenkasse und Versichertem. Der Gesetzgeber hat im Interesse des Datenschutzes genau vorgeschrieben, welche Daten der Speicherchip enthalten darf und welche dieser Daten auf der Karte offen lesbar sein dürfen.

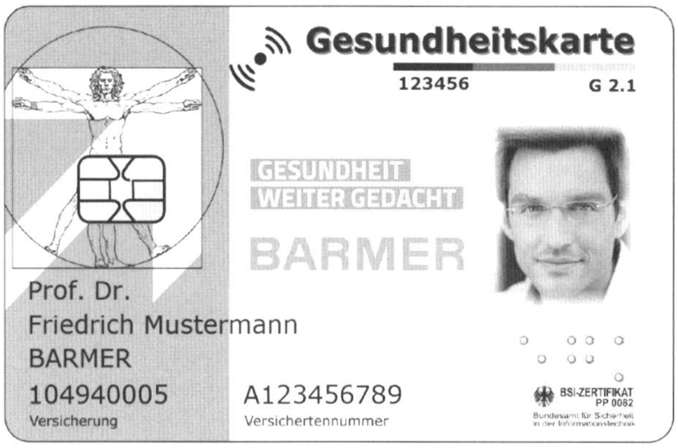

Die elektronische Gesundheitskarte zeigt vorne:

- Schriftzug „Gesundheitskarte"
- Kontaktlos-Zeichen
- CAN (6-stellige Card Access Number – hier 123456)
- Version der eGK (hier G 2.1)
- Da Vinci-Logo (Erkennungsmerkmal einer eGK)
- Logo und vollständiger Name der ausstellenden Krankenkasse
- Name des Versicherten
- Foto des Versicherten
- Institutionskennzeichen der Krankenkasse (Versicherungsnummer)
- Lebenslang gültige Versichertennummer
- Kennzeichnung „eGK" in Braille-Schrift (ertastbare Blindenschrift)
- Zertifikat des BSI (Bundesamt für Sicherheit in der Informationstechnik)

Im Speicherchip verfügbare Daten sind:

- Name und Anschrift des Versicherten
- Geburtsdatum des Versicherten
- WOP-Kennzeichen (WOP = Wohnortprinzip, dient der Zuordnung zum KV-Bereich des Versicherten)
- Geschlecht des Versicherten
- Versichertennummer
- Versichertenstatus
- Beginn und ggf. Ablauf des Versicherungsschutzes

Die verfügbaren Daten des Speicherchips können in der Arztpraxis mittels eines **Lesegerätes** gelesen und auf Formulare übertragen werden. Beim Einlesen der Gesundheitskarte eines Patienten am Kartenterminal erfolgt der Online-Abgleich der Versichertendaten über die Telematikinfrastruktur.

Gültigkeit erlangt die Gesundheitskarte durch die **Unterschrift des Versicherten** auf der Rückseite; bei Versicherten unter 15 Jahren unterschreibt deren gesetzlicher Vertreter.

Die Gesundheitskarte ist mit einem **Foto des Versicherten** versehen, wodurch ein Kartenmissbrauch verhindert werden soll. Nur Kinder unter 15 Jahren sowie Versicherte, deren Mitwirkung bei der Erstellung eines Fotos nicht möglich ist, erhalten eine Karte ohne Lichtbild. Somit sind auch Gesundheitskarten ohne Lichtbild grundsätzlich gültig!

Die Versicherten haben die Möglichkeit, Notfalldaten wie Allergien oder Medikamente auf der Gesundheitskarte zu speichern. Der Betroffene bestimmt, wer Zugriff auf seine Daten erhält. Über die NFC-Technologie kann der Datenaustausch auch kontaktlos erfolgen, allerdings nur in Kombination mit der Eingabe der 6-stelligen CAN.

Bei Vorlage der Gesundheitskarte in der Apotheke kann dort das **elektronische Rezept** abgerufen werden.

Mithilfe der Gesundheitskarte können die Formulare elektronisch bearbeitet werden.

Das folgende Bild zeigt, wie der Druck im **normierten Personalienfeld** der Vordrucke aussieht:

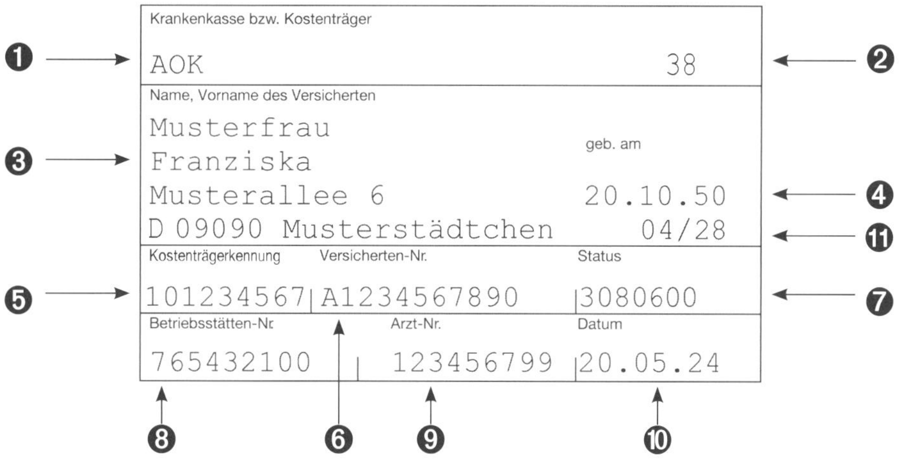

❶ Name der Krankenkasse bzw. Kostenträgerkürzel,

❷ WOP-Kennzeichen (WOP = Wohnortprinzip, dient der Zuordnung zum KV-Bereich des Versicherten)

❸ Name, Vorname, Anschrift des Versicherten einschließlich Länderkennzeichen, z. B. „D" für Deutschland

❹ Geburtsdatum des Versicherten

❺ neunstellige Institutionskennzeichen (IK) der Krankenkasse. Institutionskennzeichen erhalten alle Leistungserbringer im Gesundheitswesen, auch Krankenhäuser oder Orthopädiefachgeschäfte. Die IK hat Bedeutung für die Abrechnung medizinischer Leistungserbringer untereinander.

❻ zehnstellige lebenslange Versichertennummer. Diese Nummer behält der Patient auch bei einem Versicherungswechsel.

❼ siebenstelliger Versichertenstatus:

1. Stelle: Versichertenart

1 = Mitglied 3 = Familienangehöriger 5 = Rentner

3. Stelle: Besondere Personengruppen

4 = BSHG (Bundessozialhilfegesetz)
6 = Soziales Entschädigungsrecht (SER) gemäß SGB XIV
7 = SVA-Kennzeichnung für zwischenstaatliches Krankenversicherungsrecht, Personen mit Wohnsitz im Inland (Abrechnung nach Aufwand)
8 = SVA-Kennzeichnung (Abrechnung pauschal)

5. Stelle: Kennzeichen für Teilnehmer an einem DMP

1 = Diabetes mellitus Typ 2	4 = Diabetes mellitus Typ 1
2 = Brustkrebs	5 = Asthma bronchiale
3 = Koronare Herzkrankheit	6 = COPD

7. Stelle: Sonstige Kennzeichnungen

1 = Behandlung im Rahmen der ambulanten spezialärztlichen Versorgung (ASV-Fall)
4 = Entlassmanagement-Fall
7 = Terminservicestellen-Fall (TSS-Fall)

Hinweis: Die 2., 4. und 6. Stelle weisen grundsätzlich eine 0 aus. Liegen bei dem Versicherten neben der Versichertenart (1. Stelle) keine weiteren Statusangaben vor, werden die Folgestellen hinter der 1, 3 oder 5 an der 1. Stelle durchweg mit 0 bedruckt, z. B. 1000000

8 neunstellige Betriebsstättennummer des aufgesuchten Arztes. Die **Betriebsstättennummer (BSNR)** ermöglicht die Zuordnung einer ärztlichen Leistung zum Ort der Leistungserbringung.

9 neunstellige Arzt-Nr. des aufgesuchten Arztes. Jeder Vertragsarzt erhält eine **lebenslange Arztnummer (LANR).** Mit der LANR kann jede Leistung einem Arzt eindeutig zugeordnet werden.

10 Datum des Ausdrucks (Tagesdatum)

11 Gültigkeitsende der Gesundheitskarte

Der Ausdruck der Betriebsstätten-Nr., Vertragsarzt-Nummer und des Tagesdatums wird nicht durch die Gesundheitskarte bewirkt, sondern automatisch durch den Drucker der Arztpraxis oder den Praxiscomputer hinzugefügt.

Wenn aber nun

- der Arzt beim Hausbesuch **kein mobiles Lesegerät** zur Verfügung hat,

oder

- Lesegerät und/oder Drucker nicht funktionieren?

dann **Ersatzverfahren:**

alle Formulare müssen **mit der Hand** ausgefüllt werden, einzutragen sind:

- Name der Krankenkasse,
- Name des Versicherten,
- Geburtsdatum des Versicherten,
- Versichertenstatus,
- Krankenversicherten-Nummer (wenn bekannt),
- Krankenkassen-Nummer (wenn bekannt).

Hat der Patient seine Gesundheitskarte vergessen wird das Ersatzverfahren nicht angewendet. Reicht der Patient die Gesundheitskarte nicht innerhalb von 10 Tagen ein, ist der Arzt berechtigt, ihn privatärztlich abzurechnen. Allerdings muss der Arzt das privatärztliche Verfahren rückgängig machen, wenn der Patient die Karte bis zum Ende des Quartals vorzeigt.

Hinweis:

Wenn **kein Behandlungsausweis** (Gesundheitskarte oder Überweisungsschein) vorliegt, kann sich der Vertragsarzt vor Regressen wegen falscher Kostenträgerbezeichnung schützen, indem er Arznei-, Verband-, Heil- und Hilfsmittel

- auf einem **Kassenrezept ohne Angabe der Kassenzugehörigkeit** aber mit dem **Zusatz „ohne Versicherungsnachweis"**

oder

- auf einem **Privatrezept** ebenfalls mit dem **Zusatz „ohne Versicherungsnachweis"**

verordnet.

Sollten **vom Patienten falsche Angaben** gemacht worden sein – es besteht z. B. keine Mitgliedschaft bei der angegebenen Kasse – kann der **Vertragsarzt in Regress** genommen werden durch:

- **Rückforderung des gezahlten Honorars,**
- **Rückforderung der Kosten für Verordnungen,**
  z. B. für Arzneimittel, Heilmittel, Hilfsmittel, Krankenhausbehandlung;
- **Rückforderung der Kosten für veranlasste Leistungen,**
  z. B. Röntgenleistungen, Laborleistungen auf Überweisung.

Allerdings haftet die Krankenkasse, wenn der Versicherte eine falsche Gesundheitskarte oder einen zu Unrecht ausgestellten anderen Behandlungsausweis vorgelegt hat, es sei denn, der Arzt hätte einen offensichtlichen Missbrauch erkennen können.

2.1.3 Private Krankenversicherungen

Ärztliche Leistungen, die nicht von den gesetzlichen Sozialversicherungen oder von einem „sonstigen Kostenträger" übernommen werden, muss der Patient **selbst** bezahlen.

Privat abzurechnende Leistungen fallen an bei:

- Patienten **ohne** gültigen Behandlungsausweis
- Individuellen Gesundheitsleistungen **(IGeL)**
- Patienten, die mit ihrer Krankenkasse eine **Kostenerstattung** vereinbart haben
- **Privat krankenversicherte** Patienten

Der Arzt stellt nach der Behandlung eine **Liquidation** (Privatrechnung) auf der Grundlage der **GOÄ** (Gebührenordnung für Ärzte) aus. Der Patient ist verpflichtet, diese Rechnung vollumfänglich zu begleichen.

Die GOÄ legt den **Gebührenrahmen** fest, innerhalb dessen eine GOÄ-Gebühr gesteigert werden darf. Oberhalb des Schwellenwertes muss der abrechnende Arzt eine Begründung angeben, die den erhöhten Satz rechtfertigt. Eine Steigerung der Gebühr ist maximal bis zum Höchstsatz möglich.

Laut §4 der GOÄ gilt folgender Gebührenrahmen für:

- **persönliche ärztliche Leistungen:**
  - Schwellenwert: 2,3-facher Satz
  - Höchstwert: 3,5-facher Satz
- **medizinisch-technische Leistungen:**
  - Schwellenwert: 1,8-facher Satz
  - Höchstwert: 2,5-facher Satz
- **Laborleistungen:**
  - Schwellenwert: 1,15-facher Satz
  - Höchstwert: 1,3-facher Satz

Zur Absicherung der Krankheitskosten bieten Versicherungsunternehmen wie die Debeka, DKV oder AXA **private Krankenversicherungen** an. Privat Krankenversicherte reichen die Liquidation der Versicherung zur Kostenerstattung ein. Die Höhe der Kostenerstattung ist abhängig vom gewählten Tarif.

Private Krankenversicherungsunternehmen haben im Gegensatz zu den Trägern der gesetzlichen Krankenversicherung das Recht, Beitragszuschläge zu verlangen. Generell richtet sich der Versicherungsbeitrag in der privaten Krankenversicherung nach dem **Risikoprinzip**:

Je höher das Risiko, beispielsweise aufgrund von Alter oder Vorerkrankungen,
➔ desto höher der Beitrag.

Darüber hinaus richtet sich der Beitrag nach den zwischen Versicherungsunternehmen und Versicherungsnehmer vereinbarten Leistungen, nach dem **Äquivalenzprinzip** (= Gleichgewicht von Leistung und Gegenleistung):

Je höher die Leistung,
➔ desto höher der Beitrag.

Private Krankenversicherungen werden angeboten als

- Vollversicherung
- Teilversicherung
- Zusatzversicherung

Vollversicherung

Personengruppen, für die **keine Versicherungspflicht** in der gesetzlichen Krankenversicherung besteht, können eine Vollversicherung bei einer privaten Krankenkasse abschließen. Dazu gehören:

- Arbeitnehmer mit einem Gehalt **oberhalb der Versicherungspflichtgrenze**
- Selbstständige, Unternehmer, Freiberufler

Anders als bei der gesetzlichen Krankenversicherung sind **Familienangehörige nicht kostenfrei mitversichert.** Jedes Familienmitglied benötigt eine eigene Krankenversicherung mit einem eigenen Beitrag. Außerdem zählt das Krankengeld nicht zum Leistungsumfang der privaten Krankenversicherung. Hierfür muss zusätzlich eine **Krankentagegeldversicherung** abgeschlossen werden.

Der **Arbeitgeber** zahlt seinem privat krankenversicherten Arbeitnehmer einen **Zuschuss** zur privaten Krankenversicherung, der nicht höher sein darf als der Arbeitgeberanteil bei der gesetzlichen Krankenversicherung.

Die privaten Krankenversicherungen sind gesetzlich verpflichtet, brancheneinheitliche **Sozialtarife** anzubieten. Die Beiträge zu den Sozialtarifen dürfen nicht höher sein als der Höchstbeitrag zur gesetzlichen Krankenversicherung, für Alter und Vorerkrankungen dürfen keine Risikozuschläge erhoben werden. Der Umfang der versicherten Leistungen geht nicht über die Pflichtleistungen der gesetzlichen Krankenkassen hinaus. Diese Tarife sind für diejenigen gedacht, die sich die private Krankenversicherung sonst nicht (mehr) leisten können.

Die Sicherstellung der Behandlung von Patienten in den Sozialtarifen ist Aufgabe der Kassenärztlichen Vereinigungen. Die Behandlung dieser Versicherten erfolgt durch **Vertragsärzte.** Der Patient ist verpflichtet, den Arzt vor der Behandlung auf seinen Sozialtarif hinzuweisen.

Zu den Sozialtarifen zählen:

- Basistarif
- Standardtarif
- Notlagentarif

Basistarif

Der Basistarif der privaten Krankenversicherungen wurde 2009 zusammen mit der **allgemeinen Versicherungspflicht** eingeführt. Die allgemeine Versicherungspflicht besagt, dass jeder mit Wohnsitz in Deutschland eine Krankenversicherung haben muss. Die privaten Krankenversicherungen sind seitdem verpflichtet, auch nicht (mehr) versicherte Personen, die der privaten Krankenversicherung zugeordnet werden, wieder aufzunehmen. Auch im Basistarif muss jedes Familienmitglied einen eigenen Beitrag zahlen. Für Empfänger von Bürgergeld oder Sozialhilfe wird der Beitrag halbiert.

Wie gesetzlich Krankenversicherte müssen auch Patienten im Basistarif Zuzahlungen bei Verordnungen leisten. Sie dürfen Zusatzversicherungen abschließen, z. B. eine Krankenhauszusatzversicherung.

Die Abrechnung von Patienten im Basistarif erfolgt nach der GOÄ mit erniedrigten Steigerungssätzen:

- **persönliche ärztliche Leistungen:** 1,2-facher Satz
- **medizinisch-technische Leistungen:** 1,0-facher Satz
- **Laborleistungen:** 0,9-facher Satz

Standardtarif

In den Standardtarif können nur diejenigen wechseln, die bereits vor 2009 privat krankenversichert waren. Die Beiträge sind in Regel noch günstiger als beim Basistarif. Ehepaare zahlen nur maximal den 1,5-fachen Beitrag des GKV-Höchstsatzes. Allerdings ist der Leistungsumfang geringer als im Basistarif. Bis auf eine Auslandskrankenversicherung und eine Krankentagegeldversicherung sind Zusatzversicherungen nicht möglich.

Die Abrechnung von Patienten im Standardtarif erfolgt nach der GOÄ mit erniedrigten Steigerungssätzen:

- **persönliche ärztliche Leistungen:** 1,8-facher Satz
- **medizinisch-technische Leistungen:** 1,38-facher Satz
- **Laborleistungen:** 1,16-facher Satz

Notlagentarif

Kommt ein Versicherter seiner Zahlungspflicht trotz mehrfacher Mahnung nicht mehr nach, kann die private Krankenversicherung den Vertrag ruhen lassen. Solange der Vertrag ruht, ist der Versicherungsnehmer im Notlagentarif versichert.

Die Leistungen im Notlagentarif beschränken sich auf **akute Erkrankungen** und Schmerzzustände. Übernommen werden auch präventive Leistungen wie **Impfungen** und **Vorsorgeuntersuchungen.**

Der monatliche Beitrag für den Notlagentarif beträgt ca. 100 €. Zahlt der Versicherte seine Beitragsschulden einschließlich der Säumniszuschläge, kehrt er in sein ursprüngliches Versicherungsverhältnis zurück.

Die Abrechnung von Patienten im Notlagentarif erfolgt nach der GOÄ mit erniedrigten Steigerungssätzen:

- **persönliche ärztliche Leistungen:** 1,8-facher Satz
- **medizinisch-technische Leistungen:** 1,38-facher Satz
- **Laborleistungen:** 1,16-facher Satz

Teilversicherung

Eine private Teilversicherung wird häufig von beihilfeberechtigten **Beamten** abgeschlossen. Beamte haben eine besondere Treuepflicht gegenüber ihrem Dienstherrn. Im Gegenzug verpflichtet sich der Dienstherr, für seine Beamten im Krankheitsfall und im Ruhestand ausreichend zu sorgen.

Unter der **Beihilfe** versteht man die kostenfreie finanzielle Unterstützung von Beamten im Krankheitsfall. Beihilfeberechtigt sind auch die **Familienangehörigen** des Beamten, sofern für sie keine Versicherungspflicht in einer gesetzlichen Krankenkasse besteht.

Beihilfeberechtigte reichen die Liquidation des Arztes zunächst der **Beihilfestelle** ein, die 50 bis 80% der Behandlungskosten übernimmt. Die Beihilfestellen übernehmen dabei nur Leistungen, die medizinisch notwendig sind. Für die Kosten, die nicht von der Beihilfe übernommen werden, schließt der Beamte eine **private Teilversicherung** ab. Da nur 20 bis 50% der Behandlungskosten erstattet werden müssen, ist der Beitrag zur privaten Teilversicherung entsprechend niedrig.

Zusatzversicherung

Die privaten Krankenversicherungsunternehmen bieten verschiedene Zusatzversicherungen an. Versicherte erhalten dadurch bessere Leistungen im Krankheitsfall an oder eine Absicherung von hohen Zuzahlungen, z. B. beim Zahnersatz. Zu den Zusatzversicherungen gehören:

- **Krankenhauszusatzversicherung** für Chefarztbehandlung und Ein- oder Zweibettzimmerunterbringung
- **Zusatz- oder Ergänzungsversicherung** für Zahnbehandlungen, Zahnersatz, Brillen, Kontraktlinsen
- **Auslandkrankenversicherung** für Auslandsreisen

2.1.4 Sonstige Kostenträger

Aufgrund **gesetzlicher Vorschriften** ist für bestimmte Personengruppen im Krankheitsfall ein anderer Kostenträger zuständig. Dabei handelt es sich um verschiedene Kostenträger, die unter der Bezeichnung „Sonstiger Kostenträger" zusammengefasst werden. Da jeder „Sonstige Kostenträger" einen eigenen Vertrag mit der Kassenärztlichen Bundesvereinigung aushandelt, gibt es keine einheitlichen Bestimmungen bezüglich Versichertennachweis und Abrechnungsbestimmungen.

Folgende Rechtsgrundlagen werden unterschieden:

- **Besondere gesetzliche Vorschriften**
- **Freie Heilfürsorge**
- **Vertragliche Vereinbarungen mit Post und Bahn**

Besondere gesetzliche Vorschriften

Zu diesen besonderen gesetzlichen Vorschriften gehören das

- **Sozialgesetzbuch, 12. Buch (SGB XII),**
- **Soziales Entschädigungsrecht (SER), 14. Sozialgesetzbuch (SGB XIV)**
- **Jugendarbeitsschutzgesetz (JArbSchG),**
- **Über- und Zwischenstaatliche Sozialversicherungsabkommen.**

Sozialgesetzbuch, 12. Buch (SGB XII)

Anspruchsberechtigte auf der Rechtsgrundlage des SGB XII sind die **Sozialhilfeempfänger.**

Die Leistungen, die Sozialhilfeempfänger erhalten, umfassen **alle Pflichtleistungen,** wie sie auch den Versicherten der **gesetzlichen Krankenversicherung** gewährt werden.

Als **Behandlungsausweis** legen Sozialhilfeempfänger – von Ausnahmen abgesehen – die **Gesundheitskarte** vor.

In Ausnahmefällen legen Sozialhilfeempfänger einen vom Sozialamt ausgestellten Kranken-Behandlungsschein vor.

Es gelten die **Vordrucke** der vertragsärztlichen Versorgung (z. B. Arzneiverordnungsblatt – Muster 16 oder Überweisungsschein – Muster 6). Im Statusfeld erscheint an der 3. Stelle die Ziffer „4".

Die **Abrechnung** der ärztlichen Leistungen erfolgt für alle Sozialhilfeempfänger **quartalsweise** über die zuständige **Kassenärztliche Vereinigung.**

Die **Vergütung** für den Arzt erfolgt für alle Sozialhilfeempfänger nach EBM.

Hinweis:

Krankenversorgung von Asylbewerbern

In der Regel erhalten **Asylbewerber** vom örtlich zuständigen Sozialamt bzw. von der Bezirksregierung einen **Krankenschein** für die ärztliche Behandlung. Allgemein gilt, dass die Behandlung unbedingt notwendig und unaufschiebbar sein muss. Überweisungen nach Muster 6 sind nur mit Genehmigungsvermerk des Trägers möglich. Auch Krankenhauseinweisungen müssen mit Ausnahme von Notfalleinweisungen vom Träger genehmigt werden.

Soziales Entschädigungsrecht (SER)

Das **soziale Entschädigungsrecht** (SER) findet sich im **14. Sozialgesetzbuch (SGB XIV)** und gilt seit dem 1.1.2024. Durch diese Neuerung sind verschiedene Gesetze aufgehoben und im SGB XIV aufgegangen. Dazu gehören das Bundesversorgungsgesetz (BVG) und das Opferentschädigungsgesetz (OEG).

Leistungen der sozialen Entschädigung erhalten Menschen, die einen **Gesundheitsschaden** erlitten haben, für dessen **Folgen der Staat aufkommt.** Zu den **Anspruchsberechtigten** nach SGB XIV gehören Opfer von Gewalttaten, Opfer des SED-Regimes und Menschen mit einem gesundheitlichen Schaden durch Einwirkungen der **Weltkriege,** Ereignisse während des **Zivildienstes,** eine **Schutzimpfung** oder eine Maßnahme der Prophylaxe.

Neben den Geschädigten selbst können ebenfalls anspruchsberechtigt sein:

- **Angehörige** des Geschädigten (z. B. Ehegatten und Kinder)
- **Hinterbliebene** (z. B. Witwen, Witwer und Waisen) und
- **Nahestehende** (z. B. Geschwister und Partner in einer Lebensgemeinschaft)

Unter welchen **Voraussetzungen eine Schädigung nach SER (SGB XIV)** anerkannt wird, zeigt folgende Tabelle:

Voraussetzung	Beispiel
Ein schädigendes Ereignis (Gewalttat)…	Raubüberfall
…hat zu einem Körperschaden geführt,…	Messerstich in die Lunge
…der gesundheitliche und/oder wirtschaftliche Folgen hat.	chronische Atemprobleme, Erwerbsunfähigkeit

Geschädigte haben für **anerkannte Schädigungsfolgen** Anspruch auf **Krankenbehandlung.** Dazu gehören insbesondere folgende Leistungen:

- ärztliche und zahnärztliche Behandlung
- Krankenhausbehandlung
- Psychotherapie
- Leistungen der medizinischen Rehabilitation
- Versorgung mit Arznei-, Verband-, Heil- und Hilfsmitteln

Für Geschädigte, die Mitglied einer **gesetzlichen Krankenkasse** oder dort familienversichert sind, erbringt diese Krankenkasse die Leistungen. Die übrigen Geschädigten wählen eine beliebige Krankenkasse. Geschädigte haben neben dem Leistungsanspruch entsprechend der gesetzlichen Krankenkassen einige **Besserstellungen.** Dazu gehören:

- **keine Eigenbeteiligung** bei Sachleistungen, z. B. keine Zuzahlung bei Medikamenten
- Anspruch auf **ergänzende Leistungen** über den Leistungskatalog der gesetzlichen Krankenkassen hinaus, wenn diese notwendig sind
- **besondere psychotherapeutische Leistungen,** z. B. alternative Behandlungsmethoden

Der Geschädigte muss dem Vertragsarzt vor Inanspruchnahme von Leistungen den **Nachweis über die anerkannte Schädigungsfolge** vorlegen. Auf den Formularen wird durch Ankreuzen des Feldes **„BVG"** kenntlich gemacht, dass die Verordnung aufgrund einer anerkannten Schädigung erfolgt. Dadurch ist der Geschädigte von der Zuzahlung befreit.

Ausnahme:

Die **Hilfsmittelversorgung** bei Geschädigten wird von den **Unfallkassen** des Landes erbracht.

Neben den medizinischen Leistungen besteht auch der Anspruch auf bestimmte **Geldleistungen,** z. B. Krankengeld, Entrichtung von Sozialbeiträgen, Reisekosten.

Ausnahmsweise können unter sehr engen Voraussetzungen auch **für Nichtschädigungsfolgen** Leistungen der Krankenbehandlung nach dem SER erbracht werden. Das gilt insbesondere für **Geschädigte mit einem Grad der Schädigungsfolgen von 50 Prozent oder höher sowie für deren Angehörige, Nahestehende oder Hinterbliebene.** Die von den Krankenkassen zu erbringenden Leistungen für Nichtschädigungsfolgen entsprechen, auch für den Bereich der Hilfsmittelversorgung, denen der gesetzlichen Krankenversicherung. Besserstellungen dieser Leistungen gibt es nicht.

Merke:

Anspruchsberechtigte nach dem SER erhalten kostenfreie Heilbehandlungen für ihre anerkannte Schädigungsfolge. Dafür leisten sie **keine Zuzahlung.**
Nur in Ausnahmefälle, z. B. bei einem Grad der Beschädigung ab 50%, übernimmt das SER **auch alle Behandlungskosten für Nichtschädigungsfolgen** bei den Geschädigten, deren Angehörigen, Hinterbliebenen und/oder Nahestehenden. Dafür müssen Zuzahlungen geleistet werden.

Jugendarbeitsschutzgesetz (JArbSchG)

Anspruchsberechtigte auf der Rechtsgrundlage des Jugendarbeitsschutzgesetzes (JArbSchG) sind **Jugendliche** (= Personen zwischen dem 15. und 18. Geburtstag), die eine **Beschäftigung** aufnehmen wollen. Sie sollen durch ärztliche Untersuchungen vor Schädigungen ihrer Gesundheit und ihrer körperlichen Entwicklung, die beim **Übergang vom Schulleben in das Arbeits- und Berufsleben** eintreten könnten, geschützt werden.

Als **Behandlungsausweis** legen diese Jugendlichen einen **Untersuchungsberechtigungsschein** vor.

Für die einzelnen Untersuchungsarten werden besondere Untersuchungsbögen durch die Schulen, Gewerbeaufsichtsämter[1]) oder Kassenärztlichen Vereinigungen ausgegeben.

Folgende **Untersuchungen** sieht das Jugendarbeitsschutzgesetz vor:

- Erstuntersuchungen,
- Erste Nachuntersuchungen,
- Weitere Nachuntersuchungen,
- Außerordentliche Nachuntersuchungen,
- Ergänzungsuntersuchungen.

Hält der Arzt die Gesundheit des Jugendlichen durch die Ausübung bestimmter Arbeiten für gefährdet, so hat er dies den **Personensorgeberechtigten** auf einem besonderen Formblatt mitzuteilen.

Die **Abrechnung** von Jugendarbeitsschutzuntersuchungen erfolgt meistens unmittelbar mit dem zuständigen **Gewerbeaufsichtsamt**[1]; in einzelnen Gebieten rechnet der Arzt die Leistung über die zuständige **Kassenärztliche Vereinigung** ab.

Die Abrechnung erfolgt auf dem vorgelegten Untersuchungsberechtigungsschein; ein Durchschlag dieser Abrechnung verbleibt beim Arzt.

Die **Vergütung** für den Arzt erfolgt für die einzelnen Untersuchungsarten nach einer in der **amtlichen Gebührenordnung für Ärzte (GOÄ)** festgelegten Komplexgebühr[2] (Einfachsatz Nr. 32 GOÄ).

1 Gewerbeaufsichtamt: Diese staatliche Behörde trägt in einigen Bundesländern auch andere Namen; z. B. Staatliches Amt für Arbeitsschutz und Sicherheitstechnik oder Behörde für Arbeits- und Umweltschutz.

2 Komplexgebühr: Eine Gebühr für die Gesamtheit verschiedener Leistungen.

EG-Recht

Am 1. Juni 2004 ist die **Europäische Krankenversicherungskarte** (EHIC = European Health Insurance Card) eingeführt worden. Mit der EHIC weisen sich **Touristen** aus, die sich nur vorübergehend in Deutschland aufhalten. Die EHIC gilt für Personen aus den **Mitgliedsstaaten der Europäischen Union, für Staaten des Europäischen Wirtschaftsraums** sowie für die Schweiz. Nach dem Austritt Großbritanniens aus der EU erhalten die Briten eine ähnlich Karte wie die EHIC, die aber kein EU-Logo aufweist. Folgende Staaten sind im Einzelnen vertreten:

- Belgien
- Bulgarien
- Dänemark
- Estland
- Finnland
- Frankreich
- Griechenland
- Großbritannien
- Irland
- Island
- Italien
- Lettland
- Liechtenstein
- Luxemburg
- Malta
- Niederlande
- Norwegen
- Österreich
- Polen
- Portugal
- Rumänien
- Schweden
- Schweiz
- Slowakei
- Slowenien
- Spanien
- Tschechien
- Ungarn
- Zypern

Die **Europäische Krankenversicherungskarte (EHIC)** ist nur in Verbindung mit einem **Identitätsnachweis,** Personalausweis oder Pass, gültig. Mit diesen Ausweisen wendet sich der ausländische Bürger **unmittelbar an einen Vertragsarzt.** In der Arztpraxis wählt er eine **deutsche Krankenkasse,** zu deren Lasten die Leistungen in Deutschland erbracht werden.

Die Leistungen (ärztliche Behandlung, Arzneimittel, Krankenhausbehandlung usw.) sind so zu erbringen, als ob der Patient bei einer deutschen Krankenkasse versichert wäre. Dies gilt auch für Zuzahlungen.

Die Formulare der vertragsärztlichen Versorgung werden im Statusfeld durch die Ziffern „1" (1. Stelle) und „7" (3. Stelle) gekennzeichnet.

Vor Aufnahme der Behandlung füllt der Patient die **„Patientenerklärung Europäische Krankenversicherung"** aus und nennt die von ihm gewählte deutsche Krankenkasse. Eine Kopie jeweils der EHIC und der Patientenerklärung muss unverzüglich an die gewählte Krankenkasse geschickt werden. Eine 2. Kopie beider Dokumente verbleibt in der Praxis und muss 2 Jahre aufbewahrt werden. Für das Versenden der Unterlagen ist die EBM-Ziffer 40110 berechnungsfähig.

Hinweis:

Legt ein ausländischer Bürger **keine Europäische Krankenversicherungskarte** vor und kommt dieser Bürger auch **nicht aus Staaten,** mit denen besondere Abkommen bestehen, ist der Arzt berechtigt und verpflichtet, eine **Rechnung nach GOÄ** auszustellen.

Hinweis:

Information für Versicherte der deutschen gesetzlichen Krankenversicherung im Ausland

Sie haben bei der Vorlage der Europäischen Krankenversicherungskarte im Ausland Anspruch auf ärztliche Behandlung nach den Bestimmungen, wie diese im jeweiligen Land für entsprechend Versicherte gelten. Je nach Land fallen für den Versicherten keine Kosten an oder er muss die angefallenen Kosten im Ausland zunächst vorstrecken. Die Rechnung legt er seiner deutschen Krankenkasse zur Kostenerstattung vor. Die Art der Erstattung hat die Krankenkasse in ihrer Satzung zu regeln. Nach den gesetzlichen Vorschriften kann sie jedoch höchstens die Kosten erstatten, die in Deutschland bei der Inanspruchnahme vertragsärztlicher Versorgung angefallen wären nach Abzug von Verwaltungskosten und ggf. von Zuzahlungen. Außerdem darf die Krankenkasse Abschläge für die nicht stattfindende Wirtschaftlichkeitsprüfung vornehmen.

Über- und zwischenstaatliche Sozialversicherungsabkommen

Anspruchsberechtigte sind **ausländische Personen,** wenn zwischen ihrem Heimatstaat und der Bundesrepublik Deutschland ein **Abkommen über Soziale Sicherheit** geschlossen wurde. Diese Personen kommen **nicht** aus Staaten, die dem Europäischen Wirtschaftsraum angehören und nicht aus der Schweiz; sie können deshalb **keine Europäische Krankenversicherungskarte** vorlegen.

Ein solches Abkommen über Soziale Sicherheit besteht mit:

- Bosnien-Herzegovina
- Kroatien
- Mazedonien
- Israel (nur für Mutterschaftsleistungen)
- Serbien und Montenegro
- Türkei
- Tunesien

Behandlungsausweis für Versicherte dieser Staaten, ist ein **Nationaler Anspruchsnachweis** der gewählten deutschen Krankenkasse. Darauf können Behandlungseinschränkungen vermerkt sein, die beachtet werden müssen. **Vor Beginn** einer ärztlichen Behandlung müssen sich die Betroffenen somit an eine deutsche Krankenkasse wenden, um einen Nationalen Anspruchsnachweis zu erhalten.

Verordnungen von Arznei-, Heil- und Hilfsmitteln erfolgen auf Muster 16 (Arzneiverordnungsblatt) mit Angabe der Statusziffern 1 (1. Stelle) und 7 (3. Stelle). Heil- und Hilfsmittel müssen von der gewählten deutschen Krankenkasse genehmigt werden. Krankenhauseinweisungen erfolgen auf Muster 2, Überweisungen auf Muster 16. Überweisungen muss der Patient zunächst bei der gewählten deutschen Krankenkasse vorlegen und erhält ggf. einen Nationalen Anspruchsnachweis. Eine Arbeitsunfähigkeit wird mit der elektronischen Arbeitsunfähigkeistbescheinigung (Vordruck e01) bescheinigt.

Hinweise:

- Der **Mitgliedsausweis** der ausländischen Krankenversicherung ist **kein Behandlungsausweis!**
- Der **ärztliche Notfall-/Vertretungsschein** (Muster 19) darf **nicht** verwendet werden!

Freie Heilfürsorge

Freie Heilfürsorge bedeutet, dass diese Personen aufgrund dienstrechtlicher Vorschriften Anspruch auf **unentgeltliche Krankenversorgung** haben. Diesen Anspruch hat zunächst der **Dienstherr,** beispielsweise durch den truppenärztlichen Dienst der Bundeswehr oder den polizeiärztlichen Dienst der Bundespolizei, sicherzustellen. Kann der Dienstherr dieser Pflicht **nicht** oder **nicht vollständig** nachkommen, muss der Anspruch aufgrund gesetzlicher Vorschriften im Rahmen der **vertragsärztlichen Versorgung** erfüllt werden.

Rechtsgrundlage für die Inanspruchnahme vertragsärztlicher Versorgung sind Verträge für

• **Polizeibeamte im Polizeivollzugsdienst** (z. T. auch für Feuerwehr)	auf Landesebene	zwischen der Kassenärztlichen Vereinigung und dem Innenministerium des jeweiligen Bundeslandes
• **Polizeivollzugsbeamte der Bundespolizei**	auf Bundesebene	zwischen der Kassenärztlichen Bundesvereinigung und dem Bundesministerium des Innern
• **Bundeswehrsoldaten**	auf Bundesebene	zwischen der Kassenärztlichen Bundesvereinigung und dem Bundesministerium der Verteidigung

Die Abrechnung der ärztlichen Leistungen erfolgt **quartalsweise** über die zuständige **Kassenärztliche Vereinigung.**

Hinweis:

Besonderheit: Umsatzsteuerpflichtige ärztliche Leistungen (s. auch Kap. 2.5.3 GOÄ § 12 Erstellung einer Rechnung)

Vertragsärzte unterliegen z. B. bei Leistungen zu Eignungs- und Verwendungsfähigkeitsuntersuchungen, die von Ärzten der Bundeswehr durch Überweisung veranlasst werden, der Umsatzsteuerpflicht. Der Überweisungsschein trägt den Stempelaufdruck „Umsatzsteuerpflichtige Leistung".

Deshalb wurde im Vertrag mit der Bundeswehr vereinbart, dass diese Leistungen vom ausführenden Vertragsarzt unter Berechnung der Umsatzsteuer direkt mit der zuständigen Wehrbereichsverwaltung abzurechnen sind.

Entsprechendes gilt für die Verträge für die Polizeivollzugsbeamten der Bundespolizei.

Polizeibeamte im Polizeivollzugsdienst

Hinweis:

Da die Verträge für die Versorgung dieser Personengruppe jeweils von den Kassenärztlichen Vereinigungen geschlossen werden, gibt es sehr unterschiedliche Regelungen.

Deshalb werden aus diesem Bereich keine Aufgaben gestellt.

Polizeibeamte im Polizeivollzugsdienst (z. B. Verkehrspolizei, Bereitschaftspolizei) haben entweder Anspruch auf **freie Heilfürsorge** oder auf Beihilfe. Freie Heilfürsorge wird z.B. in NRW und in Bayern gewährt.

Die Erfüllung dieses Anspruchs kann aufgrund der gesetzlichen Vorschriften **ganz oder teilweise** in den **Sicherstellungsauftrag der Kassenärztlichen Vereinigung** fallen. Maßgeblich hierfür ist, in welcher Weise die ärztliche Versorgung zwischen der jeweiligen Kassenärztlichen Vereinigung und dem Dienstherrn der Polizeibeamten vertraglich geregelt wurde. Der Versorgungsanspruch gilt nur für den Polizeibeamten selbst, nicht für Familienangehörige; diese sind als Angehörige von Beamten beihilfeberechtigt und meistens zusätzlich privat versichert.

Nach Art und Umfang dieser Sicherstellung gibt es in den Bundesländern **zwei Grundmodelle** von Verträgen:

1. **vollständige** Sicherstellung durch vertragsärztliche Versorgung, ähnlich wie Versorgung der gesetzlich Krankenversicherten — *z. B. Nordrhein-Westfallen*
2. **teilweise** Sicherstellung in Ergänzung der polizeiärztlichen Versorgung, ähnlich wie Versorgung der Polizeivollzugsbeamten der Bundespolizei — *z. B. Bayern*

In der folgenden Übersicht werden diese beiden Grundmodelle in ihren wesentlichen Merkmalen an den Beispielen Bayerns und Nordrhein-Westfalens gegenübergestellt.

Merkmale	Land Nordrhein-Westfalen	Freistaat Bayern
Vertragspartner	Innenministerium des Landes NRW und KV-Nordrhein KV-Westfalen-Lippe	Präsidium der Bayerischen Bereitschaftspolizei und KV-Bayern
Versorgungsumfang	**vollständige** ambulante und belegärztliche Versorgung ohne Empfängnisregelung	**einzelne Leistungen** der ambulanten und belegärztlichen Versorgung auf **Veranlassung eines Polizeiarztes.**

Merkmale	Land Nordrhein-Westfalen	Freistaat Bayern
Inanspruchnahme	**freie Arztwahl** mit Versichertenkarte	**Überweisung durch Polizeiarzt** mittels Muster 6/10/39 a–c
Überweisungen	durch den **behandelnden Vertragsarzt** mit Überweisungsschein (Muster 6) der vertragsärztlichen Versorgung	**Weiterüberweisung** möglich
Verordnungen	**nach medizinischer Notwendigkeit** für Arznei- und Verbandmittel, Heilmittel oder Hilfsmittel auf Vordrucken der vertragsärztlichen Versorgung, z. B. Muster 16	**nicht zulässig** Verordnungsempfehlung an Polizeiarzt möglich **Notfall:** Privatrezept **nur** für Arznei- und Verbandmittel
Arbeitsunfähigkeit	Bescheinigung auf **Vordruck e01**	Bescheinigung der Dienstunfähigkeit **nicht zulässig;** **Ausnahme:** Erkrankung oder Reiseunfähigkeit im Notfall, an Wochenenden oder im Urlaub
Stationäre Behandlung	Krankenhauseinweisung mit **Vordruck Muster 2** und Abrechnung belegärztlicher Leistungen möglich	Einweisung, auch zur belegärztlichen Versorgung, **nur** durch den **Polizeiarzt** möglich
Sprechstundenbedarf	Entnahme aus dem Sprechstundenbedarf	Entnahme aus dem Sprechstundenbedarf
Vergütung	Einzelleistungsvergütung nach dem Einheitlichen Bewertungsmaßstab (EBM)	Einzelleistungsvergütung nach dem Einheitlichen Bewertungsmaßstab (EBM)
Abrechnung	quartalsweise über Kassenärztliche Vereinigung	quartalsweise über Kassenärztliche Vereinigung

Der **Sicherstellungsauftrag** der Kassenärztlichen Vereinigung erstreckt sich auch auf Untersuchungen

- zur Feststellung der Diensttauglichkeit,
- zur Feststellung der Verwendungsfähigkeit,
- aus arbeitsmedizinischen oder fürsorgeärztlichen Gründen,

die im Einzelfall vom Dienstherrn veranlasst werden.

Dies gilt für **beide Versorgungsmodelle.**

Hinweis:

Angesichts der unterschiedlichen vertraglichen Ausgestaltungen des Sicherstellungsauftrags für die ärztliche Versorgung der Polizeivollzugsbeamten der Länder ist es **unbedingt notwendig,** den im jeweiligen Bundesland **gültigen Vertrag** zu kennen und zu beachten!

Auch für die Angehörigen der **Berufsfeuerwehren** können ähnliche Regelungen getroffen werden, wenn sie unter den Personenkreis fallen, der Anspruch auf freie Heilfürsorge hat. Auch hier ist die in der **KV geltende vertragliche Regelung zu kennen und genau zu beachten.**

Polizeivollzugsbeamte der Bundespolizei

Die ärztliche Behandlung der Polizeivollzugsbeamten der Bundespolizei (früher Bundesgrenzschutz) erfolgt grundsätzlich im Rahmen der unentgeltlichen Heilfürsorge der Bundespolizei. Der Vertrag der Kassenärztlichen Bundesvereinigung mit dem Bundesinnenministerium bezieht sich somit **nur** auf **Leistungen,** die durch den **ärztlichen Dienst** selbst **nicht erbracht** werden können. Dies kann dadurch begründet sein, dass der ärztliche Dienst diese Leistung **nicht vorhalten** kann (z. B. Kernspintomographie, Psychotherapie) oder weil an einem Standort **kein ärztlicher Dienst** zur Verfügung steht. Die an der vertragsärztlichen Versorgung teilnehmenden niedergelassenen Ärzte sind aufgrund gesetzlicher Vorschriften zur Behandlung der Polizeivollzugsbeamten der Bundespolizei nach Maßgabe des Vertrags **verpflichtet.**

Ein Vertragsarzt kann von einem Polizeivollzugsbeamten der Bundespolizei (BPOL) in Anspruch genommen werden, wenn dieser einen vom ärztlichen Dienst ausgestellten **Überweisungsschein zur ärztlichen Behandlung** vorlegt.

Der Arzt rechnet seine Leistungen über die **Kassenärztliche Vereinigung** ab.

Polizeivollzugsbeamte der Bundespolizei, denen kein ärztlicher Dienst zur Verfügung steht, legen eine **Versichertenkarte** vor (s. u. „Besonderheit").

Der **Vertragsarzt** ist an den Überweisungsauftrag **gebunden.**

Verordnungen sind grundsätzlich **nicht** zulässig. Wird im **Notfall** eine **Arzneiverordnung** erforderlich, sind auf dem **Arzneiverordnungsblatt** (Muster 16) folgende Angaben notwendig:

- Name, Vorname, Geburtsdatum,
- Behörde und Dienststelle des Polizeivollzugsbeamten der Bundespolizei,
- Ankreuzen des Kästchens „Geb.-pfl.",
- Vermerk „Notfall".

Wird im **Notfall** zur sofortigen Versorgung eines Polizeivollzugsbeamten der Bundespolizei die **Hinzuziehung weiterer Ärzte** aus der vertragsärztlichen Versorgung erforderlich, stellt der Arzt, der den Überweisungsschein des ärztlichen Dienstes erhalten hat, einen **Überweisungsschein** (Muster 6) aus der vertragsärztlichen Versorgung für die hinzugezogenen Ärzte aus. Dieser Überweisungsschein (Muster 6) muss neben den Personalien des Polizeivollzugsbeamten der Bundespolizei auch dessen **Einheit und Standort** enthalten.

Ist die ärztliche Behandlung **dringend** erforderlich, der Polizeivollzugsbeamte der Bundespolizei kann aber **keinen** Überweisungsschein vorlegen, so ist der Behandlungsausweis innerhalb von **vier Wochen** nachzureichen. Geschieht dies nicht, darf der Arzt eine **Privatrechnung** ausstellen.

Der Vertrag Bundespolizei zwischen der Kassenärztlichen Bundesvereinigung und dem Bundesinnenministerium lässt auch die Möglichkeit zu, dass niedergelassene Vertragsärzte als **Vertragsärzte der Bundespolizei** tätig werden und die Aufgaben eines Arztes bei der Bundespolizei wahrnehmen. Art und Umfang ihrer Aufgaben sowie entsprechende Vergütungsregelungen sind als Anlagen zum Bundespolizeivertrag festgelegt.

Besonderheit:

Polizeivollzugsbeamte der Bundespolizei, die Dienststellen angehören, in deren Einzugsgebiet **weder Ärzte der BPOL noch Vertragsärzte der BPOL** zur Verfügung stehen, erhalten von ihren Dienststellen eine **Versichertenkarte (Heilfürsorgekarte).** Die ambulante Versorgung dieser Beamten erfolgt nach den Grundsätzen der vertragsärztlichen Versorgung. Die Vordrucke der vertragsärztlichen Versorgung finden Verwendung.

Bundeswehrsoldaten

Die ärztliche Behandlung der Bundeswehrsoldaten erfolgt grundsätzlich im Rahmen der unentgeltlichen Truppenärztlichen Versorgung. Der Vertrag der Kassenärztlichen Bundesvereinigung mit dem Bundesverteidigungsministerium bezieht sich somit **nur** auf **Leistungen,** die durch den **Sanitätsdienst** der Bundeswehr selbst **nicht erbracht** werden können. Dies kann dadurch begründet sein, dass der Sanitätsdienst der Bundeswehr diese Leistungen **nicht vorhalten** kann (z. B. Kernspintomographie, Psychotherapie) oder weil an einem Militärstandort **kein Truppenärztlicher Dienst** zur Verfügung steht. Die an der vertragsärztlichen Versorgung teilnehmenden niedergelassenen Ärzte sind aufgrund gesetzlicher Vorschriften zur Behandlung der Bundeswehrsoldaten nach Maßgabe des Vertrags **verpflichtet.**

Ein Vertragsarzt kann von einem Bundeswehrsoldaten **nur** in Anspruch genommen werden, wenn dieser einen vom Truppenarzt ausgestellten **Überweisungsschein** (San/Bw 0217) vorlegt.

Ist der Überweisungsschein auf einen **namentlich genannten** Arzt ausgestellt, darf der Soldat nur diesen Arzt aufsuchen. Für Soldaten der Bundeswehr ist das **Recht auf freie Arztwahl eingeschränkt.** Der Überweisungsschein gilt meistens für **ein Quartal, die Gültigkeit** kann aber auch vom Truppenarzt **beschränkt** werden.

Der Vertragsarzt ist an den Überweisungsauftrag **gebunden;** er darf nur solche Leistungen erbringen, die auf dem Überweisungsschein angefordert werden. Bei Zweifeln am Umfang des Überweisungsauftrags oder bei zusätzlichen diagnostischen oder therapeutischen Maßnahmen sollte unbedingt eine **Abstimmung mit dem zuständigen Truppenarzt** erfolgen.

Verordnungen sind grundsätzlich **nicht** zulässig. Wird im Notfall eine **Arzneiverordnung** erforderlich, sind auf dem **Arzneiverordnungsblatt** (Muster 16) folgende Angaben notwendig:

- Dienstgrad,
- Name, Vorname, Geburtsdatum,
- Personenkennziffer
- Truppenteil und Standort des Soldaten,
- Ankreuzen des Kästchens „Gebühr frei",
- Vermerk „Notfall".

Wird im **Notfall** zur sofortigen Versorgung eines Soldaten die **Hinzuziehung weiterer Ärzte** aus der vertragsärztlichen Versorgung erforderlich, stellt der Arzt, der den Überweisungsschein des Truppenarztes (San/Bw 0217) erhalten hat, einen **Überweisungsschein** (Muster 6) aus der vertragsärztlichen Versorgung für die hinzugezogenen Ärzte aus. Dieser Überweisungsschein (Muster 6) muss neben den Personalien des Soldaten auch dessen **Dienstgrad, Personenkennziffer, Truppenteil und Standort** enthalten.

Bei Notfällen, plötzlichen schweren Erkrankungen, Unfällen oder Erkrankungen außerhalb des Standorts, kann die Versorgung von einem Vertragsarzt übernommen werden, wenn der **Sanitätsdienst** der Bundeswehr **nicht erreichbar** ist. Dies gilt auch, wenn der Soldat **keinen** Überweisungsschein vorlegen kann. Der Behandlungsausweis ist in diesen Fällen innerhalb von **vier Wochen** nachzureichen. Geschieht dies nicht, darf der Arzt eine **Privatrechnung** ausstellen.

Sucht der Bundeswehrsoldat den Vertragsarzt im organisierten Notfalldienst auf, darf das Muster 19 (Notfall-/Vertretungsschein) zur Abrechnung verwendet werden. In diesen Fällen muss kein Überweisungsschein nachgereicht werden.

In Standorten, in denen der Truppenärztliche Dienst die Versorgung der Soldaten **nicht** gewährleisten kann, können **niedergelassene Vertragsärzte** mit der Versorgung der Bundeswehrsoldaten **beauftragt** werden, wenn sie bereit sind, mit der Bundeswehr darüber eine vertragliche Regelung zu treffen. Diesen Ärzten werden von der Bundeswehr die Überweisungsscheine der Bundeswehr zur Verfügung gestellt; sie arbeiten dann mit dem Truppenärztlichen Dienst zusammen.

Vertragliche Vereinbarungen mit Post und Bahn

Aufgrund unterschiedlicher vertraglicher Grundlagen ist zu unterscheiden zwischen:

- **Postbeamten Gruppe A,**
- **Bahnbeamten Beitragsklassen I–III,**
- **Dienstunfällen bei Post und Bahn.**

Postbeamte Gruppe A

Rechtsgrundlage für die ärztliche Versorung von Postbeamten der Gruppe A ist ein Vertrag zwischen der Kassenärztlichen Bundesvereinigung und der **Postbeamtenkrankenkasse** (PBeaKK).

Anspruchsberechtigte gegenüber der Postbeamtenkrankenkasse, die eine Körperschaft des öffentlichen Rechts ist, sind Postbeamte der **unteren Besoldungsgruppen,** die als Mitglieder der **Gruppe A** bezeichnet werden, sowie deren **Familienangehörige, Hinterbliebene und Versorgungsempfänger.**

Als **Behandlungsausweis** stattet die Postbeamtenkrankenkasse (PBeaKK) ihre Mitglieder der Gruppe A und ihre mitversicherten Angehörigen mit einer **Versichertenkarte** aus.
Die Versichertenkarte der PBeaKK ähnelt der Gesundheitskarte der gesetzlich Versicherten, enthält aber kein Foto.

Zur **Behandlung** von Postbeamten der Gruppe A sind, von Notfällen abgesehen, **nur die Ärzte** berechtigt, die an dem Vertrag zwischen der Kassenärztlicher Bundesvereinigung (KBV) und der Postbeamtenkrankenkasse (PBeaKK) teilnehmen. Der niedergelassene Arzt kann durch eine persönliche Erklärung gegenüber der für seinen Praxissitz zuständigen Kassenärztlichen Vereinigung die Beteiligung beantragen; die KV entscheidet über diesen Antrag.

Folgende **Leistungen** sind vertraglich vereinbart worden:

- ambulante, ärztliche und stationäre belegärztliche Behandlung,
- Maßnahmen zur Früherkennung von Krebserkrankungen,
- Maßnahmen zur Früherkennung von Krankheiten bei Kindern bis zur Vollendung des 6. Lebensjahres,
- Anwendung von Psychotherapie,
- Maßnahmen über die ärztliche Betreuung während der Schwangerschaft und nach der Entbindung (Mutterschafts-Richtlinien des Gemeinsamen Bundesausschusses),
- Maßnahmen zur Empfängnisregelung sowie zum nicht rechtswidrigen Schwangerschaftsabbruch und zur nicht rechtswidrigen Sterilisation
  (Richtlinie zur Empfängnisregelung und zum Schwangerschaftsabbruch des Gemeinsamen Bundesausschusses),
- ambulante Durchführung von operativen Leistungen,
- Durchführung von aktiven Schutzimpfungen gegen im Inland auftrende übertragbare Krankheiten nach Maßgabe der regionalen Vereinbarungen zwischen Kassenärztlicher Vereinigung und Krankenkassen,
- Durchführung von Gesundheitsuntersuchungen.

Die **Abrechnung** der vertragsärztlichen Leistungen erfolgt **quartalsweise** über die zuständige **Kassenärztliche Vereinigung.**

Die **Vergütung** für den Arzt richtet sich nach den **Bestimmungen des EBM.**

Hinweis:

- **Postbeamte der Gruppe B** sind **Privatpatienten** und fallen **nicht** unter die Regelungen dieses Vertrags.
- Postbeamte der Gruppe B werden **nach der GOÄ** abgerechnet.
- **Arbeiter und Angestellte** der Deutschen Post sind meistens geseztlich versichert; sie haben Anspruch auf Leistungen nach den Grundsätzen der gesetzlichen Krankenkassen und weisen diesen Anspruch durch eine **Gesundheitskarte** nach. Die **Abrechnung** erfolgt über die Kassenärztliche Vereinigung nach den Bestimmungen des **EBM.**

Bahnbeamte Beitragsklassen I–III

Rechtsgrundlage für die ärztliche Versorgung von Bundesbahnbeamten der Beitragsklassen I–III ist ein Vertrag zwischen der Kassenärztlichen Bundesvereinigung und der **Krankenversorgung der Bundesbahnbeamten** (KVB).

Anspruchsberechtigte gegenüber der Krankenversorgung der Bundesbahnbeamten sind Bahnbeamte der **unteren Beitragsklassen** I bis III, beispielsweise Bahnschaffner, Bahnobersekretär, Lokführer, technischer Bahnoberinspektor sowie deren mitversicherte Angehörige, Versorgungsempfänger und Hinterbliebene.

Als **Behandlungsausweis** müssen die Anspruchsberechtigten ihre **Mitgliedskarte** vorweisen, auf der die Beitragsklasse I, II oder III angegeben ist.

Überweisungen erfolgen formlos, z. B. auf Briefbögen oder Privatrezepten, für **Verordnungen** sind Privatrezepte zu verwenden.

Die Vertragsärzte als Mitglieder der Kassenärztlichen Vereinigungen sind zur Behandlung nach Maßgabe des Vertrags **verpflichtet.**

Folgende **Leistungen** sind vertraglich vereinbart worden:
- ambulante, ärztliche und stationäre belegärztliche Behandlung,
- Maßnahmen zur Früherkennung von Krebserkrankungen,
- Maßnahmen zur Früherkennung von Krankheiten bei Kindern bis zur Vollendung des 6. Lebensjahres,
- Anwendung von Psychotherapie,
- Maßnahmen über die ärztliche Betreuung während der Schwangerschaft und nach der Entbindung (Mutterschafts-Richtlinien des Gemeinsamen Bundesausschusses),
- ambulante Durchführung von operativen Leistungen,
- Durchführung von Gesundheitsuntersuchungen.

Die „Maßnahmen zur **Empfängnisregelung** sowie zum nicht rechtswidrigen **Schwangerschaftsabbruch** und zur nicht rechtswidrigen **Sterilisation**" und die „Durchführung von aktiven **Schutzimpfungen** gegen im Inland auftretende übertragbare Krankheiten" wird den Bundesbahnbeamten nach Maßgabe der amtlichen Gebührenordnung (GOÄ) gewährt, ohne dass dafür besondere vertragliche Regelungen getroffen wurden.

Die **Abrechnung** der vertragsärztlichen Leistungen erfolgt **direkt** mit den Versicherten; sie sind Selbstzahler.

Sie müssen die **Arztrechnung,** die den Vermerk **„KVB-Vertrag"** enthalten muss, zunächst **selbst bezahlen** und erhalten anschließend die Erstattung durch die Krankenversorgung der Bundesbahnbeamten. Die KVB hat sich vertraglich verpflichtet, bei ihren Versicherten auf die unverzügliche Begleichung der Arztrechnung hinzuwirken und den Arzt zu unterstützen, wenn der Rechnungsbetrag in zumutbarer Frist nicht beglichen wird.

Die Abrechnung von Bahnbeamten der Beitragsklassen I bis III erfolgt nach der **GOÄ** mit **festgelegten Steigerungssätzen:**

- **persönliche ärztliche Leistungen:** 2,2-facher Satz
- **medizinisch-technische Leistungen:** 1,8-facher Satz
- **Laborleistungen:** 1,15-facher Satz

Hinweis:

- **Bahnbeamte höherer Beitragklassen** sind ebenfalls **Selbstzahler,** fallen aber **nicht** unter die Regelungen des KVB-Vertrags und damit auch **nicht** unter die Beschränkung des im KVB-Vertrag festgelegten Mehrfachsatzes bei der Vergütung.
- Die Bestimmungen zur **Rechnungslegung** für die höheren Beitragsklassen richten sich ausschließlich nach der **amtlichen Gebührenordnung** (GOÄ).
- **Arbeiter und Angestellte** der Deutschen Bundesbahn sind meistens gesetzlich versichert; sie haben Anspruch auf Leistungen nach den Grundsätzen der gesetzlichen Krankenkasse und weisen diesen Anspruch durch eine **Gesundheitskarte** nach.
  Die Abrechnung erfolgt über die Kassenärztliche Vereinigung nach den Bestimmungen des **EBM.**

Dienstunfälle bei Bahn und Post

Rechtsgrundlage für die ärztliche Versorgung von Post- und Bahnbeamten, die durch einen Dienstunfall verletzt wurden, sind gleichlautende Verträge mit der Kassenärztlichen Bundesvereinigung.

Anspruchsberechtigte sind alle durch Dienstunfall verletzten **Beamten** sowie deren **Hinterbliebene.**

Mit der **Behandlung** eines im Dienst verletzten Beamten erkennt der Vertragsarzt die abgeschlossenen Verträge als für sich **verbindlich** an.

Hinweis:

Die **Abrechnung** der vertragsärztlichen Leistungen erfolgt für Beamte des Bundeseisenbahnvermögens und für Beamte von Postdienst, Postbank und Telekom auf **unterschiedlichen** Wegen:

- bei den **Bahnbeamten** geht die Arztrechnung
  nach Abschluss der Behandlung unmittelbar an die
  Dienststelle Berlin des Bundeseisenbahnvermögens in Berlin;
- bei den **Beamten von Postdienst, Postbank und Telekom** geht die Arztrechnung
  nach Abschluss der Behandlung unmittelbar an die
  BG Verkehr, Sparte Post, Postbank, Telekom in Tübingen.

Die Abrechnung von Dienstunfällen bei Post- und Bahnbeamten erfolgt nach der **GOÄ** mit festgelegten Steigerungssätzen:

- **persönliche ärztliche Leistung:** 1,85-facher Satz,
- **medizinisch-technische Leistungen:** 1,8-facher Satz,
- **Laborleistungen:** 1,15-facher Satz.

Für **Berichte und Gutachten** sind in den Verträgen **feste Beträge** aufgeführt.

Hinweis:

Ist der Dienstunfall mit einer Dienstunfähigkeit über den Unfalltag hinaus verbunden, muss der Verletze einen **Durchgangsarzt** (D-Arzt) aufsuchen.

2.1.5 ✎Wie war das noch?

Fragen zu „gesetzliche Krankenkassen“

1. Welche Krankenkassen gehören zu den Primärkassen?

→ .... → ....

→ .... → ....

→ ....

2. Für die Versicherungspflichtigen der gesetzlichen Krankenversicherung besteht Kassenwahlfreiheit.
   a) Was bedeutet das?
   b) Welche Kündigungsfrist muss üblicherweise bei Kassenwechsel eingehalten werden?

→ a) ....

....

....

→ b) ....

....

....

3. Nennen Sie die zum Verband der Ersatzkassen e.V. (vdek) gehörenden Kassen.

→ ....

→ ....

→ ....

→ ....

→ ....

→ ....

Fragen zu „elektronische Gesundheitskarte“

4. Nennen Sie sechs Daten, die im Speicherchip der Gesundheitskarte enthalten sind.

→ ....

→ ....

→ ....

→ ....

→ ....

→ ....

Lernfeld 2
Seite 108

5. Nennen Sie drei Aufgaben der Gesundheitskarte.

→ ....

→ ....

→ ....

6. Welche Bedeutung hat die elektronische Gesundheitskarte in der Apotheke?

→ ....

7. a) Wann ist das Ersatzverfahren bei der Ausstellung von Formularen erforderlich? Nennen Sie mindestens zwei entsprechende Situationen.

→ ....

....

....

b) Welche Eintragungen sind auf den Formularen erforderlich, wenn diese im Ersatzverfahren auszustellen sind?

→ ....

→ ....

→ ....

→ ....

→ ....

→ ....

8. Wie sollte der Arzt Arzneimittel verordnen, um sich vor Regressen der Krankenkasse zu schützen, wenn der Patient keinen Behandlungsausweis vorlegen kann?

→ ....

....

→ ....

....

Fragen zu „Private Krankenversicherungen"

9. Nennen Sie Patienten, die nach der GOÄ abgerechnet werden.

→ ....

→ ....

→ ....

→ ....

10. Nach welchen beiden Prinzipien richtet sich die Beitragshöhe in der privaten Krankenversicherung?
Erläutern Sie diese beiden Prinzipien kurz.

→ ....

....

....

→ ....

....

....

11. Bei einer gesetzlichen Krankenkasse können Familienmitglieder, die nicht selbst versicherungspflichtig beschäftigt sind, kostenfrei mitversichert werden (Familienversicherung). Was gilt bei privaten Krankenversicherungen?

→ ....

....

12. Wer kann eine private Krankenvollversicherung abschließen?

→ ....

→ ....

13. Nennen Sie die drei unterschiedlichen Sozialtarife der privaten Krankenkassen und geben Sie an, für wen die Tarife gelten.

→ ....

→ ....

→ ....

14. Warum schließen Beamte private Teilversicherungen ab?

→ ....

....

....

15. Nennen Sie Formen der privaten Zusatzversicherung.

→ ....

....

→ ....

....

→ ....

....

Fragen zu „Sonstige Kostenträger"

Fragen zu „Besondere gesetzliche Vorschriften"

16. Welche Personen haben Anspruch auf ärztliche Versorgung nach dem SGB XII (12. Sozialgesetzbuch)?

→ ....

17. Welcher Behandlungsausweis wird von Sozialhilfeempfängern üblicherweise vorgelegt?

→ ....

18. Welche Vordrucke sind für die betreffenden Personen zu verwenden?

→ ....

19. Nach welcher Gebührenordnung müssen die ärztlichen Leistungen bei dieser Patientengruppe abgerechnet werden?

→ ....

20. Welches Sozialgesetzbuch enthält das „Soziale Entschädigungsrecht" (SER)?

→ ....

21. Nennen Sie zwei Gesetze, die im Sozialen Entschädigungsrecht zusammengefasst wurden.

→ ....

→ ....

22. Nennen Sie Beispiele für Anspruchsberechtigte nach dem SER.

→ ....

→ ....

→ ....

....

23. Nennen Sie die drei Voraussetzungen für die Anerkennung einer Schädigung nach dem SER.

→ ....

→ ....

→ ....

24. Unter welcher Voraussetzung werden auch die Krankheitskosten von Nichtschädigungsfolgen nach dem SER übernommen?

→ ....

....

25. Wer kann neben dem diesen Geschädigten ebenfalls Anspruch auf Leistungen nach dem SER haben?

→ ....

→ ....

→ ....

26. Welche Personen haben Anspruch auf ärztliche Untersuchung nach dem Jugendarbeitsschutzgesetz?

→ ....

27. Welcher Behandlungsausweis wird von diesen Berechtigten vorgelegt?

→ ....

28. Wer gibt die Behandlungsausweise an diese Berechtigten aus?

→ ....

29. An wen müssen die Abrechnungsunterlagen bei diesen Berechtigten gesendet werden?

→ ....

30. Nach welcher Gebührenordnung muss die Untersuchung nach dem Jugendarbeitsschutzgesetz abgerechnet werden?

→ ....

31. Welche Personen haben Anspruch auf ärztliche Versorgung nach dem EG-Recht?

Touristen aus

→ ....

→ ....

→ ....

32. Welcher Behandlungsausweis wird von diesen Berechtigten vorgelegt?

→ ....

→ ....

33. Was muss der Patient, der sich mit einer EHIC ausweist, vor der Behandlung machen?

→ ....

34. Was macht der Arzt mit der ausgefüllten Erklärung (siehe vorherige Frage)?

→ ....

Lernfeld 2
Seite 112

35. Welche Personen haben Anspruch auf ärztliche Versorgung nach dem über- und zwischenstaatlichen Sozialversicherungsabkommen (SVA)?
Nennen Sie drei betroffene Staaten.

→ ....

→ ....

....

36. Welcher Behandlungsausweis wird von diesen Berechtigten vorgelegt, die sich nur zeitweise in der Bundesrepublik Deutschland aufhalten?

→ ....

37. Wer stellt diesen Anspruchnachweis aus?

→ ....

38. Was ist bei Überweisungen bei dieser Personengruppe zu beachten?

→ ....

....

39. Wie sind erbrachte ärztliche Leistungen bei ausländischen Bürgern abzurechnen, die weder eine Europäische Krankenversicherungskarte besitzen, noch aus einem Staat kommen, mit dem ein Sozialversicherungsabkommen besteht?

→ ....

Fragen zu „Freie Heilfürsorge"

40. Nennen Sie drei Personengruppen, die Anspruch auf Freie Heilfürsorge haben.

→ .... → ....

→ ....

41. Welche Gebührenordnung ist bei diesen Personengruppen anzuwenden, und bei wem sind die Abrechnungsunterlagen einzureichen?

→ ....

42. Welcher Behandlungsausweis wird von Polizeivollzugsbeamten der Bundespolizei vorgelegt
a) für deren Dienststelle ein ärztlicher Dienst zur Verfügung steht;
b) für deren Dienststelle kein ärztlicher Dienst zur Verfügung steht?

→ a) ....

→ b) ....

43. Was hat der Vertragsarzt bei der Ausstellung von Verordnungen bei Bundespolizisten mit ärztlichem Dienst zu beachten?

➔ Grundsatz ....

➔ Vordruck ....

➔ notwendige Angaben
- ....
- ....
- ....
- ....

44. Welches Recht hat der Vertragsarzt, wenn der Polizeivollzugsbeamte der Bundespolizei, der einer dringenden Behandlung bedurfte, seinen Überweisungsschein innerhalb von vier Wochen nicht nachreicht?

➔ ....

45. Welche Leistungen darf der Arzt erbringen, der einen Überweisungsschein von Bundeswehrsoldaten entgegennimmt?

➔ ....

46. Was hat der Vertragsarzt bei der Ausstellung von Verordnungen bei Bundeswehrsoldaten zu beachten?

➔ Grundsatz ....

➔ Vordruck ....

➔ notwendige Angaben ....
- .... • ....
- .... • ....
- .... • ....

47. Welches Formular wird bei der Behandlung von Bundeswehrsoldaten im organisierten Notdienst verwendet?

➔ ....

Fragen zu „Vertragliche Vereinbarungen mit Post und Bahn"

48. Welche Personen sind gegenüber der Postbeamtenkrankenkasse anspruchsberechtigt?

➔ ....

➔ ....

49. Welcher Behandlungsausweis wird von diesen Berechtigten vorgelegt?

➔ ....

50. Welche Formulare sind bei diesen Berechtigten zu verwenden?

→ ....

51. Nach welcher Gebührenordnung sind die ärztlichen Leistungen abzurechnen?

→ ....

52. An wen sind die Abrechnungsunterlagen von diesen Berechtigten zu versenden?

→ ....

53. Welcher Behandlungsausweis wird von Bahnbeamten der Beitragsklassen I–III vorgelegt?

→ ....

54. Welche Formulare sind bei diesen Berechtigten zu verwenden?

→ ....

55. Nach welcher Gebührenordnung sind die ärztlichen Leistungen bei diesen Berechtigten abzurechnen?

→ ....

56. An wen sind die Abrechnungsunterlagen von diesen Berechtigten zu versenden?

→ ....

....

57. Welche Personen sind bei einem Dienstunfall aufgrund von vertraglichen Vereinbarungen anspruchsberechtigt?

→ ....

→ ....

58. An wen sind die Abrechnungsunterlagen von diesen Berechtigten zu versenden?

→ **Bahnbeamte:** ....

→ **Postbeamte:** ....

2.2 Formulare der vertragsärztlichen Versorgung

Zu den alltäglichen Aufgaben in der Praxis gehört das Ausfüllen von Formularen. Zumeist erfolgt dies elektronisch im Praxisverwaltungssystem (PVS). Anschließend werden die Formulare ausgedruckt und müssen vom Arzt unterschrieben werden. Bei elektronischen Formularen entfällt der Ausdruck, der Arzt signiert mit seiner qualifizierten elektronischen Signatur (QES).

2.2.1 Allgemeine Vorschriften

In der **Vordruckvereinbarung** als Anlage zum **Bundesmantelvertrag (BMV)** zwischen der Kassenärztlichen Bundesvereinigung und dem GKV-Spitzenverband wird das Formularwesen in der ärztlichen Praxis geregelt.

Diese Formulare sind in der vertragsärztlichen Versorgung verbindlich.

Durch die Vordruckvereinbarung erlangen die entsprechenden Vordrucke für alle Benutzungsberechtigten **Verbindlichkeit,** damit nicht jede Krankenkasse auf eigenen Formularen besteht. So sind beispielsweise

- Bezeichnung,
- Aufbau,
- Abmessungen,
- Inhalt,
- Farbe,

der Formulare generell abgestimmt und bundeseinheitlich festgelegt. Die vereinbarten Vordrucke enthalten jeweils eine einheitliche **Muster-Nummer.**

Die **Herstellungskosten** für alle Kassen-Formulare tragen die **Krankenkassen,** die **Auslieferung** an die einzelne Vertragsarztpraxis erfolgt über die zuständige **Kassenärztliche Vereinigung,** in bestimmten Regionen auch Druckereien.

Laut Anlage 2a des Bundesmantelvertrags (BMV-Ä) dürfen Vertragsärzte die in der vertragsärztlichen Versorgung verwendeten Formulare auf dem eigenen Praxiscomputer mit Laserdrucker selbst herstellen und bedrucken. Dieses Verfahren wird als **Blankoformularbedruckung** bezeichnet.

Voraussetzungen für die Blankoformularbedruckung sind:

- von der KBV genehmigte Praxissoftware;
- Verwendung von Sicherheitspapier (DIN A4 oder A5) mit Wasserzeichen;
- Aufdruck eines Strichcodes (Barcode)

Das Sicherheitspapier ist auf den gleichen Wegen zu beziehen wie die konventionellen Formulare; die Papierkosten tragen die Krankenkassen.

Ausgenommen von dieser grundsätzlichen Bestimmung sind das

- **Arzneiverordnungsblatt (Muster 16)**
  – zu beschaffen **von der einzelnen Praxis** bei bestimmten Formularverlagen;
  – wird von den **Krankenkassen kostenlos** zur Verfügung gestellt; wünscht der Arzt den **Eindruck des Arztstempels,** sind die **Mehrkosten** von ihm zu tragen;
- **Betäubungsmittelrezept**
  – zu beschaffen **von der einzelnen Praxis**
  – **kostenlos**
  – beim Bundesinstitut für Arzneimittel und Medizinprodukte – **Bundesopiumstelle** –, Kurt-Georg-Kiesinger-Allee 3, 53175 Bonn.

Die zur Durchführung der vertragsärztlichen Versorgung erforderlichen **Vordrucke und Stempel sind sorgfältig aufzubewahren.** Der Arzt haftet für eine schuldhafte Verletzung seiner Sorgfaltspflicht.

Es ist verboten, Blankoformulare mit der Arztunterschrift auf Vorrat zu halten.

Anlage 2b des Bundesmantelvertrags (BMV-Ä) legt die Regeln fest, die zur Nutzung **digitale Vordrucke** zu beachten sind. Die Verwendung der elektronischen Arbeitsunfähigkeitsbescheinigung (eAU) und des elektronischen Rezepts (eRezept) sind aktuell schon verpflichtend. Weitere Vordrucke wie die Laborüberweisung dürfen freiwillig digital erstellt und übermittelt werden.

2.2.2 Übersicht über die vereinbarten Vordrucke

Anlage 2 des Bundesmantelvertrags (BMV-Ä) enthält die **Vordruck-Vereinbarungen.** Darin wird erläutert, wie die einzelnen Formulare ausgefüllt werden müssen. Zudem enthält sie die **Vordruckmustersammlung,** in der alle aktuell gültigen Formulare abgebildet sind. Die folgende Tabelle listet die aktuell gültigen Formulare auf.

Die hier ***fett/kursiv*** gedruckten Vordrucke ***muss jede Medizinische Fachangestellte*** kennen; diese Formulare werden anschließend näher erläutert. Die in Reihenfolge nicht genannten Nummern sind zurzeit nicht besetzt.

Muster-Nr.	Formularbezeichnung
Vordruck e01	***Arbeitsunfähigkeitsbescheinigung***
Muster 2	***Verordnung von Krankenhausbehandlung***
Muster 3	Zeugnis über den mutmaßlichen Tag der Entbindung
Muster 4	***Verordnung einer Krankenbeförderung***
Muster 5	***Abrechnungsschein***
Muster 6	***Überweisungsschein***
Muster 7	Überweisung vor Aufnahme einer Psychotherapie zur Abklärung somatischer Ursachen
Muster 8	Sehhilfenverordnung
Muster 8A	Verordnung von vergrößernden Sehhilfen
Muster 9	Bescheinigung einer Frühgeburt oder einer Behinderung des Kindes
Muster 10	***Überweisungsschein für in-vitro-diagnostische Auftragsleistungen***
Muster 10 A	***Anforderungsschein für Laboratoriumsuntersuchungen bei Laborgemeinschaften***
Muster 11	Bericht für den Medizinischen Dienst
Muster 12	Verordnung häuslicher Krankenpflege
Muster 13	***Heilmittelverordnung***
Muster 15	Ohrenärztliche Verordnung einer Hörhilfe
Muster 16	***Arzneiverordnungsblatt***
–	***Betäubungsmittelrezept (BtM-Rezept)***
Muster 19	***Notfall-/Vertretungsschein***
Muster 20	Stufenweise Wiedereingliederung in das Erwerbsleben (Wiedereingliederungsplan)
Muster 21	Ärztliche Bescheinigung für den Bezug von Krankengeld bei der Erkrankung eines Kindes
Muster 22	Konsiliarbericht vor Aufnahme einer Psychotherapie
Muster 25	Anregung einer ambulanten Vorsorgeleistung in anerkannten Kurorten
Muster 26	Verordnung Soziotherapie

Muster-Nr.	Formularbezeichnung
Muster 27	Soziotherapeutischer Betreuungsplan
Muster 28	Verordnung bei Überweisung zur Indikationsstellung bei Soziotherapie im Umfang von maximal 5 Therapieeinheiten
Muster 36	Empfehlung zur verhaltensbezogenen Primärprävention
Muster 39	Krebsfrüherkennung Zervixkarzinom
Muster 50	Anfrage zur Zuständigkeit einer anderen Krankenkasse
Muster 51	Anfrage zur Zuständigkeit eines sonstigen Kostenträgers
Muster 52	Bericht für die Krankenkasse bei Fortbestehen der Arbeitsunfähigkeit
Muster 53	Anfrage zum Zusammenhang von Arbeitsunfähigkeitszeiten
Muster 55	Bescheinigung einer schwerwiegenden chronischen Erkrankung
Muster 56	Antrag auf Kostenübernahme für Rehabilitationssport/Funktionstraining
Muster 61	Teil A: Beratung zu medizinischer Rehabilitation/Prüfung des zuständigen Rehabilitationsträgers Teil B–E: Verordnung von medizinischer Rehabilitation
Muster 62A	Ergebnis der Erhebung des Beatmungsentwöhnungs- bzw. Dekanülierungspotenzials gemäß AKI-Richtlinie des G-BA
Muster 62B	Verordnung außerklinischer Intensivpflege
Muster 62C	Behandlungsplan
Muster 63	Verordnung spezialisierter ambulanter Palliativversorgung (SAPV)
Muster 64	Verordnung medizinischer Vorsorge für Mütter und Väter
Muster 65	Ärztliches Attest Kind
Muster 70	Behandlungsplan für Maßnahmen zur künstlichen Befruchtung
Muster 70A	Folgebehandlungsplan für Maßnahmen zur künstlichen Befruchtung
Muster 85	Nachweis der Anspruchsberechtigung bei Ruhen des Anspruchs gemäß § 16 Absatz 3a SGB V
Muster 86	Weiterleitungsbogen für angeforderte Informationen an den MD

2.2.3 Verschlüsselung der Krankheitsdiagnosen

Auf nahezu allen in der vertragsärztlichen Versorgung verwendeten Formularen ist als wesentlicher Informationsbestandteil die Angabe der ärztlichen Diagnose gefordert. Aufgrund gesetzlicher Vorschriften im 5. Buch des Sozialgesetzbuches (SGB V) sind die ärztlichen Diagnosen insbesondere bei der Abrechnung der ärztlichen Leistungen zu verschlüsseln. Diese Verschlüsselung hat einheitlich nach der deutschen Fassung (German Modification) des **ICD-10** (ICD-10-GM) zu erfolgen.

Mit dem Begriff „ICD-10" wird die von der Weltgesundheitsorganisation (WHO) vorgelegte „Internationale statistische Klassifikation der Krankheiten und verwandter Gesundheitsprobleme" bezeichnet. Diese Klassifikation ist die 10. Version einer bereits seit 1893 existierenden internationalen Klassifikation von Todesursachen und Krankheiten, ICD (International Classifikation of Diseases) genannt.

Die Verwendung dieser Klassifikation in der vertragsärztlichen Versorgung soll der besseren statistischen Erfassung der Behandlungsursachen dienen und damit auch die Möglichkeit erweitern, sachbezogene Aussagen zu den Gesundheitskosten und den dazu benötigten Ausgaben zu treffen.

In der vertragsärztlichen Versorgung ist der ICD-10-GM auf folgenden **Formularen** zu verwenden:

• Arbeitsunfähigkeitsbescheinigung	Vordruck e01
• Abrechnungsschein	Muster 5
• Notfall-/Vertretungsschein	Muster 19
• Heilmittelverordnung	Muster 13

Die Kodierung einer Krankheit erfolgt mithilfe eines maximal 5-stelligen Kodes mit der Struktur:

X00.00

„X" steht für einen Buchstaben von A–Z, **„0"** für eine Ziffer von 0–9. Bereits mit einem dreistelligen Kode der Form **X00** kann eine Erkrankung kodiert werden. Vier- oder fünfstellige Kodes der Form X00.0 bzw. X00.00 bezeichnen Unterformen derselben Krankheit.

Im ambulanten Bereich ist die **Angabe der Diagnosesicherheit** als Zusatz zum ICD-Code verpflichtend. Folgende Buchstaben werden dazu an den ICD-Schlüssel angehängt:

A = Ausschluss einer Erkrankung
V = Verdacht auf eine Erkrankung
G = gesicherte Diagnose
Z = symptomloser Endzustand nach überstandener Krankheit.

Optional, aber sinnvoll, ist die Angabe der Seitenlokalisation bei paarigen Organen oder Körperteilen. Folgende Buchstaben können dazu angehängt werden:

R = rechts
L = links
B = beidseitig.

Bei der Angabe der Abrechnungsdiagnosen muss beachtet werden, dass nur solche Diagnosen übermittelt werden, derentwegen der Patient im entsprechenden Quartal behandelt wurde. Nicht übermittelt werden dürfen Dauerdiagnosen ohne Leistungsbezug im abzurechnenden Quartal.

Beispiele:

10.01.	*B06.9V*	*Verdacht auf komplikationslose Rötelninfektion*
03.02.	*B06.9Z*	*Zustand nach Röteln ohne Komplikation (= in der Anamnese festgehaltene, zurückliegende Rötelnerkrankung)*
17.05.	*T23.1GR*	*Verbrennung 1. Grades des Handgelenkes und der Hand, gesicherte Diagnose, rechts*

Im Folgenden werden die Formulare näher vorgestellt, die in der Tabelle des Kapitels 2.2.2 kursiv hervorgehoben wurden.

2.2.4 Arbeitsunfähigkeitsbescheinigung (Vordruck e01)

Vordruck e01

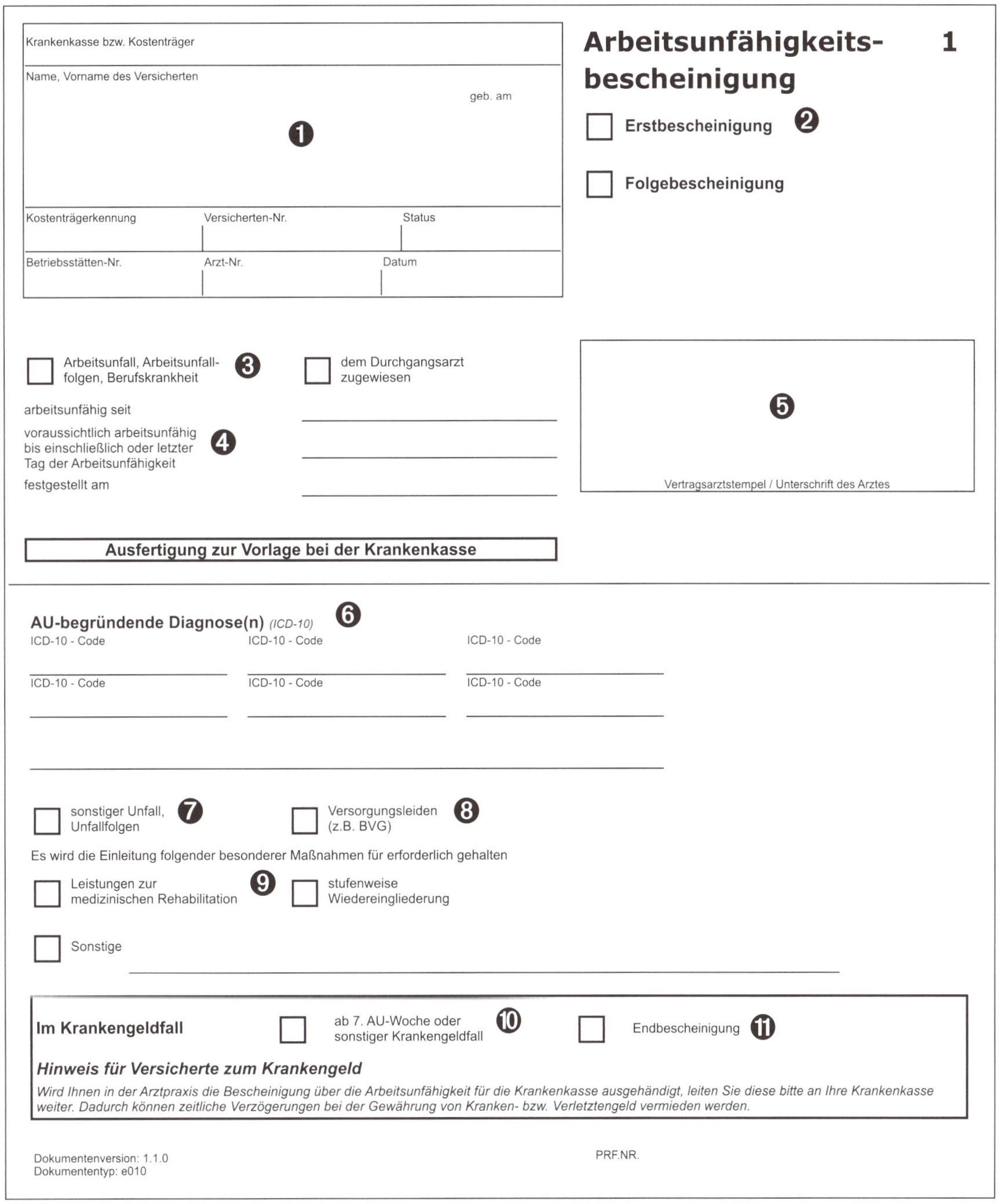

Krankenkasse bzw. Kostenträger
Name, Vorname des Versicherten
geb. am
❶
Kostenträgerkennung | Versicherten-Nr. | Status
Betriebsstätten-Nr. | Arzt-Nr. | Datum

Arbeitsunfähigkeits-bescheinigung **1**

☐ **Erstbescheinigung** ❷

☐ **Folgebescheinigung**

☐ Arbeitsunfall, Arbeitsunfall-folgen, Berufskrankheit ❸

☐ dem Durchgangsarzt zugewiesen

arbeitsunfähig seit

voraussichtlich arbeitsunfähig bis einschließlich oder letzter Tag der Arbeitsunfähigkeit ❹

festgestellt am

❺
Vertragsarztstempel / Unterschrift des Arztes

Ausfertigung zur Vorlage bei der Krankenkasse

AU-begründende Diagnose(n) *(ICD-10)* ❻

ICD-10 - Code | ICD-10 - Code | ICD-10 - Code
ICD-10 - Code | ICD-10 - Code | ICD-10 - Code

☐ sonstiger Unfall, Unfallfolgen ❼

☐ Versorgungsleiden (z.B. BVG) ❽

Es wird die Einleitung folgender besonderer Maßnahmen für erforderlich gehalten

☐ Leistungen zur medizinischen Rehabilitation ❾

☐ stufenweise Wiedereingliederung

☐ Sonstige

Im Krankengeldfall ☐ ab 7. AU-Woche oder sonstiger Krankengeldfall ❿ ☐ Endbescheinigung ⓫

Hinweis für Versicherte zum Krankengeld

Wird Ihnen in der Arztpraxis die Bescheinigung über die Arbeitsunfähigkeit für die Krankenkasse ausgehändigt, leiten Sie diese bitte an Ihre Krankenkasse weiter. Dadurch können zeitliche Verzögerungen bei der Gewährung von Kranken- bzw. Verletztengeld vermieden werden.

Dokumentenversion: 1.1.0
Dokumententyp: e010

PRF.NR.

Eine Arbeitsunfähigkeitsbescheinigung wird ausgestellt für Patienten mit Anspruch nach dem Lohnfortzahlungsgesetz (in aller Regel für 6 Wochen) und darüberhinaus für die Zeit der Krankengeldzahlung.

Für das **Ausstellen** dieser Arbeitsunfähigkeitsbescheinigung kann **keine gesonderte Liquidation** erfolgen; die Ausstellung ist in der Versichertenpauschale bzw. Grundpauschale enthalten.

Die **Bescheinigung** einer Arbeitsunfähigkeit erfolgt ausschließlich **elektronisch.** Dazu wird der Vordruck e01 mithilfe des Praxisverwaltungssystems ausgefüllt.

Der Ablauf beim Ausstellen der elektronischen Arbeitsunfähigkeitsbescheinigung (eAU) stellt sich wie folgt dar:

- Die Arztpraxis ruft die eAU im **Praxisverwaltungssystem (PVS)** auf und befüllt sie. Der Arzt muss die eAU mit seiner **qualifizierten elektronischen Signatur (QES)** versehen. In der Regel erfolgt die Signatur als **Stapelsignatur** am Ende des Arbeitstages.
- Der Patient erhält von der Arztpraxis einen **Ausdruck der Arbeitsunfähigkeitsbescheinigung** für seine Unterlagen. Diesen Ausdruck muss der Arzt unterschreiben. Alternativ kann die eAU in der **elektronischen Patientenakte** abgelegt werden.

- Der **Patient** ist verpflichtet, seinen **Arbeitgeber** unverzüglich über die Arbeitsunfähigkeit sowie deren Dauer zu **informieren.**
- Nach dem Arztbesuch übermittelt die Arztpraxis bis spätestens 24:00 Uhr die Arbeitsunfähigkeitsdaten elektronisch an die **Krankenkasse** des Patienten. Dies erfolgt mit Hilfe eines KIM-Dienstleisters.
- Der **Arbeitgeber** des Patienten **sendet eine Anfrage** an die Krankenkasse über deren Kommunikationsserver.
- Die **Krankenkasse** stellt daraufhin die **eAU** zum Abruf auf dem Server bereit.
- Die Praxis speichert die eAU für **1 Jahr.**

Beim **ordnungsgemäßen Ausfüllen** von Vordruck e01 sind folgende Punkte zu beachten:

❶ Das **Personalienfeld** wird mittels der Gesundheitskarte befüllt.

❷ **Erstbescheinigung** wird bei der erstmaligen Feststellung der Arbeitsunfähigkeit angekreuzt. Folgen zwei Arbeitsunfähigkeitszeiten mit unterschiedlicher Diagnose unmittelbar aufeinander, dann ist für die zweite Arbeitsunfähigkeit eine Erstbescheinigung auszustellen. Tritt eine neue Erkrankung auf oder hat in der Zwischenzeit Arbeitsfähigkeit bestanden, wird ebenfalls „Erstbescheinigung" markiert. In allen anderen Fällen wird das Kästchen **„Folgebescheinigung"** markiert.

❸ Das Kästchen **„Arbeitsunfall, Arbeitsunfallfolgen, Berufskrankheit"** muss angekreuzt werden, wenn die Arbeitsunfähigkeit durch einen dieser drei Gründe verursacht wird.
Besteht Arbeitsunfähigkeit, die über den Unfalltag hinausgeht, muss der Patient dem Durchgangsarzt zugewiesen werden. In diesem Fall wird das Kästchen **„dem Durchgangsarzt zugewiesen"** markiert.

❹ Die **Daten** sind grundsätzlich **6-stellig** zu schreiben.
Das Datum, ab dem die Arbeitsunfähigkeit besteht, wird in das Feld **„arbeitsunfähig seit"** eingetragen. Falls es sich um eine Folgebescheinigung handelt, kann die Eintragung unterbleiben. Eine **Rückdatierung** des Beginns der Arbeitsunfähigkeit kann nur **ausnahmsweise** und nur nach gründlicher Prüfung durch den Arzt **bis zu drei Tagen** erfolgen. Bei bestehender Arbeitsunfähigkeit an arbeitsfreien Tagen (z. B. an Samstagen, Sonntagen, Feier- oder Urlaubstagen) ist auch für diese Tage die Arbeitsunfähigkeit zu bescheinigen.
Das Datum, bis zu dem die Arbeitsunfähigkeit voraussichtlich besteht, wird in dem Feld **„voraussichtlich arbeitsunfähig bis einschließlich oder letzter Tag der Arbeitsunfähigkeit"** eingetragen. Der Vertragsarzt hat hierbei besondere Sorgfalt walten zu lassen, da das bescheinigte Datum für die Lohnfortzahlung von Bedeutung ist. Die Prognose der Dauer der Arbeitsunfähigkeit soll in der Regel nicht für einen mehr als zwei Wochen in der Zukunft liegenden Zeitraum bescheinigt werden. In Ausnahmefällen kann die Arbeitsunfähigkeit bis zu einer Dauer von einem Monat attestiert werden.
Im Feld **„festgestellt am"** wird das Datum eingetragen, an dem die Arbeitsunfähigkeit ärztlich festgestellt worden ist. Die Feststellung der Arbeitsunfähigkeit darf weder vor- noch rückdatiert werden. Das Feststelldatum ist wichtig für den lückenlosen Nachweis des Fortbestehens der Arbeitsunfähigkeit. Ein lückenhafter Nachweis durch eine verspätete Feststellung der Arbeitsunfähigkeit kann zu Krankengeldverlust für den Versicherten führen.

❺ Hier wird die **qualifizierte elektronische Signatur (QES)** des Arztes angezeigt.

❻ Beim Ausfüllen der Felder **„AU-begründende Diagnose(n)"** werden alle Diagnosen angegeben, die zu der aktuellen Arbeitsunfähigkeit führen. Die Diagnosen müssen nach ICD 10 verschlüsselt werden. Zusätzliche Angaben als Klartext/Freitext sind nur dann zulässig, wenn weitere Angaben, die außerhalb der ICD-10-Kodierung liegen, notwendig sind.

❼ Das Kästchen **„sonstiger Unfall, Unfallfolgen"** ist bei einem **privaten** Unfall anzukreuzen, wenn der Patient sich beispielsweise beim Skilaufen oder Reiten das Bein gebrochen hat.

❽ Das Kästchen **„Versorgungsleiden (BVG)"** wird angekreuzt, wenn ein anerkanntes Leiden nach SER (Soziales Entschädigungsrecht) zu der Arbeitsunfähigkeit führte.

❾ Die Felder **„Leistungen zur medizinischen Rehabilitation"** bzw. **„stufenweise Wiedereingliederung"** werden markiert, wenn der Arzt die Einleitung der entsprechenden Maßnahmen für notwendig hält. Während der Wiedereingliederung ist eine regelmäßige Untersuchung durch den behandelnden Arzt erforderlich. Die Arbeitsunfähigkeit besteht während der Zeit der Wiedereingliederung fort.
Das Feld „Sonstige" wird markiert bzw. ausgefüllt, wenn der Arzt beispielsweise ein betriebliches Eingliederungsmanagement (BEM) für erforderlich hält.

⑩ Die Bescheinigung für die Krankengeldzahlung ist in die Arbeitsunfähigkeitsbescheinigung integriert worden. Beträgt die durchgängige Dauer der Arbeitsunfähigkeitsbescheinigung mehr als 6 Wochen, markiert der behandelnde Arzt das Kästchen **„ab 7. AU-Woche oder sonstiger Krankengeldfall“.**

⑪ Liegt ein Krankengeldfall vor und steht bereits bei der Ausstellung der Bescheinigung fest, dass die Arbeitsunfähigkeit tatsächlich an dem im Feld „voraussichtlich arbeitsunfähig bis einschließlich oder letzter Tag der Arbeitsunfähigkeit“ angegebenen Datum enden wird, markiert der Arzt das Feld **„Endbescheinigung“.**

2.2.5 Verordnung von Krankenhausbehandlung (Muster 2)

Muster 2

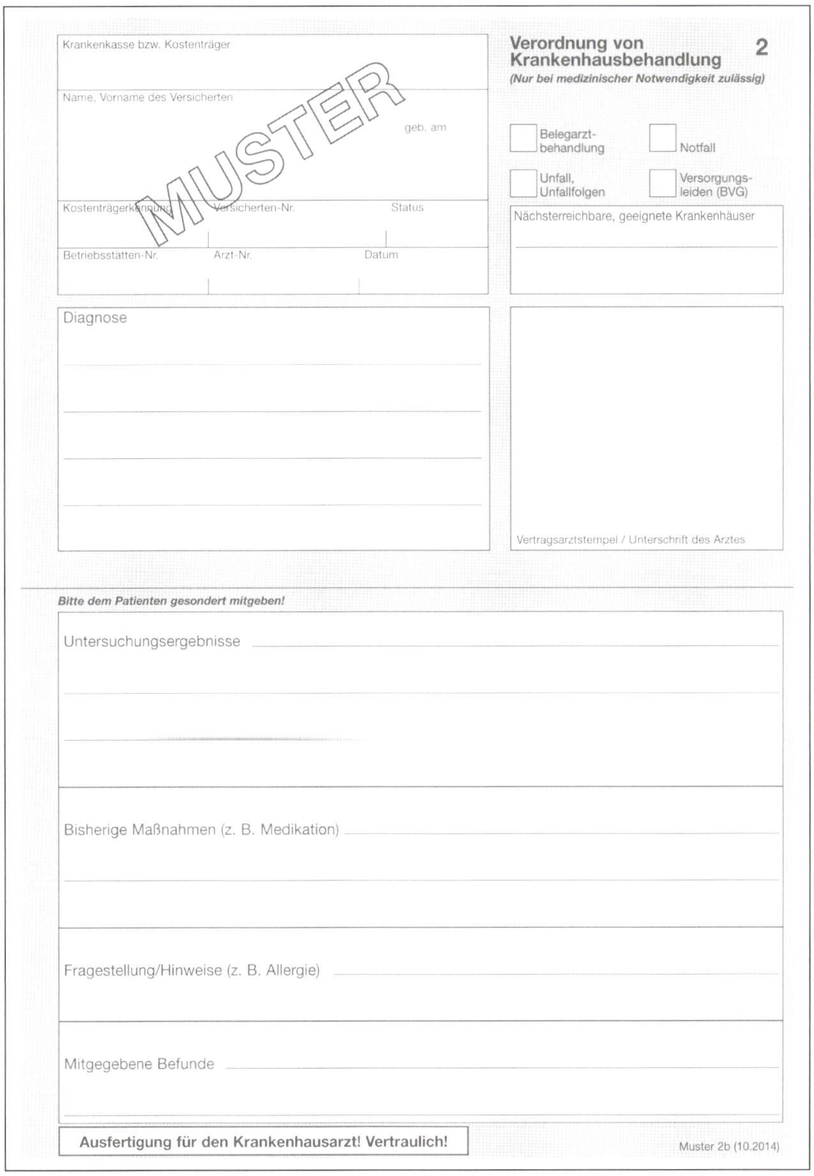
Krankenkasse bzw. Kostenträger
Name, Vorname des Versicherten
geb. am
MUSTER
Kostenträgerkennung Versicherten-Nr. Status
Betriebsstätten-Nr. Arzt-Nr. Datum

Verordnung von Krankenhausbehandlung 2
(Nur bei medizinischer Notwendigkeit zulässig)

Belegarzt-behandlung
Notfall
Unfall, Unfallfolgen
Versorgungs-leiden (BVG)
Nächsterreichbare, geeignete Krankenhäuser

Diagnose

Vertragsarztstempel / Unterschrift des Arztes

Bitte dem Patienten gesondert mitgeben!

Untersuchungsergebnisse

Bisherige Maßnahmen (z. B. Medikation)

Fragestellung/Hinweise (z. B. Allergie)

Mitgegebene Befunde

Ausfertigung für den Krankenhausarzt! Vertraulich!

Muster 2b (10.2014)

Muster 2 ist ein **dreiteiliges** Formular; Farbe **rot;**

Muster 2a für das **Krankenhaus** (wird unten erläutert);

Muster 2b für den **Krankenhausarzt;**

Muster 2c für den **einweisenden Arzt.**

Muster 2b und **Muster 2c** als Durchschlag von 2b enthalten ggf. **vertrauliche**, krankheitsbezogene Angaben für den Krankenhausarzt.
Unter Umständen kann das **Muster 2b** dem Patienten **getrennt von 2a** gegebenenfalls mit anderen Krankenunterlagen in einem **verschlossenen** Briefumschlag ausgehändigt werden.

Das **Muster 2a** besteht nur aus der oberen Hälfte des Gesamtformulars; hier ist die **Rückseite** abgebildet:

> Die Kostenverpflichtungserklärung gegenüber dem Krankenhaus bleibt der Krankenkasse vorbehalten; deshalb bitte diese Verordnung vor Aufsuchen des Krankenhauses der zuständigen Krankenkasse vorlegen.
>
> Geschieht das nicht, so kann die Kostenübernahme durch die Krankenkasse abgelehnt werden; es sei denn, es liegt ein Notfall vor, und ein Leistungsanspruch besteht.

Vom Krankenhaus auszufüllen: Krankenhausaufnahme erfolgt(e) am ____________ 20 __	 Stempel des Krankenhauses und Unterschrift

Das Muster 2a erhält der **Patient unverschlossen.**

Er hat dieses Formular zunächst seiner **Krankenkasse** vorzulegen, damit diese eine **Kostenverpflichtungserklärung** gemäß nebenstehendem Hinweis abgibt.

In Notfällen entfällt die Genehmigungspflicht.

Danach kann sich der Patient mit dem Formular und der Krankenkassenerklärung um die **Aufnahme in ein Krankenhaus** bemühen; das Aufnahmedatum wird vom Krankenhaus vermerkt.

Neben dem **ordnungsgemäßen Ausfüllen,** den Angaben zu **Diagnosen/Befunden** und der Mitteilung ärztlicher Informationen ist anzugeben:

Belegarztbehandlung	wenn die Einweisung durch einen **Belegarzt** auf seine Station erfolgt
Notfall	wenn der Patient **sofort** der Krankenhausbehandlung bedarf
Unfall, Unfallfolgen	wenn die Einweisung aufgrund eines **privaten** Unfalls erfolgt, das Formular ist **nicht bei Arbeitsunfällen** zu verwenden
Versorgungsleiden (BVG)	wenn die Einweisung aufgrund eines anerkannten Versorgungsleidens nach dem Sozialen Entschädigungsrecht (SER) erfolgt
nächsterreichbare, geeignete Krankenhäuser	hier sind **zwei Krankenhäuser** zur Auswahl für den Patienten anzugeben. **Zwei Gesichtspunkte** sind dabei vom Arzt zu berücksichtigen: • sie müssen mit Blick auf die Erkrankung **geeignet** sein, • es müssen von den geeigneten die **nächsterreichbaren** sein. Beispielsweise wäre die Klinik in der gleichen Straße bestimmt das nächsterreichbare Krankenhaus, hat aber für die notwendige Blasenoperation keine urologische Abteilung und ist deshalb nicht geeignet.

Bei Versicherten mit einer Behinderung, die Leistungen der Eingliederungshilfe beziehen, kann aus medizinischen Gründen die **Mitaufnahme einer Begleitperson** zu einer stationären Krankenhausbehandlung notwendig sein. Dieses wird im Feld „Fragestellung/Hinweis" vermerkt.

Hinweis:

- **Während der stationären Behandlung** sind **keine ambulanten Leistungen** auf Kassenkosten möglich; dies gilt auch für die Ausstellung von Verordnungen!
- Neben der Verordnung von Krankenhausbehandlung kann eine **Arbeitsunfähigkeitsbescheinigung** ausgestellt werden, z. B. im Falle einer vor- oder nachstationären Behandlung.

Aufgrund gesetzlicher Vorschriften wird von Patienten, die über 18 Jahre alt sind, für die stationäre Behandlung eine **Zuzahlung** verlangt. Diese Beteiligung beträgt innerhalb eines Kalenderjahres für längstens 28 Tage 10,00 EUR je Kalendertag und ist an das Krankenhaus zu zahlen.

Dies gilt **nicht**

- für Versicherte bis zur Vollendung des 18. Lebensjahres,
- bei teilstationärer Krankenhauspflege,
- bei Mutterschaftsvorsorge,
- wenn die Krankenhausbehandlung bei Leiden nach dem SER erfolgt.

2.2.6 Verordnung einer Krankenbeförderung (Muster 4)

Hinweis:

Muster 4 ist **nur** auszustellen, wenn eine Krankenbeförderung aus **zwingenden medizinischen Gründen** erforderlich ist

Muster 4

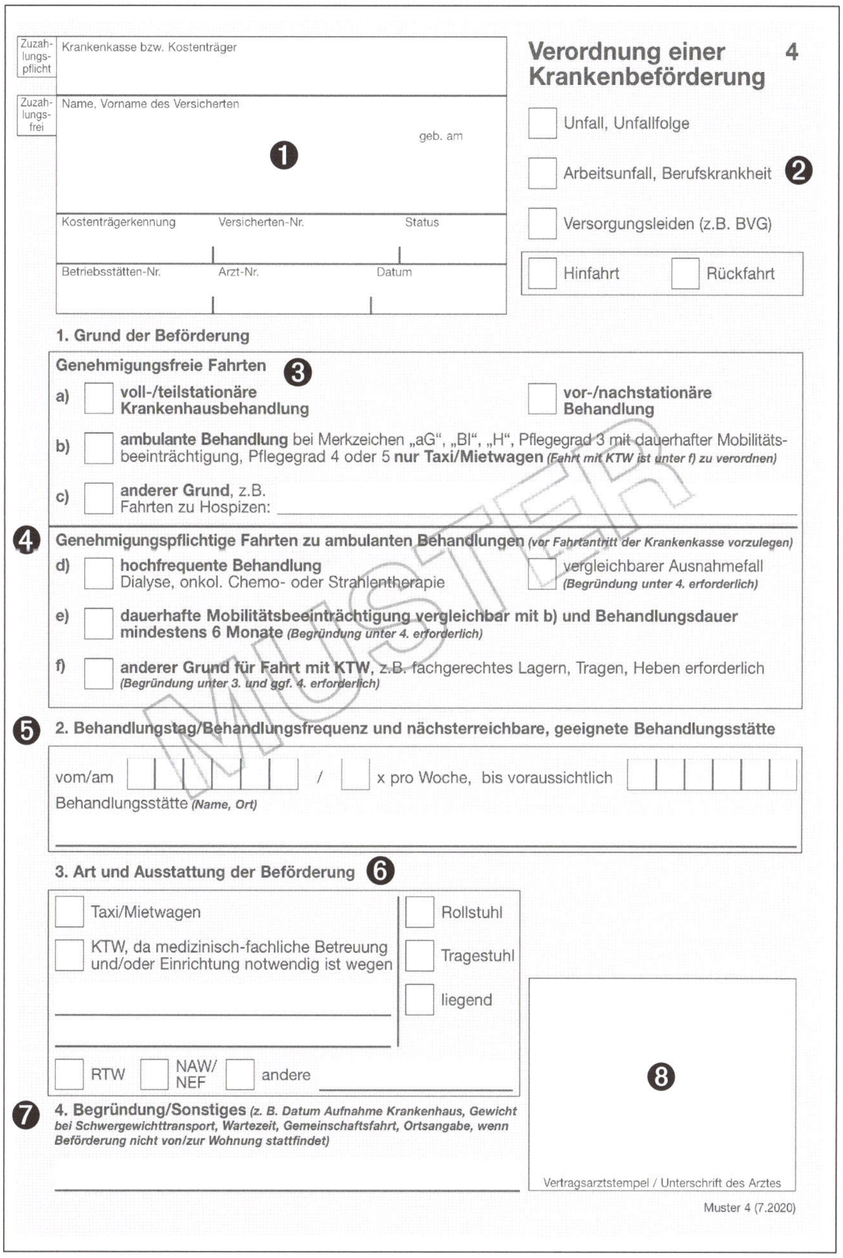
Zuzah-lungs-pflicht | Krankenkasse bzw. Kostenträger
Zuzah-lungs-frei | Name, Vorname des Versicherten | geb. am
❶
Kostenträgerkennung | Versicherten-Nr. | Status
Betriebsstätten-Nr. | Arzt-Nr. | Datum

Verordnung einer Krankenbeförderung 4

☐ Unfall, Unfallfolge
☐ Arbeitsunfall, Berufskrankheit ❷
☐ Versorgungsleiden (z.B. BVG)
☐ Hinfahrt ☐ Rückfahrt

1. Grund der Beförderung

Genehmigungsfreie Fahrten ❸

a) ☐ **voll-/teilstationäre Krankenhausbehandlung** ☐ **vor-/nachstationäre Behandlung**

b) ☐ **ambulante Behandlung** bei Merkzeichen „aG", „Bl", „H", Pflegegrad 3 mit dauerhafter Mobilitätsbeeinträchtigung, Pflegegrad 4 oder 5 **nur Taxi/Mietwagen** ***(Fahrt mit KTW ist unter f) zu verordnen)***

c) ☐ **anderer Grund**, z.B. Fahrten zu Hospizen: ____

❹ **Genehmigungspflichtige Fahrten zu ambulanten Behandlungen** ***(vor Fahrtantritt der Krankenkasse vorzulegen)***

d) ☐ **hochfrequente Behandlung** Dialyse, onkol. Chemo- oder Strahlentherapie ☐ vergleichbarer Ausnahmefall ***(Begründung unter 4. erforderlich)***

e) ☐ **dauerhafte Mobilitätsbeeinträchtigung vergleichbar mit b) und Behandlungsdauer mindestens 6 Monate** ***(Begründung unter 4. erforderlich)***

f) ☐ **anderer Grund für Fahrt mit KTW**, z.B. fachgerechtes Lagern, Tragen, Heben erforderlich ***(Begründung unter 3. und ggf. 4. erforderlich)***

❺ **2. Behandlungstag/Behandlungsfrequenz und nächsterreichbare, geeignete Behandlungsstätte**

vom/am ____ / ____ x pro Woche, bis voraussichtlich ____
Behandlungsstätte ***(Name, Ort)***

3. Art und Ausstattung der Beförderung ❻

☐ Taxi/Mietwagen
☐ KTW, da medizinisch-fachliche Betreuung und/oder Einrichtung notwendig ist wegen
☐ Rollstuhl
☐ Tragestuhl
☐ liegend
☐ RTW ☐ NAW/NEF ☐ andere ____

❼ **4. Begründung/Sonstiges** ***(z. B. Datum Aufnahme Krankenhaus, Gewicht bei Schwergewichttransport, Wartezeit, Gemeinschaftsfahrt, Ortsangabe, wenn Beförderung nicht von/zur Wohnung stattfindet)***

❽
Vertragsarztstempel / Unterschrift des Arztes

Muster 4 (7.2020)

MUSTER

Farbe: blau/weiß

Beim **ordnungsgemäßen Ausfüllen von Muster 4** sind folgende Punkte zu beachten:

❶ Das Personalienfeld wird mit der **Gesundheitskarte** befüllt. Links neben dem Personalienfeld wird markiert, ob **„Zuzahlungspflicht"** besteht oder ob die Fahrt **„Zuzahlungsfrei"** erfolgt. Grundsätzlich ist die Krankenbeförderung zuzahlungspflichtig, auch bei Patienten, die unter 18 Jahre alt sind. Das Feld „Zuzahlungsfrei" wird nur angekreuzt bei

- Verordnungen zu Lasten einen Unfallversicherungsträgers
- Verordnungen aufgrund eines Versorgungsleidens nach dem Sozialen Entschädigungsrecht (SER)
- Patienten, die einen Befreiungsausweis vorlegen

❷ Kennzeichnung, wenn gegebenenfalls **andere Kostenträger** für die Kosten der Krankenbeförderung aufkommen müssen:

Unfall, Unfallfolgen	wenn die Krankenbeförderung aufgrund eines **privaten Unfalls** erfolgt und eventuell eine private Unfall- oder Haftpflichtversicherung für die Kosten aufkommen muss;
Arbeitsunfall, Berufskrankheit	wenn die Krankenbeförderung durch einen dieser Gründe verursacht wird und deshalb der zuständige **Unfallversicherungsträger** (z. B. BG) die Kosten übernehmen muss;
Versorgungsleiden (z. B. BVG)	wenn die Krankenbeförderung aufgrund eines **anerkannten Versorgungsleidens** nach dem Sozialen Entschädigungsrecht (SER) erfolgt;
Hinfahrt, Rückfahrt	Grundsätzlich sind nur Fahrten auf dem direkten Weg vom Aufenthaltsort des Patienten zur nächstmöglichen, geeigneten Behandlungsstätte verordnungsfähig. Der Vertragsarzt überprüft aber nicht nur die medizinische Notwendigkeit für die **Hinfahrt,** sondern auch für die Rückfahrt. Ist beispielsweise eine **Rückfahrt** mit öffentlichen Verkehrsmitteln nicht möglich, so ist nur diese verordnungsfähig. Evtl. kann es wirtschaftlicher sein, wenn der Transporteur auf den Patienten während der Behandlung wartet. Die Wirtschaftlichkeit ist dann gegeben, wenn neue Anfahrtskosten höher wären als Kosten für die Wartezeit. Die Dauer der Wartezeit wird unten auf dem Formular unter dem Stichwort „Sonstiges" vermerkt.

❸ Der Gliederungspunkt **1. Grund der Beförderung** unterscheidet zwischen **genehmigungsfreien** und **genehmigungspflichtigen** Fahrten zur ambulanten Behandlung.
Bei den **genehmigungsfreien Fahrten** werden folgende Gründe unterschieden:

a) **voll-/teilstationäre Krankenhausbehandlung und vor-/nachstationäre Behandlung:**
Bei vorstationären Behandlungen wird der voraussichtliche Beginn der stationären Behandlung unten auf der Verordnung unter dem Stichwort **„Sonstiges"** vermerkt.

b) **ambulante Behandlung** bei Merkzeichen „aG", „Bl", „H", Pflegegrad 3 mit dauerhafter Mobilitätseinschränkung, Pflegegrad 4 oder 5 **(nur Taxi, Mietwagen)**
Patienten, die einen Schwerbehindertenausweis mit den angegebenen Merkzeichen vorweisen können, oder Patienten mit den angegebenen Pflegegraden erhalten eine genehmigungsfreie Verordnung zur ambulanten Behandlung, wenn diese im Taxi oder Mietwagen erfolgt. Ist die Fahrt im Krankentransportwagen erforderlich, muss das Feld f) im Bereich der genehmigungspflichtigen Fahrten angekreuzt werden.

c) **anderer Grund, z. B. Fahrten zu stationären Hospizen:**
Die Verordnung ist zulässig für Fahrten zu anderen stationären Einrichtungen, zu einer stationsersetzenden ambulanten Operation oder bei einer erforderlichen Verlegungsfahrt in ein anderes Krankenhaus während einer stationären Behandlung. Der Grund der Beförderung wird in der danebenstehenden Freitextzeile notiert.

❹ Fahrten zu **ambulanten Behandlungen** sind grundsätzlich **genehmigungspflichtig.** Der Versicherte muss **vor Antritt der Fahrt** die Genehmigung der Kostenübernahme durch die gesetzliche Krankenkasse einholen. Bei den **genehmigungspflichtigen Fahrten zur ambulanten Behandlung** werden folgende **Gründe** unterschieden:

d) **hochfrequente Behandlung:**
Es handelt sich hierbei um eine Behandlung, die sehr häufig (= hochfrequent) durchgeführt werden muss. Dieses ist bei der **Dialyse** bzw. bei einer **onkologischen Chemo- oder Strahlentherapie** der Fall. Das Feld wird bei entsprechender Indikation markiert. Darüber hinaus ist eine Verordnung in einem vergleichbaren Ausnahmefall zulässig. Beispielsweise können auch Schmerztherapien oder Therapien zur Wundheilung eine hohe Behandlungsfrequenz aufweisen. Der Grund für die Ausnahme ist in der Freitextzeile **„Begründung/Sonstiges"** zu notieren.

e) **dauerhafte Mobilitätseinschränkung vergleichbar mit b) und Behandlungsdauer mindestens 6 Monate**
Bei vergleichbarer Beeinträchtigung der Mobilität nach den unter b) genannten Kriterien kommt eine Verordnung nur in Betracht, wenn der Patient einer ambulanten Behandlung von mindestens 6 Monate bedarf. Dazu muss im Feld Sonstiges der ICD-10-Code angegeben werden, aus dem die Vergleichbarkeit der Mobilitätseinschränkung hervorgeht.

f) **anderer Grund, der Fahrt mit KTW erfordert:**
Andere Gründe können die Verordnung einer Beförderung mit einem Krankentransportwagen (KTW) notwendig machen, wenn der Patient während der Krankenbeförderung **eine fachliche Betreuung oder eine besondere Einrichtung der KTW** benötigt. Dazu gehören Patienten, die einer fachgerechten Lagerung bedürfen oder schwere, ansteckende Krankheiten haben. Hier muss unter Punkt 3 der Verordnung (Art der Beförderung) das Feld KTW markiert werden und in der darunterliegende Freitextzeile der Grund angegeben werden.

❺ Beim Gliederungspunkt **2. Behandlungstag/Behandlungsfrequenz und nächsterreichbare, geeignete Behandlungsstätte** werden die entsprechenden Angaben gemacht. In der Regel tragen die Krankenkassen die Fahrtkosten bis zur nächst erreichbaren und geeigneten Behandlungsmöglichkeit, beispielsweise bei einer bestimmten Facharztgruppe. Wünscht der Patient eine andere Behandlungsstätte, beispielsweise bei einem bestimmten Arzt, muss der Versicherte die dadurch entstandenen Mehrkosten selbst zahlen.

❻ Es stehen folgende Transportmittel zur Auswahl:

- **Taxi/Mietwagen:**
  Ein **Taxi/Mietwagen** wird verordnet, wenn der Patient aus medizinischen Gründen nicht in der Lage ist, ein öffentliches Verkehrsmittel oder privates Fahrzeug zu benutzen. Falls er mit **Rollstuhl, Tragestuhl oder liegend** befördert werden muss, sind diese Anforderungen zusätzlich zu kennzeichnen.
- **KTW, da medizinisch-fachliche Betreuung und/oder Einrichtung notwendig ist wegen:**
  Die Verordnung einer Krankenbeförderung mittels KTW ist nur zulässig, wenn zwingende medizinische Gründe bei einem Nicht-Notfallpatienten vorliegen, z. B. Blutungsgefahr. Wird ein **Krankentransportwagen (KTW)** verordnet, muss die Begründung hierfür in der Freitextzeile notiert werden, ggf. unter Angabe des ICD-10-Codes.
- **RTW:**
  Der **Rettungswagen (RTW)** wird verordnet, wenn während der Beförderung Maßnahmen erforderlich sind, um die **Vitalfunktionen** aufrechtzuerhalten oder wiederherzustellen. Die Beförderung kann in Notfällen nachträglich verordnet werden.
- **NAW/NEF:**
  Notarztwagen (NAW) bzw. Notarzteinsatzfahrzeug (NEF) wird für Notfallpatienten verordnet, bei denen vor oder während der Fahrt **lebensrettende Sofortmaßnahmen** im Rahmen einer notärztlichen Versorgung durchgeführt werden müssen. Die Beförderung kann in Notfällen nachträglich verordnet werden.
- **andere:**
  Hier kann beispielsweise ein **Rettungshubschrauber (RTH)** vermerkt werden, um einen schnelleren Transport als mit bodengebundenen Transportmitteln zu ermöglichen.

❼ **Begründung/Sonstiges:**
Dieses Feld kann zur Begründung der Vergleichbarkeit und für sonstige notwendige Angaben verwendet werden, beispielsweise:

- **Datumsangabe** des (geplanten) Beginns der stationären Behandlung bei der Verordnung von Fahrten zu vorstationären Behandlungen,
- Dauer der **Wartezeit** des Transporteurs bei Hin- und Rückfahrten, die im zeitlichen Zusammenhang stehen,
- Möglichkeit der Nutzung von **Gemeinschaftsfahrten,** ggf. mit Namensnennung der Mitfahrer,
- **Ortsangabe,** wenn die Fahrt nicht von/zur Wohnung des Patienten stattfindet,
- **Gewicht** bei schwergewichtigen Patienten,
- **Datumsangabe** der (geplanten) Operation bei der Verordnung von Fahrten zu Vor-/Nachbehandlungen bei ambulanten Operationen,
- **Begründung der stationsersetzenden ambulanten Operation** (medizinische und/oder patientenindividuelle Gründe),

❼ **Fortsetzung**

- Angabe, dass **keine Genehmigungsmöglichkeit** bestand mit Uhrzeit (bei nicht planbaren Fahrten zu einer ambulanten Behandlung),
- Angabe, dass eine **Begleitperson medizinisch erforderlich** ist,
- Angabe **„Verlegung"**, sofern es sich hierbei nicht um eine aus zwingenden medizinischen Gründen erforderliche Verlegungsfahrt handelt,
- Hinweis, dass die **Beförderung eines intensivbeatmungspflichtigen Patienten** stattfindet,
- Angabe, dass der Patient einen **Rollator** besitzt oder
- Angabe, dass der Patient **keine Stufen** steigen kann.

❽ Der ausstellende Arzt bringt hier seinen Vertragsarztstempel auf und bestätigt mit seiner Unterschrift die Richtigkeit seiner Angaben.

Rückseite von Muster 4

Bitte die Fahrt immer durch den Versicherten quittieren lassen!

Bestätigung durch den Versicherten

Ich bestätige die Durchführung der im Folgenden aufgeführten Fahrten

Datum	Fahrtstrecke *(von ... nach)*	Hin-fahrt	Rück-fahrt	Unterschrift des Versicherten
	von nach	☐	☐	
	von nach	☐	☐	
	von nach	☐	☐	
	von nach	☐	☐	
	von nach	☐	☐	
	von nach	☐	☐	
	von nach	☐	☐	
	von nach	☐	☐	
	von nach	☐	☐	
	von nach	☐	☐	

Bestätigung des Transporteurs

Die Krankenbeförderung wurde gemäß der obigen Bestätigung durchgeführt.

Gültiger Zuzahlungsbefreiungsausweis für den Zeitraum der Krankenbeförderung wurde vorgelegt

(Die Angabe ist nicht bei Rettungsfahrten zum Krankenhaus erforderlich)

☐ nein ☐ ja

Datum

Stempel/Unterschrift des Transporteurs

Abrechnungsdaten des Transporteurs

IK des Transporteurs | Belegnummer | Gesamt-Brutto ,

Rechnungsnummer | Zuzahlung ,

Positionsnummer | Anzahl | km | Positionsnummer | Anzahl | km

Auf der Rückseite bestätigt der Versicherte durch seine Unterschrift die Durchführung der aufgeführten Fahrt(en). Die weiteren Angaben sind von dem Transporteur vorzunehmen.

2.2.7 Abrechnungsschein (Muster 5)

Der Abrechnungsschein – **Muster 5** – kommt nur noch dann zum Einsatz, wenn die elektronische Gesundheitskarte im jeweiligen Behandlungsfall nicht eingelesen werden kann. Das kann z. B. im Rahmen des **Ersatzverfahrens** der Fall sein.

Der Patient muss mit Angabe des Datums den Abrechnungsschein unterschreiben und **bestätigt damit seine Kassenmitgliedschaft.**

Im Rahmen des Ersatzverfahrens benötigt der Vertragsarzt den Abrechnungsschein für seine **Honorarabrechnung** mit der Kassenärztlichen Vereinigung.

Arbeitshinweis:

Auf der **Rückseite** des Abrechnungsscheins (Muster 5) befindet befindet sich der Überweisungsschein (Muster 6)

Muster 5

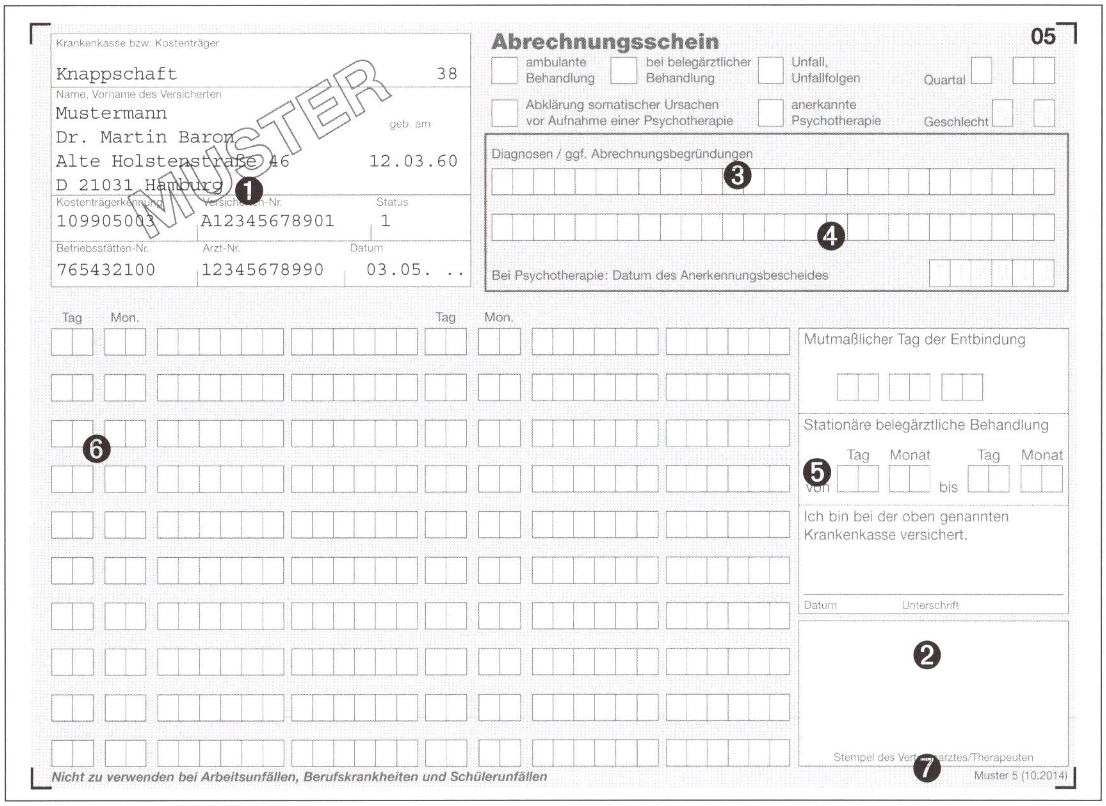
Krankenkasse bzw. Kostenträger
Knappschaft 38
Name, Vorname des Versicherten
Mustermann
Dr. Martin Baron
Alte Holstenstraße 46
D 21031 Hamburg
geb. am 12.03.60
Kostenträgerkennung 109905003
Versicherten-Nr. A12345678901
Status 1
Betriebsstätten-Nr. 765432100
Arzt-Nr. 12345678990
Datum 03.05. ..
MUSTER

Abrechnungsschein 05
ambulante Behandlung
bei belegärztlicher Behandlung
Unfall, Unfallfolgen
Quartal
Abklärung somatischer Ursachen vor Aufnahme einer Psychotherapie
anerkannte Psychotherapie
Geschlecht
Diagnosen / ggf. Abrechnungsbegründungen
Bei Psychotherapie: Datum des Anerkennungsbescheides
Tag Mon. Tag Mon.
Mutmaßlicher Tag der Entbindung
Stationäre belegärztliche Behandlung
Tag Monat Tag Monat
von bis
Ich bin bei der oben genannten Krankenkasse versichert.
Datum Unterschrift
Stempel des Vertragsarztes/Therapeuten
Nicht zu verwenden bei Arbeitsunfällen, Berufskrankheiten und Schülerunfällen
Muster 5 (10.2014)

❶ **Personalienfeld,** ggf. manuelle Eingabe der Daten

❷ **Unterschrift** des Patienten mit Datum

Eine Unterschriftsleistung ist nicht erforderlich

- bei Versicherten, die einen **gesetzlichen Vertreter** haben (z. B. Versicherte unter 15 Jahren),
- bei Versicherten, die zur Unterschriftsleistung **nicht in der Lage** sind.

❸ **Rechts neben dem Personalienfeld müssen weitere Angaben gemacht werden:**

- es ist anzukreuzen, ob es sich um **„ambulante"** ärztliche Behandlung oder um **„stationäre"** belegärztliche Behandlung handelt;

Hinweis:

Findet im selben Quartal sowohl ambulante als auch stationäre belegärztliche Behandlung statt, sind zwei Abrechnungsscheine mit der jeweils entsprechenden Kennzeichnung auszustellen.

- es ist anzukreuzen, wenn die Behandlung wegen eines Unfalls oder Unfallfolgen durchgeführt wird;
- das (Abrechnungs-) **Quartal** und die Endziffern des Jahres sind einzutragen;
- es ist anzukreuzen, ob die Leistungen im Zusammenhang mit der **Abklärung somatischer Ursachen vor Aufnahme einer Psychotherapie** erfolgen;
- es ist anzukreuzen, wenn eine (durch einen Gutachter) anerkannte **Psychotherapie** durchgeführt wird;
- es muss das **Geschlecht des Patienten** im **rechten** Feld angegeben werden: D = divers, M = männlich, W = weiblich, X = unbestimmt).

❹ Das **Diagnosenfeld** ist entsprechend **ICD-10-GM** auszufüllen. Die Angabe ist wichtig für die Plausibilität der Abrechnung.

Bei Psychotherapieabrechnungen ist das Datum des Anerkennungsbescheides der Krankenkasse einzutragen

❺ In diesem Bereich sind folgende Angaben erforderlich:

- erfolgt die ärztliche Betreuung im Rahmen der **Mutterschaftsvorsorge,** so ist der mutmaßliche (= voraussichtliche) Tag der Entbindung sechsstellig (TT.MM.JJ) einzutragen;
- bei stationärer **belegärztliche Behandlung** ist das Aufnahme- und das Entlassungsdatum dieser stationären Behandlung jeweils mit Tag und Monat (TT.MM) einzutragen.

❻ In den Abrechnungsschein werden **alle erbrachten ärztlichen Leistungen** für die Abrechnung mit der KV eingetragen.

In die Kästchen **„Tag"** trägt man den jeweiligen **Behandlungstag** zweistellig, ggf. mit einer führenden Null ein (z. B. „01" für den ersten Tag des Monats).

In die Kästchen **„Monat"** trägt man den jeweiligen **Behandlungsmonat** zweistellig, ggf. mit einer führenden Null ein (z. B. „01" für den Monat „Januar").

In das **sechsstellige Feld** wird die **ärztliche Leistung** entsprechend dem EBM eingetragen. Nicht benutzte Felder zu einer EBM-Eintragung bleiben frei. Sind mehr als zwei Leistungen gleichzeitig anlässlich einer Arzt-Patienten-Begegnung erbracht worden, ist in der darunter liegenden Zeile ohne erneute Datumsangabe weiter einzutragen. Reicht der Platz auf dem gesamten Abrechnungsschein (Muster 5) für die Eintragungen der erbrachten ärztlichen Leistungen nicht aus, so ist ein zweiter Schein zu verwenden und anzuhängen.

Hinweise:

1. Regional können **zusätzliche Kennzeichen** an die EBM-Nummer anzuhängen sein.
2. Regional können die **Eintragevorschriften** für Muster 5 **unterschiedlich** sein.

Bitte achten Sie auf die Mitteilungen Ihrer KV!

❼ Vor Abgabe der Honorarabrechnung an die Kassenärztliche Vereinigung ist noch der **Vertragsarztstempel** aufzutragen.

2.2.8 Überweisungsschein (Muster 6)

Der **Überweisungsschein** dient der Überweisung zur Durchführung erforderlicher diagnostischer oder therapeutischer Leistungen an einen anderen Vertragsarzt. Er wird auch für die Überweisung zur ambulanten Operation oder ambulanten Behandlung im Krankenhaus verwendet.

Folgende Arztgruppen dürfen **nur auf Überweisung** tätig werden:

- Ärzte für Laboratoriumsmedizin, Transfusionsmedizin, Mikrobiologie und Infektionsepidemiologie – auf Muster 10 –
- Ärzte für Nuklearmedizin
- Ärzte für Radiologie
- ermächtigte Ärzte
- Ärzte für Pathologie
- Ärzte für Strahlentherapie

Eine Überweisung kann – von begründeten Ausnahmefällen abgesehen – nur dann vorgenommen werden, wenn dem überweisenden Arzt die **Gesundheitskarte** oder ein anderer **gültiger Behandlungsausweis** vorgelegen hat. Beginnt der auf Überweisung tätige Arzt seine Behandlung erst im Folgequartal, kann der ausgestellte Überweisungsschein verwendet werden. Der Versicherte muss zum Zeitpunkt der Behandlung seine Gesundheitskarte vorweisen.

Der **ausführende Vertragsarzt** ist an den Auftrag des Überweisungsschein **gebunden.**

Auch der **Versicherte** ist gehalten, den Überweisungsschein vorzulegen und **nicht** stattdessen die Gesundheitskarte zu benutzen.

Überweisungen an einen Arzt **derselben Arztgruppe** sind, vorbehaltlich abweichender Regelungen in den Gesamtverträgen, **nur zulässig** zur:

- Inanspruchnahme **besonderer Untersuchungs- und Behandlungsmethoden,** die vom behandelnden Arzt nicht erbracht werden können (Auftragsleistungen);
- Übernahme der Behandlung durch einen anderen Arzt bei **Wechsel des Aufenthaltsortes** des Kranken (Weiterbehandlung);
- **Fortsetzung einer abgebrochenen Behandlung.**

Überweisungen bei der **Versorgung von Arbeitsunfall-Verletzten** erfolgen **nicht mit Muster 6** sondern formlos.

Überweisungen **an Zahnärzte sind nicht zulässig.**

Muster 6

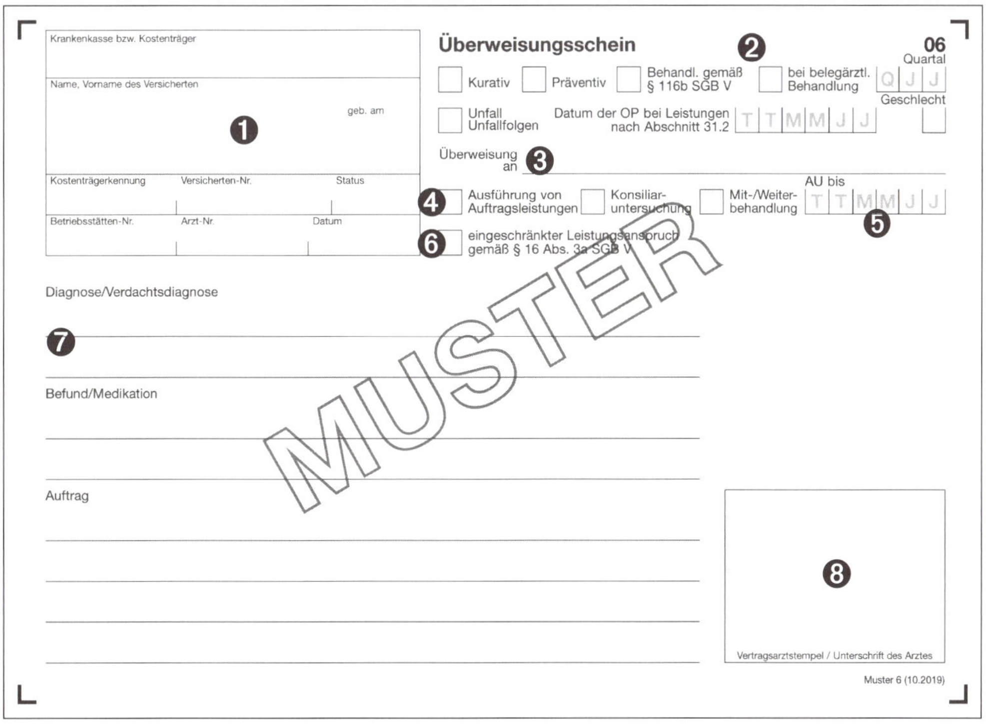
Krankenkasse bzw. Kostenträger
Name, Vorname des Versicherten
geb. am
❶
Kostenträgerkennung | Versicherten-Nr. | Status
Betriebsstätten-Nr. | Arzt-Nr. | Datum

Überweisungsschein ❷ 06
Quartal
Kurativ | Präventiv | Behandl. gemäß § 116b SGB V | bei belegärztl. Behandlung | Q J J
Geschlecht
Unfall Unfallfolgen | Datum der OP bei Leistungen nach Abschnitt 31.2 | T T M M J J
Überweisung an ❸
AU bis
❹ Ausführung von Auftragsleistungen | Konsiliaruntersuchung | Mit-/Weiterbehandlung | T T M M J J ❺
❻ eingeschränkter Leistungsanspruch gemäß § 16 Abs. 3a SGB V

Diagnose/Verdachtsdiagnose
❼
Befund/Medikation
Auftrag
❽
Vertragsarztstempel / Unterschrift des Arztes
Muster 6 (10.2019)

MUSTER

Bei der **Ausstellung** des Überweisungsscheins sind folgende Punkte zu beachten:

❶ Das normierte **Personalienfeld** wird durch den **überweisenden** Arzt mit der Gesundheitskarte befüllt.

❷ Auf der Überweisung muss immer angekreuzt werden, welchem der folgenden **Behandlungsbereiche** die Überweisung zuzuordnen ist:

Behandlungsbereiche	**Beispiele:**
Kurativ *(= Krankenbehandlung)*	*Überweisung eines Hausarztes an einen Kardiologen wegen des Verdachtes auf eine Herzerkrankung*
Präventiv *(= Vorsorge)*	*Überweisung eines Gynäkologen an einen anderen Gynäkologen zur Durchführung einer bestimmten Ultraschalluntersuchung im Rahmen der Mutterschaftsvorsorge.*
Behandlung gemäß *§ 116b SGB V*	*Überweisung zur ambulanten Behandlung einer seltenen Krankheit in eine zugelassenen Einrichtung (Ambulante spezialfachärztliche Versorgung-ASV)*
Belegärztliche Behandlung	*Hinzuziehung eines Arztes bei belegärztlicher Behandlung*

Quartal	Angabe in der Form „QJJ" mit arabischen Ziffern
Unfall, Unfallfolgen	Die Angabe ist notwendig, damit gegebenenfalls ein **anderer Kostenträger** ermittelt werden kann; z. B. sind bei einem Autounfall die Kosten von der Haftpflichtversicherung des Unfallverursachers zu tragen.
Datum der Operation	Angabe in Form „TTMMJJ"
Geschlecht	Angabe eines Buchstabens: D = divers, M = männlich, W = weiblich, X = unbestimmt

❸ Die Überweisung ist auf eine **Facharzt-, Schwerpunkt- oder Zusatzbezeichnung** auszustellen. Zur Gewährleistung der freien Arztwahl darf hier **nicht der Name eines bestimmten Arztes** eingetragen werden.
Eine namentliche Überweisung kann ausnahmsweise zur Durchführung bestimmter Untersuchungs- oder Behandlungsmethoden an hierfür ermächtigte Ärzte bzw. ermächtigte ärztlich geleitete Einrichtungen oder MVZ erfolgen.

❹ Eine Überweisung kann erfolgen zur:

Ausführung von Auftragsleistungen

Die Überweisung zur Ausführung eines bestimmten Überweisungsauftrags erfordert die **Definition der Leistungen nach Art und Umfang** z. B. durch Angabe der Leistungsnummer oder der präzisen Leistungsbezeichnung.

Der **ausführende Vertragsarzt** ist grundsätzlich **an den Auftrag gebunden.** Er kann davon abweichen, wenn er durch sein fachliches Urteil eine andere Leistung für geboten hält und sich darüber mit dem überweisenden Arzt abgestimmt hat. Die Zustimmung des überweisenden Arztes muss auf dem Vordruck vermerkt werden.

Eine Auftragsleistung könnte beispielsweise lauten:

- Computergestützte Auswertung eines Langzeit-EKGs gem. Nr. 03323 EBM
- Sonographie beider Nieren gem. Nr. 33042 EBM
- Röntgenaufnahme des knöchernen Thorax in 2 Ebenen gem. Nr. 34220 EBM
- CT-Untersuchung des Gesichtsschädels gem. Nr. 34320 EBM
- Schilddrüsendiagnostik

Konsiliaruntersuchung

Die Überweisung zur Konsiliaruntersuchung erfolgt **ausschließlich zur Erbringung diagnostischer Leistungen,** über deren Art und Umfang der **ausführende Vertragsarzt** unter Beachtung des Gebotes der Wirtschaftlichkeit nach den medizinischen Erfordernissen entscheidet. Therapeutische Maßnahmen sind nicht berechnungsfähig.

Beispiel:

Internist überweist Patienten mit unklaren Lähmungserscheinungen an Neurologen.

Mit-/Weiterbehandlung

Die Überweisung zur **Mitbehandlung** erfolgt zur Erbringung **begleitender oder ergänzender diagnostischer oder therapeutischer** Maßnahmen; in der Regel in einem anderen Fachgebiet. Über deren Art und Umfang der Maßnahmen entscheidet der Vertragsarzt, an den überwiesen wurde.

Beispiel:

Internist überweist Diabetes-Patienten bei Augenerkrankung an Augenarzt.

Bei einer Überweisung zur **Weiterbehandlung** wird die **gesamte diagnostische und therapeutische** Tätigkeit dem weiterbehandelnden Arzt übertragen.

Beispiel:

Internist überweist Patienten wegen Wohnortwechsels an Internisten.

Auch bei Überweisungen zur **Durchführung ambulanter Operationen** wird das Feld „Mit-/Weiterbehandlung" angekreuzt.

Hinweis:

Es kann **immer nur eine** der oben genannten **Überweisungsarten** angekreuzt werden!
Mehrfaches Ankreuzen ist immer falsch!

❺ Das Ende einer **bestehenden Arbeitsunfähigkeit** ist sechsstellig (TTMMJJ) einzutragen. Die Angabe ist nur dann erforderlich, wenn die weitere Behandlung durch den hinzugezogenen Arzt übernommen werden soll.

❻ Ein **eingeschränkter Leistungsanspruch gemäß § 16 Abs. 3a SGB V** besteht, wenn Selbstzahler (z. B. Studenten oder Künstler) mit den Beiträgen im Rückstand sind. In diesem Fall dürfen nur Notfallbehandlungen oder Mutterschaftsvorsorge beim säumigen Versicherten durchgeführt und abgerechnet werden. Über den Zahlungsrückstand wird der überweisende Arzt durch die Krankenkasse mittels Muster 85 (Nachweis der Anspruchsberechtigung bei Ruhen des Anspruchs gemäß § 16 Abs. 3a SGB V) informiert; mithilfe einer Markierung dieses Feldes muss auch der Facharzt darüber aufgeklärt werden.

❼ Hier kann der Vertragsarzt den auf Überweisung tätigen Arzt über **Diagnose/Verdachtsdiagnose** und über **Befunde/Medikation** informieren, um somit Mehrfachuntersuchungen zu vermeiden. Die Diagnose muss unverschlüsselt angegeben werden. Bei Überweisungen zu Auftragsleistungen muss hier der gewünschte **Auftrag** eingetragen werden. Nimmt der Patient an einem Disease-Management-Programm (DMP) teil, muss der koordinierende Vertragsarzt die Teilnahme auf dem Überweisungsformular dokumentieren. Der Arzt vermerkt im Bereich Diagnose/Verdachtsdiagnose beispielsweise „DMP COPD".

❽ Mit **Unterschrift und Stempel** bestätigt der überweisende Arzt die Richtigkeit der Angaben und übernimmt die Haftung für die Ordnungsmäßigkeit der Überweisung.

Hinweis:

Schnellere Termine beim Facharzt durch das Terminservice- und Versorgungsgesetz (TSVG)

Im Mai 2019 ist das Terminservice- und Versorgungsgesetz (TSVG) in Kraft gesetzt worden, wodurch gesetzlich Krankenversicherte **schneller Arzttermine** erhalten sollen.

Überweisungen, die **aus medizinischer Sicht dringlich** sind, werden mit einem Überweisungscode gekennzeichnet. Dringende Überweisungen liegen beispielsweise vor bei

- einer zunehmenden Verschlechterung einer Symptomatik,
- Versagen einer begonnenen Therapie oder
- anhaltender Arbeitsunfähigkeit zur Abklärung des weiteren Behandlungsprozederes.

Die **Überweisungscodes** erhält der Vertragsarzt online von der KV. Der 12-stellige Code wird auf der Überweisung in dem Feld „Auftrag" neben der gewünschten Auftragsleistung geklebt.

Der Patient erhält durch den Überweisungscode Anspruch auf die **Vermittlung eines Facharzttermins innerhalb von vier Wochen.** Der Termin wird über die **Termin-Servicestelle (TSS)** vermittelt, die den Code abfragt. Die Patienten können keinen Wunscharzt angeben, bekommen aber einen qualifizierten Arzt in der Nähe ihres Wohnortes vermittelt. Findet die Termin-Servicestelle keinen freien Termin innerhalb von vier Wochen bei einem Vertragsarzt, vermittelt sie für den Patienten einen Termin an einem Krankenhaus. Die Telefonnummern der regionalen Termin-Servicestellen finden sich im Internet unter der Adresse „www.bundesgesundheitsministerium.de".

2.2.9 Überweisungsschein für in-vitro-diagnostische Auftragsleistungen (Muster 10)

Dieser Vordruck ist bei allen Aufträgen an andere Ärzte – z. B. an Laborärzte – zur Erbringung von **Laboratoriumsuntersuchungen** an eingesandtem Untersuchungsmaterial zu verwenden.

Der Überweisungsschein (Muster 6) darf **in keinem Fall** für diesen Zweck verwendet werden!

Für die **Art und Menge von Laboratoriumsuntersuchungen** ist der **veranlassende Vertragsarzt** (= überweisende Vertragsarzt) verantwortlich. Mit Hilfe der Eintragungen in Muster 10 können alle erbrachten Leistungen auf den überweisenden Arzt zurückverfolgt werden. Der überweisende Arzt steht mit seinem Honorar dafür ein, wenn er mehr Laboratoriumsuntersuchungen veranlasst hat, als ihm die EBM-Bestimmungen zubilligen. Hierbei ist es gleichgültig, ob der Vertragsarzt die Leistung selbst erbracht hat, ob er sie an einen anderen Arzt überwiesen hat oder ob der andere Arzt seinerseits weitere Überweisungen veranlasst hat.

Der **überweisende Arzt** bestätigt durch seine **Unterschrift die Richtigkeit** seiner Eintragungen und Angaben.

Muster 10

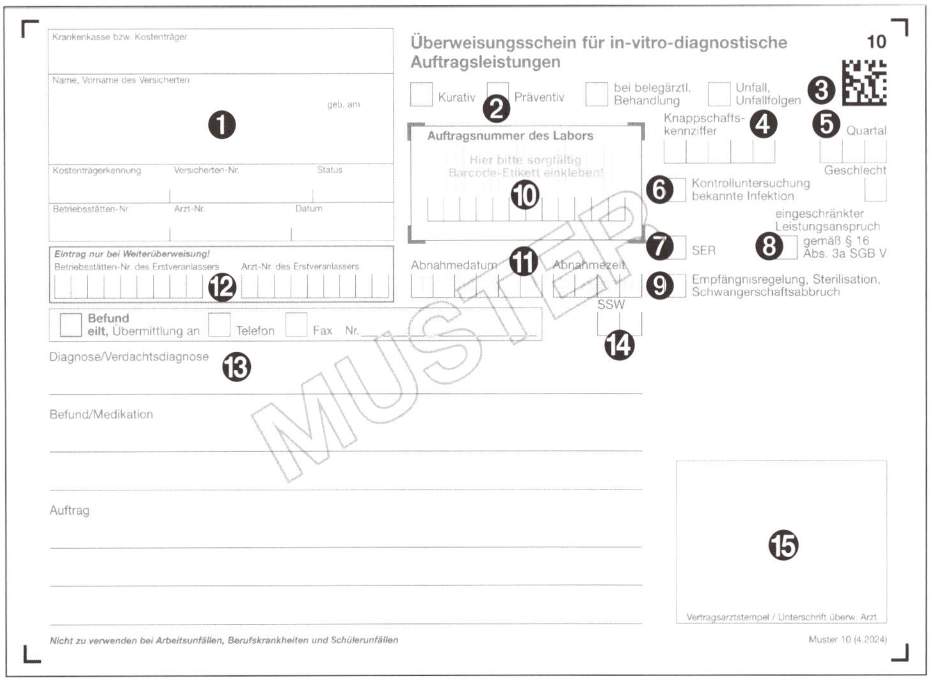

Krankenkasse bzw. Kostenträger
Name, Vorname des Versicherten
geb. am
1
Kostenträgerkennung | Versicherten-Nr. | Status
Betriebsstätten-Nr. | Arzt-Nr. | Datum
Eintrag nur bei Weiterüberweisung!
Betriebsstätten-Nr. des Erstveranlassers | Arzt-Nr. des Erstveranlassers
12
Befund eilt, Übermittlung an | Telefon | Fax | Nr.
Diagnose/Verdachtsdiagnose 13
Befund/Medikation
Auftrag

Überweisungsschein für in-vitro-diagnostische Auftragsleistungen
10
3
Kurativ 2 Präventiv | bei belegärztl. Behandlung | Unfall, Unfallfolgen
Auftragsnummer des Labors
Hier bitte sorgfältig Barcode-Etikett einkleben!
10
Knappschafts-kennziffer 4
5 Quartal
Geschlecht
6 Kontrolluntersuchung bekannte Infektion
eingeschränkter Leistungsanspruch gemäß § 16 Abs. 3a SGB V 8
7 SER
Abnahmedatum 11 Abnahmezeit
9 Empfängnisregelung, Sterilisation, Schwangerschaftsabbruch
SSW
14
MUSTER
15
Vertragsarztstempel / Unterschrift überw. Arzt
Nicht zu verwenden bei Arbeitsunfällen, Berufskrankheiten und Schülerunfällen
Muster 10 (4.2024)

Bei der **Ausstellung** von Muster 10 sind folgende Punkte zu beachten:

❶ Das normierte **Personalienfeld** wird durch den **überweisenden** Arzt befüllt.

❷ Auf der Überweisung muss immer angekreuzt werden, welchem der **Behandlungsbereiche** die Überweisung zuzuordnen ist.

Behandlungsbereiche	***Beispiele:***
Kurativ	*Überweisung eines praktischen Arztes an einen Laborarzt wegen „Untersuchung der Gallensäuren" (EBM-Nr. 32245).*
Präventiv	*Überweisung eines Gynäkologen an einen Laborarzt für die „Blutgruppenbestimmung" – Mutterschaftsvorsorge (EBM-Nr. 01804).*
bei belegärztlicher Behandlung	*Überweisung eines belegärztlich tätigen HNO-Arztes an einen Laborarzt für eine Gerinnungsuntersuchung „Thrombelastogramm" (EBM-Nr. 32203).*

❸ **Unfall, Unfallfolgen**
Die Angabe ist notwendig, damit gegebenenfalls ein anderer Kostenträger ermittelt werden kann.

Beispiele:

Bei einem Autounfall sind die Kosten von der Haftpflichtversicherung des Unfallverursachers zu tragen.

❹ **Knappschaftsärzte** tragen für die Veranlassung von Laboratoriumsuntersuchungen bei Knappschaftsversicherten die **Ziffer 87777** ein.

❺ **Quartal** in der Form „QJJ" eintragen, das **Geschlecht** mit einem Buchstaben angeben: D, M, W oder X

❻ Ist bei dem Patienten eine chronische Infektion (z. B. eine Hepatitis) bekannt, wird das Feld „Kontrolluntersuchung einer bekannten Infektion" markiert. In diesem Fall ist im Freitextfeld von Muster 10 (vgl. Punkt 13) der Sachverhalt zu erläutern.

❼ In der ambulanten spezialfachärztlichen Versorgung (ASV) besteht zwischen den Mitgliedern des Kernteams kein Überweisungserfordernis. Die hinzuzuziehenden Fachärzte erbringen ihre Leistungen als ASV-Berechtigte entsprechend dem jeweiligen Behandlungsumfang auf Überweisung. Dazu muss das Feld „Behandl. gemäß § 116 b SGB V" nicht angekreuzt werden.

❽ Ein **eingeschränkter Leistungsanspruch gemäß § 16 Abs. 3a SGB V** besteht, wenn Selbstzahler (z. B. Studenten oder Künstler) mit den Beiträgen im Rückstand sind. In diesem Fall dürfen nur Notfallbehandlungen oder Mutterschaftsvorsorge beim säumigen Versicherten durchgeführt und abgerechnet werden. Über den Zahlungsrückstand wird der überweisende Arzt durch die Krankenkasse mittels Muster 85 (Nachweis der Anspruchsberechtigung bei Ruhen des Anspruchs gemäß § 16 Abs. 3a SGB V) informiert; mithilfe einer Markierung dieses Feldes muss auch der Facharzt darüber aufgeklärt werden.

❾ Erfolgt die Überweisung im Rahmen einer **Empfängnisregelung,** einer **Sterilisation** oder eines **Schwangerschaftsabbruchs,** wird das Feld markiert.

❿ Das **Barcode-Etikett** wird hier eingeklebt, um die Proben dem entsprechenden Überweisungsschein zuordnen zu können. Alternativ kann hier die **Auftragsnummer des Labors** notiert werden.

⓫ Verschiedene Untersuchungen dürfen nur innerhalb einer bestimmten Zeit nach Abnahme durchgeführt werden, ohne dass das Untersuchungsergebnis verfälscht wird. Deshalb muss das **Abnahmedatum** und die genaue **Abnahmezeit** angegeben werden.

⓬ Der den Auftrag ausführende Arzt hat die Möglichkeit, bestimmte Untersuchungen, die er selbst nicht erbringen kann, von einem anderen Arzt ausführen lassen. Das heißt, der beauftragte Laborarzt kann eine **Weiterüberweisung** veranlassen. Hierbei wird ein weiterer Vordruck von Muster 10 von ihm ausgefüllt, auf dem die **Betriebstätten-Nummer** und die **Arzt-Nummer des erstveranlassenden Arztes** angegeben werden. Die Verantwortung für Art und Menge der Untersuchung verbleibt damit beim Erstveranlasser.

Falls das Untersuchungsergebnis dem veranlassenden Arzt sofort mitgeteilt werden muss, markiert der Vertragsarzt das Feld **„Befund eilt"** und gibt seine **Telefon-Nr.** oder seine **Fax-Nr.** an.

⓭ Hier kann der Vertragsarzt den auf Überweisung tätigen Arzt über **Diagnose/Verdachtsdiagnose** (möglichst als ICD-Code) und über **Befunde/Medikation** informieren, um somit die Untersuchung zu vereinfachen. Der überweisende Arzt muss den gewünschten **Auftrag** genau benennen. Hierfür kann die genaue EBM-Gebührenordnungsposition angegeben oder die Leistung präzise beschrieben werden.

Bei Veranlassung von **Leistungen der Mutterschaftsvorsorge** gemäß den Mutterschafts-Richtlinien bei Vertretung, im Notfall oder bei Mit- bzw. Weiterbehandlung nach den kurativen Gebührenordnungspositionen muss entweder durch die Angabe der **Kennnummer 32007** oder durch Angabe im Feld „Auftrag" kenntlich gemacht werden.

⓮ ggf. Angabe der Schwangerschaftswoche

⓯ Mit **Unterschrift und Stempel** bestätigt der überweisende Arzt die Richtigkeit der Angaben und übernimmt die Haftung für die Ordnungsmäßigkeit der Überweisung. Bei Einsatz des Verfahrens zur **Blankoformularbedruckung** wird oberhalb des Unterschriftenkastens ein zweidimensionaler **Barcode** aufgedruck. Dieser Barcode enthält sämtliche Informationen des Formulars und kann von dem im Auftrag tätig werdenden Arzt automatisch ausgewertet werden.
Der aufgrund der Überweisung tätig gewordene Laborarzt hat seinerseits den veranlassenden Vertragsarzt über die von ihm erhobenen Befunde zu unterrichten.

2.2.10 Anforderungsschein für Laboratoriumsuntersuchungen bei Laborgemeinschaften (Muster 10 A)

Ärzte, die **Mitglieder in einer Laborgemeinschaft** sind, verwenden den Anforderungsschein für Laboratoriumuntersuchungen bei Laborgemeinschaften (Muster 10 A), wenn bestimmte Laboruntersuchungen dort durchgeführt werden sollen.

Muster 10 A

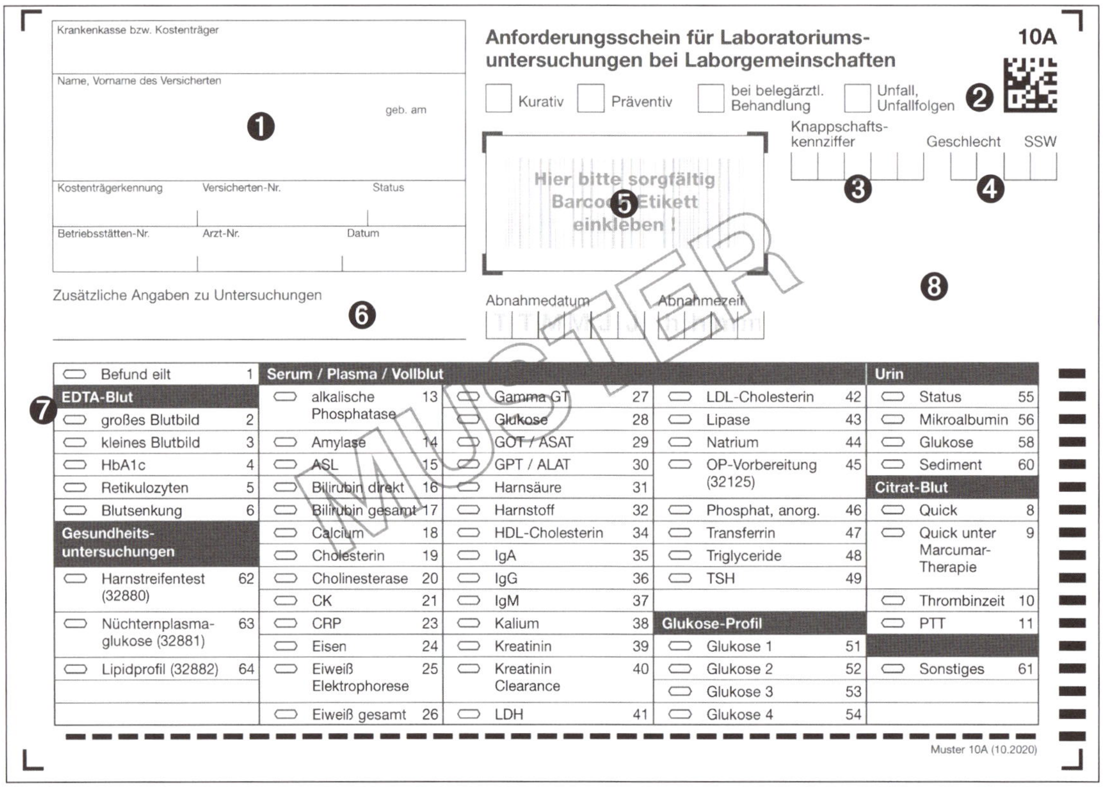

Krankenkasse bzw. Kostenträger

Name, Vorname des Versicherten — geb. am ❶

Kostenträgerkennung | Versicherten-Nr. | Status

Betriebsstätten-Nr. | Arzt-Nr. | Datum

Anforderungsschein für Laboratoriums-untersuchungen bei Laborgemeinschaften **10A**

☐ Kurativ ☐ Präventiv ☐ bei belegärztl. Behandlung ☐ Unfall, Unfallfolgen ❷

Hier bitte sorgfältig Barcode-Etikett einkleben ! ❺

Knappschafts-kennziffer ❸ — Geschlecht — SSW ❹

❽

Zusätzliche Angaben zu Untersuchungen ❻

Abnahmedatum — Abnahmezeit

MUSTER

❼

Befund eilt 1	**Serum / Plasma / Vollblut**			**Urin**
EDTA-Blut	alkalische Phosphatase 13	Gamma GT 27	LDL-Cholesterin 42	Status 55
großes Blutbild 2		Glukose 28	Lipase 43	Mikroalbumin 56
kleines Blutbild 3	Amylase 14	GOT / ASAT 29	Natrium 44	Glukose 58
HbA1c 4	ASL 15	GPT / ALAT 30	OP-Vorbereitung (32125) 45	Sediment 60
Retikulozyten 5	Bilirubin direkt 16	Harnsäure 31		**Citrat-Blut**
Blutsenkung 6	Bilirubin gesamt 17	Harnstoff 32	Phosphat, anorg. 46	Quick 8
Gesundheits-untersuchungen	Calcium 18	HDL-Cholesterin 34	Transferrin 47	Quick unter Marcumar-Therapie 9
	Cholesterin 19	IgA 35	Triglyceride 48	
Harnstreifentest (32880) 62	Cholinesterase 20	IgG 36	TSH 49	
	CK 21	IgM 37		Thrombinzeit 10
Nüchternplasma-glukose (32881) 63	CRP 23	Kalium 38	**Glukose-Profil**	PTT 11
	Eisen 24	Kreatinin 39	Glukose 1 51	
Lipidprofil (32882) 64	Eiweiß Elektrophorese 25	Kreatinin Clearance 40	Glukose 2 52	Sonstiges 61
			Glukose 3 53	
	Eiweiß gesamt 26	LDH 41	Glukose 4 54	

Muster 10A (10.2020)

Bei der **Ausstellung** von Muster 10A sind folgende Punkte zu beachten:

❶ Das normierte **Personalienfeld** wird durch den **überweisenden** Arzt mit der Gesundheitskarte befüllt.

❷ Der anfordernde Vertragsarzt hat zu kennzeichnen, ob der Auftrag im Rahmen der **kurativen** Versorgung, der **Prävention** oder bei belegärztlicher Behandlung erfolgt. Die Angabe **Unfall/Unfallfolge** ist notwendig, damit ggf. ein anderer Kostenträger ermittelt werden kann.

❸ **Knappschaftsärzte** tragen für die Veranlassung von Laboratoriumsuntersuchungen bei Knappschaftsversicherten die Ziffer 87777 ein.

❹ Das **Geschlecht** des Patienten wird durch einen Buchstaben angegeben (D = divers, M = männlich, W = weiblich, X = unbestimmt). Bei einer vorliegenden **Schwangerschaft** ist die Schwangerschaftswoche in diesem Feld zu übermitteln.

❺ Das **Barcode-Etikett** wird hier eingeklebt, um die Proben dem entsprechenden Überweisungsschein zuordnen zu können.

❻ Im Feld für zusätzliche **Angaben zu Untersuchungen** können für eine die Untersuchung wesentliche Angaben gemacht werden.

Beispiele:

- *Urin-Sammelmenge und Sammelzeit bei der Anforderung der Kreatinin-Clearance*
- *wichtige Befunde und Medikationen*

Das **Abnahmedatum** wird in der Form „TTMMJJ", die Abnahmezeit in der Form „hhmm" angegeben.

❼ Der anfordernde Vertragsarzt hat die **Auftragsleistungen** manuell **durch Striche** im Auftragsfeld zu vermerken. Unter „Sonstiges" sind die nicht im Auftragsfeld benannten Leistungen des Allgemeinlabors beziehbar. Die die Auftragsleistung ausführende Laborgemeinschaft darf nur die Untersuchungen durchführen, die im Auftragsfeld angegeben sind.

❽ Bei Einsatz des Verfahrens zur **Blankoformularbedruckung** wird entweder mittels Laserdrucker oder mittels Tintenstrahldrucker ein zweidimensionaler Barcode aufgedruckt. Dieser Barcode enthält sämtliche Informationen des Formulars und kann von dem im Auftrag tätig werdenden Arzt automatisch ausgewertet werden.

2.2.11 Heilmittelverordnungen (Muster 13)

Die Verordnung von Heilmitteln erfolgt nach der **Heilmittelrichtlinie** des gemeinsamen Bundesausschusses (G-BA). Bestandteil der Heilmittelrichtlinie ist der **Heilmittelkatalog.** Dort sind alle verordnungsfähigen Heilmittel aufgeführt, die bei einer bestimmten Diagnose sinnvoll sind und zulasten der gesetzlichen Krankenversicherung verordnet werden dürfen.

Sofern der Versicherte nicht von der Zuzahlung befreit ist, muss er sich an den Behandlungskosten beteiligen. Die Zuzahlung beträgt **10% der Kosten** für jede durchgeführte Behandlungsmaßnahme. Hinzu kommen **10 EUR für die Verordnung.** Die Zuzahlung wird beim Therapeuten entrichtet.

Um die Menge an verordneten Heilmitteln zu begrenzen, wird den Vertragsärzten ein sogenanntes **Heilmittel-Richtvolumen (Budget)** vorgegeben. Überschreitet er sein Verordnungsvolumen, droht ihm ein Regress, wenn er das Mehr an Verordnungen nicht medizinisch begründen kann.

Für den Umgang mit der Heilmittelverordnung (Muster 13) und dem Heilmittelkatalog ist es wichtig, sich mit den **Grundbegriffen** auszukennen, die im Folgenden vorgestellt werden:

Heilmittel:

Heilmittel sind persönliche, durch einen Therapeuten zu erbringende medizinische Dienstleistungen. Folgende Maßnahmen werden dabei unterschieden:

- **Physiotherapie und physikalische Therapie**
- **Podologische Therapie (medizinische Fußpflege)**
- **Stimm-, Sprech-, Sprach- und Schlucktherapie**
- **Ergotherapie**
- **Ernährungstherapie**

Verordnungsfall:	Der Verordnungsfall bezieht sich immer auf **denselben Patienten** mit einer bestimmten **behandlungsbedürftigen Erkrankung,** z. B. Rückenschmerzen, und **denselben behandelnden Arzt,** der ihm **Heilmittel derselben Diagnosegruppe** verordnet. Der Vorordnungsfall besteht so lange bis die Behandlung abgeschlossen ist. Vergehen **6 Monate,** ohne dass dieser Arzt dem Patienten Heilmittel verordnet hat, entsteht ein **neuer Verordnungsfall.** Die Praxissoftware speichert das Datum, an dem der Arzt dem Patienten zuletzt Heilmittel verordnet hat. Dadurch wird erkannt, wann ein neuer Verordnungsfall beginnt: • **Fortgeführter Verordnungsfall:** Das Datum der letzten Verordnung liegt keine 6 Monate zurück. • **Neuer Verordnungsfall:** Das Datum der letzten Verordnung liegt 6 Monate und länger zurück.
Diagnosegruppe:	Behandlungsdiagnosen sind im Heilmittelkatalog zu Diagnosegruppen zusammengefasst und mit speziellen **Abkürzungen** versehen, z. B. **WS =** Wirbelsäulenerkrankungen **EX =** Erkrankungen der Extremitäten und des Beckens Zur Orientierung werden jeweils Erkrankungsbeispiele aufgeführt, die zur Diagnosegruppe gehören.
Leitsymptomatik:	Zu jeder Diagnosegruppe gibt es **maximal 3 unterschiedliche Leitsymptomatiken,** die im Heilmittelkatalog mit den Buchstaben a), b) und c) angeben werden. Beispielsweise gibt es im Rahmen der Diagnosegruppe WS (Wirbelsäulenerkrankungen) die Leitsymptomatik **a)** Schädigung der Bewegungssegmente **b)** Schädigung/Störung der Muskelfunktion Alternativ kann eine **patientenindividuelle Leitsymptomatik** formuliert werden. Sie muss mit der Leitsymptomatik des Heilmittelkatalogs vergleichbar sein.
Vorrangige Heilmittel:	Vorrangige Heilmittel haben sich bei einer bestimmten Erkrankung am besten bewährt und sollten „vorrangig" verordnet werden. Mit ihnen soll das **Behandlungsziel** erreicht werden.
Ergänzende Heilmittel:	Ergänzende Heilmittel dürfen **neben dem vorrangigen Heilmittel** ergänzend zugesetzt werden. Sie spielen bei der Bemessung von Behandlungsmengen keine Rolle.
Höchstmenge je Verordnung:	Der Heilmittelkatalog nennt eine Höchstmenge von Behandlungseinheiten, die **pro Verordnung nicht** überschritten werden dürfen, z. B. „6x pro Verordnung". Die Höchstmenge errechnet sich ausschließlich aus den vorrangigen Heilmitteln. ***Beispiel:*** Der Arzt verordnet 3x manuelle Therapie (vorrangig), 3x Krankengymnastik (vorrangig) und 3x Wärmetherapie (ergänzend). Das ergibt 6 verordnete Einheiten. Die Wärmetherapie wird nicht mit eingerechnet.
Orientierende Behandlungsmenge:	Für jeden **Verordnungsfall** nennt der Heilmittelkatalog eine orientierende Behandlungsmenge, mit der das **Behandlungsziel** erreicht werden kann. Wird das Behandlungsziel mit der orientierenden Behandlungsmenge nicht erreicht, kann der Arzt weitere Verordnungen ausstellen und der Verordnungsfall wird weitergeführt. Die Gründe für die Weiterführung müssen in der **Krankenakte** dokumentiert werden.
Frequenzempfehlung:	Der Heilmittelkatalog gibt eine Empfehlung, in welchen **Abständen** die Behandlungseinheiten durchgeführt werden sollten. Wird eine Spanne von z. B. „1–3x pro Woche" angegeben, kann der Therapeut die konkreten Behandlungstermine in dieser Spanne flexibel bestimmen. Der Arzt kann aber auch eine konkrete Frequenz, z. B. „1x täglich", festlegen.

Langfristiger/ Besonderer Heilmittel-bedarf:	Bei bestimmten Krankheiten, wie beispielsweise bei einer COPD, benötigt der Patient dauerhaft Heilmittel. Die Heilmittelrichtlinie listet in ihrer **Anlage 2** die **ICD-10-Codes** der Krankheiten auf, die mit einem langfristigen Heilmittelbedarf verbunden sind. Besonders intensive Heilmittelbehandlungen sind bei Patienten mit z. B. Multipler Sklerose oder Querschnittlähmung nötig. Verordnungen mit langfristigem oder besonderem Heilmittelbedarf dürfen für einen Zeitraum von 12 Wochen ausgestellt werden. Sie belasten das Heilmittelbudget des Vertragsarztes nicht.
Standardisierte Heilmittel-kombinationen:	Bei komplexen Schädigungen, besonders bei aktiven oder passiven Bewegungseinschränkungen, kann eine Kombination von drei oder mehr Maßnahmen der Physiotherapie verordnet werden, die im direkten zeitlichen Zusammenhang gebracht werden. Ziel ist die Ausnutzung von Synergieeffekten der einzelnen Maßnahmen.

Der folgende **Auszug aus dem Heilmittelkatalog** zeigt die empfohlenen Heilmittel bei Wirbelsäulenerkrankungen.

Auszug Heilmittelkatalog

I. MASSNAHMEN DER PHYSIOTHERAPIE

1. ERKRANKUNGEN DER STÜTZ- UND BEWEGUNGSORGANE			
INDIKATION		HEILMITTELVERORDNUNG	
DIAGNOSEGRUPPE	LEITSYMPTOMATIK Schädigung von Körperfunktionen und -strukturen zum Zeitpunkt der Diagnosestellung	HEILMITTEL	VERORDNUNGSMENGEN Weitere Hinweise
WS **WIRBELSÄULEN-ERKRANKUNGEN** z. B. › Blockierungen › Degenerative WS-Erkrankungen › Wirbelsäulenverletzungen › Spondylolisthesis › Bandscheibenprolaps › Skoliosen/Kyphosen ohne und mit Korsettversorgung › behandlungsbedürftige Haltungsstörungen (obligat positiver Mathiass-Test) › Floride juvenile Hyperkyphosen › Seronegative Spondarthropathien (z. B. reaktive Arthritis, Psoriasisarthritis) › Osteoporose › Myotendopathien › Entzündlich-rheumatische WS-Erkrankungen › Muskulärer Schiefhals	**a) Schädigung der Bewegungssegmente** z. B. › der discoligamentären Strukturen (z. B. Instabilität, Hypermobilität) › der Gelenkbeweglichkeit und -stabilität › mit lokalem/(pseudo)-radikulärem Schmerz **b) Schädigung/Störung der Muskelfunktion** z. B. › der Muskelkraft, -ausdauer und -koordination › des Muskeltonus › sekundäre Schmerzen (Myalgien, Schmerzfehlhaltungen) **x) [patientenindividuelle Symptomatik]**	**Vorrangige Heilmittel:** › KG › KG Gruppe › KG-Gerät › KG im Bewegungsbad › KG im Bewegungsbad Gruppe › MT › Übungsbehandlung › Übungsbehandlung Gruppe › Übungsbehandlung im Bewegungsbad › Übungsbehandlung im Bewegungsbad Gruppe › Chirogymnastik › KMT › UWM › SM › PM › BGM **Ergänzende Heilmittel:** › Wärmetherapie › Kältetherapie › Traktion › Elektrotherapie › Hydroelektrische Bäder Standardisierte Heilmittelkombination (bei komplexen Schädigungen gemäß §§12 Absatz 5 und 25 HeilM-RL)	**Höchstmenge je VO:** › bis zu 6x/VO **Orientierende Behandlungsmenge:** › bis zu 18 Einheiten davon jeweils bis zu 12 Einheiten für › standardisierte Heilmittelkombination › Massagetherapien **Frequenzempfehlung:** › 1-3x wöchentlich *Die Verordnungsmenge richtet sich nach dem medizinischen Erfordernis des Einzelfalls. Nicht bei jeder funktionellen oder strukturellen Schädigung ist es erforderlich, die Höchstverordnungsmenge je Verordnung bzw. die orientierende Behandlungsmenge auszuschöpfen.* Langfristiger Heilmittelbedarf gemäß § 32 Absatz 1a SGB V siehe Anlage 2

Beim ordnungsgemäßen **Ausfüllen der Heilmittelverordnung (Muster 13)** muss Folgendes beachtet werden:

Vor der **erstmaligen** Verordnung von Heilmitteln ist eine **Eingangsdiagnostik** notwendig. Vor **weiteren** Verordnungen ist zu prüfen, ob eine erneute **Erhebung des aktuellen Befundes** erforderlich ist.

Muster 13

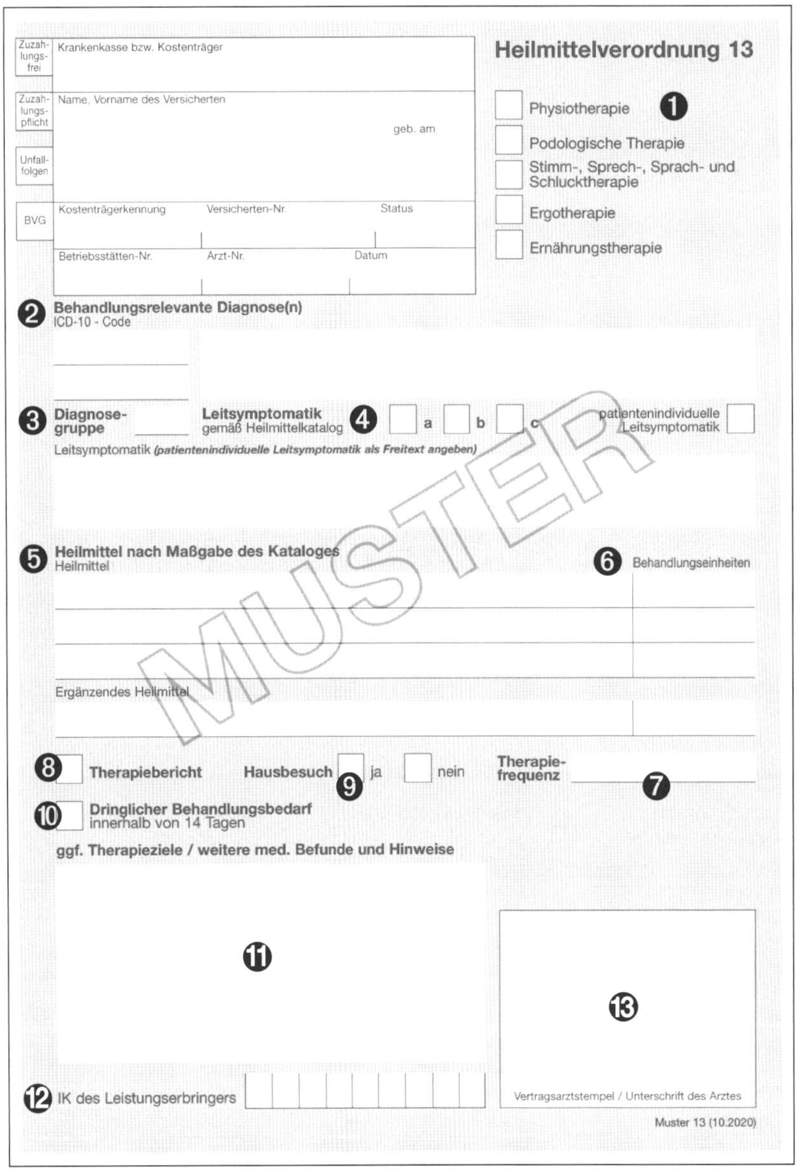

Zuzahlungsfrei | Krankenkasse bzw. Kostenträger

Zuzahlungspflicht | Name, Vorname des Versicherten | geb. am

Unfallfolgen

BVG | Kostenträgerkennung | Versicherten-Nr. | Status

Betriebsstätten-Nr. | Arzt-Nr. | Datum

Heilmittelverordnung 13

1 Physiotherapie

Podologische Therapie

Stimm-, Sprech-, Sprach- und Schlucktherapie

Ergotherapie

Ernährungstherapie

2 Behandlungsrelevante Diagnose(n)
ICD-10 - Code

3 Diagnosegruppe

Leitsymptomatik gemäß Heilmittelkatalog 4 a b c patientenindividuelle Leitsymptomatik

Leitsymptomatik *(patientenindividuelle Leitsymptomatik als Freitext angeben)*

5 Heilmittel nach Maßgabe des Kataloges
Heilmittel

6 Behandlungseinheiten

Ergänzendes Heilmittel

8 Therapiebericht

Hausbesuch 9 ja nein

Therapiefrequenz 7

10 Dringlicher Behandlungsbedarf innerhalb von 14 Tagen

ggf. Therapieziele / weitere med. Befunde und Hinweise

11

13

12 IK des Leistungserbringers

Vertragsarztstempel / Unterschrift des Arztes

Muster 13 (10.2020)

MUSTER

❶ Der entsprechende **Heilmittelbereich** wird angekreuzt.

❷ Die **Behandlungsdiagnose** wird als **ICD-10-Code** angegeben, die Software ergänzt automatisch den ICD-10-Klartext. Diese Diagnose kann ergänzt oder durch einen Freitext ersetzt werden.
Bei **langfristigen oder besonderem Heilmittelbedarf** muss der ICD-10-Code aus der Anlage 2 der Heilmittelrichtlinie vermerkt sein. Ggf. muss bei einem besonderen Verordnungsbedarf ein zweiter ICD-10-Code vermerkt werden.

❸ Die **Diagnosegruppe** des Heilmittelkatalogs wird hier eingetragen, z. B. WS für Wirbelsäulenerkrankungen.

❹ Die Angabe der **Leitsymptomatik** erfolgt durch Ankreuzen der Buchstaben a), b) und/oder c). Alternativ kann die Leitsymptomatik im Freitext notiert werden. Wird das Kästchen „patientenindividuelle Leitsymptomatik" angekreuzt, ist die Angabe der Leitsymptomatik im Freitext verpflichtend.

❺ Hier werden die verordnungsfähigen **Heilmittel** je nach ausgewählter Diagnosegruppe eingetragen. Es können bis zu **drei vorrangige Heilmittel** verordnet werden. Soweit medizinisch erforderlich, kann darüber hinaus **ein ergänzendes Heilmittel** dazu verordnet werden.
Für die Verordnung einer **standardisierten Heilmittelkombination** wird in die erste Zeile „Heilmittel" der Text „Standardisierte Heilmittelkombination "eingefügt. Daneben können mindestens drei zur Auswahl stehende vorrangige und/oder ergänzende Heilmittel eingefügt und frei kombiniert werden.

❻ Anzugeben ist die Anzahl der **Behandlungseinheiten.** Die Angabe der Anzahl der Behandlungseinheiten darf den Wert der Höchstmenge je Verordnung gemäß Heilmittel-Richtlinie nicht überschreiten.

❼ Bei der Angabe der **Therapiefrequenz** kann sich der Arzt an der Frequenzempfehlung des Heilmittelkatalogs orientieren. In medizinisch begründeten Fällen ist es möglich, davon abzuweichen.

❽ Möchte der Arzt vom Therapeuten einen **Therapiebericht** erhalten, kreuzt er das entsprechende Kästchen an.

❾ Ist ein **Hausbesuch** aus zwingenden medizinischen Gründen erforderlich oder kann der Patient aus medizinischen Gründen die Heilmittelpraxis nicht aufsuchen, wird das Kästchen „Hausbesuch-Ja" angekreuzt. In allen anderen Fällen wird „Hausbesuch-Nein" vermerkt.

❿ Das Kästchen **„Dringender Behandlungsbedarf"** wird angekreuzt, wenn die Behandlung aus medizinischen Gründen spätestens **innerhalb von 14 Tagen** beginnen muss. Ansonsten muss die Behandlung **innerhalb von 28 Tagen nach Verordnung** beginnen, sonst verliert sie ihre Gültigkeit.

⓫ Das Feld kann ausgefüllt werden, wenn das **Therapieziel** spezifiziert werden soll. Zudem besteht die Möglichkeit, weitere **medizinische Befunde** an den Therapeuten zu übermitteln, ggf. auch in Form eines Beiblattes.

⓬ Die **IK des Leistungserbringers** wird vom Therapeuten eingetragen.

⓭ Abschließend sind **Arztstempel** und persönliche **Unterschrift** des verordnenden Arztes erforderlich.

2.2.12 Arzneimittelverordnungen

In der Arzneimittel-Richtlinie (AM-RL) des gemeinsamen Bundesausschusses (G-BA) sind die allgemeinen **Grundsätze für die Verordnung** von Arznei- und Verbandmitteln in der vertragsärztlichen Versorgung festgehalten. Mithilfe der Arzneimittel-Richtlinie soll die Belastung der Krankenkassen für Arzneimittel beschränkt und eine wirtschaftliche Verordnungsweise gewährleistet werden.

Die wichtigsten Begriffe im Zusammenhang mit Arzneimitteln und der Arzneimittel-Richtlinie werden in folgender Tabelle erläutert:

Begriffe	Erklärungen
Freiverkäufliche Arzneimittel	Freiverkäufliche Medikamente wie Vitaminpräparate oder Arzneitees sind nicht nur in Apotheken, sondern auch in Drogerien, Supermärkten oder Reformhäusern erhältlich. Die Kosten hierfür übernehmen die Krankenkassen nicht.
Apothekenpflichtige Arzneimittel bzw. OTC-Präparate	Apothekenpflichtige Arzneimittel dürfen ohne ärztliche Verordnung **nur in Apotheken** verkauft werden. Sie heißen auch OTC-Präparate, da sie „Over the Counter" = über den Tresen der Apotheke gehen. Auch apothekenpflichtige Arzneimittel müssen die Patienten selbst zahlen.

Begriffe	Erklärungen
Rezeptpflichtige bzw. verschreibungspflichtige Arzneimittel	Rezeptpflichtige bzw. verschreibungspflichtige Arzneimittel sind nur **mit einer ärztlichen Verordnung in Apotheken** erhältlich. Die Verordnung erfolgt auf einem eRezept oder auf Muster 16. Sofern der Versicherte nicht von der Zuzahlung befreit ist, muss er pro Medikament **Zuzahlung** leisten: • **10 Prozent der Kosten** • **mindestens 5 €** • **maximal 10 €**
Betäubungsmittel (BTM)	Betäubungsmittel sind Stoffe mit hohem **Sucht- und Missbrauchspotential,** wie Morphin oder Fentanyl. Der Umgang mit BTM wird im **Betäubungsmittelgesetz** geregelt. Betäubungsmittel sind nur in Apotheken unter Vorlage eines **Betäubungsmittelrezepts (BTM-Rezept)** erhältlich. Die Zuzahlungsregelung ist wie bei rezeptpflichtigen Arzneimitteln.
Lifestyle-Präparate	Lifestyle-Präparate sind Mittel, die der **Erhöhung der Lebensqualität** dienen, wie Appetitzügler oder Potenzmittel. Sie dürfen nicht zulasten der gesetzlichen Krankenkassen verordnet werden.
Off-Label-Use	Unter dem Off-Label-Use wird der Einsatz von Medikamenten **außerhalb des genehmigten Anwendungsgebiets** verstanden, z. B. die Verabreichung eines Medikaments an Kinder, das nur für Erwachsene zugelassen ist. Off-Label-Use ist grundsätzlich erlaubt, der Arzt ist verpflichtet, sorgfältig aufzuklären.
Me-Too-Präparate bzw. Analog-Präparate	Me-Too-Präparate bzw. Analog-Präparate sind **neu entwickelte** Medikamente, die sich aber kaum von Medikamenten unterscheiden, die bereits auf dem Markt sind. Neu entwickelte Medikamente haben einen Patentschutz und sind in der Regel teuer. Der Mehrwert von Me-Too-Präparaten ist umstritten. Die Verordnungsfähigkeit von Me-Too-Präparaten ist begrenzt.
Generika-Präparate	Ein Generikum ist ein Präparat, das **wirkstoffgleich** mit einem bereits auf dem Markt erhältlichen Medikament ist. Pharmafirmen dürfen wirkstoffgleiche Medikamente erst herstellen und verkaufen, wenn der Patentschutz der Entwicklungsfirma ausgelaufen ist. Der Patentschutz kommt den Pharmafirmen zugute, die für die Forschung und Entwicklung neuer Medikamente viel Geld investieren. Generika sind entsprechend deutlich preiswerter. Ärzte müssen bei ihren Verordnungen auf eine **Mindestgenerikaquote** erfüllen.
Rabattverträge	Schließen Krankenkassen mit einem Pharmaunternehmen einen Rabattvertrag ab, erhalten die Mitglieder dieser Krankenkassen ein bestimmtes Medikament nur noch von diesem Hersteller. Den Rabattvertrag erhält das Unternehmen mit dem niedrigsten Preis.
Festbeträge	Für bestimmte Arznei- und Hilfsmittel hat der Gemeinsame Bundesausschuss (G-BA) sogenannte **Festbeträge** festgelegt. Übersteigt der Preis eines Medikaments den Festbetrag, zahlt der Versicherte die Differenz zwischen Festbetrag und tatsächlichem Preis neben der Zuzahlung zusätzlich. Der Arzt ist verpflichtet, den Patienten auf die Kosten hinzuweisen.

Medikationsplan

Patienten haben Anspruch auf einen **bundeseinheitlichen Medikationsplan,** wenn sie dauerhaft, d. h. über einen Zeitraum von mindestens **28 Tagen,** mindesten **drei** systemisch wirkende **Medikamente** gleichzeitig einnehmen. Durch den Medikationsplan soll der Patient bei der korrekten Einnahme seiner Medikamente unterstützt werden. Der Medikationsplan kann ausgedruckt oder auf der Gesundheitskarte gespeichert werden.

Der Medikationsplan führt **sämtliche verschreibungspflichtigen Medikamente** sowie die **Selbstmedikation des Patienten** auf. Er nennt den **Wirkstoff, die Dosierung, den Einnahmegrund und ggf. Hinweise zur Einnahme.** Auf dem Formular ist ein **Barcode** aufgebracht, der alle Informationen des Plans in digitaler Form enthält. Dadurch kann der Plan in den Arztpraxen, Apotheken und Krankenhäusern unkompliziert aktualisiert werden. In der Regel erstellt der Hausarzt den Medikationsplan, nur wenn der Patient keinen Hausarzt hat, sind auch Fachärzte zur Ausstellung des Plans verpflichtet.

Medikationsplan	für: **Rudolf Testmann** ausgedruckt von: Praxis Dr. Michael Müller Schloßstr. 22, 10555 Berlin Tel.: 030-1234567 E-Mail: dr.mueller@kbv-net.de	geb. am: **19.10.1959** ausgedruckt am: 25.04.2016

TEST

Wirkstoff	Handelsname	Stärke	Form	morgens	mittags	abends	zur Nacht	Einheit	Hinweise	Grund
Metoprololsuccinat	Metoprololsuccinat 1A Pharma 95 mg retard	95 mg	Tabl	1	0	0	0	Stück		Herz/Blutdruck
Ramipril	Ramipril-ratiopharm	5 mg	Tabl	1	0	0	0	Stück		Blutdruck
Insulin aspart	NovoRapid Penfill	100 E/ml	Lösung	20	0	20	0	I.E.	Wechseln der Injektionsstellen, unmittelbar vor einer Mahlzeit spritzen	Diabetes
Simvastatin	Simva-Aristo	40 mg	Tabl	0	0	1	0	Stück		Blutfette
zu besonderen Zeiten anzuwendende Medikamente										
Fentanyl	Fentanyl AbZ 75 µg/h Matrixpflaster	2,375mg	Pflast	alle drei Tage 1				Stück	auf wechselnde Stellen aufkleben	Schmerzen
Selbstmedikation										
Johanniskraut	Laif Balance	900 mg	Tabl	1	0	0	0	Stück		Stimmung

Für Vollständigkeit und Aktualität des Medikationsplans wird keine Gewähr übernommen

DE-DE-Version 2.1 vom 24.03.2016

Hinweis:

Die nachfolgend dargestellten Formulare werden genutzt für die Verordnung von

- **Arzneimitteln**
- **Verbandmitteln**
- **Teststreifen**
- **Digitalen Gesundheitsanwendungen (DiGa)**
- **Hilfsmitteln (außer Seh- und Hörmitteln)**
- **Betäubungsmitteln**
- **Impfstoffen**
- **Sprechstundenbedarf**

Arzneiverordnungsblatt (Muster 16)

Das **Arzneiverordnungsblatt (Muster 16) und das elektronische Rezept** werden grundsätzlich auf gleiche Weise angefertigt. Die Praxis ruft die Rezeptvorlage im **Praxisverwaltungssystem (PVS)** auf und füllt sie aus. Anschließend kann das Rezept entweder ausgedruckt oder als eRezept auf den eRezept-Server hochgeladen werden. Gültig sind Rezepte nur mit der **Unterschrift** des Arztes auf Muster 16 bzw. mit dessen **qualifizierter elektronischen Signatur (QES)** auf dem elektronischen Rezept.

Da die Ausfüllkriterien gleich sind, wird hier zunächst das Muster 16 vorgestellt.

Muster 16

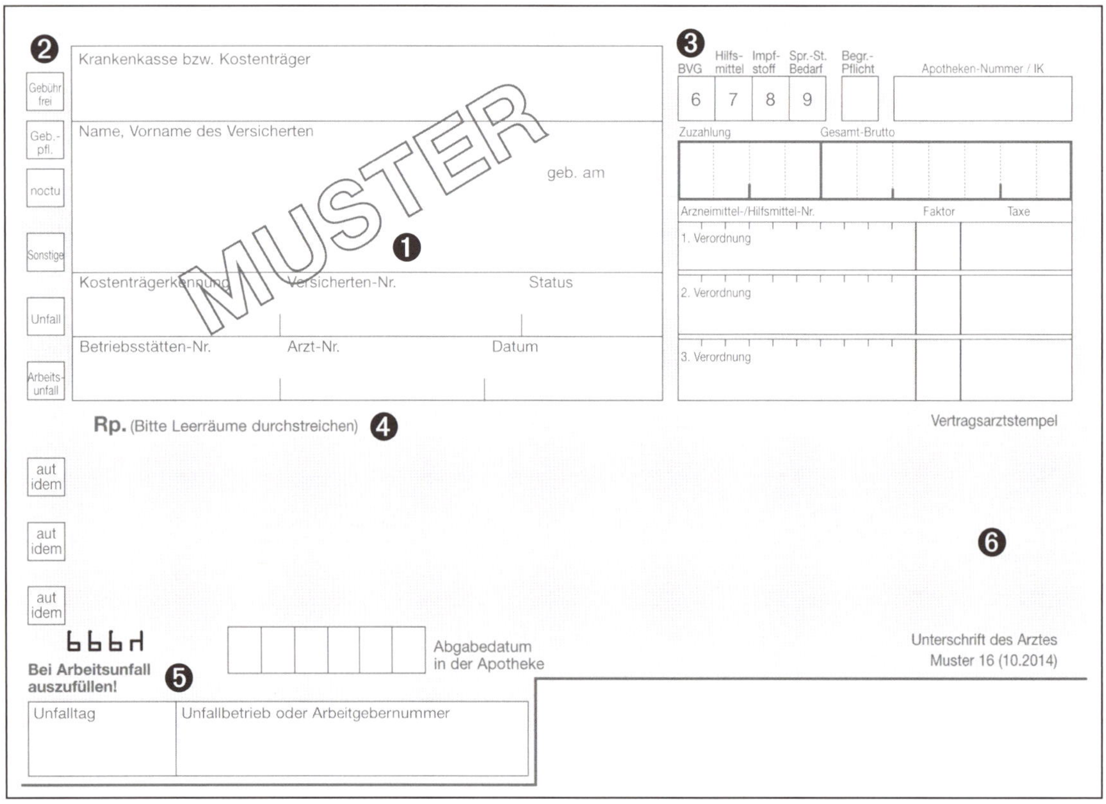

Farbe: rot/weiß

Die Verordnungen werden über die Betriebsstättennummer und die Arztnummer zentral erfasst. Die zentrale Erfassung der Verordnungen eines jeden Arztes dient dazu, die **Wirtschaftlichkeit seiner Verordnungen** und die **Einhaltung des für ihn vorgegebenen Arzneimittelbudgets** zu überprüfen. Überschreitet der Arzt sein Budget, werden ihm diese Mehrkosten von seinem Honorar als **Regress** abgezogen.

Die **Rückseite von Muster 16** enthält verschiedene Informationen:

Neben der **Empfangsbestätigung** für den Erhalt der Hilfsmittel durch den Patienten kann auf der Rückseite die **Krankenkasse** z. B. Hinweise zur Kostenübernahme vermerken.

Die rote Grundfarbe soll das Formular fälschungssicher machen und das Kopieren erschweren.

Beim **ordnungsgemäßen Ausfüllen** von Muster 16 sind folgende Punkte zu beachten:

❶ Das **Personalienfeld** wird mittels der Gesundheitskarte befüllt.

❷ Am linken Rand, neben dem Personalienfeld, befinden sich **sechs Kästchen:**

Gebühr frei Der Versicherte ist von der **Zuzahlung befreit;** dies sind:

- Versicherte, die das 18. Lebensjahr noch nicht vollendet haben,
- Frauen, wenn Arznei- und Verbandmitteln bei Schwangerschaftsbeschwerden oder im Zusammenhang mit der Entbindung verordnet werden

- bei Verordnungen zu Lasten eines Unfallversicherungsträgers
- Versicherte, die eine Befreiungsbescheinigung der Krankenkasse in der Praxis vorlegen.
- Patienten mit einem anerkannten Versorgungsleiden nach dem SER
- bei Verordnungen von digitalen Gesundheitsanwendungen (DiGa)

Geb.-pfl. Dieses Feld muss angekreuzt werden, wenn der Versicherte von der Zuzahlung **nicht** befreit ist.

noctu (= nachts) Für die Abgabe von Medikamenten außerhalb der **Ladenöffnungszeiten** (20–6 Uhr, sonn- und feiertags, am 24.12. bis 6 Uhr und ab 14 Uhr) wird eine Zusatzgebühr **(= Nachttaxe)** von 2,50 EUR erhoben. Verordnet der Arzt während dieser Zeit ein **dringend benötigtes Medikament**, muss er dieses Feld ankreuzen und befreit den Patienten so von dieser Nachttaxe.

Sonstige Dieses Feld ist anzukreuzen bei Verordnungen zu Lasten von **„Sonstigen Kostenträgern";** z. B. bei Postbeamten der Mitgliedsgruppe A oder bei Bereitsschaftspolizisten. Diese Personen haben **keine Zuzahlung** zu bezahlen.

Unfall Dieses Feld ist anzukreuzen, wenn die Verordnung wegen der Behandlung eines **privaten/häuslichen Unfalls** notwendig wird, da möglicherweise ein anderer Kostenträger zuständig sein könnte. Es handelt sich aber nicht um einen Arbeitsunfall. Die Zuzahlungspflicht wird hiervon **nicht** berührt.

Arbeitsunfall Dieses Feld ist anzukreuzen bei Verordnungen zur Behandlung von Arbeitsunfällen zulasten von **Unfallversicherungsträgern** der gesetzlichen Unfallversicherung. Für Verordnungen zulasten dieser Unfallversicherungsträger darf die **Gesundheitskarte nicht verwendet** werden. Wurde sie dennoch verwendet, ist die **Kostenträgerkennung im Personalienfeld zu streichen.**
Diese Verordnungen lösen **keine Zuzahlung** aus.

❸ In der Praxis sind in dem oberen Teil des Verordnungsblattes neben dem Personalienfeld für **besondere Verordnungen** noch die **Felder „6 bis 9"** unter bestimmten Bedingungen zu markieren. Die Felder sollten möglichst nicht angekreuzt, sondern mit der Zahl versehen werden, um Fehlinterpretationen zu vermeiden.

6 – BVG Bei Verordnungen für anerkannte Leiden nach dem **sozialen Entschädigungsrecht (SER)** ist **Feld 6** noch **zusätzlich** zu dem Kästchen „Sonstige" zu markieren.

❸ **Fortsetzung**

7 – Hilfsmittel Bei der Verordnung von Bandagen, orthopädischen Schuhen u. a. ist **Feld 7** zu markieren. Bei Hilfsmittelverordnungen muss im Verordnungsteil die Diagnose angegeben werden. Auf einem solchen Verordnungsblatt dürfen gleichzeitig **keine Arzneimittel** verordnet werden. Dafür wäre ein zweites Formular erforderlich.

Hinweis:

Die Verordnung von **Sehhilfen** erfolgt auf **Muster 8 bzw. Muster 8A,** die Verordnung von **Hörhilfen** auf **Muster 15.**

8 – Impfstoff Bei der Verordnung von Impfstoffen ist das **Feld 8** zu markieren. Dies gilt auch für Impfungen, die als Satzungsleistungen einer Krankenkasse angeboten werden.

9 – Spr.-St. Bedarf Wird das Verordnungsblatt für die Beschaffung des eigenen Sprechstundenbedarfs genutzt, ist **Feld 9** zu markieren.

Begr.-Pflicht ist zurzeit nicht besetzt.

❹ Das Verordnungsfeld für die **einzelnen Verordnungen** beginnt mit der **Abkürzung „Rp.“**, die „recipe“ (= nimm) bedeutet.

Bei der Verordnung sind folgende **Vorschriften** zu beachten:

- Es dürfen **nicht mehr als drei Arzneimittel** bzw. **Hilfsmittel auf einem** Verordnungsblatt stehen,
- zwischen den Verordnungen dürfen **keine größeren Freiräume** gelassen werden,
- bei nur ein oder zwei Verordnungen, ist der **untere Freiraum zu entwerten,**
- bei gedruckten Rezepten muss die **Pharmazentralnummer (PZN)** mit aufgeführt werden. Die PZN ist ein bundeseinheitlicher Identifikationsschlüssel für Arzneimittel,
- bei Fertigarzneimitteln sollen folgende Abkürzungen für die **therapiegerechte Packung** hinzugelegt werden: N1 für die kleinste Packung, N2 für die mittlere Packung (höchstens 50 Stück), N3 für die große Packung (höchstens 150 Stück),
- Es muss die **Dosierung** von Arzneimitteln vermerkt werden, z. B. in Form 1 – 0 – 0, wenn der Patient nur morgens eine Tablette einnehmen muss. Liegt ein **Medikationsplan** oder eine Dosieranleitung vor, vermerkt der Arzt „Dj“.

  Beispiel für einen Ausdruck:

  Amoxicillin xy-Pharma 500 mg 20 FTA N1
  PZN 12345678 »0–0–1«
  Ramipril xyz-Pharma 2,5 mg 20 Tbl. N1
  PZN 01234567 »Dj«
  ****

- **„aut idem“** (= oder dasselbe) bedeutet, dass der Apotheker verpflichtet ist, ein Präparat aus dem unteren Preisdrittel abzugeben, auch wenn der Arzt ein teureres Präparat mit dem gewünschten Wirkstoff verordnet hat. Liegt ein Rabattvertrag vor, muss der Apotheker das Rabattarzneimittel abgeben.

  Verordnet der Arzt ein Präparat aus dem unteren Drittel der Preisgruppe, ist der Apotheker verpflichtet, dieses auch abzugeben.

  Will der Arzt ein bestimmtes Medikament, das nicht im unteren Drittel der Preisgruppe aufgelistet ist, verordnen und will er nicht zulassen, dass der Apotheker die Auswahl zwischen den Präparaten des unteren Preisdrittels trifft, muss er das Kästchen „aut idem“ ungültig machen, indem er es durchkreuzt oder mit dem Zusatz „Non“ versieht. Dann muss der Apotheker das verordnete Medikament abgeben und darf kein anderes dem Patienten aushändigen.

❺ Erfolgt die Verordnung wegen eines **Arbeitsunfalls,** sind der Unfalltag und der Unfallbetrieb hier einzutragen.

❻ Abschließend sind **Arztstempel** und **Unterschrift** erforderlich. Um zu vermeiden, dass unbefugterweise noch weitere Arzneiverordnungen, insbesondere mit Suchtpotential, hinzugefügt werden, hat der Vertragsarzt seine Unterschrift unmittelbar unter die letzte Verordnung zu setzen. Der Vertragsarztstempel wird an die vorgesehene Stelle gesetzt. Auf den Stempel kann verzichtet werden, wenn dieser bereits eingedruckt ist.

Hinweise:

- Arzneimittel, Hilfsmittel, Impfstoffe und Sprechstundenbedarf müssen **immer auf getrennten Arzneiverordnungsblättern** verordnet werden.
- Rezepte müssen grundsätzlich in schwarzer oder blauer Farbe ausgestellt werden.
- Das Arzneimittelrezept ist ab Ausstellungsdatum **einen Monat gültig.**
- Eine Diagnose wird nur bei Hilfsmittelverordnungen vermerkt.
- Blut- und Harnteststreifen werden nicht als Hilfsmittel sondern als Arzneimittel verordnet.
- Es dürfen nur verschreibungspflichtige Medikamente zulasten der gesetzlichen Krankenkassen verordnet werden. Rezeptfreie Medikamente können auf einem grünen Rezept notiert werden, sie werden von den Kassen nicht erstattet.

Elektronisches Rezept (eRezept)

Seit dem 1.1.2024 müssen **verschreibungspflichtige Arzneimittel** bei gesetzlich Krankenversicherten ausschließlich über das eRezept verordnet werden. Optional genutzt werden kann das eRezept auch für die Empfehlung von apothekenpflichtigen Arzneimitteln anstelle des grünen Rezeptes oder für Arzneiverordnungen zulasten der Unfallkassen. In Zukunft soll das eRezept den Papierausdruck auf Muster 16 komplett ersetzen und auch für Privatpatienten genutzt werden können.

Das eRezept wird im Praxisverwaltungssystem (PVS) ausgefüllt und auf den **eRezept-Server** hochgeladen. Vorher muss der Arzt das eRezept elektronisch signieren, wozu er die Komfortsignatur verwenden kann. Rezepte, die nicht signiert sind, können in der Apotheke nicht eingelöst werden.

Zum **Einlösen seines Rezepts** benötigt der Patient einen **QR-Code,** der in der Apotheke ausgelesen werden kann. Dabei hat der Patient folgende Wahlmöglichkeiten:

- Speicherung des QR-Codes auf der **elektronischen Gesundheitskarte**
- Speicherung des QR-Codes in einer speziellen **eRezept-App** auf dem Smartphone
- **Papierausdruck** des QR-Codes

Die Apotheke kann den QR-Code auslesen und auf das Rezept im eRezept-Server zugreifen.

Die folgende Abbildung zeigt Papierausdruck zum Einlösen des eRezeptes in der Apotheke:

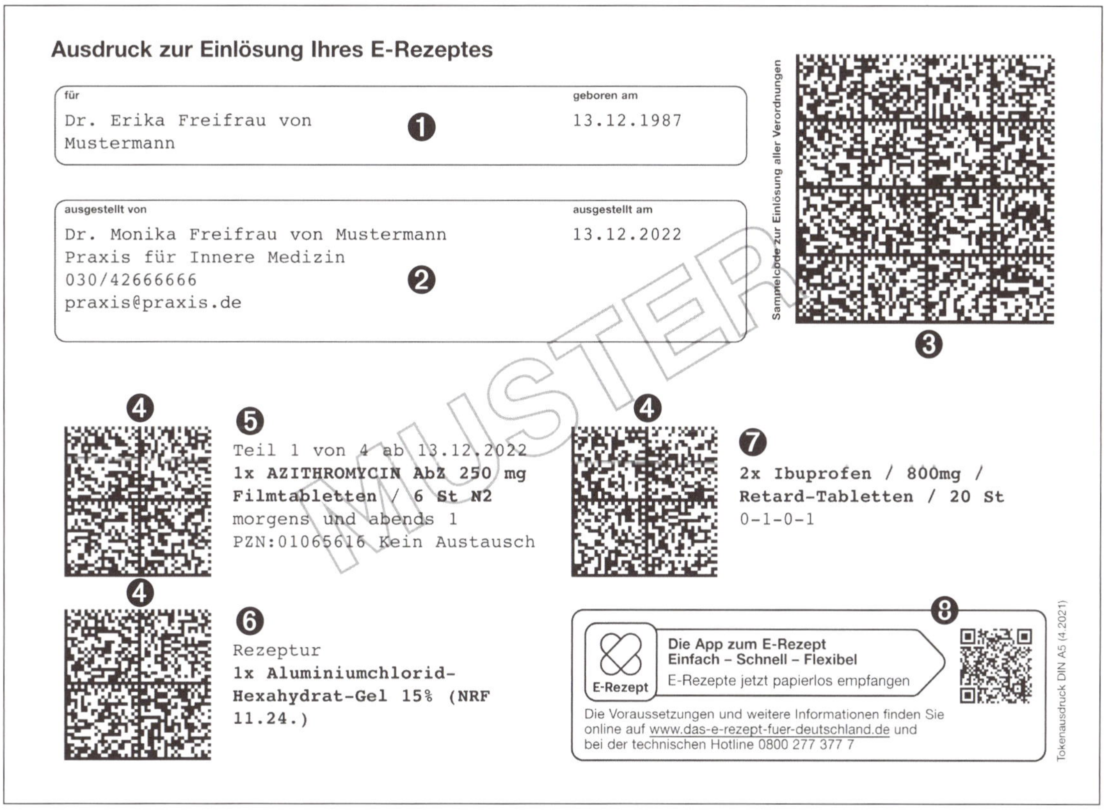

Ausdruck zur Einlösung Ihres E-Rezeptes

für: Dr. Erika Freifrau von Mustermann ❶ — geboren am: 13.12.1987

ausgestellt von: Dr. Monika Freifrau von Mustermann, Praxis für Innere Medizin, 030/42666666, praxis@praxis.de ❷ — ausgestellt am: 13.12.2022

Sammelcode zur Einlösung aller Verordnungen ❸

❹ ❺ Teil 1 von 4 ab 13.12.2022
1x AZITHROMYCIN AbZ 250 mg Filmtabletten / 6 St N2
morgens und abends 1
PZN:01065616 Kein Austausch

❹ ❼ **2x Ibuprofen / 800mg / Retard-Tabletten / 20 St**
0-1-0-1

❹ ❻ Rezeptur
1x Aluminiumchlorid-Hexahydrat-Gel 15% (NRF 11.24.)

❽ E-Rezept — **Die App zum E-Rezept**
Einfach – Schnell – Flexibel
E-Rezepte jetzt papierlos empfangen
Die Voraussetzungen und weitere Informationen finden Sie online auf www.das-e-rezept-fuer-deutschland.de und bei der technischen Hotline 0800 277 377 7

Tokenausdruck DIN A5 (4.2021)

MUSTER

Der Ausdruck enthält folgende **Informationen**

❶ Patientendaten

❷ Daten des verordnenden Arztes und der Praxis

❸ Code mit allen Einzelverordnungen zum Einscannen in der Apotheke

❹ Code einer Einzelverordnung zum Einscannen in der Apotheke, enthält Informationen für den Abruf des eRezepts vom Server

❺ Beispiel eines Fertigarzneimittels mit Dosieranweisung und aut-idem-Ausschluss

❻ Beispiel einer Rezepturverordnung

❼ Beispiel einer Wirkstoffverordnung mit Dosieranweisung

❽ an den Patienten gerichteter Informationsblock für die eRezept-App der Gematik (Gesellschaft für Telematikanwendungen der Gesundheitskarte), QR-Code führt zur Website www.das-e-rezept-fuer-deutschland.de

Betäubungsmittelrezept

Alle Medikamente, die der **Betäubungsmittel-Verschreibungsverordnung** unterliegen, dürfen nicht auf einem Arzneiverordnungsblatt verordnet werden; für sie ist **immer** das **Betäubungsmittelrezept** (BtM-Rezept) zu verwenden. Für den Umgang mit dem BtM-Rezept gelten besondere, verschärfte Bestimmungen.

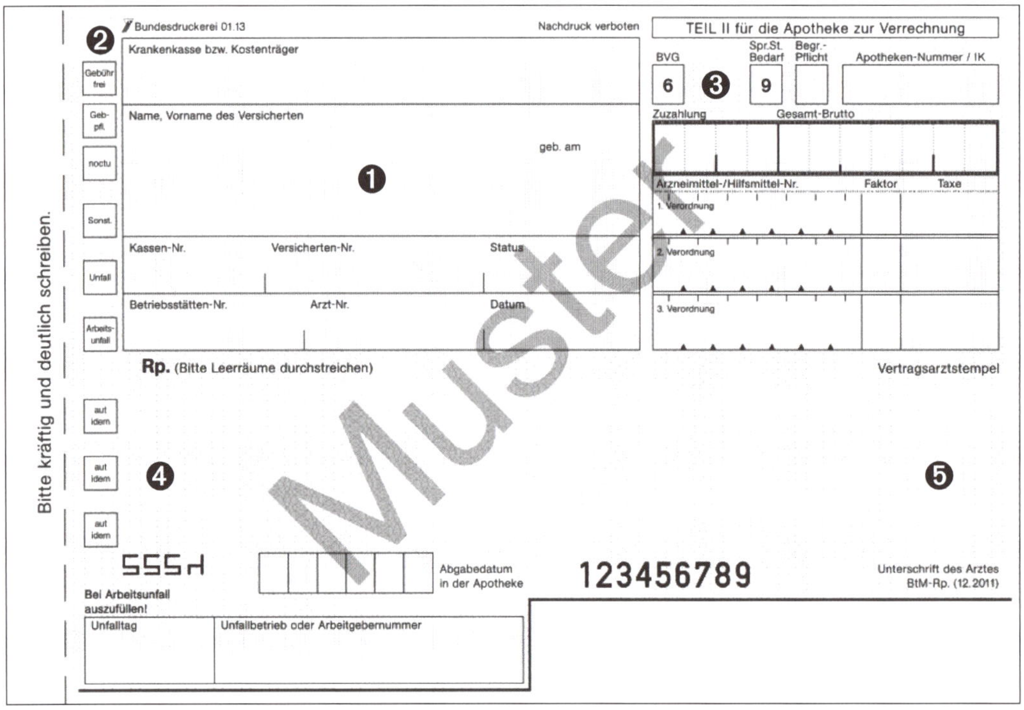

Jedes BtM-Rezept trägt eine Kodierzeile bestehend aus einer deutlich sichtbaren, fortlaufenden, neunstelligen Rezeptnummer.Durch die Nummer ist eine eindeutige Zuordnung des Rezeptes zum verschreibenden Arzt möglich.

Jeder Arzt ist verpflichtet, die sich in seinem Besitz befindlichen Betäubungsmittel (BtM) **gesondert aufzubewahren** und gegen unbefugte Entnahme zu sichern. Ein **Verlust** von BtM-Rezepten ist der Bundesopiumstelle unter Angabe der Rezeptnummer **unverzüglich anzuzeigen.**

BtM-Rezepte sind **dreiteilige** Formulare:

- **Teil I** erhält **Patient** für die Apotheke, die diesen Teil zur Dokumentation 3 Jahre aufbewahrt;
- **Teil II** erhält **Patient** für die Apotheke, die mit diesem Teil die Kosten für das Medikament bei der Krankenkasse abrechnet;
- **Teil III** behält der **Arzt,** der ihn auch zur Dokumentation 3 Jahre aufbewahren muss.

Hinweis:

Auch fehlerhaft ausgefüllte Verordnungen dürfen nicht vernichtet sondern müssen ebenfalls 3 Jahre aufbewahrt werden.

Die **Ausstellung von BtM-Rezepten** ist möglich für:

- einen Patienten,
- einen Substituenten (z. B. Patienten im Drogenersatzprogramm),
- Einrichtungen des Rettungsdienstes,
- Ausrüstung eines Kauffahrteischiffes (Handelsschiffes),
- den eigenen Sprechstundenbedarf.

Über jede für den **Sprechstundenbedarf** zugegangene oder abgegangene BtM-Menge sowie den sich daraus ergebenden Bestand müssen **Aufzeichnungen** in amtlichen Karteikarten oder **BtM-Bücher** vorgenommen werden; es besteht auch die Möglichkeit der Computererfassung mit entsprechendem Ausdruck.

BtM-Rezepte müssen **innerhalb von 7 Tagen,** vom Ausstellungsdatum an gerechnet, in der Apotheke eingelöst werden.

Die BtM-Rezepte müssen **nicht handschriftlich** ausgefüllt werden. Sie sind über einen Drucker vollständig ausdruckbar. Der Arzt muss aber handschriftlich unterschreiben.

Im **Notfall,** z. B. bei einem Hausbesuch, kann die Verschreibung von Betäubungsmitteln auch auf einem **Arzneiverordnungsblatt** (Muster 16) oder auf einem Privatrezept erfolgen. Hierbei ist zu beachten, dass

- eine Kennzeichnung mit dem Zusatz **„Notfall-Verordnung"** erfolgt,
- es muss ein **BtM-Rezept** an die Apotheke nachgereicht werden, das den **Zusatz „N"** trägt.

Im Rahmen einer **Substitution** (z. B. Drogenersatztherapie) ist das BtM-Rezept mit einem **„S"** zu kennzeichnen.

Hinweis:

Aufgrund der Betäubungsmittelverschreibungsverordnung ist das BtM-Rezept sowohl bei der Verordnung für Kassenpatienten wie auch bei der Verordnung für **Privatpatienten** zu verwenden.

Beim **ordnungsgemäßen Ausfüllen** des BtM-Rezeptes sind folgende Punkte zu beachten:

❶ Das **Personalienfeld** wird mittels der Gesundheitskarte befüllt.

❷ Die Bedeutung der **sechs Kästchen,** die sich neben dem Personalienfeld befinden, wurde bereits bei Muster 16 vorgestellt (siehe oben).

❸ In der Praxis sind in dem oberen Teil des Verordnungsblattes neben dem Personalienfeld für **besondere Verordnungen** noch die Felder **„6 und 9"** unter bestimmten Bedingungen zu markieren.

6 – BVG	Bei Verordnungen nach dem **sozialen Entschädigungsrecht (SER)** ist **Feld 6** noch **zusätzlich** zu dem Kästchen „Sonstige" zu markieren.
9 – Spr.-St. Bedarf	Wird das BtM-Rezept für die **Beschaffung des eigenen Sprechstundenbedarfs** genutzt, ist Feld 9 zu markieren.

❹ Für die **Verordnung** gelten folgende Regeln:

Innerhalb von **30 Tagen** dürfen auf einem oder mehreren BtM-Rezepten bis zu **zwei Betäubungsmittel einer bestimmten Arzneimittelgruppe** und ggf. **ein weiteres Betäubungsmittel** aus einer anderen Arzneimittelgruppe verordnet werden.

Bei **Überschreitung der Höchstmengen** ist das BtM-Rezept mit einem **„A"** für **Ausnahme** zu kennzeichnen.

Erforderliche Angaben:

- Betäubungsmittelbezeichnung,
- Stückzahl in Ziffern,
- Gebrauchsanweisung mit Einzel- und Tagesangaben,
- Arztstempel,
- Leerräume sind zu entwerten.

Angaben zur Bezeichnung der Darreichungsform und zur Gewichtsmenge müssen nicht mehr zusätzlich erfolgen, wenn sie in der Arzneimittelbezeichnung enthalten sind.

Co-Medikation Andere Arzneimittel dürfen auf dem BtM-Rezept nur neben einem Betäubungsmittel verordnet werden.

❺ Abschließend sind der **Arztstempel** und handschriftlich die **vollständige Unterschrift** erforderlich.

Hinweise:

Für Arzneimittel mit den **Wirkstoffen Lenalidomid, Pomalidomid oder Thalidomid** ist aufgrund der Arzneimittel-Verschreibungsverordnung der zweiteilige amtliche Vordruck **(„T-Rezept")** des Bundesinstituts für Arzneimittel und Medizinprodukte zu verwenden. Die drei Wirkstoffe haben sich zur Behandlung einer bösartigen Knochenmarkserkrankung bewährt, sind aber für die Contagan-Katastrophe Anfang der 1960er Jahre verantwortlich.

2.2.13 Notfall-/Vertretungsschein (Muster 19)

Der Notfall-/Vertretungsschein **(Muster 19)** berechtigt **nur** zur **Abrechnung** von

- Leistungen im **organisierten Not(-fall)dienst,**
- Leistungen im **Vertretungsfall** (z. B. Urlaubsvertretung),
- Leistungen beim **Notfallpatienten,** der nicht zu den Stammpatienten der Praxis gehören.

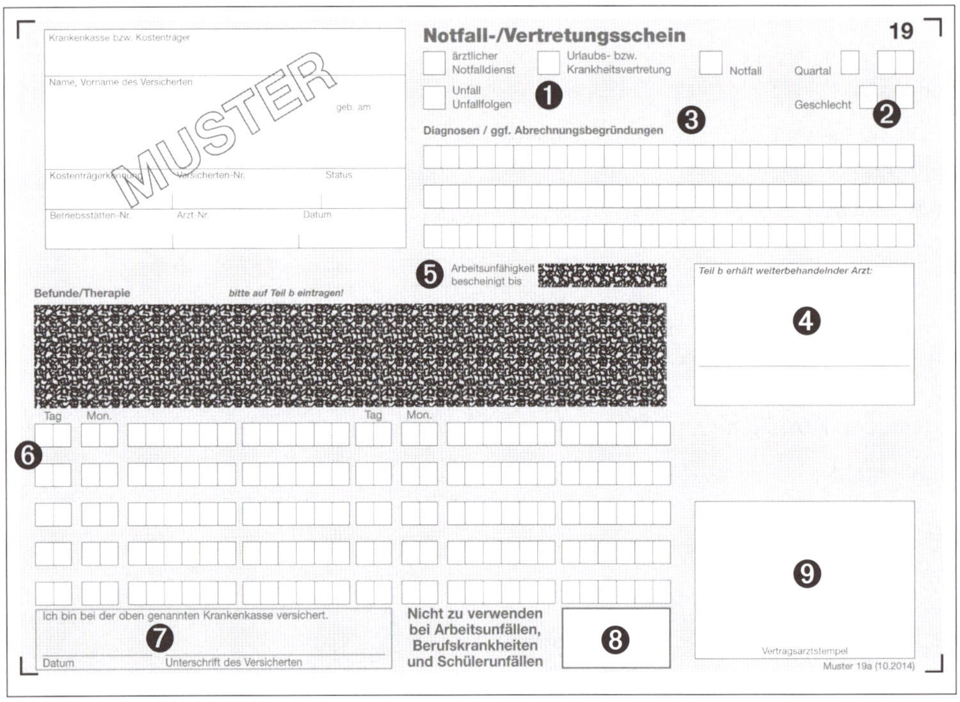
Krankenkasse bzw. Kostenträger
Name, Vorname des Versicherten
geb. am
Kostenträgerkennung Versicherten-Nr. Status
Betriebsstätten-Nr. Arzt-Nr. Datum
MUSTER
Notfall-/Vertretungsschein 19
ärztlicher Notfalldienst ❶ Urlaubs- bzw. Krankheitsvertretung Notfall Quartal
Unfall Unfallfolgen
Geschlecht ❷
Diagnosen / ggf. Abrechnungsbegründungen ❸
❺ Arbeitsunfähigkeit bescheinigt bis [redacted]
Teil b erhält weiterbehandelnder Arzt: ❹
Befunde/Therapie bitte auf Teil b eintragen!
[redacted]
❻ Tag Mon. Tag Mon.
❾
Ich bin bei der oben genannten Krankenkasse versichert. ❼
Datum Unterschrift des Versicherten
Nicht zu verwenden bei Arbeitsunfällen, Berufskrankheiten und Schülerunfällen ❽
Vertragsarztstempel
Muster 19a (10.2014)

Das **Muster 19** besteht aus drei Teilen:

- **Teil 19a** ist für die **Abrechnung mit der KV** bestimmt. Aus datenschutzrechtlichen Gründen sind auf diesem Teil die Bereiche „Arbeitsunfähig bescheinigt bis" und Befund/Therapie geschwärzt.
- **Teil 19b** muss der behandelnde Arzt unterschreiben und dem **weiterbehandelnden Arzt** als **Mitteilung** zustellen. Die Nutzung dieses Teils kann entfallen, wenn es keiner Informationsmitteilung an den weiterbehandelnden Arzt bedarf oder die Informationsübermittlung auf andere Weise erfolgt, z. B. in Form eines Arztbriefes.
- **Teil 19c** verbleibt beim behandelnden Arzt und muss 10 Jahre aufbewahrt werden.

Beim **ordnungsgemäßen Ausfüllen** von Muster 19 sind folgende Punkte zu beachten:

❶ Ankreuzen der entsprechenden Felder:
- **Ärztlicher Notfalldienst:** Behandlung im organisierten Notdienst
- **Urlaubs- bzw. Krankheitsvertretung:** Behandlung im Rahmen einer organisierten Vertretungsregelung
- **Notfall:** Behandlung von Notfällen außerhalb des organisierten Notdienstes
- **Unfall, Unfallfolge:** Behandlung im Rahmen eines privaten Unfalls

❷ Eintragen des **Geschlechts** im rechten Kästchen: D = divers, M = männlich, W = weiblich, X = unbestimmt

❸ Eintragen der **Diagnosen,** verschlüsselt nach dem ICD-10-Code

❹ Ggf. den Namen des **weiterbehandelnden Arztes** vermerken.

❺ Eintragen von **Befunden/Therapie** und das Ablaufdatum der **Arbeitsunfähigkeit** auf Teil 19b

❻ Eintragen der **Abrechnungsnummern** mit Datum

❼ **Unterschrift des Patienten** als Bestätigung dafür, dass die Angaben zu seiner Person und Krankenkasse zutreffend sind

❽ Ggf. die gefahrenen **Kilometer bei Hausbesuchen** im Rahmen des organisierten Notdienstes hier vermerken

❾ Einbringen des **Vertragsarztstempels**

2.2.14 ✎Wie war das noch?

1. a) Wer trägt grundsätzlich die Herstellungskosten für die Formulare?
   b) Wo erhält der Vertragsarzt diese Formulare?

   → a) ....

   → b) ....

2. Von diesen generellen Regelungen (s. Frage 1.) gelten für das Arzneiverordnungsblatt (Muster 16) und das Betäubungsmittelrezept Ausnahmen.
   Nennen Sie diese jeweiligen Ausnahmen.

   → Arzneiverordnungsblatt • ....
   • ....

   → Betäubungsmittelrezept • ....

3. Wann erst darf ein Arzt ein Formular unterschreiben?

   → ....

4. Nennen Sie die jeweils vereinbarte Muster-Nummer für folgende Formulare:

   a) Arzneiverordnungsblatt
   b) Verordnung von Krankenhausbehandlung
   c) Abrechnungsschein
   d) Arbeitsunfähigkeitsbescheinigung
   e) Überweisungsschein
   f) Betäubungsmittelrezept
   g) Notfall-/Vertretungsschein
   h) Verordnung einer Krankenbeförderung
   i) Überweisungsschein für in-vitro diagnostische Auftragsleistungen
   j) Heilmittelverordnung

   → a) .... → f) ....

   → b) .... → g) ....

   → c) .... → h) ....

   → d) .... → i) ....

   → e) .... → j) ....

5. Welche Formulare müssen elektronisch erstellt werden?

   → ....

6. Nennen Sie vier Formulare, auf denen die Diagnosen nach ICD-10-GM zu verschlüsseln sind.

   → ....

   → ....

   → ....

   → ....

7. Bei der Verschlüsselung der Krankheitsdiagnosen ist die Angabe der Diagnosesicherheit im ambulanten Bereich verpflichtend. Nennen Sie die zu verwendenden Buchstaben und deren Bedeutung.

   → ....

   → ....

Fragen zu „Arbeitsunfähigkeitsbescheinigung"

8. **In welcher Form muss die Arbeitsunfähigkeitsbescheinigung erstellt werden und wie wird sie signiert?**

→ ....

→ ....

9. **Füllen Sie den abgebildeten Abschnitt der AU-Bescheinigung aufgrund der folgenden Angaben aus; das Personalienfeld wurde maschinell beschriftet und enthält u.a. folgende Angaben:**

Robert Rostig, geb. 02.01.1958, wohnhaft Timmermoor 9 in 22395 Hamburg; er ist Mitglied einer BKK. Die Gesundheitskarte ist bis Ende 2027 gültig, WOP 02.

Der Patient kommt am 1. Okt. des Jahres wegen Fieber und Atembeschwerden in die Praxis. Nach eingehender Untersuchung stellt der Arzt eine Lungenentzündung fest, verordnet Bettruhe sowie Antibiotikabehandlung und bescheinigt eine Arbeitsunfähigkeit für 14 Tage.

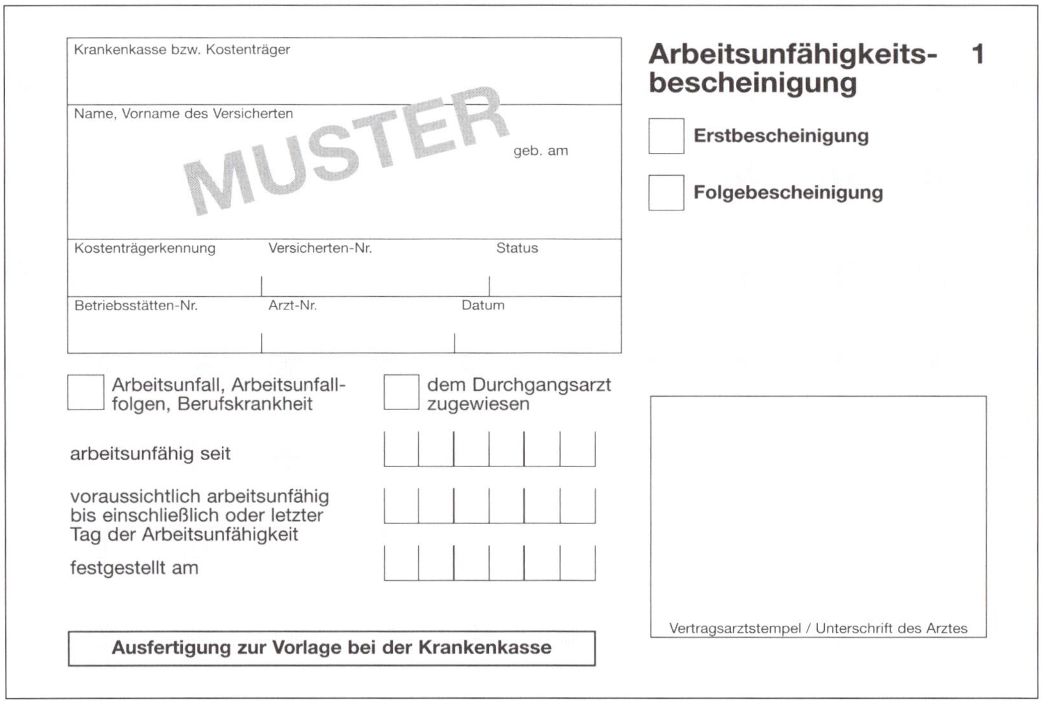
Krankenkasse bzw. Kostenträger
Name, Vorname des Versicherten
geb. am
MUSTER
Kostenträgerkennung | Versicherten-Nr. | Status
Betriebsstätten-Nr. | Arzt-Nr. | Datum

Arbeitsunfähigkeits- bescheinigung 1
Erstbescheinigung
Folgebescheinigung

Arbeitsunfall, Arbeitsunfall-folgen, Berufskrankheit
dem Durchgangsarzt zugewiesen
arbeitsunfähig seit
voraussichtlich arbeitsunfähig bis einschließlich oder letzter Tag der Arbeitsunfähigkeit
festgestellt am

Vertragsarztstempel / Unterschrift des Arztes

Ausfertigung zur Vorlage bei der Krankenkasse

10. **a) Wie lange muss der ausstellende Arzt die AU-Bescheinigung elektronisch aufbewahren?**
b) Wie lange kann im Ausnahmefall eine AU-Bescheinigung rückdatiert werden?

→ a) .... → b) ....

11. **Wie wird die zuständige Krankenkasse über die AU des Patienten informiert? Bis wie viel Uhr muss das geschehen?**

→ ....

....

12. **Wie erhält der Arbeitgeber die AU seines Mitarbeiters?**

→ ....

....

Fragen zu „Verordnung von Krankenhausbehandlung“

13. Die Verordnung von Krankenhausbehandlung (Muster 2) ist ein dreiteiliges Formular. Wie händigen Sie diese Teile dem Patienten aus, und für wen sind diese Teile bestimmt?

→ ....

→ ....

→ ....

14. Was versteht man unter einem „nächsterreichbaren, geeigneten Krankenhaus“?

→ nächsterreichbar: ....

....

→ geeignet: ....

....

Fragen zu „Verordnung einer Krankenbeförderung“

15. Wann darf eine Verordnung einer Krankenbeförderung für einen Patienten ausgestellt werden?

→ ....

....

16. Welche Fahrten können grundsätzlich genehmigungsfrei verordnet werden, welche sind grundsätzlich genehmigungspflichtig?

→ ....

....

→ ....

17. Bei der Verordnung einer Krankenbeförderung muss der Arzt das jeweils erforderliche Transportmittel ankreuzen. Nennen Sie die verschiedenen Möglichkeiten mit kurzer Erläuterung.

→ ....

....

→ ....

....

→ ....

....

→ ....

....

→ ....

....

18. Füllen Sie die abgebildete Verordnung einer Krankenbeförderung aufgrund der folgenden Angaben aus; das Personalienfeld wurde maschinell beschriftet und enthält u. a. folgende Angaben:

Mechthild Müßig, geb. 26.10.62, wohnhaft Marderweg 39 in 65933 Frankfurt a. M.; sie ist Mitglied bei der AOK Hessen. Die Gesundheitskarte ist bis Ende 2028 gültig, WOP 46. Die MFA Mechthild Müßig klagt am 1. Okt. des Jahres während ihres Dienstes plötzlich über kolikartige Unterbauchschmerzen und muss mehrfach erbrechen. Ihr Arzt hat nach eingehender Untersuchung den Verdacht auf akute Appendizitis. Er veranlasst die sofortige Einweisung mittels Rettungswagen und Notfallsanitäter in ein Krankenhaus zur Appendektomie.

Zuzahlungspflicht | Krankenkasse bzw. Kostenträger 46

Zuzahlungsfrei | Name, Vorname des Versicherten | geb. am

Kostenträgerkennung | Versicherten-Nr. | Status

Betriebsstätten-Nr. | Arzt-Nr. | Datum

Verordnung einer Krankenbeförderung 4

☐ Unfall, Unfallfolge

☐ Arbeitsunfall, Berufskrankheit

☐ Versorgungsleiden (z.B. BVG)

☐ Hinfahrt ☐ Rückfahrt

1. Grund der Beförderung

Genehmigungsfreie Fahrten

a) ☐ **voll-/teilstationäre Krankenhausbehandlung** ☐ **vor-/nachstationäre Behandlung**

b) ☐ **ambulante Behandlung** bei Merkzeichen „aG“, „Bl“, „H“, Pflegegrad 3 mit dauerhafter Mobilitätsbeeinträchtigung, Pflegegrad 4 oder 5 **nur Taxi/Mietwagen** ***(Fahrt mit KTW ist unter f) zu verordnen)***

c) ☐ **anderer Grund**, z.B. Fahrten zu Hospizen: ____________

Genehmigungspflichtige Fahrten zu ambulanten Behandlungen ***(vor Fahrtantritt der Krankenkasse vorzulegen)***

d) ☐ **hochfrequente Behandlung** Dialyse, onkol. Chemo- oder Strahlentherapie ☐ vergleichbarer Ausnahmefall ***(Begründung unter 4. erforderlich)***

e) ☐ **dauerhafte Mobilitätsbeeinträchtigung vergleichbar mit b) und Behandlungsdauer mindestens 6 Monate** ***(Begründung unter 4. erforderlich)***

f) ☐ **anderer Grund für Fahrt mit KTW**, z.B. fachgerechtes Lagern, Tragen, Heben erforderlich ***(Begründung unter 3. und ggf. 4. erforderlich)***

2. Behandlungstag/Behandlungsfrequenz und nächsterreichbare, geeignete Behandlungsstätte

vom/am ☐☐☐☐☐☐ / ☐ x pro Woche, bis voraussichtlich ☐☐☐☐☐☐

Behandlungsstätte ***(Name, Ort)*** ____________

3. Art und Ausstattung der Beförderung

☐ Taxi/Mietwagen

☐ KTW, da medizinisch-fachliche Betreuung und/oder Einrichtung notwendig ist wegen ____________

☐ Rollstuhl

☐ Tragestuhl

☐ liegend

☐ RTW ☐ NAW/NEF ☐ andere ____________

4. Begründung/Sonstiges ***(z. B. Datum Aufnahme Krankenhaus, Gewicht bei Schwergewichttransport, Wartezeit, Gemeinschaftsfahrt, Ortsangabe, wenn Beförderung nicht von/zur Wohnung stattfindet)***

____

Vertragsarztstempel / Unterschrift des Arztes

Muster 4 (7.2020)

MUSTER

Fragen zu „Abrechnungsschein"

19. Wann wird der Abrechnungsschein ausgestellt, und was hat der Patient dabei zu tun?

➔ ....

➔ ....

20. Füllen Sie den abgebildeten Abrechnungsschein aufgrund der folgenden Angaben aus.

Anton Anger, geb. 08.05.58, wohnhaft Bonner Str. 17 in 40589 Düsseldorf; er ist versichert bei der DAK Gesundheit, Versichertenstatus 1. Die Gesundheitskarte ist bis Ende 2027 gültig, WOP 38.

Patient Anton Anger wurde wegen Angina – J 11.1 G – beim Allgemeinarzt/Hausarzt an folgenden Tagen behandelt:

01.03.	vollständige Untersuchung einschl. Beratung Ausstellung einer AU-Bescheinigung i. m. Injektion	GOP 03000
04.03.	symptombezogene Untersuchung	(keine GOP)
08.03.	Abschlussuntersuchung, Wiederholungsrezept	(keine GOP)

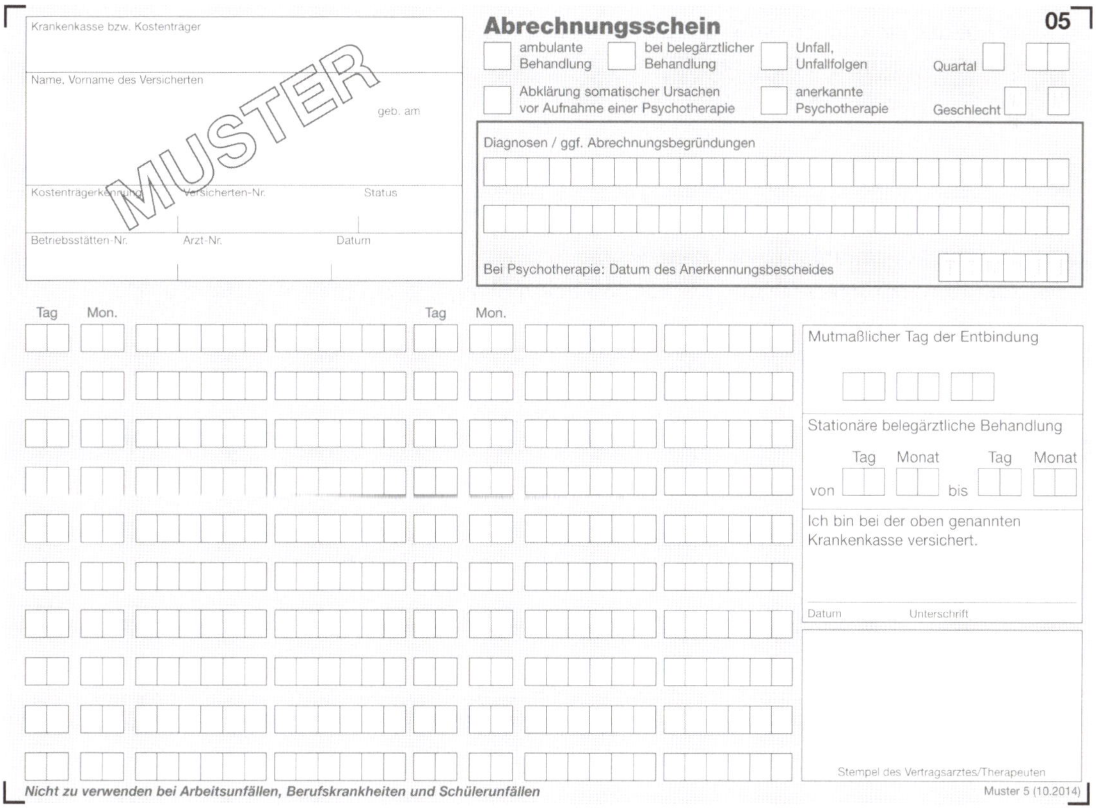
Krankenkasse bzw. Kostenträger
Name, Vorname des Versicherten
geb. am
Kostenträgerkennung Versicherten-Nr. Status
Betriebsstätten-Nr. Arzt-Nr. Datum
MUSTER
Abrechnungsschein 05
ambulante Behandlung
bei belegärztlicher Behandlung
Unfall, Unfallfolgen
Quartal
Abklärung somatischer Ursachen vor Aufnahme einer Psychotherapie
anerkannte Psychotherapie
Geschlecht
Diagnosen / ggf. Abrechnungsbegründungen
Bei Psychotherapie: Datum des Anerkennungsbescheides
Tag Mon. Tag Mon.
Mutmaßlicher Tag der Entbindung
Stationäre belegärztliche Behandlung
Tag Monat Tag Monat
von bis
Ich bin bei der oben genannten Krankenkasse versichert.
Datum Unterschrift
Stempel des Vertragsarztes/Therapeuten
Nicht zu verwenden bei Arbeitsunfällen, Berufskrankheiten und Schülerunfällen
Muster 5 (10.2014)

Fragen zu „Überweisungsschein"

21. Auf welche Leistungen haben Versicherte Anspruch, bei denen das Feld „eingeschränkter Leistungsanspruch" markiert wurde?

→ ....

22. In welchen Ausnahmefällen ist eine Überweisung an einen Arzt derselben Arztgruppe zulässig?

→ ....

→ ....

23. Bilden Sie eigene Beispiele aus den Behandlungsbereichen
a) kurativ b) präventiv c) belegärztliche Behandlung

→ a) ....

→ b) ....

→ c) ....

24. Was hat der auftraggebende Arzt bei Veranlassung einer Auftragsleistung auf dem Überweisungsschein anzugeben?

→ ....

....

25. Was versteht man unter einer Überweisung
a) zur „Konsiliaruntersuchung", b) zur „Mitbehandlung", c) zur „Weiterbehandlung"?

→ a) ....

→ b) ....

→ c) ....

26. Wann ist auf dem Überweisungsschein das Feld „Unfall/Unfallfolgen" anzukreuzen?

→ ....

27. Die Therapie, die Dr. Gütlich bei seinem Patienten durchgeführt hatte, war nicht erfolgreich. Deshalb möchte er ihn zum Orthopäden überweisen. Was kann Dr. Gütlich tun, um einen Termin innerhalb der kommenden vier Wochen zu ermöglichen? Was muss der Patient anschließend tun?

→ ....

→ ....

28. Füllen Sie den abgebildeten Überweisungsschein aufgrund der folgenden Angaben aus; das Personalienfeld wurde maschinell beschriftet und enthält u. a. folgende Angaben:

Brunhilde Borstig, geb. 13.10.1997, wohnhaft Hintere Kirchgasse 45 in 97078 Würzburg; sie ist Mitglied der AOK Bayern. Die Gesundheitskarte ist bis Juli 2028 gültig, WOP 71.

Die Patientin kommt am 8. Aug. des Jahres wegen familiär häufiger aufgetretener Missbildungen zu ihrem Gynäkologen, weil sie schwanger werden möchte und Angst hat, dass auch ihre Kinder ebenfalls missgebildet sein könnten.

Der Gynäkologe stellt eine Konsiliarüberweisung an einen Arzt für Medizinische Genetik zur genetischen Untersuchung im Rahmen der Empfängnisregelung aus.

Krankenkasse bzw. Kostenträger

Name, Vorname des Versicherten

geb. am

Kostenträgerkennung | Versicherten-Nr. | Status

Betriebsstätten-Nr. | Arzt-Nr. | Datum

Überweisungsschein 06

Quartal Q J J

☐ Kurativ ☐ Präventiv ☐ Behandl. gemäß § 116b SGB V ☐ bei belegärztl. Behandlung

Geschlecht ☐

☐ Unfall Unfallfolgen

Datum der OP bei Leistungen nach Abschnitt 31.2 T T M M J J

Überweisung an

☐ Ausführung von Auftragsleistungen ☐ Konsiliar-untersuchung ☐ Mit-/Weiter-behandlung

AU bis T T M M J J

☐ eingeschränkter Leistungsanspruch gemäß § 16 Abs. 3a SGB V

Diagnose/Verdachtsdiagnose

Befund/Medikation

Auftrag

Vertragsarztstempel / Unterschrift des Arztes

Muster 6 (10.2019)

MUSTER

Fragen zu „Laborüberweisungen (Muster 10 und Muster 10A)“

29. Geben Sie an, in welchen Fällen die Muster 10 und Muster 10A verwendet werden.

→ Muster 10: ....

→ Muster 10A: ....

30. Was kann ein Laborarzt machen, wenn er eine gewünschte Laborleistung nicht durchführen kann. Was muss er beachten?

→ ....

31. Wie werden die Auftragsleistungen auf Muster 10A vermerkt?

→ ....

32. Bei der Verwendung der Blankoformularbedruckung enthalten die Formulare einen Barcode. Welche Information enthält dieser?

→ ....

Fragen zu „Heilmittelverordnung"

33. Nennen Sie die 5 Bereiche von Heilmitteln, die auf der Heilmittelverordnung (Muster 13) verordnet werden können.

→ ....

→ ....

→ ....

→ ....

→ ....

34. Worin sind alle verordnungsfähigen Heilmittel aufgelistet, die bei einer bestimmten Diagnose sinnvoll sind und von den gesetzlichen Krankenkassen übernommen werden?

→ ....

35. Was versteht man im Zusammenhang mit einer Heilmittelverordnung unter einem Verordnungsfall?

→ ....

....

36. Wann endet ein Verordnungsfall?

→ ....

37. Unterscheiden Sie vorrangige und ergänzende Heilmittel.

→ ....

→ ....

38. Obwohl der Arzt die orientierende Behandlungsmenge an Heilmitteln im Verordnungsfall ausgeschöpft hat, ist das Behandlungsziel noch nicht erreicht. Was kann der Arzt tun?

→ ....

....

39. Wie lange ist die Heilmittelverordnung gültig, wenn das Kästchen „dringender Behandlungsbedarf" <u>nicht</u> angekreuzt wurde?

→ ....

Fragen zu „Arzneiverordnungen"

40. Unterscheiden Sie freiverkäufliche, apothekenpflichtige und rezeptpflichtige Arzneimittel.

→ ....

→ ....

→ ....

41. Welche Arzneimittel gehören zu den Betäubungsmitteln?

→ ....

42. Nennen Sie Beispiele für Lifestyle-Präparate.

→ ....

→ ....

43. Was versteht man unter einem Off-Label-Use?

→ ....

....

44. Unterscheiden Sie Me-Too-Präparate und Generika.

→ Me-Too: ....

....

→ Generika: ....

....

45. Wie viel EUR beträgt die Zuzahlung des Patienten zu Arzneimitteln?

→ ....

→ ....

→ ....

→ ....

46. Wann hat ein Patient Anspruch auf die Aushändigung des bundeseinheitlichen Medikationsplans?

→ ....

....

47. Welche Arzneimittel müssen auf dem Medikationsplan vermerkt werden?

→ ....

48. Welche Funktion hat der Barcode auf dem Medikationsplan?

→ ....

....

49. Wer ist in erster Linie für das Erstellen und Aktualisieren des Medikationsplans verantwortlich?

→ ....

....

50. Welche Eintragungen sind auf dem Arzneiverordnungsblatt bei einem Arbeitsunfall zusätzlich vorzunehmen?

→ ....

→ ....

Lernfeld 2
Seite 158

51. Warum ist es wichtig, in den entsprechenden Fällen die Felder „Sonstige", „Unfall" oder „Arbeitsunfall" anzukreuzen?

→ ....

52. a) Welche Patienten sind von der Zuzahlung befreit?
b) Wie wird diese Befreiung auf dem Arzneiverordnungsblatt kenntlich gemacht?

→ a) ....

....

....

....

....

→ b) ....

53. a) Welche Zusatzgebühr wird von den Apotheken außerhalb der Ladenöffnungszeiten erhoben?
b) Wann und wie kann der Arzt den Patienten von dieser Zusatzgebühr befreien?

→ a) ....

→ b) ....

54. Welche Vorschriften sind beim Ausfüllen des Verordnungsfelds zu beachten?

→ ....

→ ....

→ ....

→ ....

→ ....

→ ....

55. Was bedeutet das Kästchen „aut idem"?

→ ....

....

56. Was ist zu beachten, wenn einem Patienten gleichzeitig z. B. Arzneimittel und Hilfsmittel verordnet werden müssen?

→ ....

57. Was muss verpflichtend auf einem elektronischen Rezept verordnet werden?

→ ....

....

58. Was muss der Arzt nach dem Ausstellen eines elektronischen Rezeptes machen?

→ ....

→ ....

→ ....

59. Welche Wahlmöglichkeiten hat der Patient für den QR-Code seines eRezeptes?

→ ....

→ ....

→ ....

60. Wie kann die Apotheke auf ein elektronisches Rezept zugreifen?

→ ....

61. Füllen Sie das abgebildete Arzneiverordnungsblatt aufgrund der folgenden Angaben aus; das Personalienfeld wurde maschinell beschriftet und enthält u.a. folgende Angaben:

Olga Oemig, geb. 26.10.06, wohnhaft Im Königswald 52 in 14469 Potsdam; sie ist Mitglied bei der IKK Brandenburg und Berlin. Frau Oemig legt eine Befreiungsbescheinigung vor. Die Gesundheitskarte ist bis Ende 2028 gültig, WOP 83.

Die Auszubildende im 1. Lehrjahr, Olga Oemig, braucht wegen einer Schilddrüsenunterfunktion ständig ein Schilddrüsenhormonpräparat. Der Arzt verordnet am 6. Juni des Jahres „Thyreobrombin" N3. Davon soll sie jeden Morgen eine Tablette einnehmen.

Der Arzt erwartet, dass der Apotheker ein Präparat mit dem Wirkstoff aus dem unteren Preisdrittel der Festbetragsgruppe abgibt.

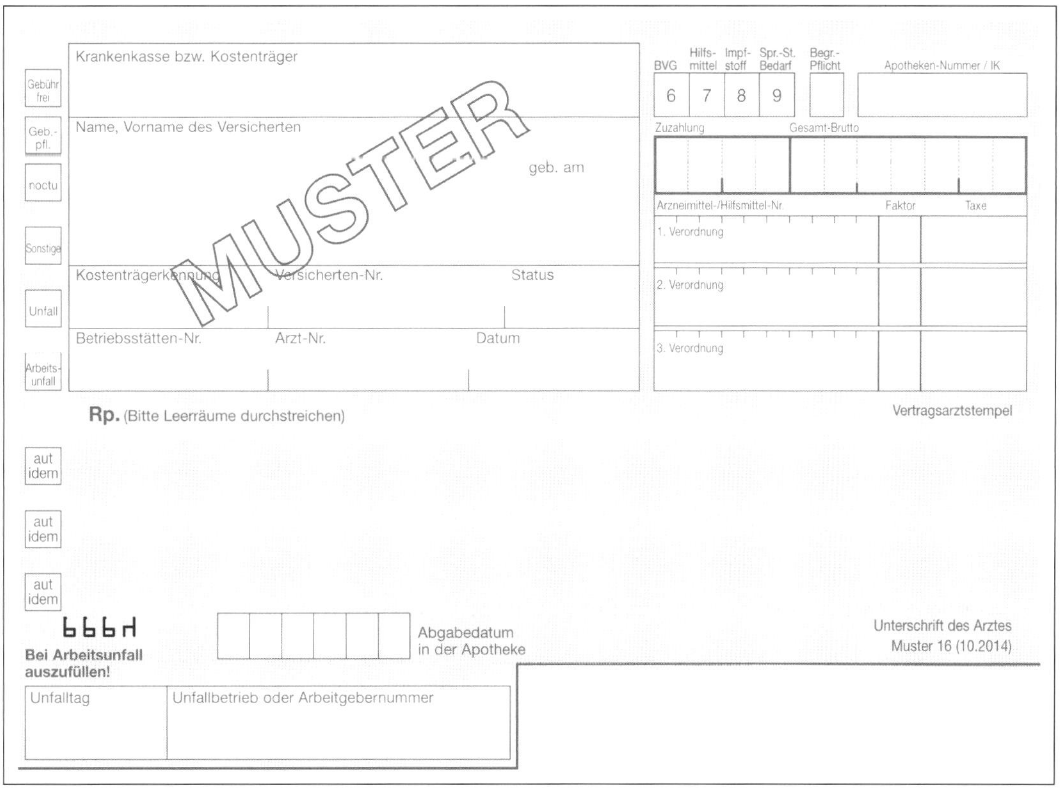
Gebühr frei
Geb.-pfl.
noctu
Sonstige
Unfall
Arbeits-unfall
Krankenkasse bzw. Kostenträger
Name, Vorname des Versicherten
geb. am
Kostenträgerkennung
Versicherten-Nr.
Status
Betriebsstätten-Nr.
Arzt-Nr.
Datum
MUSTER
BVG
Hilfs-mittel
Impf-stoff
Spr.-St. Bedarf
Begr.-Pflicht
Apotheken-Nummer / IK
6 7 8 9
Zuzahlung
Gesamt-Brutto
Arzneimittel-/Hilfsmittel-Nr.
Faktor
Taxe
1. Verordnung
2. Verordnung
3. Verordnung
Rp. (Bitte Leerräume durchstreichen)
Vertragsarztstempel
aut idem
aut idem
aut idem
6 6 6 4
Bei Arbeitsunfall auszufüllen!
Abgabedatum in der Apotheke
Unterschrift des Arztes
Muster 16 (10.2014)
Unfalltag
Unfallbetrieb oder Arbeitgebernummer

Lernfeld 2
Seite 160

62. Füllen Sie das abgebildete Arzneiverordnungsblatt aufgrund der folgenden Angaben aus; das Personalienfeld wurde maschinell beschriftet und enthält u.a. folgende Angaben:

Ernst Ernestus, geb. 09.09.49, wohnhaft Pfaffengrund 11 in 01157 Dresden; er ist versichert (Status 1) bei der AOK Plus. Die Gesundheitskarte ist bis März 2029 gültig, WOP 98.

Der Kraftfahrer Ernst Ernestus, beschäftigt bei der Spedition Schnell & Sicher, benötigt am 12. April des Jahres im Anschluss an eine längere stationäre Behandlung wegen Beckenring- und Wirbelkörperfraktur im Rahmen der ambulanten Rehabilitation vorübergehend eine LWS-Bandage. Die Verletzung zog er sich bei der Gartenarbeit in seinem Schrebergarten durch Sturz von der Gartenleiter am 02.02.des Jahres zu.

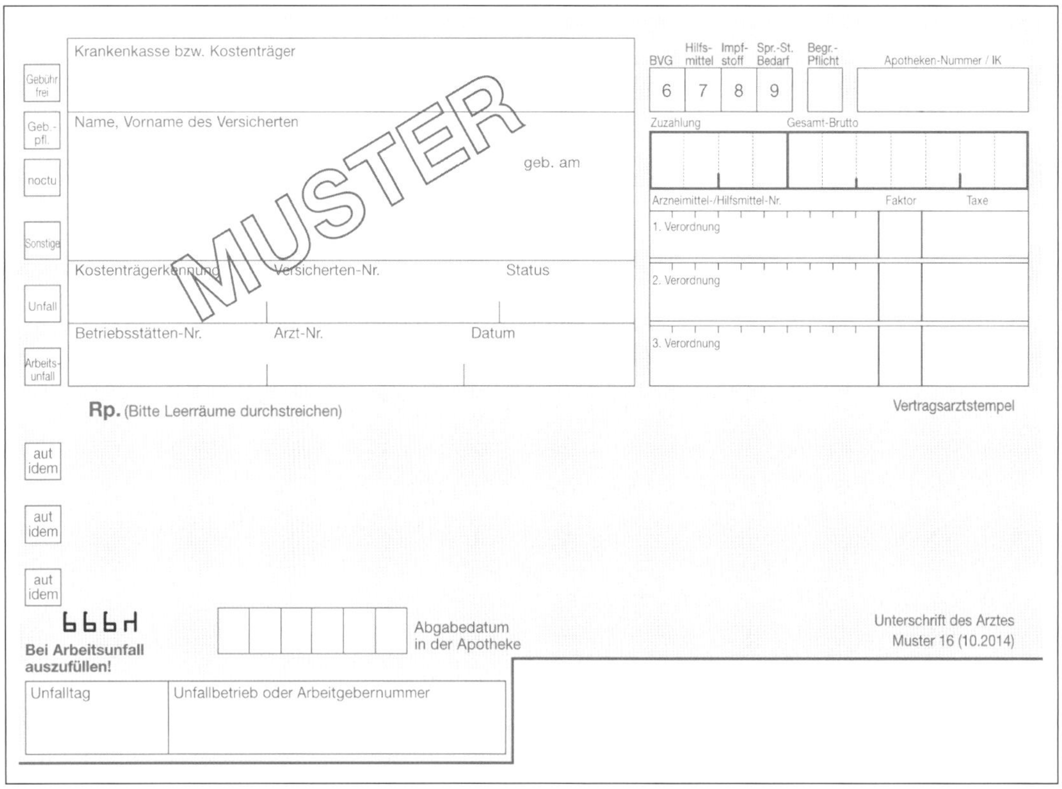
Gebühr frei
Geb.-pfl.
noctu
Sonstige
Unfall
Arbeitsunfall
Krankenkasse bzw. Kostenträger
Name, Vorname des Versicherten
geb. am
MUSTER
Kostenträgerkennung | Versicherten-Nr. | Status
Betriebsstätten-Nr. | Arzt-Nr. | Datum
BVG 6 | Hilfsmittel 7 | Impfstoff 8 | Spr.-St. Bedarf 9 | Begr.-Pflicht | Apotheken-Nummer / IK
Zuzahlung | Gesamt-Brutto
Arzneimittel-/Hilfsmittel-Nr. | Faktor | Taxe
1. Verordnung
2. Verordnung
3. Verordnung
Rp. (Bitte Leerräume durchstreichen)
Vertragsarztstempel
aut idem
aut idem
aut idem
6664
Bei Arbeitsunfall auszufüllen!
Abgabedatum in der Apotheke
Unterschrift des Arztes
Muster 16 (10.2014)
Unfalltag | Unfallbetrieb oder Arbeitgebernummer

63. Wer erhält die drei Teile eines BtM-Rezeptes, und was geschieht mit diesen Teilen?

→ ....

....

→ ....

....

→ ....

....

64. Innerhalb welcher Frist müssen BtM-Rezepte in der Apotheke eingelöst werden?

→ ....

65. Wo muss der Arzt BtM-Rezepte anfordern?

→ ....

66. Wer darf den Verordnungsteil eines BtM-Rezepts in welcher Art und Weise ausfüllen?

➔ ....

67. Wie viele verschiedene Betäubungsmittel dürfen innerhalb von 30 Tagen verordnet werden?

➔ ....

....

Fragen zu „Notfall-/Vertretungsschein"

68. Wann kommt der Notfall-/Vertretungsschein (Muster 19) zum Einsatz?

➔ ....

....

69. Was geschieht jeweils mit den drei Teilen von Muster 19?

➔ ....

➔ ....

➔ ....

70. In welcher Form werden die Diagnosen auf Muster 19 vermerkt?

➔ ....

71. Auf welchem Teil von Muster 19 trägt der Arzt Befunde, Therapie und das Ablaufdatum der Arbeitsunfähigkeit ein?

➔ ....

2.3 Grundlagen der ärztlichen Abrechnung

Schon beim Empfang des Patienten entscheidet sich durch den vorgelegten Behandlungsausweis, welcher Kostenträger die ärztlichen Behandlungskosten übernehmen wird und nach welcher Gebührenordnung demzufolge die erbrachten Leistung zu berechnen sind. Legen Patienten keinen Behandlungsausweis vor, gelten sie grundsätzlich als Privatpatienten. Allen Privatpatienten ist eine Rechnung auf der Grundlage der GOÄ zu stellen.

2.3.1 Überblick über die verschiedenen Gebührenordnungen

Gebührenordnungen stellen die **Grundlage** dar **für die Honorierung der ärztlichen Leistungen,** die entweder vom Arzt selbst oder von den unter seiner Aufsicht und Verantwortung tätigen Medizinischen Fachangestellten erbracht werden.

Gebührenordnungen sind keine Erfindung unserer Zeit; Vorläufer der heute gültigen Gebührenordnungen war die **Preußische Gebührenordnung (Preugo),** die noch viele Jahre für die Bundesrepublik Deutschland Gültigkeit besaß.

Erst **1965** erließ die Bundesregierung mit Zustimmung des Bundesrates als Rechtsverordnung eine **Amtliche Gebührenordnung,** die **Gebührenordnung für Ärzte (GOÄ).**

1978 wurde der **Einheitliche Bewertungsmaßstab (EBM)** eingeführt. Er ersetzte die bis dahin geltenden zum Teil unterschiedlichen Gebührenordnungen der gesetzlichen Krankenkassen. Der EBM wird fortlaufend durch die Mitglieder des **Bewertungsausschusses** überarbeitet.

Das heutige Gebührenordnungssystem lässt sich wie folgt darstellen:

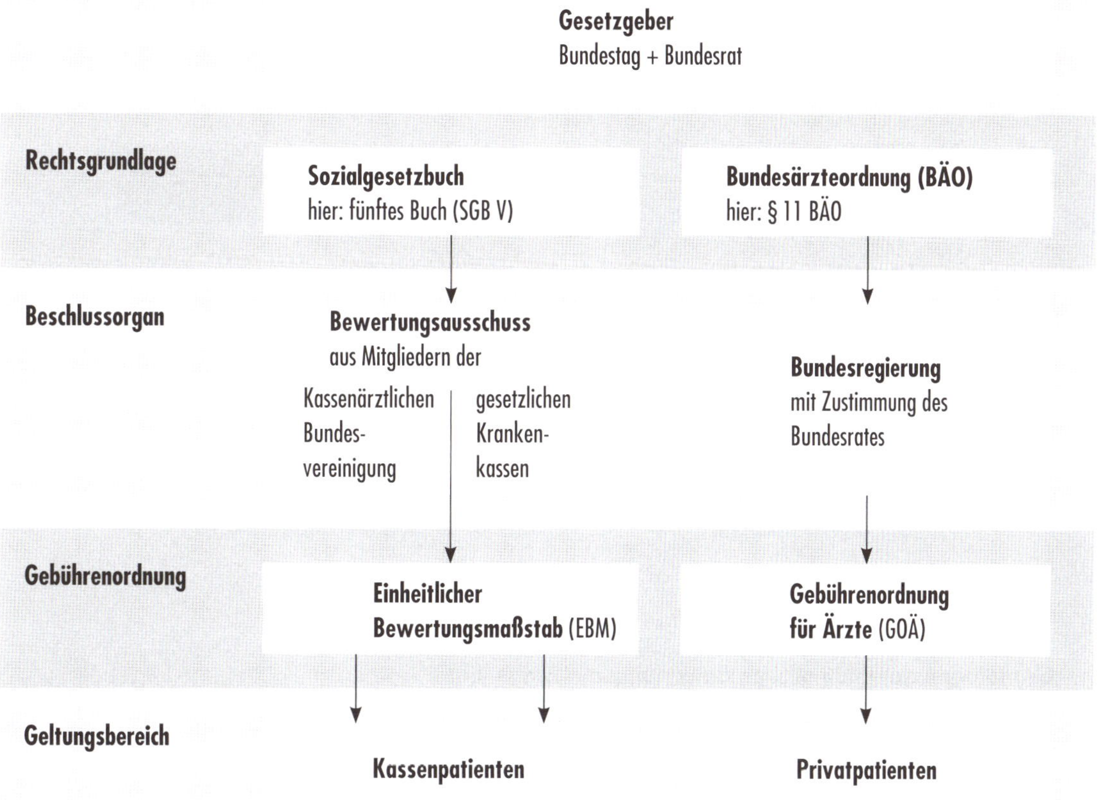

2.3.2 Einheitlicher Bewertungsmaßstab (EBM)

Als Bestandteil des **Bundesmantelvertrags** vereinheitlicht der EBM aufgrund der gesetzlichen Vorschriften die Vergütungsregelungen für alle vertragsärztlichen Leistungen, in dem er die berechnungsfähigen Leistungen genau bestimmt und sie im Verhältnis zueinander durch Punktzahlen bewertet. Für diese Aufgabe hat der Gesetzgeber einen gemeinsamen **Bewertungsausschuss** eingesetzt, der verbindliche Entscheidungen trifft, durch die der EBM die Eigenschaft einer Rechtsnorm erhält. Dieser Rechtsnorm EBM sind alle an der vertragsärztlichen Versorgung Beteiligten, also Ärzte, Psychotherapeuten und Krankenkassen – und damit die Versicherten – gleichermaßen unterworfen. **Der Katalog der abrechnungsfähigen Leistungen ist abschließend.** Das bedeutet, dass eine ärztliche Leistung, die nicht im EBM enthalten ist, auch nicht in der Abrechnung vertragsärztlicher Leistungen berechnet werden kann und darf.

Benutzerfreundliche Onlineversionen des EBM finden sich auf der Internetseite der KBV und als App: „KBV2GO!"

App: „KBV2GO!"

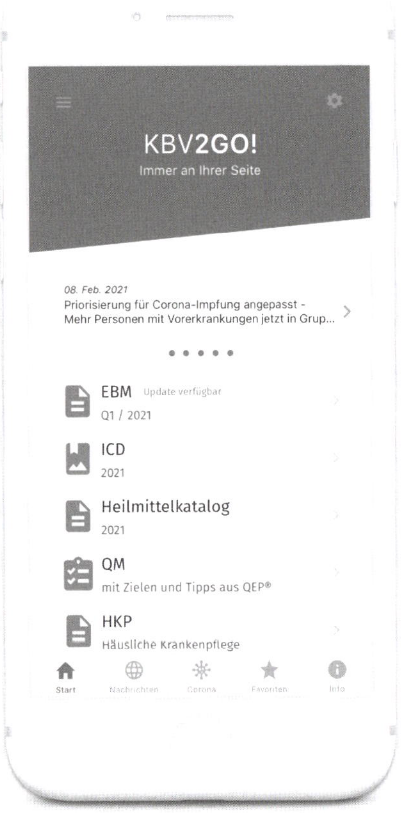

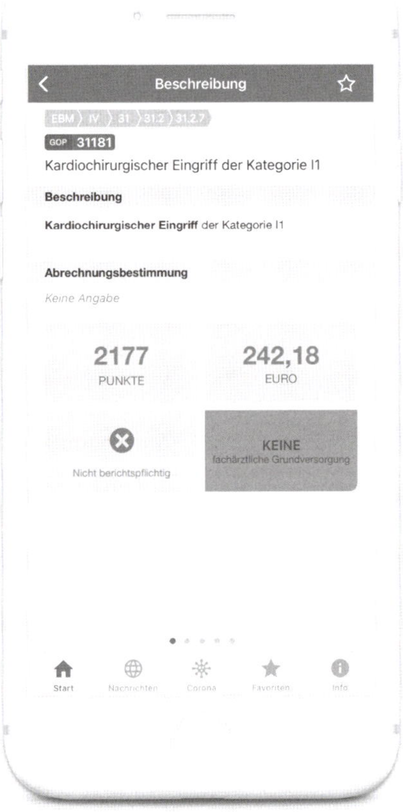

Als **Grundlagen des Einheitlichen Bewertungsmaßstabs (EBM)** werden im Folgenden dargestellt:

- **Geltungsbereich des EBM**
- **Aufbau des EBM**
- **Bereich I EBM – Allgemeine Bestimmungen**

Geltungsbereich des EBM

Der EBM gilt für die Abrechnung ärztlicher Leistungen mit den:

- **gesetzlichen Krankenkassen**
- **sonstigen Kostenträgern** (von Ausnahmen abgesehen)

Ärztliche Leistungen, für die der Vertragsarzt eine Vergütung beanspruchen kann, sind nur solche Leistungen, die er **persönlich** erbracht hat oder die durch qualifizierte nichtärztliche Mitarbeiter auf **seine Anordnung** hin und unter **seiner fachlichen Überwachung** ausgeführt wurden.

Hinweise:

Alle ärztlichen Leistungen im Rahmen der vertragsärztlichen Versorgung

- fallen unter die Honorarregelungen des EBM,
- sind über die zuständige Kassenärztliche Vereinigung abzurechnen.

Aufbau des EBM

Der EBM weist jeder Fachgruppe sowohl in der hausärztlichen wie in der fachärztlichen Versorgung genau die Gebührenordnungspositionen zu, die für sie berechnungsfähig sind. Die so entstandene Struktur des EBM sieht zunächst kompliziert aus. Hat man den Aufbau aber durchschaut, gestaltet sich der Umgang mit dem EBM aber außerordentlich logisch und praxisbezogen.

In den folgenden Buchkapiteln wird deshalb besonderer Wert darauf gelegt, die Technik im praktischen Umgang mit dem EBM zu vermitteln, so dass sich die Abrechnung der einzelnen Gebührenordnungspositionen komplikationslos gestaltet.

Der EBM gliedert sich in

- **8 Bereiche, die durch römische Zahlen gekennzeichet werden (I–VIII)**
- **die Bereiche enthalten Kapitel, die mit arabischen Ziffern gegliedert werden,**

Bereiche

Die 8 Bereiche lauten:

I	Allgemeine Bestimmungen
II	Arztgruppenübergreifende allgemeine Gebührenordnungspositionen (Kapitel 1 und 2)
III III.a III.b	Arztgruppenspezifische Gebührenordnungspositionen (Kapitel 3–27) Hausärztlicher Versorgungsbereich Fachärztlicher Versorgungsbereich
IV	Arztgruppenübergreifende spezielle Gebührenordnungspositionen (Kapitel 30–38)
V	Kostenpauschalen (Kapitel 40)
VI	Anhänge
VII	Ausschließlich im Rahmen der ambulanten spezialfachärztlichen Versorgung (ASV) berechnungsfähige Gebürenordnungspositionen (Kapitel 50 und 51)
VIII	Ausschließlich im Rahmen von Erprobungsverfahren berechnungsfähige Gebührenordnungspositionen (Kapitel 60 und 61)

Bereich I: Allgemeine Bestimmungen

- gilt für **alle Vertragsärzte** und
- enthält grundlegende verbindliche Aussagen zu den Leistungsbeschreibungen und zur Abrechnungsfähigkeit der Leistungen im EBM.

Bereich II: Arztgruppenübergreifende allgemeine Gebührenordnungspositionen

- weil es sich um „allgemeine" Leistungen handelt, können sie von **jedem Vertragsarzt** abgerechnet werden, sofern sie ausdrücklich in seinem EBM-Kapitel (Präambel) aufgeführt sind;
- hierzu gehören z. B. Unvorhergesehene Inanspruchnahme des Vertragsarztes und Leistungen im organisierten Not(-fall)dienst, Besuche, schriftliche Mitteilungen, Gesundheits- und Früherkennungsuntersuchungen, Empfängnisregelung, Sterilisation, Schwangerschaftsabbruch, kleine Chirurgie, physikalisch-therapeutische Leistungen.

Bereich III: Arztgruppenspezifische Gebührenordnungspositionen

- sind unterteilt in Hausärztlichen und Fachärztlichen Versorgungsbereich;
- weil es sich um „spezifische" Leistungen handelt, können sie **nur von den in den entsprechenden Kapiteln (Präambel) genannten Vertragsärzten** abgerechnet werden;
- für jede Facharztgruppe ist in der Präambel ihres Kapitels **verbindlich und abschließend festgeschrieben, welche Leistungen** überhaupt nur abgerechnet werden können.

Bereich IV: Arztgruppenübergreifende spezielle Gebührenordnungspositionen

- können von **jedem Vertragsarzt** erbracht und abgerechnet werden, wenn er dazu nach dem **Berufsrecht** befugt ist und die entsprechenden Leistungen in der **Präambel seines Fachgruppenkapitels** als abrechnungsfähige Leistungen benannt sind;
- spezielle Leistungen sind z. B. Allergologie, Chirotherapie, physikalische Therapie, Laboratoriumsmedizin, Radiologie, Strahlenbehandlung.

Bereich V: Kostenpauschalen

- in Euro festgelegte Erstattungen für genau beschriebene Ausgaben des Vertragsarztes;
- hierzu gehören z. B. Portokosten.

Bereich VI: Anhänge

- 1. Anhang Verzeichnis der nicht gesondert berechnungsfähigen Leistungen
- 2. Anhang Zuordnung der operativen Prozeduren (OPS) zu den Kapiteln 31 und 36
- 3. Anhang Angaben für den zur Leistungserbringung erforderlichen Zeitaufwand des Vertragsarztes
- 4. Anhang Verzeichnis der nicht oder nicht mehr berechnungsfähigen Leistungen
- 6. Anhang Zuordnung der GOP der Kapitel 50 und 51 zu den Anlagen der Richtlinie des GBA über die ambulante spezialfachärztliche Versorgung
- 8. Anhang Zuordnung der Prozeduren zu den Leistungen nach den GOP 01500, 01501 und/oder 01503

Bereich VII: Ausschließlich im Rahmen der ambulanten spezialfachärztlichen Versorgung (ASV) berechnungsfähigen Gebührenordnungspositionen

Unter der spezialfachärztlichen Versorgung (ASV) versteht man die interdisziplinäre Betreuung und Behandlung von seltenen Krankheiten oder schweren Verlaufsformen von Krankheiten. An der ASV sind Vertragsärzte und Krankenhäuser beteiligt.

Bereich VIII: Ausschließlich im Rahmen von Erprobungsverfahren berechnungsfähige Gebührenordnungspositionen

Untersuchungs- und Behandlungsverfahren, die sich als nützlich erwiesen haben, dürfen bereits abgerechnet werden, obwohl das Erprobungsverfahren noch nicht abgeschlossen ist.

Kapitel

Die Kapitel in den Bereichen II–V sind::

Bereich II:
1 Allgemeine Gebührenordnungspositionen
2 Allgemeine diagnostische und therapeutischen Gebührenordnungspositionen

Bereich III:
3 Hausärztlicher Versorgungsbereich
4 Versorgungsbereich der Kinder- und Jugendmedizin
5 Anästhesiologische Gebührenordnungspositionen
6 Augenärztliche Gebührenordnungspositionen
7 Chirurgische, kinderchirurgische und plastisch-chirurgische Gebührenordnungspositionen
8 Frauenärztliche, geburtshilfliche und reproduktionsmedizinische Gebührenordnungspos.
9 Hals-Nasen-Ohrenärztliche Gebührenordnungspositionen
10 Hautärztliche Gebührenordnungspositionen
11 Humangenetische Gebührenordnungspositionen
12 Laboratoriumsmedizinische Gebührenordnungspositionen
13 Gebührenordnungspositionen der Inneren Medizin
14 Gebührenordnungspositionen der Kinder- und Jugendpsychiatrie und -psychotherapie
15 Gebührenordnungspositionen der Mund-, Kiefer- und Gesichtschirurgie
16 Neurologische und neurochirurgische Gebührenordnungspositionen
17 Nuklearmedizinische Gebührenordnungspositionen
18 Orthopädische Gebührenordnungspositionen
19 Pathologische Gebührenordnungspositionen
20 Gebührenordnungspositionen der Fachärzte für Sprach-, Stimm- und kindliche Hörstörungen
21 Psychiatrische und Psychotherapeutische Gebührenordnungspositionen (Psychiater)
22 Gebührenordnungspositionen der Psychosomatischen Medizin und Psychotherapie
23 Psychotherapeutische Gebührenordnungspositionen (Ärztliche und psychologische Psychotherapeuten, Kinder- und Jugendlichenpsychotherapeuten)
24 Radiologische Gebührenordnungspositionen
25 Strahlentherapeutische Gebührenordnungspositionen
26 Urologische Gebührenordnungspositionen
27 Gebührenordnungspositionen der Physikalischen und Rehabilitativen Medizin

Bereich IV:
30 Spezielle Versorgungsbereiche
31 Gebührenordnungspositionen für ambulante Operationen, Anästhesien, präoperative, postoperative und orthopädisch-chirurgisch konserative Leistungen
32 In-vitro-Diagnostik der Laboratoriumsmedizin, Mikrobiologie, Virologie und Infektionsepidemiologie sowie Transfusionsmedizin
33 Ultraschalldiagnostik
34 Diagnostische und interventionelle Radiologie, Computertomographie, Magnetfeld-Resonanz-Tomographie und Positronenemissionstomographie
35 Leistungen gemäß den Psychotherapie-Richtlinien
36 Belegärztliche Operationen, Anästhesien und postoperative Überwachung und konservativ belegärztlicher Bereich
37 Versorgung gemäß Anlage 27 (ambulante Behandlung in stationären Pflegeheimen) und 30 (palliativ-medizinische Versorgung) zum Bundesmantelvertrag und der Vereinbarung nach § 132g Abs. 3 SGB V (gesundheitliche Versorgungsplanung für die letzte Lebensphase)
38 Delegationsfähige Leistungen

Bereich V:
40 Kostenpauschalen

Im Bereich III findet **jede Facharztgruppe** ihr spezifisches Kapitel. In dem Kapitel sind alle Gebührenordnungspositionen enthalten, die diese Facharztgruppe abrechnen darf. Grundsätzlich gliedern sich die Kapitel in

- **Präambel**
- **Gebührenordnungspositionen der Facharztgruppe**

In der Präambel jeden Kapitels ist genau genannt, welche Gebührenordnungspositionen aus den anderen Bereichen von den jeweiligen Vertragsärzten abgerechnet werden dürfen. Insofern kann **jedes Kapitel als eigener „Facharzt-EBM"** angesehen werden.

Jede einzelne Gebührenordnungsposition ist mit einer **fünfstelligen EBM-Nr.** eindeutig gekennzeichnet. Dabei werden einstellige Kapitelnummern durch eine vorangesetzte „0" zweistellig geschrieben.

Beispiel:

EBM-Nr. 07 210

07 | 2 | 10

Kapitel	07	Chirurgische, ... Gebührenordnungspositionen
Abschnitt	2	Chirurgische Grundpauschale
Nummer	10	fortlaufende Nummerierung

Bei der EBM-Nr. 07 210 handelt es sich somit um die Grundpauschale aus dem Bereich der chirurgischen Gebührenordnungspositionen.

Um dieses Ordnungsprinzip auch sprachlich zum Ausdruck zu bringen, sollte man diese EBM-Nr. **„null-sieben – zweihundertzehn"** aussprechen.

Arbeitshinweise:

Der Begriff **„Gebührenordnungsposition"** wird im folgenden **gesamten Buchtext und in den EBM-Auszügen abgekürzt** durch das **Kürzel „GOP".**

Bereich I EBM – Allgemeine Bestimmungen

Diese allgemeinen Bestimmungen werden einmal als **Bereich I der Gebührenordnung** allen anderen Ausführungen vorangestellt, zum anderen werden die meisten der dann folgenden **einzelnen Abschnitte** mit eigenen, gebietsbezogenen allgemeinen Bestimmungen, **Präambeln** genannt, eingeleitet.

Aus der Vielzahl allgemeiner Bestimmungen werden folgende für die Grundkenntnisse der ärztlichen Abrechnung wesentlichen Vorschriften erläutert:

- **Leistungsinhalt**
- **Leistungserbringung**
- **Arzt-Patienten-Kontakt**
- **Altersklassen der behandelten Patienten**
- **Pauschalvergütung ärztlicher Leistungen**
- **Begriffsdefinition bei operativen Eingriffen**

Leistungsinhalt

Der EBM bestimmt den **Inhalt** der abrechnungsfähigen GOP und ihr **wertmäßiges, in Punkten** ausgedrücktes Verhältnis zueinander.

Die Beschreibung der einzelnen Leistungsinhalte enthält folgende Informationen:

	Beispiele: GOP:	Text:
• den **Inhalt** der abrechnungsfähigen Leistungen	01410	**Besuch eines Kranken,** wegen der Erkrankung ausgeführt
	01411	**Dringender Besuch,** wegen der Erkrankung unverzüglich nach Bestellung ausgeführt …
Die zu erbringenden Leistungsinhalte können bestehen aus:	01420	**Überprüfung der Notwendigkeit und Koordination der verordneten häuslichen Krankenpflege**
– **Obligaten Leistungsinhalten:** Leistungsinhalte, die alle vor der Abrechnung dieser GOP **verpflichtend erbracht werden müssen.** Auch wenn **nur einer** der obligaten Leistungsinhalte **nicht** erbracht wurde, kann die GOP **nicht abgerechnet** werden.		***Obligater Leistungsinhalt*** • Anleitung der Bezugs- und Betreuungsperson(en) • Überprüfung von Maßnahmen der häuslichen Krankenpflege
– **Fakultativen Leistungsinhalten:** Leistungsinhalte, die nicht in jedem Fall anfallen. Wenn sie aber erbracht werden müssen, sind sie nicht gesondert berechnungsfähig.		***Fakultativer Leistungsinhalt*** • Koordinierende Gespräche mit einbezogenen Pflegefachkräften bzw. Pflegekräften
• Hinweis zur **Abrechnungshäufigkeit** Hier wird angegeben, **wie oft** eine GOP mit Bezug auf einen bestimmten **Abrechnungszeitraum** abgerechnet werden kann.	*einmal im Behandlungsfall*	
• den **Wert** jeder GOP in Punkten	01410 01411 01420	212 Punkte 469 Punkte 94 Punkte
• Hinweis zur **Berechnungsfähigkeit von GOP neben anderen GOP** ggf. mit Bezug auf einen **bestimmten Abrechnungszeitraum.** – eine GOP ist in **derselben Sitzung** neben einer anderen GOP nicht berechnungsfähig.	01100	**Unvorhergesehene Inanspruchnahme des Vertragsarztes …** Die GOP 01100 ist nicht neben den GOP 01101, 01102 … berechnungsfähig.
• Eine GOP ist an **demselben Behandlungstag** neben einer anderen GOP nicht berechnungsfähig, unabhängig davon, wie viele A-P-K stattgefunden haben.	01600	**Ärztlicher Bericht …** Die GOP 01600 ist am Behandlungstag nicht neben den GOP 31010 … berechnungsfähig.
• Eine GOP ist im **selben Behandlungsfall** (Quartal) neben einer anderen GOP nicht berechnungsfähig, unabhängig davon, wie viele A-P-K im Quartal stattgefunden haben.		Die GOP 01 600 ist im Behandlungsfall nicht neben den GOP 01793, 01794 … berechnungsfähig.
• Eine GOP ist im **selben Krankheitsfall** (vier aufeinander folgende Quartale) neben einer anderen GOP nicht berechnungsfähig.		Die GOP 01600 ist im Krankheitsfall nicht neben der GOP 01842 berechnungsfähig.

Leistungserbringung

Eine GOP ist **nur berechnungsfähig,**

		Beispiele: GOP:	Text:
wenn sie **vollständig,**	d. h. wenn alle obligaten Inhalte erbracht worden sind, alle Dokumentationspflichten erfüllt, sowie die erbrachten fakultativen Leistungen dokumentiert sind	03000 obligat: fakultativ:	Versichertenpauschale (Allg. hausärztliche Versorgung) • persönlicher Arzt-Patienten-Kontakt • Allg. und fortgesetzte ärztliche Betreuung eines Patienten …; … • weitere persönliche oder andere Arzt-Patienten-Kontakte • in Anhang 1 aufgeführte Leistungen
	und gegebenenfalls **alle** geforderten Arzt-Patienten-Kontakte stattgefunden haben.	07310 obligat: fakultativ:	Zusatzpauschale Behandlung und Diagnostik von Erkrankungen des Stütz- und Bewegungsapparates … • Funktionsdiagnostik …, … • **mind. 3 Arzt-Patienten-Kontakte** im Behandlungsfall, • Anlage … eines immobilisierenden Verbandes … …

GOP sind **nicht berechnungsfähig,**

		GOP:	Text:
wenn sie **Teil einer anderen** berechnungs fähigen **GOP** sind,	d. h. die GOP 01600 ist nicht berechnungsfähig, wenn die GOP 08211 abgerechnet wurde, weil dann der ärztliche Bericht mit der Vergütung für die GOP 08211 abgegolten ist.	01600 08211 … fakultativ:	Ärztlicher Bericht … Frauenärztliche Grundpauschale … • Ärztlicher Bericht entsprechend der GOP 01600, …

- Ist die Berechnung von erbrachten Leistungen **nebeneinander ausgeschlossen,** kann die **jeweils höher** bewertete GOP abgerechnet werden.

08311	Urethro(-zysto)skopie = 281 Punkte;
08310	Apparative Untersuchung einer Patientin mit Harninkontinenz = 605 Punkte.

Abrechnung:
GOP 08310 (605 Punkte)

Arzt-Patienten-Kontakt

Eine GOP, die den **„persönlichen Arzt-Patienten-Kontakt"** vorschreibt, setzt voraus, dass sich

- Arzt und Patient an einem Ort treffen und
- die Erkrankung des Patienten gemeinsam besprechen (Interaktion).

Bei Säuglingen, Kleinkindern und bei krankheitsbedingt erheblich kommunikationsgestörten Kranken (z. B. Taubheit, Sprachverlust) ist dieser persönliche Kontakt auch gegeben, wenn die Interaktion über eine Bezugsperson erfolgt, wobei aber alle drei, Arzt, Patient und Bezugsperson, an einem Ort gleichzeitig anwesend sein müssen.

Andere Arzt-Patienten-Kontakte, also nicht persönliche, setzen mindestens einen telefonischen Kontakt und/oder einen Kontakt im Rahmen einer Videosprechstunde gemäß Anlage 31 b zum BMV-Ä und/oder einen mittelbaren Kontakt (z. B. Fax, E-Mail, Ehefrau für Ehemann, Mutter für Kind) zwischen Arzt und Patient voraus, wobei sich beide zwar nicht an einem Ort treffen müssen, die Interaktion sich aber auf die Krankheit des Patienten beziehen muss.

Altersklassen

Für die Abrechnung der richtigen GOP ist häufig das **Alter des behandelten Patienten** maßgeblich.

So kann eine GOP beinhalten

Beispiele:

- eine **ganz genaue Altersangabe** — 03360 *Hausärztlich-geriatrisches Basisassessment für atienten ab vollendetem 70. Lebensjahr*

oder

- eine **Altersklasse** — 01722 *Sonographische Untersuchung der* ***Säuglingshüften*** …

Folgende Altersklassen werden im EBM unterschieden:

Neugeborenes	bis zum vollendeten 28. Lebenstag
Säugling	ab Beginn des 29. Lebenstages bis zum vollendeten 12. Lebensmonat
Kleinkind	ab Beginn des 2. bis zum vollendeten 3. Lebensjahr
Kind	ab Beginn des 4. bis zum vollendeten 12. Lebensjahr
Jugendlicher	ab Beginn des 13. bis zum vollendeten 18. Lebensjahr
Erwachsener	ab Beginn des 19. Lebensjahres

Für die Zuordnung zu einer der Altersklassen ist mit Ausnahme des Neugeborenen das Alter des Patienten bei der **ersten Inanspruchnahme bzw. am Tag der ersten Leistungsabrechnung im Quartal** entscheidend.

Pauschalvergütung ärztlicher Leistungen

Mit **Pauschalen** sollen im EBM eine Vielzahl von Leistungen mit nur einer **einzigen** Gebührenordnungsposition abgerechnet werden. Im Bereich III des EBMs sind das vor allem die

- **Versichertenpauschalen** der Hausärzte
- **Grundpauschalen** der Fachärzte
- **Konsiliarpauschalen** der Fachärzte, die nur auf Überweisung hin tätig werden dürfen (z. B. Laborärzte, Radiologen oder Pathologen)

In diesen drei Pauschalen sind jeweils **alle persönlichen und anderen Arzt-Patienten-Kontakte im Quartal** enthalten, sowie alle in Anhang 1 aufgeführten Leistungen.

Der **Anhang 1** ist das **Verzeichnis der nicht gesondert berechnungsfähigen Leistungen** und befindet sich im **EBM-Bereich VI.** Dort sind alle Leistungen aufgeführt, die Teilleistungen der Versicherten- und Grundpauschale sind und als solche nicht eigenständig abgerechnet werden dürfen. Beispielsweise sind dort verschiedene Arten von Injektionen aufgeführt, die Teilleistungen der Versicherten- oder Grundpauschale sind. Injektionen können somit als Einzelleistung über den EBM nicht abgerechnet werden, sie sind in der Versicherten- bzw. Grundpauschale enthalten.

Die Leistungen des Anhangs 1 sind **alphabetisch und tabellarisch** aufgeführt. Durch ein „X" in einer Zeile wird dargestellt, ob die Leistung in der Versichertenpauschale (VP), in der Grundpauschale (GP) und / oder in einer sonstigen Gebührenordnungsposition (SG) enthalten ist. Z. B.

	VP	GP	SG
Aderlass	×	×	×
Anamnese	×	×	×
Elektrokardiographische Untersuchung	×	×	
Injektion, intrakutan, subkutan, submukös, subkonjunktival oder intramuskulär	×	×	

Begriffsdefinition bei operativen Eingriffen

Die Begriffsdefinition in Abschnitt 4.3.7 der allgemeinen Bestimmungen des EBM bezieht sich auf **Größenangaben bei der Versorgung von Wunden.**

Danach wird unterschieden in Wunden folgender Ausdehnung:

Art der Ausdehnung	EBM-Begriffe	Definition
Länge	klein/groß	kleiner oder größer 3 cm
Fläche	kleinflächig/großflächig	kleiner oder größer 4 cm^2
Fläche/ Raum	lokal	bis zu 4 cm^2 oder bis zu 1 cm^3
Fläche/ Raum	radikal/ausgedehnt	größer 4 cm^2 oder größer 1 cm^3

Bei Eingriffen am **Kopf und an den Händen** sind immer die Gebührenordnungspositionen abzurechnen, die sich auf **große Wunden** beziehen.

2.3.3 Amtliche Gebührenordnung für Ärzte (GOÄ)

Auf der Rechtsgrundlage der **Bundesärzteordnung** ist die **Bundesregierung** mit Zustimmung des Bundesrates für den Erlass einer **Gebührenordnung für Ärzte** zuständig.

Die **gesetzlichen Rahmenbedingungen** sind im § 11 Bundesärzteordnung beschrieben:

> „Die Bundesregierung wird ermächtigt, durch Rechtsverordnung mit Zustimmung des Bundesrates die **Entgelte für ärztliche Tätigkeit** in einer Gebührenordnung zu regeln. In dieser Gebührenordnung sind **Mindest- und Höchstsätze** für die ärztlichen Leistungen festzusetzen. Dabei ist den **berechtigten Interessen der Ärzte** und der zur Zahlung der Entgelte **Verpflichteten** Rechnung zu tragen."

Im Rahmen der Aufgabenteilung innerhalb der Bundesregierung nimmt das **Bundesministerium für Gesundheit** diese Aufgabe wahr.

Da diese Gebührenordnung nicht wie der EBM in Vertragsverhandlungen von den beteiligten Parteien vereinbart wird, sondern durch Rechtsverordnung vom staatlicher Seite vorgeschrieben wird, spricht man auch von einer **„amtlichen Gebührenordnung".**

Die **amtliche Gebührenordnung für Ärzte (GOÄ)** ist im Jahre **1965** eingeführt worden.

Seitdem ist sie erst **zweimal** – zum 1. Januar 1983 und zum 1. Januar 1996 – **grundlegend** überarbeitet worden. Die letzte Ausgabe des Deutschen Ärzteverlags trägt das Datum 1. Januar 2003, weil diese Ausgabe die Vergütung der Leistungen in DM und Euro angibt und damit der Einführung des Euro zum 1. Januar 2002 Rechnung trägt.

Die Abrechnung von Leistungen im Rahmen von Arbeitsunfällen erfolgt aufgrund des Vertrages Ärzte-Unfallversicherungsträger. Die **UV-GOÄ** entspricht in weiten Teilen der GOÄ, weist aber einige wichtige Unterschiede auf, die im **Lernfeld 10** näher erläutert werden.

Titelblatt der GOÄ

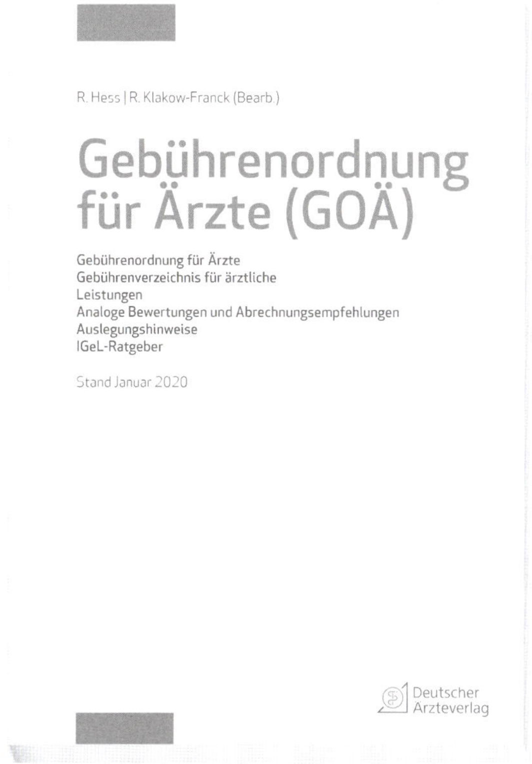

R. Hess | R. Klakow-Franck (Bearb.)

Gebührenordnung für Ärzte (GOÄ)

Gebührenordnung für Ärzte
Gebührenverzeichnis für ärztliche Leistungen
Analoge Bewertungen und Abrechnungsempfehlungen
Auslegungshinweise
IGeL-Ratgeber

Stand Januar 2020

Deutscher Ärzteverlag

© Mit freundlicher Genehmigung des Deutschen Ärzteverlages

Im folgenden Text wird für die amtliche Gebührenordnung nur noch der Begriff „GOÄ" verwandt.

Nach **GOÄ** sind ärztliche Leistungen abzurechnen, die für bestimmte **Patientengruppen** erbracht wurden; dabei gibt es auch jeweils **unterschiedliche Verfahren der Rechnungslegung.**

Die folgende Tabelle gibt einen **Überblick** über diese verschiedenen **Patientengruppen** und den entsprechenden **Rechnungsweg:**

Patientengruppen	(Ab-) Rechnungsweg
Privatpatienten • Privatversicherte • Landes- und Bundesbeamte • Bahnbeamte IV • Postbeamte B	**Patient**
Bahnbeamte (Beitragsklassen I – III)	**Patient (vertragsgebunden)**
Bahnbeamte „Dienstunfall"	**Bundeseisenbahnvermögen Berlin**
Postbeamte „Dienstunfall"	**BG Verkehr, Tübingen**
Jugendliche (Jugendarbeitsschutzuntersuchung)	**Gewerbeaufsichtsamt** (regional über KV)
gesetzlich Krankenversicherte bei individuellen Gesundheitsleistungen (IGel)	**Patient**

Die **GOÄ** besteht aus zwei Teilen:

- **Teil 1: Paragraphenteil**
- **Teil 2: Gebührenverzeichnis**

GOÄ – Teil 1/Paragraphenteil

Der **Teil 1** der GOÄ besteht aus insgesamt **12 Abschnitten,** Paragraphen genannt, die hier nur übersichtsmäßig aufgeführt werden. Die wichtigsten Vorschriften werden noch ausführlich besprochen.

Paragraph	Überschrift
§ 1	Anwendungsbereich
§ 2	Abweichende Vereinbarung
§ 3	Vergütungen
§ 4	Gebühren
§ 5	Bemessung der Gebühren für Leistungen des Gebührenverzeichnisses
§ 5a	Bemessung der Gebühren in besonderen Fällen
§ 5b	Bemessung der Gebühren bei Versicherten des Standardtarifes der privaten Krankenversicherung
§ 6	Gebühren für andere Leistungen
§ 6a	Gebühren bei stationärer Behandlung
§ 7	Entschädigungen
§ 8	Wegegeld
§ 9	Reiseentschädigung
§ 10	Ersatz von Auslagen
§ 11	Zahlungen durch öffentliche Leistungsträger
§ 12	Fälligkeit und Abrechnung der Vergütung; Rechnung

§ 1 GOÄ Anwendungsbereich

Er legt fest, dass sich die **Vergütungen für die beruflichen Leistungen** der Ärzte nach dieser Verordnung bestimmen.

Ausnahmen von diesem Grundsatz sind nur durch Bundesgesetze möglich; zu diesen Bundesgesetzen gehört insbesondere das SGB V, das für vertragsärztliche Leistungen eine Vergütung nach EBM vorschreibt.

Vergütungen darf der Arzt **nur** für Leistungen berechnen, die nach den Regeln der ärztlichen Kunst für eine **medizinisch notwendige ärztliche Versorgung** erforderlich sind.

§ 2 GOÄ Abweichende Vereinbarung

Eine abweichende Vereinbarung, **Abdingung** genannt, ist eine **schriftliche** Vereinbarung zwischen Arzt und Privatpatient über die Gebühr für ärztliche Leistungen, wenn der Arzt **über die Höchstwerte** hinausgehen will. Eine solche freiwillige Vereinbarung **muss vor Beginn der Behandlung** schriftlich getroffen werden, anderenfalls ist sie unzulässig. Dem Patienten ist eine **Durchschrift** auszuhändigen.

Die Vereinbarung einer abweichenden Punktzahl oder eines abweichenden Punktwertes ist nicht zulässig. Notfall- und akute Schmerzbehandlungen dürfen nicht von einer Vereinbarung abhängig gemacht werden.

Eine Abdingung ist nicht zulassig bei den Leistungen nach den Abschnitten

A – Gebühren in besonderen Fällen,

E – Physikalisch-medizinische Leistungen,

M – Laboratoriumsuntersuchungen (+ Nr. 437 – Labor bei Intensivbehandlung),

O – Strahlendiagnostik (Röntgen)

Beispiel: *einer Abdingung*

Honorarvereinbarung Berlin, 15. August 20..

Zwischen Herrn Dr. med. Ulrich Maier

und Herrn Anton Patient

wird nach § 2 Abs. 1 in Verbindung mit § 5 der Gebührenordnung für Ärzte (GOÄ) für

die Behandlung von Sohn Peter Patient

nach Erörterung der Steigerungssätze durch die Unterzeichnenden folgende Honorarvereinbarung getroffen:

1. Die ärztlichen Leistungen für den operativen Eingriff zur Entfernung eines Nasenpolypen – gemäß GOÄ-Nr. 1440 – werden mit dem 6-fachen Gebührensatz (= 45,48 EUR) berechnet.
2. Die notwendigen Anästhesieleistungen – intravernöse Kurznarkose gemäß GOÄ-Nr. 451 – werden mit dem 4-fachen Gebührensatz (= 28,20 EUR) berechnet.
3. Die Nachuntersuchungen am Nachmittag des Operationstags und am Folgetag – gemäß GOÄ-Nr. 7 – werden mit dem 6-fachen Gebührensatz (= 55,98 EUR) berechnet.
4. Alle übrigen anfallenden Leistungen werden entsprechend ihrer Schwierigkeit bis zum Schwellenwert berechnet.

Eine Erstattung der Vergütung durch Erstattungsstellen ist möglicherweise nicht in vollem Umfang gewährleistet.

Der Zahlungspflichtige ist von den umseitig abgedruckten Bestimmungen der GOÄ zur Honorarvereinbarung (§ 2) sowie zur Bemessung der Gebühr (§ 5) unterrichtet.

Es wird bestätigt, dass die Möglichkeit zur Einsichtnahme in die GOÄ bestand.

....

(Dr. Maier) (Anton Patient)

1 Durchschlag hat Herr Anton Patient erhalten.

§ 3 GOÄ Vergütungen

Will ein Arzt **Leistungen nach GOÄ** berechnen, müssen diese Leistungen **zwei Bedingungen** erfüllen:

- **nach § 1** müssen diese Leistungen nach den **Regeln der ärztlichen Kunst** für eine **medizinisch notwendige** ärztliche Versorgung erforderlich sein;
- **nach § 4** müssen diese Leistungen vom **Arzt selbst** oder durch Personen erbracht worden sein, die **seiner Aufsicht und Weisung** unterstehen.

Leistungen, die **über** das medizinisch notwendige Maß hinausgehen, dürfen nur berechnet werden, wenn der Patient diese ausdrücklich verlangt hat. Aus Gründen der Beweisführung sollten diese als **„Leistungen auf Verlangen"** schriftlich vereinbart werden.

Sind diese Bedingungen erfüllt, stehen dem Arzt nach **§ 3 GOÄ** als **Vergütungen** zu:

- **Gebühren (§ 4)** als Vergütung für die ärztliche Leistung
- **Entschädigungen (§ 7)** für zusätzlichen Aufwand z. B. bei Besuchen
- **Ersatz von Auslagen (§ 10)** für Ausgaben, die er für den Patienten getätigt hat; z. B. für ein Impfserum

§ 4 GOÄ Gebühren und § 5 GOÄ Bemessung der Gebühren

Gebühren sind Vergütungen für die im Gebührenverzeichnis genannten ärztlichen Leistungen.

Die **Bewertung der einzelnen Leistung** erfolgt in Punkten	**= Punktzahl**
Der **einzelne Punkt** wird mit **0,0582873 EUR** bewertet.	**= Punktwert**
Multiplikation der Punktzahl mit dem Punktwert	**= einfacher Gebührensatz**

Beispiel:

GOÄ-Nr. 1: **80 (Punktzahl) · 0,0582873 (Punktwert) = 4,66 EUR (einfache Gebühr)**

Der Arzt darf den **Einfachsatz nicht unterschreiten,** er darf also nicht weniger Geld vom Patienten verlangen als der Einfachsatz vorgibt.

Der Einfachsatz darf innerhalb eines festgelegten Gebührenrahmens **gesteigert** werden. **Gründe,** um eine Gebühr zu steigern können sein:

- **Schwierigkeiten:** z. B. weil bei dem Patienten Vorerkrankungen bestehen, die bei der Erbringung der Leistung berücksichtigt werden müssen
- **Zeitaufwand:** z. B. weil der Patient aufgrund von Verständnisschwierigkeiten länger beraten werden muss
- **Umstände:** z. B. weil der Patient aufgrund einer Notfallsituation sofort versorgt werden muss.

Der **Gebührenrahmen** erstreckt sich vom **Einfachsatz** bis zum **Höchstsatz**. Dazwischen liegt die Begründungsschwelle oder auch **Schwellenwert** genannt. Zwischen Einfachsatz und Schwellenwert muss der Arzt in seiner Rechnung (Liquidation) **keine** Begründung angeben, warum er mehr verlangt, als der Einfachsatz vorgibt. Zwischen Schwellenwert und Höchstsatz muss er den Grund dafür in seiner Rechnung nennen.

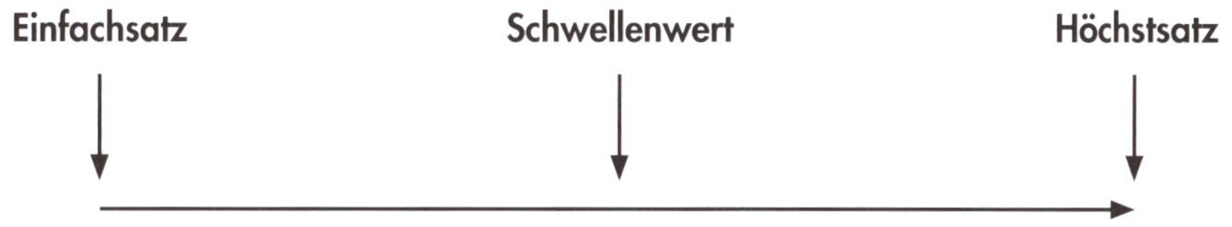

Regelspanne: Keine Begründung erforderlich

Begründung erforderlich

Der **Höchstsatz** darf **grundsätzlich nicht überschritten** werden. Dieses ist gemäß § 2 GOÄ nur möglich, wenn der Patient vor der Behandlung eine abweichende Honorarvereinbarung (Abdingung) unterschreibt.

Die Höhe der **Steigerungssätze** ist abhängig von der Art der Leistung. Es werden folgende Arten von Leistungen unterschieden:

- **Persönliche ärztliche Leistungen:** Alle in der GOÄ genannten Leistungen mit Ausnahme der technischen Leistungen und der Laborleistungen, z. B. Beratung, symptombezogene Untersuchung
- **Technische ärztliche Leistungen:** Alle im **Abschnitt A** des Gebührenverzeichnisses der GOÄ genannte Leistungen, z. B. Ausstellung von Wiederholungsrezepten, EKG-Ableitung
- **Laborleistungen:** Alle im **Abschnitt M** des Gebührenverzeichnisses der GOÄ genannten Leistungen und die Leistung nach GOÄ-Nr. 437, z. B. Bestimmung des Blutzuckerwertes

Der **einfache Gebührensatz** darf je nach Aufwand mit folgenden **Faktoren multipliziert** werden:

Leistung	Einfachsatz	Schwellenwert	Höchstsatz
Persönliche ärztliche Leistungen	1,0	2,3	3,5
Technische Leistungen	1,0	1,8	2,5
Laborleistungen	1,0	1,15	1,3

Die Multiplikation des Einfachsatzes mit dem Steigerungsfaktor ergibt die Gebühr, die der Arzt dem Patienten in Rechnung stellt.

Einfachsatz · Steigerungsfaktor = Gebühr

Beispiel GOÄ-Nr. 1: 4,66 EUR (Einfachsatz) · 2,3 (Schwellenwert) = 10,72 EUR (Gebühr)

§ 6 GOÄ Gebühren für andere Leistungen

Gebühren für andere Leistungen: Da die GOÄ, wie bereits dargestellt wurde, nur in größeren zeitlichen Abständen geändert wird, kann sich für den Arzt das Problem stellen, dass eine bestimmte Leistung inzwischen nach den Regeln der ärztlichen Kunst anerkannt ist, vielleicht sogar schon im EBM enthalten ist, im Gebührenverzeichnis der GOÄ aber noch nicht vorkommt.

In einem solchen Fall darf der Arzt die Leistung, sofern sie medizinisch notwendig ist, erbringen und berechnen. Grundlage für die Gebührenermittlung ist dann der **Vergleich mit einer Art, Kosten und Zeitaufwand gleichwertigen Leistung** des Gebührenverzeichnisses **(analoge Bewertung).**

In der Liquidation (Rechnung) muss die analoge Leistung für den Empfänger verständlich beschrieben werden. Daran schließt sich **„analog zu GOÄ-Nr. XY"** mit der Legende der entsprechenden Nummer an.

Ergänzend zu den Gebührenregelungen bei ambulanter Behandlung bestimmt **§ 6a GOÄ (Gebühren bei stationärer Behandlung)**, dass der durchführende Arzt bei stationären, teilstationären sowie vor- und nachstationären privatärztlichen Leistungen die **Gebühr (einschließlich Zuschläge) um 25 % zu mindern** hat.

Belegärztliche Leistungen sind um **15 %** zu kürzen. Mit diesem Anteil sollen die Leistungen, die das Krankenhaus erbringt und seinerseits in Rechnung stellt, berücksichtigt werden.

§ 7 GOÄ Entschädigungen

Als Entschädigungen für Besuche erhält der Arzt für **zusätzliche Zeitversäumnisse** und **Mehrkosten,** z. B. für die Benutzung eines Pkw oder auch öffentlicher Verkehrsmittel,

- **Wegegeld** (nach § 8 GOÄ),
- **Reisentschädigung** (nach § 9 GOÄ).

§ 8 GOÄ Wegegeld

Wegegeld kann berechnet werden bei einer Entfernung **bis zu 25 km** zwischen dem **Praxissitz** des **Arztes und der Besuchsstelle.** Erfolgt die Fahrt von der **Wohnung** des Arztes aus, wird die Entfernung zwischen Wohnung und Besuchsstelle bei der Berechnung zugrunde gelegt. Maßgeblich sind nicht die tatsächlich gefahrenen Kilometer, sondern **der jeweilige Radius** um den Praxissitz bzw. die Wohnung, innerhalb dessen das Besuchsziel liegt.

Wegegeld kann **nur für Besuche** (nicht für Visiten) berechnet werden, **unabhängig von dem benutzten Verkehrsmittel,** ob Pkw, Motorroller, Fahrrad, öffentliches Verkehrsmittel oder ob der Arzt zu Fuß geht.

Für die **Berechnung des Wegegelds** gelten nach GOÄ folgende EUR-Sätze:

EUR-Betrag	Radius/Tageszeit
3,58 EUR	bis zu 2 km; bei Tage
7,16 EUR	bis zu 2 km; bei Nacht (zwischen 20 und 8 Uhr)
6,65 EUR	mehr als 2 km bis zu 5 km; bei Tage
10,23 EUR	mehr als 2 km bis zu 5 km; bei Nacht
10,23 EUR	mehr als 5 km bis zu 10 km; bei Tage
15,34 EUR	mehr als 5 km bis zu 10 km; bei Nacht
15,34 EUR	mehr als 10 km bis zu 25 km; bei Tage
25,56 EUR	mehr als 10 km bis zu 25 km; bei Nacht

Darüber hinaus gilt noch folgende **Zusatzbedingung:**

- Besucht der Arzt mehrere Patienten in **derselben häuslichen Gemeinschaft** oder in einem Heim (z. B. Alten- und Pflegeheim), so kann er das Wegegeld **insgesamt nur einmal** berechnen und muss es auf die Patienten **zu gleichen Teilen** aufteilen.
- Dabei ist unerheblich, wie die Patienten versichert sind. Besucht der Arzt beispielsweise drei Privatpatienten und sieben gesetzlich Versicherte im Altenheim, muss er das Wegegeld bei den drei Privatpatienten jeweils durch 10 teilen.

Beispiele:

A *Der Patient A. Abt wohnt etwa 1,5 km von der Praxis entfernt und wird um 15 Uhr besucht.*
Wegegeld: 3,58 EUR

B *Der Patient B. Bott wohnt etwa 7 km von der Praxis entfernt und wird um 22 Uhr besucht.*
Wegegeld: 15,34 EUR

C *Der Arzt besucht Mittwochnachmittag die Patienten E. Einfalt, F. Fleck und G. Gaul, die alle im Umkreis von 2 km von der Praxis entfernt wohnen, auf einer Fahrt hintereinander.*

Wegegeld: E. Einfalt, F. Fleck und G. Gaul jeweils 3,58 EUR

D *Der Arzt besucht um 15 Uhr H. Halter im Altenheim, das 15 km von seiner Praxis und 3 km von seiner Privatwohnung, von der er den Besuch aus antritt, entfernt liegt. Neben Herrn Halter besucht er auch drei gesetzlich Versicherte im Altenheim.*

Wegegeld: 6,65 EUR geteilt durch 4 = 1,66 EUR

§ 9 GOÄ Reiseentschädigung

Reiseentschädigung kann anstelle von Wegegeld berechnet werden bei einer Entfernung **von mehr als 25 km** zwischen dem Praxissitz des Arztes und der Besuchsstelle. Hier werden, anders als beim Krankenbesuch, die **tatsächlich gefahrenen Kilometer** berechnet.

Die Reiseentschädigung kann sich zusammensetzen aus:

• **Fahrtkosten**	eigener Pkw: andere Verkehrsmittel:	0,26 EUR je zurückgelegtem km tatsächliche Kosten
• **Abwesenheitsentschädigung**	bis zu 8 Stunden: mehr als 8 Stunden:	51,13 EUR je Tag 102,26 EUR je Tag
• **Übernachtungskosten**	tatsächliche Kosten	

Beispiele:

A *Der Arzt besucht den Patienten P. Pohl in dessen 30 km entfernten Wochenendhaus; er ist drei Stunden unterwegs.*

Reiseentschädigung:	***60 km x 0,26 EUR***	***= 15,60 EUR***
	+ 51,13 EUR	***= 66,73 EUR***

D *Der Arzt besucht den Patienten Quintus Quint in dessen 450 km entfernten Urlaubsort. Er fährt Freitagnachmittag mit seinem Pkw um 17 Uhr ab und kehrt am Samstag um 15 Uhr zurück. Die Übernachtungskosten betragen 76,69 EUR.*

Reiseentschädigung:	***900 km x 0,26 EUR***	***= 234,00 EUR***
	Freitag 7 Std.	***= 51,13 EUR***
	Samstag 15 Std.	***= 102,26 EUR***
	Übernachtung	***= 76,69 EUR***
		= 464,08 EUR insgesamt

§ 10 GOÄ Ersatz von Auslagen

Als **Ersatz von Auslagen** kann der Arzt neben den für die einzelnen ärztlichen Leistungen festgesetzten Gebühren **nur Auslagen für ganz bestimmte Kosten** dem Patienten in Rechnung stellen; andere Auslagen gehören zu den Betriebskosten und sind mit der Gebühr abgegolten.

Berechnungsfähig sind:

- Arzneimittel, Verbandmittel und sonstige Materialien, die der Patient behält oder die mit einer einmaligen Anwendung verbraucht sind.
- Versand- und Portokosten, die durch Leistungen nach den Abschnitten
  M = Laboratoriumsuntersuchungen,
  N = Histologie, Zytologie, Zytogenetik
  O = Strahlendiagnostik, Anwendung radioaktiver Stoffe (Radionuklide) und Strahlentherapie
  entstanden sind.

- Kosten für den Verbrauch von radioaktiven Stoffen
- Kosten, die im Gebührenverzeichnis als gesondert berechnungsfähig ausgewiesen sind (z. B. Tierkosten bei Laboruntersuchung)

Nicht berechnungsfähig sind:

- Kleinmaterialien wie Zellstoff, Mulltupfer, Mullkompressen, Schnellverbandmaterial, Verbandspray, Gewebeklebestoff, Holzspatel, Holzstäbchen, Wattestäbchen, Gummifingerlinge.
- Reagenzien und Narkosemittel zur Oberflächenanästhesie
- Desinfektions- und Reinigungsmittel
- Augen-, Ohren-, Nasentropfen, Puder, Salben und geringwertige Arzneimittel zur sofortigen Anwendung
- Einmalartikel wie Einmalspritzen, Einmalkanülen, Einmalhandschuhe, Einmalharnblasenkatheter, Einmalskalpelle, Einmalproktoskope, Einmaldarmrohre, Einmalspekula

§ 12 GOÄ Erstellung einer Rechnung

Die **Fälligkeit und Abrechnung der Vergütung** ist in § 12 GOÄ näher bestimmt.

Hinweis:

Erst mit der **Übersendung einer ordnungsgemäßen Rechnung** wird die Vergütung fällig.

In § 12 GOÄ werden insbesondere die **Inhalte** einer Rechnung – häufig auch Liquidation genannt – **zwingend vorgeschrieben;** folgende **Mindestangaben** muss eine Rechnung enthalten:

1. Datum	• der Erbringung der Leistung
2. bei Gebühren	• Nummer der Gebührenordnungsposition • Bezeichnung der einzelnen berechneten Leistung einschließlich einer in der Leistungsbeschreibung gegebenenfalls genannten Mindestdauer • Steigerungssatz • EUR-Betrag
3. bei Erbringung stationärer oder teilstationärer privatärztlicher Leistungen	• Minderungsbetrag nach § 6a (25% bzw. 15%)
4. bei Entschädigungen	• Art der Entschädigung • Datum der Erbringung der Leistung • Berechnung der Entschädigung • EUR-Betrag
5. bei Ersatz von Auslagen	• Art der Auslage • EUR-Betrag • bei einzelnen Beträgen über 25,56 EUR Beifügung eines Belegs oder eines sonstigen Nachweises
6. bei analogen Leistungen	• verständliche Beschreibung der erbrachten Leistung • Vermerk „entsprechend Nr." oder „analog Nr.", mit Angabe der angesetzten Position

Musterrechnung

Dr. med. Ortwin Bruch
Facharzt für Innere Medizin
Hausärztliche Versorgung
Schienenweg 21
54552 Beinhausen

Beinhausen, 11.11.20..

Frau
Martha Knöchel
Sehnenfeld 13
83714 Fußstall

Rechnung

Für ärztliche Bemühungen vom 05.10.20.. bis zum 10.10.20..
erlaube ich mir **221,16 EUR** zu berechnen.

Diagnose: fieberhafter grippaler Infekt

Spezifikation der Leistungen nach GOÄ

Datum	GOÄ-Nr.	Leistungstext	Steigerungssatz	Betrag
05.10.	1	Beratung	2,3	10,72 EUR
	8	Ganzkörperstatus	2,3	34,86 EUR
	253	Injektion, intravenös	2,3	9,38 EUR
09.10	50	Besuch	2,3	42,90 EUR
	F	21 Uhr	1,0	15,15 EUR
		Wegegeld (7 km – Radius)	1,0	15,34 EUR
	253	Injektion, intravenös	2,3	9,38 EUR
10.10.	50	Besuch	2,3	42,90 EUR
		Wegegeld (7 km – Radius)	1,0	10,23 EUR
	8	Ganzkörperstatus	2,0	30,30 EUR
			Gesamtbetrag	221,16 EUR

Umsatzsteuerpflichtige ärztliche Leistungen

Niedergelassene Ärzte unterliegen im Rahmen ihrer vertragsärztlichen und privatärztlichen Tätigkeit der Umsatzsteuer, wenn sie Leistungen erbringen, die nicht zur Krankheitserkennung oder Krankheitsbehandlung erbracht werden und damit keinem therapeutischen Ziel dienen.

Solche Leistungen können beispielsweise sein:

- Erstellung eines Lebensversicherungsgutachtens
- Tauglichkeitsuntersuchungen (z. B. bei Polizei, Bundespolizei, Bundeswehr)
- augenärztliche Untersuchung für die Erlangung einer Fahrerlaubnis
- routinemäßige Tätigkeit eines nicht im Unternehmen angestellten Betriebsarztes

Es empfiehlt sich, für solche umsatzsteuerpflichtigen Leistungen eine **getrennte Rechnung** zu erstellen. In dieser Rechnung wird der **Umsatzsteuerbetrag in Höhe von 19 % vom Gesamtbetrag ausgewiesen** und zum Gesamtbetrag hinzugerechnet.

GOÄ – Teil 2/Übersicht über das Gebührenverzeichnis

Ähnlich wie der EBM ist auch das Gebührenverzeichnis (GOÄ – Teil 2) in verschiedene Abschnitte unterteilt, die in der folgenden Übersicht dargestellt werden.

Abschnitte	Leistungsbereiche	Beispiele:	GOÄ-Nrn.
A	Gebühren in besonderen Fällen	*gelten als technische Leistungen*	
B	Grundleistungen und allgemeine Leistungen	*Beratungen, Untersuchungen, Besuche, Berichte, Briefe, Vorsorge, Früherkennung, Jugendarbeitsschutz, Todesfeststellung*	1 – 109
C	Nichtgebietsbezogene Sonderleistungen	*Verbände, Blutentnahmen, Injektionen, Punktionen, Impfungen, Testungen, Sonographie, usw.*	200 – 449
D	Anästhesieleistungen	*Oberflächenanaesthesie, Lokalanaesthesie; Intravenöse Narkose*	450 – 498
E	Physikalisch-medizinische Leistungen	*Inhalationen, Krankengymnastik, Massagen, Hydrotherapie, Wärmebehandlung, Elektrotherapie, Lichttherapie*	500 – 569
F	Innere Medizin, Kinderheilkunde, Dermatologie	*EKG, Langzeitblutdruckmessung, Lungenfunktionsprüfung, Magenspiegelung*	600 – 793
G	Neurologie, Psychiatrie und Psychotherapie	*EEG, neurologische Untersuchung, Verhaltenstherapie*	800 – 887
H	Geburtshilfe und Gynäkologie	*Beistand bei einer Geburt, Anlegen eines Pessars, ärztliche Betreuung in einer Mutterschaft*	1001 – 1168
I	Augenheilkunde	*Untersuchung der Sehschärfe, Farbsinnprüfung, Entfernung von Fremdkörpern*	1200 – 1386
J	Hals-Nasen-Ohren Heilkunde	*Hörprüfung, Kehlkopfspiegelung, Gleichgewichtsprüfung*	1400 – 1639
K	Urologie	*Spülung der Harnblase, Entfernung eines Hodens, Teilresektion der Prostata*	1700 – 1860
L	Chirurgie/Orthopädie	*Wundversorgung, operativer Ersatz einer Herzklappe, Arthroskopie*	2000 – 3321
M	Laboratoriumsuntersuchungen	*Untersuchung von Körperflüssigkeiten (Blut, Urin)*	3500 – 4787
N	Histologie, Zytologie; Zytogenetik	*Unters. von Körpergewebe, Zellunters. v. Abstrichsmaterial; Chromosomenanalyse*	4800 – 4873
O	Strahlendiagnostik, Nuklearmedizin, Magnetfeldresonanztomographie und Strahlentherapie	*Röntgendiagnostik, Computertomographie, Nuklearmedizinische Diagnostik, Kernspintomographie*	5000 – 5855
P	Sektionsleistungen	*Leichenschau*	6000 – 6018

2.3.4 ✎Wie war das noch?

Fragen zu „Überblick über die verschiedenen Gebührenordnungen“

1. Welche Hauptaufgabe haben Gebührenordnungen?

   → ....

2. Nennen Sie Rechtsgrundlage, Beschlussorgane und Geltungsbereich für den Einheitlichen Bewertungsmaßstab (EBM).

   → Rechtsgrundlage: ....

   → Beschlussorgan: ....

   → Geltungsbereich: ....

3. Nach welcher Gebührenordnung hat der Arzt seine Leistungen zu berechnen, wenn durch Bundesgesetze oder Verträge keine andere Regelung ausdrücklich vorgeschrieben wird?

   → ....

4. Nach welcher Gebührenordnung hat der Arzt seine Leistungen bei gesetzlich Krankenversicherten zu berechnen, die *keinen* Behandlungsausweis vorlegen?

   → ....

Fragen zu „Einheitlicher Bewertungsmaßstab (EBM)“

5. Kann eine Leistung, die nicht im EBM enthalten ist, als vertragsärztliche Leistung abgerechnet werden?

   → ....

6. Nennen Sie vier „Sonstige Kostenträger“, zu deren Lasten ärztlich erbrachte Leistungen nach EBM abgerechnet werden.

   → .... → ....

   → .... → ....

7. Über welche Organisation werden alle im Rahmen der vertragsärztlichen Versorgung erbrachten ärztlichen Leistungen abgerechnet?

   → ....

8. Der EBM gliedert sich in 8 Bereiche. Nennen Sie diese Bereiche die Bereiche I–VI.

   → Bereich I ....

   → Bereich II ....

   → Bereich III ....

   → Bereich IV ....

   → Bereich V ....

   → Bereich VI ....

9. Erläutern Sie den Aufbau einer EBM-GOP:
a) Aus wie vielen Stellen besteht eine EBM-GOP?

→ ....

b) Welche Information ist der einzelnen Stelle bzw. Stellengruppe zu entnehmen?

→ ....: ....

→ ....: ....

→ ....: ....

10. Manche EBM-GOP enthalten zwei unterschiedlich verpflichtende Arten von Leistungsinhalten. Wie heißen diese beiden Arten von Leistungsinhalten? Kurze Erläuterung.

→ ....

Erläuterung: ....

→ ....

Erläuterung: ....

....

11. Die allgemeinen Bestimmungen des EBM legen bestimmte Grundsätze für die Berechnungsfähigkeit ärztlicher Leistungen fest.

a) In welchem Umfang muss eine Leistung erbracht werden, damit sie berechnet werden kann?
b) Zu welchem Zeitpunkt darf eine Leistung abgerechnet werden, wenn der Leistungsinhalt mehrere Arzt-Patienten-Kontakte im Behandlungsfall verlangt?
c) Wann ist eine Leistung als selbstständige Leistung nicht berechnungsfähig?
d) Welche Leistung kann abgerechnet werden, wenn zwei erbrachte Leistungen wegen der Ausschlussregelungen nicht nebeneinander abgerechnet werden dürfen?

→ a) ....

→ b) ....

→ c) ....

→ d) ....

12. Welche beiden Bedingungen müssen erfüllt sein, damit ein „persönlicher Arzt-Patienten-Kontakt" im Sinne der Leistungsbeschreibungen des EBM gegeben ist?

→ ....

→ ....

13. Was wird im EBM unter „anderen Arzt-Patienten-Kontakten" verstanden?

→ ....

....

14. Der EBM unterscheidet in manchen Positionen zwischen unterschiedlichen Altersklassen von Patienten. In welchem Alter muss sich der Patient befinden, wenn die EBM-GOP für
a) einen Säugling,
b) ein Kind gilt?

→ a) ....

→ b) ....

15. Nennen Sie drei Pauschalen des EBMs, die alle persönlichen und anderen Arzt-Patienten-Kontakte im Quartal beinhalten.

→ ....

→ ....

→ ....

16. a) Welche Ärzte dürfen eine Konsiliarpauschale abrechnen?
b) Nennen Sie Beispiele.

→ a) ....

→ b) ....

17. Der EBM unterscheidet bei operativen Eingriffen in manchen Gebührenordnungspositionen zwischen unterschiedlichen Größen von Wunden.
Wie groß muss eine Wunde sein, wenn die EBM-GOP von einer
a) kleinen Wunde,
b) großflächigen Wunde,
c) radikalen Wunde
spricht?

→ a) ....

→ b) ....

→ c) ....

Fragen zu „Amtliche Gebührenordnung für Ärzte (GOÄ)"

18. Wer ist für das Erlassen der Gebührenordnung für Ärzte (GOÄ) zuständig?

→ ....

19. a) Seit wann gibt es die GOÄ?
b) Wann trat die letzte grundlegende Änderungsverordnung in Kraft?

→ a) ....

→ b) ....

20. Nennen Sie für folgende Patientengruppen den richtigen Empfänger der Rechnung:

a) Privatversicherte
b) Landesbeamte
c) Bahnbeamte I – III
d) Bahnbeamte „Dienstunfall"
e) Postbeamte „Dienstunfall"
f) AOK-Patient ohne Behandlungsausweis

→ a) ....
→ b) ....
→ c) ....
→ d) ....
→ e) ....
→ f) ....

21. Aus welchen beiden Teilen besteht die GOÄ?

→ ....
→ ....

22. a) Was versteht man unter einer Abdingung?
b) Was muss der Arzt hierbei beachten?

→ a) ....
....
→ b) ....
....

23. Welche unterschiedlichen Arten von Vergütungen stehen dem Arzt zu?
Kurze Erklärung jeweils!

Arten	Erklärung
→	....
	....
→	....
	....
→	....
	....

24. Erklären Sie folgende Begriffe:
a) Punktzahl, b) Punktwert, c) einfacher Gebührensatz.

→ a) ....
→ b) ....
→ c) ....

25. Wie können ärztlich notwendige Leistungen nach der GOÄ abgerechnet werden, die dem Stand der ärztlichen Kunst entsprechen, aber noch nicht in die Gebührenordnung aufgenommen wurden?

→ ....
....
....

26. a) Welche beiden Arten von Entschädigungen bei Besuchen kennt die GOÄ?
b) In welchen Fällen ist die jeweilige Art anzuwenden?

→ a) ....

→ b) ....

....

27. Welche Abrechnungsbestimmung für das Wegegeld gilt für den Fall, dass der Arzt auf einer Fahrt mehrere Patienten in derselben häuslichen Gemeinschaft, z. B. Wohnheim, besucht?

→ ....

....

28. Aus welchen Bestandteilen kann sich eine Reiseentschädigung zusammensetzen?

→ ....

→ ....

→ ....

29. Nennen Sie mindestens sechs Beispiele für Gegenstände und Materialien, die dem Patienten nicht in Rechnung gestellt werden können, weil sie mit der Leistung abgegolten sind.

→ .... → ....

→ .... → ....

→ .... → ....

30. Welche Angaben muss eine Rechnung insbesondere enthalten bei
a) Gebühren,
b) Entschädigungen?

→ a) 1. .... 4. ....

2. .... 5. ....

3. ....

→ b) 1. .... 3. ....

2. .... 4. ....

31. Bei der Bemessung der Gebühr hat der Arzt einen Schwellenwert und einen Höchstsatz zu beachten.
Nennen Sie diese beiden Werte für
a) persönlich ärztliche Leistungen,
b) technisch ärztliche Leistungen,
c) Laboratoriumsuntersuchungen.

	Schwellenwert	Höchstsatz
→ a) persönlich ärztliche L.:	....	....
→ b) technisch ärztliche L.:	....	....
→ c) Laboratoriumsunters.:	....	....

32. Welche Bedeutung haben Schwellenwert und Höchstsatz für die Bemessung der Gebühr bzw. die Erstellung der Rechnung?

→ **Schwellenwert:** ....

....

→ **Höchstsatz:** ....

....

33. Ab welchem Euro-Betrag muss der Arzt den Beleg über die getätigte Auslage der Liquidation beilegen?

→ ....

34. Der Arzt will mit dem Patienten eine abweichende Vereinbarung treffen:
a) Wann muss der Arzt diese abweichende Vereinbarung treffen?
b) In welcher Form muss diese Vereinbarung getroffen werden?

→ a) ....

→ b) ....

35. Berechnen Sie das Wegegeld für die einzelnen Patienten in den folgenden Fällen:

	Fälle	Wegegeld (in EUR)
A	Die Patientin Zora Zott wohnt etwa 4,5 km von der Praxis entfernt und wird um 19 Uhr besucht.	
B	Der Patient Yusuf Yildizak wohnt etwa 2 km von der Praxis entfernt und wird um 7.30 Uhr besucht.	
C	Der Arzt besucht Mittwochnachmittag die Patienten Xaver Xianka und Willi Wusch, die beide im gleichen Haus in verschiedenen Wohungen leben, das etwa 4 km von der Praxis entfernt ist.	Xianka: Wusch:
D	Der Arzt besucht um 22 Uhr die Familie von Fass, in der Vater Jürgen, Mutter Jolanthe, Sohn Jost und Großmutter Johanna nach dem Genuss selbst gesammelter Pilze über starke Magenschmerzen klagen. Der Arzt tritt seinen Besuch von seiner Wohnung, die 12 km vom Haus der Familie von Fass entfernt ist, an; seine Praxis ist von der Besuchsstelle 5 km entfernt.	insgesamt: je Familienmitglied:
E	Der Arzt besucht Samstagnachmittag auf einer Fahrt nacheinander die Patienten K. Kiss, L. Leber, M. Motte, N. Niere und O. Ohr. Nur die Patienten Kiss und Leber wohnen im Umkreis von 2 km von der Praxis, der Patient Motte wohnt 6 km von der Praxis und die Patienten Niere und Ohr im Altenheim 10 km von der Praxis.	Kiss: Leber: Motte: Niere: Ohr:

2.4 Fragen und Fälle zu Lernfeld 2

1. Mit welchem Dokument wird der Anspruch auf vertragsärztliche Behandlung belegt?

- ◯ QR-Code der Krankenkasse auf dem Handy
- ◯ Gesundheitskarte
- ◯ Wertmarke der Krankenkasse
- ◯ Bonusheft
- ◯ Mitgliedskarte einer privaten Krankenversicherung

2. Wofür steht die Abkürzung EBM?

- ◯ Einheitlicher Bundesmaßstab
- ◯ Europäischer Bewertungsmaßstab
- ◯ Einheitliche Bewertungsmessgröße
- ◯ Einheitlicher Bewertungsmaßstab
- ◯ Einheitliche Bemessungsmaßnahme

3. Auf welcher Rechtsgrundlage besteht der EBM?

- ◯ Bundesärzteordnung
- ◯ Grundgesetz
- ◯ Reichsversicherungsordnung (RVO)
- ◯ SGB V
- ◯ SGB XII

4. Welche Patientengruppen werden nach der GOÄ abgerechnet?

- ◯ gesetzlich Versicherte
- ◯ Postbeamte der Gruppe A
- ◯ Bahnbeamte
- ◯ Privatpatienten
- ◯ Polizeibeamte der Bundespolizei

5. Bei welchen der folgendem Formulare/Ausweise handelt es sich um Behandlungsausweise?

- ◯ Heilmittelverordnung
- ◯ Arbeitsunfähigkeitsbescheinigung
- ◯ Arzneiverordnungsblatt
- ◯ Krankenschein
- ◯ Gesundheitskarte

6. Welche Patienten weisen sich mit einer elektronischen Gesundheitskarte aus?

- ◯ Versicherte einer privaten Krankenversicherung
- ◯ Postbeamte der Gruppe A
- ◯ Anspruchsberechtigte nach dem SER
- ◯ gesetzlich Krankenversicherte
- ◯ gesetzlich Unfallversicherte

7. Wann muss der Abrechnungsschein nicht unterschrieben werden?

- ◯ bei ausschl. telefonischen Leistungen
- ◯ Pat., die beide Hände gebrochen haben
- ◯ Pat., die ausl. Staatsbürger sind
- ◯ Pat., die unter 15 Jahren alt sind
- ◯ Pat., die über 15 Jahre alt sind

8. Von wem muss der Abrechnungsschein unterschrieben werden?

- ◯ Arzt
- ◯ MFA
- ◯ Kassenärztliche Vereinigung
- ◯ Krankenkasse
- ◯ Patient

9. Für Blankoformulare gilt:

- ◯ dürfen nie vom Arzt unterschrieben werden
- ◯ dürfen nur vom Arzt unterschrieben werden, wenn eine MFA sie in Verwahrung nimmt
- ◯ müssen vom Arzt unterschrieben immer vorrätig sein
- ◯ müssen z. B. für eine Urlaubsvertretung unterschrieben vorrätig sein
- ◯ nur Arzneiverordnungsblätter dürfen vom Arzt blanko unterschrieben werden

10. Wer trägt die Herstellungskosten für die Formulare in der vertragsärztlichen Versorgung?

- ◯ Ärztekammer
- ◯ Arzt
- ◯ Bundesgesundheitsministerium
- ◯ Kassenärztliche Vereinigung
- ◯ Krankenkassen

11. In welcher Vorschrift sind die Formulare und deren Aufbau festgelegt?

- ◯ Gesamtverträge
- ◯ Gesundheitsstrukturgesetz
- ◯ Reichsversicherungsordnung
- ◯ Sozialgesetzbuch, 5. Buch (SGB V)
- ◯ Vordruckvereinbarung

12. Welche Formular Muster-Nummer hat das Arzneiverordnungsblatt?

- ○ Nr. 1
- ○ Nr. 3
- ○ Nr. 5
- ○ Nr. 6
- ○ Nr. 16

13. Welche Formular Muster-Nummer hat der Abrechnungsschein?

- ○ Nr. 1
- ○ Nr. 3
- ○ Nr. 5
- ○ Nr. 6
- ○ Nr. 16

14. Die Gesundheitskarte hat die Aufgabe,

- ○ dem Inhaber Kredit zu gewähren für die Honorarforderungen eines Arztes
- ○ dem Inhaber zu ermöglichen, kostenlos im Ausland Medikamente erhalten zu können
- ○ den Inhaber auszuweisen, dass er Anspruch auf vertragsärztliche Versorgung hat
- ○ den Datenabgleich über die Telematikinfrastruktur zu ermöglichen
- ○ den QR-Code für das eRezept zu speichern

15. Welche Formular Muster-Nummer hat der Überweisungsschein?

- ○ Nr. 1
- ○ Nr. 3
- ○ Nr. 5
- ○ Nr. 6
- ○ Nr. 16

16. Welche der folgenden Angaben enthält der Speicherchip der Gesundheitskarte, sind aber auf der Vorderseite nicht lesbar aufgedruckt?

- ○ Anschrift des Versicherten
- ○ Geburtsdatum des Versicherten
- ○ Gültigkeit der Karte
- ○ Name der Krankenkasse
- ○ Versichertenstatus

17. Wo kann der Arzt sich die Praxisformulare, von wenigen Ausnahmen abgesehen, beschaffen?

- ○ Ärztekammer
- ○ Agentur für Arbeit
- ○ Kassenärztliche Bundesvereinigung
- ○ Kassenärztliche Vereinigung/Druckerei
- ○ Krankenkassen

18. Woher erhält der Arzt die Arzneiverordnungsblätter?

- ○ Ärztekammer
- ○ Bundesgesundheitsamt
- ○ Fachverlage
- ○ Kassenärztliche Vereinigung
- ○ Krankenkassen

19. In der Praxis werden die Angaben der Gesundheitskarte benötigt, um z. B. Formulare auszufüllen. Wie ist zu verfahren, wenn die Karte des Patienten defekt ist?

- ○ er wird behandelt, die Formulare werden handschriftlich ausgefüllt
- ○ er wird behandelt, es werden auf Vorrat ausgedruckte Formulare verwendet
- ○ er wird behandelt, die Abrechnung erfolgt im Ersatzverfahren
- ○ er wird erst als letzter behandelt, um mehr Zeit für die Prüfung der Personalien zu haben
- ○ er wird nicht behandelt

20. Welche Aussage zur Versicherten- bzw. Grundpauschale ist richtig? Mit der einmaligen Abrechnung …

- ○ ist nur der erste persönliche Arzt-Patienten-Kontakte im Quartal abgegolten
- ○ sind nur alle persönlichen Arzt-Patienten-Kontakte im Quartal abgegolten
- ○ sind alle persönlichen und anderen Arzt-Patienten-Kontakte im Kalenderjahr abgegolten
- ○ sind alle persönlichen und anderen Arzt-Patienten-Kontakte im Quartal abgegolten
- ○ sind alle persönlichen und anderen Arzt-Patienten-Kontakte im Krankheitsfall abgegolten

21. Welcher Stichtag ist für die Zuordnung zu einer der Altersklassen im EBM entscheidend?

- ◯ 1. Januar des Behandlungsjahres
- ◯ erste Inanspruchnahme im Quartal
- ◯ erster Kalendertag des Monats
- ◯ erster Kalendertag des Quartals
- ◯ letzte Inanspruchnahme im Quartal

22. Für welche Patienten ist die GOÄ anzuwenden?

- ◯ Bundeswehrsoldaten
- ◯ Ersatzkassenversicherte
- ◯ Postbeamte A
- ◯ Primärkassenversicherte
- ◯ Privatversicherte

23. Welche Aussagen zur Versichertenpauschale sind richtig?

- ◯ sie darf nur von hausärztlich/in der Kinder- und Jugendmedizin tätigen Ärzten abgerechnet werden
- ◯ sie ist bei jedem persönlichen Arzt-Patienten-Kontakt berechnungsfähig
- ◯ sie ist bei jedem krankheitsbezogenen Tel.-gespräch des Arztes mit dem Patienten berechnungsf.
- ◯ sie ist beim ersten persönlichen Arzt-Patienten-Kontakt im Quartal berechnungsfähig
- ◯ sie ist beim ersten Telefongespräch im Quartal des Arztes mit dem Patienten berechnungsfähig

24. In welchem Fall handelt es sich um einen „anderen Arzt-Patienten-Kontakt"?

- ◯ Arzt verschickt auf Wunsch des Patienten ein Fax mit dessen letzten Laborergebnissen
- ◯ Arzt trifft Patienten in Fußgängerzone und berät ihn wegen dessen Heuschnupfenerkrankung
- ◯ Arzt teilt dem Patienten telefonisch eine Urlaubsadresse mit
- ◯ Patient trifft MFA im Kino und erkundigt sich nach der Wirkung der Medikamente
- ◯ MFA teilt dem Patienten Laborergebnisse auf Weisung des Arztes telefonisch mit

25. Welche Angaben beinhaltet der EBM u. a. zu den ärztlichen Leistungen?

- ◯ Höchstzeit, die für die L. benötigt wird
- ◯ Inhalt der Leistungen
- ◯ Mindesanzahl von Leistungen je Patient
- ◯ Steigerungssätze
- ◯ Wert der Leistung in Punkten

26. Obligate Leistungsinhalte einer Gebührennummer im EBM sind Leistungsinhalte, die

- ◯ der Arzt nicht abrechnen darf
- ◯ der Patient sich wünschen kann
- ◯ in jedem Fall erbracht werden müssen
- ◯ nach GOÄ abgerechnet werden
- ◯ von Fall zu Fall erbracht werden

27. Welche Aussage zur Konsiliarpauschale ist richtig?

- ◯ sie darf nur einmal im Krankheitsfall abgerechnet werden
- ◯ sie ist ab dem zweiten persönlichen Arzt-Patienten-Kontakt berechnungsfähig
- ◯ sie ist bei jedem krankheitsbezogenen Tel.-gespräch des Arztes mit dem Patienten berechnungsfähig
- ◯ sie darf nur von bestimmten Arztgruppen abgerechnet werden
- ◯ sie darf einmal im Monat abgerechnet werden

28. Welche der folgenden Aussagen bezogen auf den in der GOÄ festgelegten „Schwellenwert" für die Berechnung der Gebühr sind richtig?

- ◯ Der Schwellenwert für persönliche ärztliche Leistungen entspricht dem 2,3-fachen Gebührensatz.
- ◯ Der Schwellenwert für technische Leistungen entspricht dem 2,5-fachen Gebührensatz.
- ◯ Eine über dem Schwellenwert liegende Gebühr bedarf einer besonderen Honorarvereinbarung.
- ◯ Eine über dem Schwellenwert liegende Gebühr darf der Arzt nicht berechnen.
- ◯ Eine über dem Schwellenwert liegende Gebühr muss der Arzt schriftlich begründen.

29. Welche Aussagen zur Grundpauschale sind richtig?

- ◯ sie gilt für Arztgruppen, die im fachärztlichen Versorgungsbereich tätig sind
- ◯ sie gilt für Arztgruppen, die im hausärztlichen Versorgungsbereich tätig sind
- ◯ sie kann für jeden A-P-K mit Ganzkörperstatus abgerechnet werden
- ◯ sie kann nur abgerechnet werden, wenn der A-P-K länger als 10 Min. dauert
- ◯ sie beinhaltet alle in Anhang 1 aufgeführten Leistungen

---

30. Was wird in der GOÄ unter dem Begriff „Gebühr" verstanden?

- ◯ Auslagenersatz durch Patienten
- ◯ Entschädigungen durch Patienten
- ◯ Parkgebühren bei Besuchsleistungen
- ◯ Praxisausgaben an Behörden
- ◯ Vergütung für ärztliche Leistung

31. Wie lautet der Schwellenwert für die Berechnung von Laboratoriumsleistungen?

- ◯ 1,15-facher Gebührensatz
- ◯ 1,3-facher Gebührensatz
- ◯ 1,8-facher Gebührensatz
- ◯ 2,3-facher Gebührensatz
- ◯ 2,5-facher Gebührensatz

---

32. Welche der folgenden Aussagen bezogen auf den in der GOÄ festgelegten „Höchstwert" für die Berechnung der Gebühr sind richtig?

- ◯ Der Höchstwert für persönliche ärztliche Leistungen entspricht dem 2,3-fachen Gebührensatz.
- ◯ Der Höchstwert für technische Leistungen entspricht dem 2,5-fachen Gebührensatz.
- ◯ Eine über dem Höchstwert liegende Gebühr bedarf einer besonderen Honorarvereinbarung.
- ◯ Eine über dem Höchstwert liegende Gebühr darf der Arzt auf keinen Fall berechnen.
- ◯ Eine Überschreitung des Höchstwertes muss von der Ärztekammer genehmigt werden.

---

33. Wie sind Leistungen nach GOÄ abrechenbar, die medizinisch erforderlich, in der GOÄ aber noch nicht enthalten sind?

- ◯ berechnungsfähig, aber nach EBM
- ◯ analog (= entsprechend) einer nach Art, Kosten und Zeit gleichwertigen Leistung der GOÄ
- ◯ gar nicht
- ◯ nur mit Einzelgenehmigung der Ärztekammer
- ◯ nur mit Einzelgenehmigung der KV

---

34. Welcher Steigerungssatz darf höchstens bei der Gebührenberechnung für persönlich ärztliche Leistungen bei einem nach Standardtarif krankenversicherten Privatpatienten berücksichtigt werden?

- ◯ 1,0-facher Gebührensatz
- ◯ 1,2-facher Gebührensatz
- ◯ 1,38-facher Gebührensatz
- ◯ 1,8-facher Gebührensatz
- ◯ 2,3-facher Gebührensatz

35. Welche Muster-Nr. trägt der Überweisungsschein für in-vitro-diagnostische Auftragsleistungen in der GKV ?

- ◯ Nr. 1
- ◯ Nr. 3
- ◯ Nr. 6
- ◯ Nr. 10
- ◯ Nr. 16

---

36. Welche der folgenden Aussagen bezogen auf eine Abdingung sind richtig?

- ◯ Honorarvereinbarung, die jeder Privatpatient vor Beginn der Behandlung zu unterschreiben hat
- ◯ Honorarvereinbarung, in welcher der Patient Gebühren über dem Höchstsatz zustimmt
- ◯ kann mündlich in Anwesenheit der MFA oder schriftlich vereinbart werden
- ◯ muss schriftlich vor Beginn der Behandlung vereinbart werden
- ◯ muss schriftlich vor Erstellung der Rechnung vereinbart werden

37. Bei gleichzeitiger Verordnung von z. B. Arzneimitteln und Hilfsmitteln für Kassenpatienten gilt immer

- ○ erst das Arznei-, dann das Hilfsmittel aufschreiben
- ○ erst das Hilfs-, dann das Arzneimittel aufschreiben
- ○ müssen an zwei unterschiedlichen Tagen verordnet werden
- ○ Rückfrage bei Krankenkasse erforderlich
- ○ zwei Arzneiverordnungsblätter verwenden

38. Für den Indikationsschlüssel auf der Heilmittelverordnung (Muster 13) gilt:

- ○ Er entspricht dem ICD10-Code
- ○ Er ist im Heilmittelkatalog zu finden
- ○ Er muss bei jeder Folgeverordnung verändert werden
- ○ Er entspricht der EBM-GOP
- ○ Er wird nur bei Verordnungen von ergänzenden Heilmitteln angegeben

39. Wie viel EUR beträgt die Eigenbeteiligung bei Krankenbeförderung (Muster 4) höchstens?

- ○ 5,00 EUR
- ○ 10,00 EUR
- ○ 13,00 EUR
- ○ 15,00 EUR
- ○ es gibt keine Eigenbeteiligung

40. Wo wird auf Muster 2 (Verordnung von Krankenhausbehandlung) die Mitaufnahme einer Begleitperson vermerkt?

- ○ im Feld „Untersuchungsergebnisse"
- ○ im Feld „Fragestellung/Hinweis"
- ○ im Feld „Bisherige Maßnahmen"
- ○ im Feld „Mitgegebene Befunde"
- ○ auf der Rückseite

41. Wer bewahrt die einzelnen Teile eines BtM-Rezeptes auf?

- ○ Ärztekammer
- ○ Apotheke
- ○ Arzt
- ○ Bundesgesundheitsamt
- ○ Krankenkasse

42. Welche der folgenden Transportmittel kann der Arzt für eine Krankenbeförderung (Muster 4) verordnen?

- ○ Eisenbahn
- ○ Krankenwagen
- ○ Nahverkehrsbus
- ○ Notarztwagen
- ○ Taxi

43. Was kann auf einem Arzneiverordnungsblatt (Muster 16) verordnet werden?

- ○ OTC-Präparate
- ○ Heilmittel
- ○ Hilfsmittel
- ○ Impfstoffe
- ○ Sprechstundenbedarf

44. Innerhalb welcher Frist müssen BtM-Rezepte in der Apotheke eingelöst werden?

- ○ am gleichen Tag
- ○ am folgenden Tag
- ○ innerhalb von 2 Tagen
- ○ innerhalb von 7 Tagen
- ○ innerhalb von 10 Tagen

45. In welchen der folgenden Fällen darf der Arzt eine Verordnung von Krankenbeförderung (Muster 4) ausstellen?

- ○ Patient besitzt kein eigenes Auto
- ○ Patient kann aus medizinischen Gründen öffentliche Verkehrsmittel nicht benutzen
- ○ Patient kann wegen Parkplatzmangels eigenes Auto nicht benutzen
- ○ Patient muss abgeholt werden, da er sonst nicht zur Untersuchung kommen würde
- ○ Patient muss liegend befördert werden

46. Von wem erhält der Arzt erforderliche BtM-Rezepte?

- ◯ Ärztekammer
- ◯ Bundesopiumstelle
- ◯ Fachverlage
- ◯ Kassenärztliche Vereinigung
- ◯ Krankenkassen

47. Welche Krankenhäuser werden in die Verordnung von Krankenhausbehandlung (Muster 2) eingetragen?

- ◯ nur konfessionelle Krankenhäuser
- ◯ nächsterreichbare, geeignete K.häuser
- ◯ nur Polikliniken
- ◯ nur Städtische Krankenhäuser
- ◯ nur Universitätskliniken

48. Wie viele Arzneimittel dürfen auf einem Arzneiverordnungsblatt (Muster 16)/eRezept verordnet werden?

- ◯ max. 1 Arzneimittel
- ◯ max. 2 Arzneimittel
- ◯ max. 3 Arzneimittel
- ◯ max. 5 Arzneimittel
- ◯ unbegrenzt viele Arzneimittel

49. Welche Formular Muster-Nummer hat der Überweisungsschein in der GKV?

- ◯ Nr. 1
- ◯ Nr. 3
- ◯ Nr. 5
- ◯ Nr. 6
- ◯ Nr. 16

50. Was bedeutet es, wenn auf der Verordnung einer Krankenbeförderung (Muster 4) eine Wartezeit angegeben wird?

- ◯ Patient muss auf Taxi länger warten, weil die Kosten dann geringer sind
- ◯ Patient soll nach der Behandlung vor dem Transport länger warten
- ◯ der Taxifahrer wird über die Wartezeit der Patienten in der Praxis informiert, um die Fahrdauer entsprechend anzupassen
- ◯ Transportmittel darf Fahrt unterbrechen und Patienten warten lassen
- ◯ Transportmittel muss auf Patienten während dessen Behandlung warten

51. Welche Möglichkeiten stehen zur Verfügung, wenn der Arzt einen Kassenpatienten an einen anderen Arzt überweist?

- ◯ zur Auftragsleistung
- ◯ zur Konsiliaruntersuchung
- ◯ zur Mitbehandlung
- ◯ zur Weiterbehandlung
- ◯ zur Zahnbehandlung

52. Was kann auf einem BtM-Rezept verordnet werden?

- ◯ alle Arzneimittel
- ◯ Impfstoffe
- ◯ nur Betäubungsmittel
- ◯ Sprechstundenbedarf insgesamt
- ◯ Sprechstd.bedarf, nur Betäubungsmittel

53. Welche Bedeutung hat es, wenn das Feld „noctu" auf einem Arzneiverordnungsblatt (Muster 16)/eRezept angekreuzt wird?

- ◯ Medikament darf nicht bei Tageslicht aufbewahrt werden
- ◯ Medikament ist nur bei Notdienstapotheken, die auch nachts geöffnet haben, erhältlich
- ◯ Patient darf Arzt auch nachts wegen Einnahme des Medikaments anrufen
- ◯ Patient darf das Medikament nur nachts einnehmen
- ◯ Patient muss die Nachttaxe der Apotheke nicht bezahlen

54. Wie erhält der Arbeitgeber die Arbeitsunfähigkeitsbescheinigung seines Mitarbeiters?

- ◯ elektronisch als Scan vom Patienten
- ◯ elektronisch vom Server der Krankenkasse
- ◯ elektronisch als E-Mail vom behandelnden Arzt
- ◯ elektronisch vom Server der KV
- ◯ postalisch von der Ärztekammer

55. Welche Formulare müssen elektronisch ausgefüllt werden?

- ◯ Arbeitsunfähigkeitsbescheinigung
- ◯ Transportschein
- ◯ Überweisungsschein
- ◯ Heilmittelverordnung
- ◯ Arzneiverordnung

56. Wie erhält der Patient den QR-Code für sein elektronisches Rezept?

- ◯ als Papierausdruck
- ◯ gespeichert im elektronischen Personalausweis
- ◯ gespeichert auf der Gesundheitskarte
- ◯ gespeichert auf einen Datenstick
- ◯ gespeichert in der Rezepte-App

57. Welche Formular Muster-Nummer hat das Arzneiverordnungsblatt in der GKV?

- ◯ Nr. 1
- ◯ Nr. 3
- ◯ Nr. 5
- ◯ Nr. 6
- ◯ Nr. 16

58. Welche Kassenpatienten sind von der Zuzahlung bei Arzneimitteln befreit?

- ◯ Auszubildende
- ◯ Eltern mit mehr als vier Kindern
- ◯ Frauen bei Schwangerschaft
- ◯ Kinder und Jugendliche
- ◯ Verheiratete

59. Welche Kassenpatienten sind von der Kostenbeteiligung bei stationärer Behandlung befreit?

- ◯ Auszubildende
- ◯ Eltern mit mehr als vier Kindern
- ◯ Frauen bei Mutterschaftsvorsorge
- ◯ Kinder und Jugendliche
- ◯ Verheiratete

60. Wie viel EUR beträgt die Zuzahlung für Kassenpatienten bei einer Medikamentenpackung höchstens?

- ◯ 2,50 EUR
- ◯ 5,00 EUR
- ◯ 7,50 EUR
- ◯ 10,00 EUR
- ◯ 12,50 EUR

61. Welche der folgenden Aussagen sind für eine Überweisung als Auftragsleistung auf Muster 6 bei genauer Definition der Leistung richtig?

- ◯ der auftraggebende Arzt ist für die Notwendigkeit der Überweisung verantwortlich
- ◯ der auftraggebende Arzt muss immer die entsprechende Gebührenposition angeben
- ◯ der auftraggebende Arzt muss immer eine präzise Leistungsbeschreibung geben
- ◯ der ausführende Arzt bestimmt die zu erbringenden Leistungen selbst
- ◯ der ausführende Arzt ist an den Auftrag gebunden

62. Welche der folgenden Aussagen zu „Überweisungen" (Muster 6) sind richtig?

- ◯ dürfen auch an Zahnärzte ausgestellt werden
- ◯ dürfen nur ausgestellt werden, wenn ein gültiger Behandlungsausweis vorliegt
- ◯ dürfen nur vom Patienten persönlich in Empfang genommen werden
- ◯ können auch formlos auf einem Praxisbriefbogen erfolgen (nur bei Privatpatienten!)
- ◯ dürfen nur elektronisch erstellt werden

63. Was darf auf Muster 13 verordnet werden?

- ◯ Physiotherapie
- ◯ Sehhilfe
- ◯ Ergotherapie
- ◯ häusliche Krankenpflege
- ◯ Ernährungstherapie

64. Um wie viele Tage darf in Ausnahmefällen eine AU-Bescheinigung zurückdatiert werden?

- ◯ 1 Tag
- ◯ 2 Tage
- ◯ 3 Tage
- ◯ 1 Woche
- ◯ gar nicht, es gibt keine Ausnahme

65. Welche der folgenden Vorschriften trifft für die Unterschrift eines BtM-Rezeptes zu?

- ◯ erfolgt durch die MFA mit dem Zusatz „i. A."
- ◯ erfolgt durch die MFA mit dem Zusatz „i. V."
- ◯ erfolgt ausschließlich handschriftlich durch den Arzt
- ◯ erfolgt ausschließlich als qualifizierte elektronische Signatur (QES)
- ◯ erfolgt durch den Patienten nach Erhalt des Medikaments

66. Welche Formular Muster-Nr. trägt das BtM-Rezept?

- ◯ Nr. 1
- ◯ Nr. 6
- ◯ Nr. 16
- ◯ Nr. 17
- ◯ gar keine Nummer

67. In welchen Fällen ist das Feld „sonstiger Unfall, Unfallfolgen" auf einer AU-Bescheinigung anzukreuzen?

- ◯ Arbeitsunfall
- ◯ Berufskrankheit
- ◯ Freizeitunfall
- ◯ Schulunfall eines Berufsschülers
- ◯ Unfall im Haushalt

68. Was bedeutet es, wenn auf dem Arzneiverordnungsblatt das Feld „aut idem" (= oder dasselbe) vom Arzt ungültig gemacht wird?

- ◯ Apotheker darf ein anderes Medikament des gleichen Herstellers aushändigen
- ◯ Apotheker darf preiswerteres Medikament mit gleichem Wirkstoff aushändigen
- ◯ Apotheker darf teureres (= anderes) Medikament mit gleichem Wirkstoff aushändigen
- ◯ Apotheker muss preiswerteres Medikament mit gleichem Wirkstoff aushändigen
- ◯ Apotheker muss verordnetes Medikament ungeachtet des Preises aushändigen

69. In welchem Fall ist die Verwendung des eRezept verpflichtend?

- ◯ Verordnung von Life-Style-Präparaten
- ◯ Verordnung von verschreibungspflichtigen Medikamenten bei gesetzlich Krankenversicherten
- ◯ Verordnung von verschreibungspflichtigen Medikamenten nach einem Arbeitsunfall
- ◯ Verordnung von OTC-Präparaten
- ◯ Verordnung von Sprechstundenbedarf

70. Füllen Sie die abgebildete Verordnung einer Krankenbeförderung aufgrund der folgenden Angaben aus; das Personalienfeld wurde maschinell beschriftet und enthält u. a. folgende Angaben:

Vera Veller, geb. 12.02.37, wohnhaft Fischergasse 81 in 73525 Schwäbisch Gmünd; sie ist versichert (Status 5) bei der Barmer. Die Gesundheitskarte ist bis April 2029 gültig, WOP 61.

Nach der ambulanten Operation einer Knöchelfraktur, die sie sich auf der vereisten Hauseingangstreppe zuzog, ist Frau Veller wegen der stark schmerzhaft eingeschränkten Beweglichkeit des Fußgelenks noch nicht wieder in der Lage, zur ambulanten Kontrolluntersuchung öffentliche Verkehrsmittel zu benutzen. Sie erhält deshalb am 5. Feb. des Jahres eine Verordnung für eine Taxifahrt von ihrer Wohnung zur Praxis und zurück.

Zuzahlungspflicht | Zuzahlungsfrei

Krankenkasse bzw. Kostenträger

Name, Vorname des Versicherten — geb. am

Kostenträgerkennung | Versicherten-Nr. | Status

Betriebsstätten-Nr. | Arzt-Nr. | Datum

Verordnung einer Krankenbeförderung 4

☐ Unfall, Unfallfolge

☐ Arbeitsunfall, Berufskrankheit

☐ Versorgungsleiden (z.B. BVG)

☐ Hinfahrt ☐ Rückfahrt

1. Grund der Beförderung

Genehmigungsfreie Fahrten

a) ☐ **voll-/teilstationäre Krankenhausbehandlung** ☐ **vor-/nachstationäre Behandlung**

b) ☐ **ambulante Behandlung** bei Merkzeichen „aG", „Bl", „H", Pflegegrad 3 mit dauerhafter Mobilitätsbeeinträchtigung, Pflegegrad 4 oder 5 **nur Taxi/Mietwagen** *(Fahrt mit KTW ist unter f) zu verordnen)*

c) ☐ **anderer Grund**, z.B. Fahrten zu Hospizen: ______

Genehmigungspflichtige Fahrten zu ambulanten Behandlungen *(vor Fahrtantritt der Krankenkasse vorzulegen)*

d) ☐ **hochfrequente Behandlung** Dialyse, onkol. Chemo- oder Strahlentherapie ☐ vergleichbarer Ausnahmefall *(Begründung unter 4. erforderlich)*

e) ☐ **dauerhafte Mobilitätsbeeinträchtigung vergleichbar mit b) und Behandlungsdauer mindestens 6 Monate** *(Begründung unter 4. erforderlich)*

f) ☐ **anderer Grund für Fahrt mit KTW**, z.B. fachgerechtes Lagern, Tragen, Heben erforderlich *(Begründung unter 3. und ggf. 4. erforderlich)*

2. Behandlungstag/Behandlungsfrequenz und nächsterreichbare, geeignete Behandlungsstätte

vom/am ☐☐☐☐☐☐ / ☐ x pro Woche, bis voraussichtlich ☐☐☐☐☐☐

Behandlungsstätte *(Name, Ort)*

3. Art und Ausstattung der Beförderung

☐ Taxi/Mietwagen ☐ Rollstuhl

☐ KTW, da medizinisch-fachliche Betreuung und/oder Einrichtung notwendig ist wegen ☐ Tragestuhl

☐ liegend

☐ RTW ☐ NAW/NEF ☐ andere

4. Begründung/Sonstiges *(z. B. Datum Aufnahme Krankenhaus, Gewicht bei Schwergewichttransport, Wartezeit, Gemeinschaftsfahrt, Ortsangabe, wenn Beförderung nicht von/zur Wohnung stattfindet)*

Vertragsarztstempel / Unterschrift des Arztes

Muster 4 (7.2020)

MUSTER

71. Füllen Sie den abgebildeten Teil der AU-Bescheinigung aufgrund der folgenden Angaben aus; das Personalienfeld wurde maschinell beschriftet und enthält u. a. folgende Angaben:

Petra Pummel, geb. 11.11.76, wohnhaft Rosenrotweg 28 in 70567 Stuttgart; sie ist (Status 1) bei der LKK Baden-Württemberg versichert. Die Gesundheitskarte ist bis Ende 2029 gültig, WOP 02. Die Patientin sucht am 14.12. des Jahres wegen eines starken Hustens mit Fieber und Kopfschmerzen die Praxis auf. Ihr wird aufgrund der erhobenen Befunde und der Diagnose „hochfieberhafte Bronchitis" bis zum 27.12. Arbeitsunfähigkeit bescheinigt.

Krankenkasse bzw. Kostenträger

Name, Vorname des Versicherten — geb. am

MUSTER

Kostenträgerkennung | Versicherten-Nr. | Status

Betriebsstätten-Nr. | Arzt-Nr. | Datum

Arbeitsunfähigkeits-bescheinigung 1

☐ **Erstbescheinigung**

☐ **Folgebescheinigung**

☐ Arbeitsunfall, Arbeitsunfallfolgen, Berufskrankheit ☐ dem Durchgangsarzt zugewiesen

arbeitsunfähig seit ☐☐☐☐☐☐

voraussichtlich arbeitsunfähig bis einschließlich oder letzter Tag der Arbeitsunfähigkeit ☐☐☐☐☐☐

festgestellt am ☐☐☐☐☐☐

Vertragsarztstempel / Unterschrift des Arztes

Ausfertigung zur Vorlage bei der Krankenkasse

72. Füllen Sie den abgebildeten Überweisungsschein aufgrund der folgenden Angaben aus; das Personalienfeld wurde maschinell beschriftet und enthält u. a. folgende Angaben:

Nora Nugget, geb. 30.08.57, wohnhaft Footpatt 73 in 28325 Bremen; sie ist über ihren Mann (Status 3) bei der IKK Bremen und Bremerhaven versichert. Die Gesundheitskarte ist bis Ende 2028 gültig, WOP 03.

Die Patientin erscheint am 5. März des Jahres in der Praxis und bittet ihren Internisten um eine Überweisung an einen Internisten in Stuttgart, weil sie in den nächsten Tagen umziehen wird. Da sie Diabetikerin ist, möchte sie auch alle wichtigen Unterlagen für ihren zukünftigen Arzt mitnehmen.

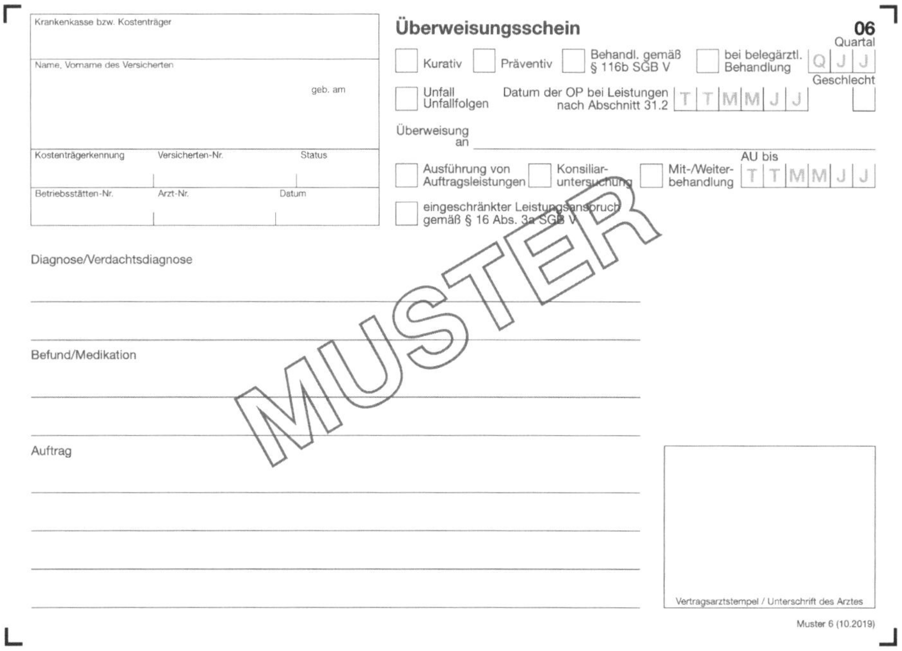
Krankenkasse bzw. Kostenträger
Name, Vorname des Versicherten
geb. am
Kostenträgerkennung | Versicherten-Nr. | Status
Betriebsstätten-Nr. | Arzt-Nr. | Datum
Überweisungsschein
06
Quartal
Kurativ | Präventiv | Behandl. gemäß § 116b SGB V | bei belegärztl. Behandlung | Q J J
Geschlecht
Unfall Unfallfolgen | Datum der OP bei Leistungen nach Abschnitt 31.2 | T T M M J J
Überweisung an
AU bis
Ausführung von Auftragsleistungen | Konsiliaruntersuchung | Mit-/Weiterbehandlung | T T M M J J
eingeschränkter Leistungsanspruch gemäß § 16 Abs. 3a SGB V
Diagnose/Verdachtsdiagnose
Befund/Medikation
Auftrag
MUSTER
Vertragsarztstempel / Unterschrift des Arztes
Muster 6 (10.2019)

73. Füllen Sie das abgebildete Arzneiverordnungsblatt aufgrund der folgenden Angaben aus; das Personalienfeld wurde maschinell beschriftet und enthält u. a. folgende Angaben:

Adele Anders, geb. 09.08.33, wohnhaft Oslokai 21 in 24103 Kiel; sie ist versichert (Status 5) bei der IKK Nord. Die Gesundheitskarte ist bis Ende Oktober 2028 gültig, WOP 01.
Wegen Varicosis und Zustand nach Venenthrombose im rechten Unterschenkel sowie starker Oedembildung bds. verordnet der Arzt ihr am 05.09. des Jahres ein Paar Unterschenkel-Kompressionsstrümpfe (Maßkonfektion) Kompressionsklasse II.

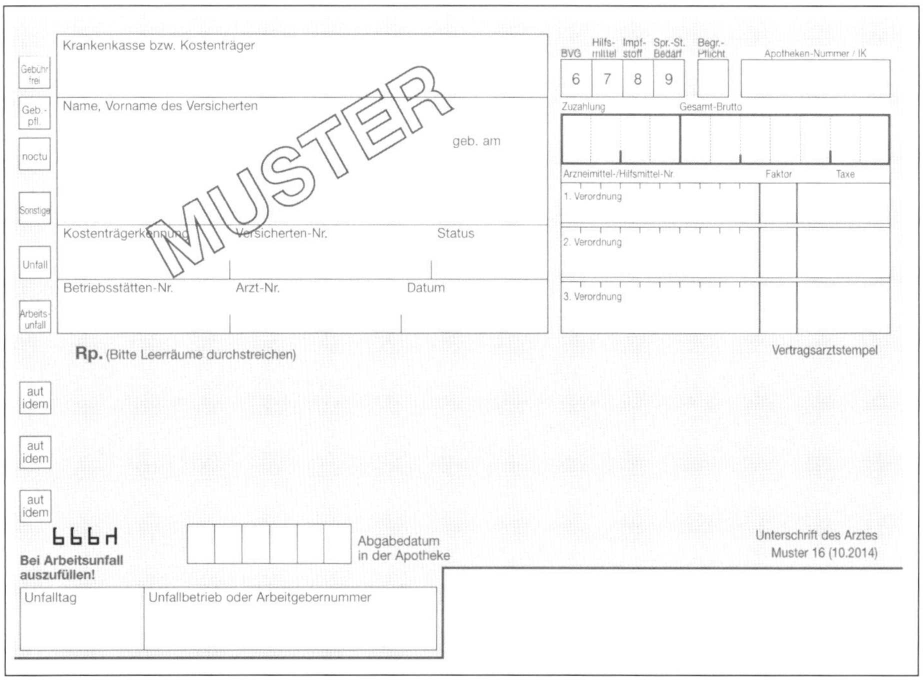
Gebühr frei
Geb.-pfl.
noctu
Sonstige
Unfall
Arbeitsunfall
Krankenkasse bzw. Kostenträger
Name, Vorname des Versicherten
geb. am
Kostenträgerkennung | Versicherten-Nr. | Status
Betriebsstätten-Nr. | Arzt-Nr. | Datum
MUSTER
BVG | Hilfsmittel | Impfstoff | Spr.-St. Bedarf | Begr.-Pflicht | Apotheken-Nummer / IK
6 | 7 | 8 | 9
Zuzahlung | Gesamt-Brutto
Arzneimittel-/Hilfsmittel-Nr. | Faktor | Taxe
1. Verordnung
2. Verordnung
3. Verordnung
Vertragsarztstempel
Rp. (Bitte Leerräume durchstreichen)
aut idem
aut idem
aut idem
6 6 6 4
Bei Arbeitsunfall auszufüllen!
Abgabedatum in der Apotheke
Unterschrift des Arztes
Muster 16 (10.2014)
Unfalltag | Unfallbetrieb oder Arbeitgebernummer

74. Füllen Sie die drei abgebildeten Arzneiverordnungsblätter aufgrund der folgenden Angaben aus; das Personalienfeld wurde maschinell beschriftet und enthält u.a. folgende Angaben:

Manuela Rösrath, geb. 23.08.70, wohnhaft Am Inselweiher 32 in 50321 Brühl; sie ist versichert (Status 1) bei einer BKK. Die eGK ist bis Ende 2029 gültig, WOP 38.

Frau Rösrath leidet an Diabetes Typ I. Sie erscheint am 11.09. des Jahres in der Praxis, ihr müssen verschiedene Mittel verordnet werden. Frau Rösrath hat einen Medikationsplan.

1.	Actrapid HM, N3	(Insulin)
2.	BD-Mikrofine Ü 40 Insulin, 100 Stück	(Insulinspritzen)
3.	Pur Zellin, 1000 Stück	(Mulltupfer)
4.	Begrivac 98, 1 OP	(Grippe-Impfstoff)
5.	Glucometer Elite Sensoren, 4 x 50 Stück	(Blutzuckerteststreifen)

Gebühr frei | Geb.-pfl. | noctu | Sonstige | Unfall | Arbeits-unfall

Krankenkasse bzw. Kostenträger

Name, Vorname des Versicherten — geb. am

MUSTER

Kostenträgerkennung | Versicherten-Nr. | Status

Betriebsstätten-Nr. | Arzt-Nr. | Datum

BVG 6 | Hilfs-mittel 7 | Impf-stoff 8 | Spr.-St. Bedarf 9 | Begr.-Pflicht | Apotheken-Nummer / IK

Zuzahlung | Gesamt-Brutto

Arzneimittel-/Hilfsmittel-Nr. | Faktor | Taxe

1. Verordnung

2. Verordnung

3. Verordnung

Rp. (Bitte Leerräume durchstreichen)

Vertragsarztstempel

aut idem

aut idem

aut idem

6 6 6 d

Bei Arbeitsunfall auszufüllen!

Abgabedatum in der Apotheke

Unterschrift des Arztes
Muster 16 (10.2014)

Unfalltag | Unfallbetrieb oder Arbeitgebernummer

Gebühr frei | Geb.-pfl. | noctu | Sonstige | Unfall | Arbeits-unfall

Krankenkasse bzw. Kostenträger

Name, Vorname des Versicherten — geb. am

MUSTER

Kostenträgerkennung | Versicherten-Nr. | Status

Betriebsstätten-Nr. | Arzt-Nr. | Datum

BVG 6 | Hilfs-mittel 7 | Impf-stoff 8 | Spr.-St. Bedarf 9 | Begr.-Pflicht | Apotheken-Nummer / IK

Zuzahlung | Gesamt-Brutto

Arzneimittel-/Hilfsmittel-Nr. | Faktor | Taxe

1. Verordnung

2. Verordnung

3. Verordnung

Rp. (Bitte Leerräume durchstreichen)

Vertragsarztstempel

aut idem

aut idem

aut idem

6 6 6 d

Bei Arbeitsunfall auszufüllen!

Abgabedatum in der Apotheke

Unterschrift des Arztes
Muster 16 (10.2014)

Unfalltag | Unfallbetrieb oder Arbeitgebernummer

71. Fortsetzung:

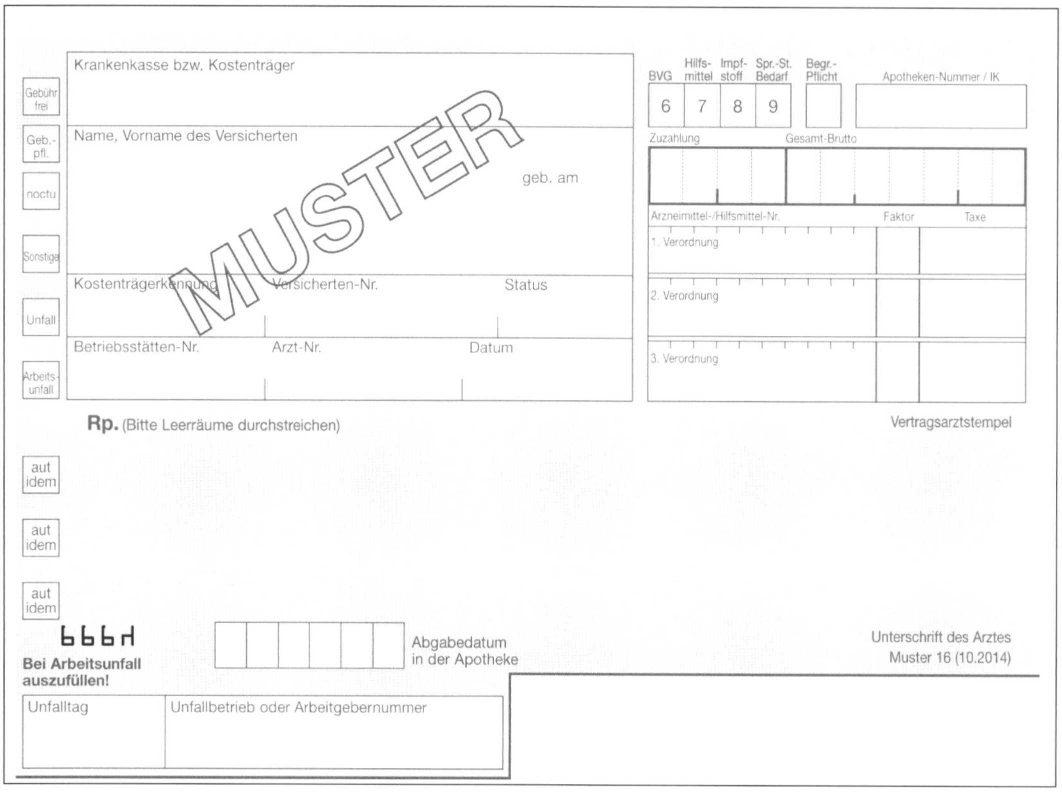

Krankenkasse bzw. Kostenträger

Gebühr frei | Geb.-pfl. | noctu | Sonstige | Unfall | Arbeitsunfall

Name, Vorname des Versicherten

geb. am

MUSTER

Kostenträgerkennung | Versicherten-Nr. | Status

Betriebsstätten-Nr. | Arzt-Nr. | Datum

BVG | Hilfsmittel | Impfstoff | Spr.-St. Bedarf | Begr.-Pflicht | Apotheken-Nummer / IK

6 | 7 | 8 | 9

Zuzahlung | Gesamt-Brutto

Arzneimittel-/Hilfsmittel-Nr. | Faktor | Taxe

1. Verordnung

2. Verordnung

3. Verordnung

Rp. (Bitte Leerräume durchstreichen)

Vertragsarztstempel

aut idem

aut idem

aut idem

6 6 6 H

Bei Arbeitsunfall auszufüllen!

Abgabedatum in der Apotheke

Unterschrift des Arztes

Muster 16 (10.2014)

Unfalltag | Unfallbetrieb oder Arbeitgebernummer

Lernfeld 3 Praxishygiene und Schutz vor Infektionskrankheiten organisieren

Inhaltsverzeichnis

LF 3 Praxishygiene und Schutz vor Infektionskrankheiten organisieren

Be(e) at work

In die Praxis von Herrn Dr. Gütlich kommen, insbesondere in der kalten Jahreszeit, Patienten mit ansteckenden Erkrankungen. Frau Biene führt dabei die notwendigen Hygienemaßnahmen durch, um sich und andere vor einer Ansteckung zu schützen. Zusammen mit der MFA Frau Clever berät sie die Patienten über empfehlenswerte Impfungen.

Zur Vorbeugung vor Infektionskrankheiten sind Impfungen medizinisch geboten. Die Abrechnung von Impfungen richtet sich bei

- **Kassenpatienten** nach **Verträgen auf Landesebene auf der Grundlage von Richtlinien des Gemeinsamen Bundesausschusses**
- **Privatpatienten** nach **GOÄ**

Im Folgenden wird in diesem Lernfeld eingegangen auf

- **Abrechnung von Impfungen bei gesetzlich Krankenversicherten**
- **Abrechnung von Impfungen bei Privatpatienten**

3.1 Abrechnung von Impfungen bei gesetzlich Krankenversicherten

Gesetzlich Krankenversicherte haben Anspruch auf die Schutzimpfungen, die in den Richtlinien des G-BA aufgelistet sind. Dabei handelt es sich um Impfungen gegen Krankheiten, die regional oder deutschlandweit auftreten können. Als **Standardimpfungen** gelten alle Impfungen, die im Impfkalender der STIKO (ständige Impfkommission) aufgeführt sind. Daneben haben Versicherte Anspruch auf **Indikationsimpfungen,** falls sie aufgrund einer vorbestehenden Krankheit ein erhöhtes Infektionsrisiko haben. Zudem werden Impfungen übernommen, wenn ein Versicherter aus beruflichen Gründen ein erhöhtes Krankheitsrisiko hat oder aus beruflichen Gründen im Rahmen seiner Ausbildung ins Ausland reisen muss **(berufliche bzw. Reiseindikation).** Dadurch soll das Einschleppen von Krankheiten aus dem Ausland nach Deutschland verhindert werden.

Neben den gesetzlich Krankenversicherten haben auch folgende Patientengruppen einige Vertreter der „Sonstigen Kostenträger" Anspruch auf Impfungen nach den Richtlinien:

Hinweis:

Die **Abrechnung** erfolgt

- nach **Dokumentationsnummern** gemäß G-BA-Richtlinien
- quartalsweise
- über die zuständige Kassenärztliche Vereinigung.

Die **Dokumentationsnummer** wird ergänzt durch die **Zusatzbuchstaben A, B oder R, berufliche bzw. Reiseimpfungen durch die Buchstaben V, W oder X:**

- **A (V)** = erste Dosen eines Impfzyklus bzw. unvollständige Impfserie
- **B (W)** = letzte Dosis eines Impfzyklus nach Fachinformation
- **R (X)** = Auffrischungsimpfung

Die Vergütung der Impfung erfolgt mit festen Eurobeträgen. Folgende Tabelle nennt eine Auswahl von Impfungen mit ihren **Dokumentationsnummern,** veröffentlich durch die KV Nordrhein:

Impfungen	erste Dosen eines Impfzyklus bzw. unvollständige Impfserie	Letzte Dosis eines Impfzyklus oder abgeschlossene Impfung	Auffrischungsimpfung
Einfachimpfung			
Cholera – berufliche bzw. Reiseindikation	89130V	89130W	89130X
FSME – Indikationsimpfung	89102A	89102B	89102R
FSME – berufliche bzw. Reiseindikation	89102V	89102W	89102X
Herpes Zoster (Standardimpfung) – Personen ab dem Alter von 60 Jahren	89128A	89128B	
Herpes Zoster – Indikationsimpfung bei Personen ab dem Alter von 50 Jahren	89129A	89129B	
Humane Papillomaviren (HPV) – Kinder und Jugendliche von 9 bis 17 J.	89110A	89110B	
Influenza (Standardimpfung) – Personen ab dem Alter von 60 Jahren	89111		
Influenza – Indikationsimpfung	89112		
Influenza – berufliche bzw. Reiseindikation	89112Y		
Meningokokken (Standardimpfung) – Kinder	89114		
Pneumokokken (Standardimpfung) – Kinder bis 24 Monate	89118A	89118B	
Pneumokokken (Standardimpfung) – Personen über 60 Jahre	89119		89119R
Rotavirus (RV)	89127A	89127B	
Zweifachimpfungen			
Hepatitis A und Hepatitis B (HA-HB) – berufliche bzw. Reiseindikation	89202V	89202W	89202X
Dreifachimpfungen			
Diphtherie, Pertussis, Tetanus (DtaP)	89300A	89300B	
Masern, Mumps, Röteln (MMR)	89301A	89301B	
Diphtherie, Pertussis, Tetanus (Tdap)	89303		89303R
Vierfachimpfung			
Masern, Mumps, Röteln, Varizellen (MMRV)	89401A	89401B	
Sechsfachimpfung			
Diphtherie, Pertussis, Tetanus, Poliomyelitis, Haemophilus influenzae Typ b, Hepatitis B (DTaP-IPV-Hib-HB)	89600A	89600B	

Erläuterungen

1.	**Die erforderliche Impfberatung und die Eintragung in einen Impfpass sind mit der Gebühr für die Impfung abgegolten.** Lehnt der Patient nach der Beratung die Impfung ab, darf die Impfberatung als alleinige Leistung abgerechnet werden. Hierzu wird im Bereich der KV Nordrhein die Dokumentationsnummer 89090 eingetragen.
2.	**Mehrfachimpfungen gelten als eine Impfung** (Zweifachimpfung, Dreifachimpfung und mehr). Bei diesen Impfungen kann immer **nur eine** Dokumentationsnummer abgerechnet werden.
3.	Wird aufgrund der Impfstoffzubereitung z. B. neben einer **Zweifachimpfung** auch eine **Einzelimpfung** bei derselben Arzt-Patienten-Begegnung durchgeführt, sind die entsprechenden Dokumentationsnummern nebeneinander abzurechnen.

Neben den gesetzlich vorgeschriebenen Impfungen bieten die gesetzlichen Krankenkassen ihren Mitglieder auch Impfungen als **Satzungleistungen** an. Die Dokumentationsnummer für die Satzungsleistungen werden von den jeweiligen Kassenärztlichen Vereinigungen veröffentlicht.

Die Verordnung von Impfstoffen erfolgt als **Sprechstundenbedarf** auf **Muster 16.** Dafür müssen die Felder 8 und 9 markiert werden. Impfstoffe im Rahmen von Satzungleistungen werden namentlich auf Muster 16 verordnet, dabei wird nur Feld 8 markiert.

Reiseschutzimpfungen zur Verhütung von Krankheiten während eines **privaten** Urlaubs gehören heute in Zeiten pauschal angebotener Fernreisen zu den häufigsten Wunschleistungen. Die Abrechnung dieser Leistungen erfolgt auch beim gesetzlich Krankenversicherten nach der GOÄ.

Zur Erbringung dieser Leistungen ist es erforderlich, dass der Arzt den Impfstatus des Patienten kennt und eventuelle Einreisebestimmungen des Ziellandes berücksichtigt.

Hinweis:

Für die Abrechnung als privatärztliche Leistung nach GOÄ ist es unerheblich, ob die Impfung von dem Patienten aus eigener Vorsorge erfolgt oder ob das Einreiseland den Impfnachweis zwingend verlangt.

3.2 Abrechnung von Impfungen bei Privatpatienten

Bei Privatpatienten wird **jede Art von Schutzimpfung** nach GOÄ abgerechnet. Die Abrechnung erfolgt nach **Abschnitt C V. Impfungen und Testungen Nrn. 375 bis 378.**

Text der GOÄ (Auszug)		Punktzahl	1-fach EUR	2,3-fach EUR	3,5-fach EUR
375	Schutzimpfung (intramuskulär, subkutan) – gegebenenfalls einschließlich Eintragung in den Impfpass –	80	4,66	10,72	16,32
376	Schutzimpfung (oral) – einschl. beratendem Gespräch –	80	4,66	10,72	16,32
377	Zusatzinjektion bei Parallelimpfung	50	2,91	6,70	10,20
378	Simultanimpfung (gleichzeitige passive und aktive Impfung gegen Wundstarrkrampf)	120	6,99	16,09	24,48

Erläuterungen

1.	**Erforderliche Nachbeobachtungen am Tag der Impfung** sind in den Leistungsansätzen enthalten und nicht gesondert berechnungsfähig.
2.	Neben den Leistungen nach den Nrn. 376 bis 378 sind die **Leistungen nach den Nrn. 1 und 2** und die gegebenenfalls erforderliche **Eintragung in den Impfpass nicht berechnungsfähig.**

3.3 Fallbeispiel

12. Nov. Patientin Sonja Schnupfrig (68 Jahre) erscheint in diesem Quartal zum wiederholten Male in der Praxis ihres Hausarztes Dr. Gustav Gütlich.

Frau Schnupfrig bittet Herrn Dr. Gütlich um eine Grippeschutzimpfung. Dr. Gütlich untersucht die Patientin auf Impftauglichkeit. Da die Untersuchung keinen Befund ergab nimmt Dr. Gütlich nach Aufklärung über die Risiken einer Impfung die Influenzaimpfung vor. Er erteilt Verhaltensmaßregeln für die nächsten Tage und trägt die Impfung in den Impfausweis von Frau Schnupfrig ein.

Abrechnung beim gesetzlich Versicherten

12. Nov. **Abrechnung nach EBM**

89111	Influenzaimpfung

Abrechnung beim Privatpatienten

12. Nov. **Abrechnung nach GOÄ**

1	Beratung
375	Influenzaimpfung
5	Symptombezogene Untersuchung

3.4 Fragen und Fälle zu Lernfeld 3

1. Nach welcher rechtlichen Grundlage sind Impfleistungen bei Kassenpatienten geregelt?

→ ....

....

2. Unterscheiden Sie Standardimpfung, Indikationsimpfung und Reiseimpfung.

→ ....

→ ....

→ ....

3. Wo ist nachzulesen, welcher Dokumentationsschlüssel für eine bestimmte Impfleistung abgerechnet werden kann?

→ ....

4. Auf welchem Vordruck erfolgt die Beschaffung des Impfstoffes?

→ ....

5. Welche Leistung sind mit der Gebühr für die Impfung abgegolten?

→ ....

→ ....

6. Unter welchen Bedingungen werden bei gesetzlich Versicherten Imfpungen bei Auslandsreisen übernommen?

→ ....

7. Nach welcher Gebührenordnung werden Impfungen im Rahmen einer privaten Auslandsreise eines gesetzlich Versicherten abgerechnet?

→ ....

8. Nach welchen Gebührenordnungspositionen sind Impfungen nach GOÄ abrechenbar?

→ ....

9. Welche der folgenden Aussagen zur Abrechnung von Impfleistungen sind richtig?

- ○ Dokumentation der Impfung im Impfpass ist in der Impfleistung enthalten
- ○ Impfberatungen sind neben der Impfleistung immer berechnungsfähig
- ○ Impfstoffe sind mit Muster 16 über Sprechstundenbedarf zu beziehen
- ○ Mehrfachimpfungen sind entsprechend der Anzahl der Wirkstoffe mehrfach berechnungsfähig
- ○ Die Bundesländer haben unterschiedliche Leistungsnummern für Impfungen

10. Die Beschaffung von Impfstoffen als Standardimpfung bei gesetzlich Krankenversicherten erfolgt

- ○ auf den Namen des Patienten
- ○ als Sprechstundenbedarf
- ○ zu Lasten des Gesundheitsamtes
- ○ zu Lasten der Apotheke
- ○ zu Lasten des Arztes

11. Welche GOÄ-Nrn. sind nicht neben den Impfleistungen nach Nrn. 376 bis 378 abrechnungsfähig?

- ○ GOÄ-Nr. 1
- ○ GOÄ-Nr. 2
- ○ GOÄ-Nr. 5
- ○ GOÄ-Nr. 7
- ○ GOÄ-Nr. 8

Lernfeld 4 Bei Diagnostik und Therapie von Erkrankungen des Bewegungsapparates assistieren

Inhaltsverzeichnis

LF 4 Bei Diagnostik und Therapie von Erkrankungen des Bewegungsapparates assistieren

Be(e) at work

Während ihrer bisherigen Ausbildung hat Frau Biene in zahlreichen Situationen die zentrale Bedeutung der hausärztlichen Versorgung kennengelernt. Sie erlebt die hausärztliche Praxis als erste Anlaufstelle der Patienten und als wichtige Steuerungsstelle für eine eventuell notwendige fachärztliche Versorgung.

Frau Biene assistiert Dr. Gütlich bei der Diagnostik und Behandlung von Erkrankungen der Bewegungsorgane und kennt den Unterschied zwischen traumatischen, degenerativen und entzündlichen Veränderungen.

Frau Biene rechnet die erbrachten Leistungen nach der für den jeweiligen Kostenträger richtigen Gebührenordnung ab.

4.1 Abrechnung beim Hausarzt nach dem EBM

4.1.1 Präambel des Hausarztes (EBM-Kapitel 3)

Die Präambeln vor den arztgruppenspezifischen Kapiteln enthalten Bestimmungen, die neben den allgemeinen Bestimmungen des EBM-Bereichs I zu beachten sind. In der Präambel des EBM-Kapitels 3 wird zunächst bestimmt, welche Ärzte an der hausärztlichen Versorgung teilnehmen dürfen; dies sind:

- **Fachärzte für Allgemeinmedizin,**
- **Fachärzte für Innere und Allgemeinmedizin,**
- **Praktische Ärzte,**
- **Ärzte ohne Gebietsbezeichnung,**
- **Fachärzte für Innere Medizin ohne Schwerpunktbezeichnung,**

die gegenüber dem Zulassungsausschuss ihre Teilnahme an der hausärztlichen Versorgung erklärt haben.

Nur diese Ärzte dürfen die in diesem Kapitel genannten GOP abrechnen.

Weiterhin ist in der Präambel bestimmt, welche **Gebührenordnungspositionen aus den arztgruppenübergreifenden Kapiteln** zusätzlich zu den Gebührenordnungspositionen dieses Kapitels abgerechnet werden dürfen. Das sind

Die GOP aus dem EBM-Bereich II	01100 bis 01102, 01205, 01207, 01210, 01212, 01214, 01216, 01218, 01220 bis 01224, 01226, 01320 bis 01323, 01410 bis 01416, 01418, 01425, 01426, 01430, 01431, 01435, 01436, 01442, 01444, 01450, 01471 bis 01473, 01475 bis 01478, 01480, 01500 bis 01503, 01546, 01600 bis 01602, 01610, 01611, 01613, 01615, 01620 bis 01624, 01626, 01630, 01640 bis 01642, 01645, 01647, 01648, 01670 bis 01672, 01681, 01682, 01702 bis 01704, 01707, 01709 bis 01723, 01731, 01732, 01734, 01735, 01737, 01740, 01745 bis 01748, 01750 bis 01761, 01764, 01776, 01777, 01812, 01820 bis 01824, 01828, 01949 bis 01953, 01955, 01956, 01960, 02300 bis 02302, 02310 bis 02314, 02500, 02501, 02510 bis 02512, 02520 und 30706
Die GOP aus dem EBM-Bereich II aber nur unter bestimmten oraussetzungen	01735, 01760, 01761, 01764, 01821 bis 01824 und 01828 nur wenn der Vertragsarzt eine mindestens einjährige Weiterbildung im Gebiet der Gynäkologie besitzt oder entsprechende Leistungen bereits vor dem 31.12.2002 durchgeführt hat.
Die GOP aus dem EBM-Bereich II, IV und V bei Vorliegen der entsprechenden Qualifikationsvoraussetzungen	01474, 01920 bis 01922, 30400 bis 30402, 30410, 30411, 30420, 30421, 30430, 30700 bis 30705, 30708, 30780, 30781, 30900, 30905, 31912, 33000 bis 33002, 33010 bis 33012, 33040 bis 33044, 33046, 33050 bis 33052, 33060 bis 33062, 33076, 33080, 33081, 33090 bis 33092, 33105, 37700, 37701, 37704, 37705, 37710, 37711, 37714, 37720, 38200 und 38205, Gebührenordnungspositionen der Abschnitte 30.1, 30.2, 30.3.1, 30.5, 30.6, 30.7.2, 30.7.3, 30.8, 30.10, 30.12, 30.13, 31.1, 31.4.2, 32.1, 32.2, 36.6.2, 37.2, 37.3, 37.4 und 38.2 sowie Gebührenordnungspositionen der Kapitel 35 und 40

4.1.2 Versichertenpauschalen, Versorgungsbereichspezifische Vorhaltung, Chronikerpauschalen, Gesprächsleistung

Mit diesen GOP werden die vom Gesetzgeber gewollten **besonderen Aufgaben** des Hausarztes berücksichtigt. Dazu gehören seine **Funktion als erste Anlaufstelle** der Patienten und deren **Führung bei der Inanspruchnahme anderer Fachärzte** mit der **Koordination der Leistungen** und **Bewertung der Ergebnisse.**

In den Versichertenpauschalen sind alle Leistungen enthalten, die der Arzt bei seiner hausärztlichen Tätigkeit regelmäßig selbst erbringen muss. Dazu gehören die vielen einzelnen Leistungen, die bei einer Basisversorgung anfallen. Um die Abrechnung solcher einzelner Leistungen zu erübrigen, werden sie in Pauschalen zusammengefasst.

Finden sich also bestimmte Leistungen nicht in diesem EBM-Kapitel bedeutet dies nicht, dass es diese Leistungen nicht gibt. Sie sind vielmehr in den genannten Pauschalen enthalten und gegolten. Um erkennen zu können, welche Leistungen in den Pauschalen stecken, sind sie einzeln in **Anhang 1 des EBM** aufgeführt.

Der EBM kennt **zwei Hausärztliche Versichertenpauschalen:**

- **für Patienten während der Sprechstundenzeiten (Versichertenpauschale im Regelfall),**
- **bei unvorhergesehener Inanspruchnahme.**

GOP 03000: Versichertenpauschale im Regelfall

Diese Versichertenpauschale gilt für die Patienten, die den **von ihnen gewählten Hausarzt direkt persönlich aufsuchen** oder im Rahmen einer **Videokonferenz** kontaktieren.

Text der Gebührenordnung (Auszug)

GOP	Leistungsbeschreibung	Punkte
03000	**Versichertenpauschale** *Obligater Leistungsinhalt* – Persönlicher Arzt-Patienten-Kontakt und/oder Arzt-Patienten-Kontakt im Rahmen einer Videosprechstunde *Fakultativer Leistungsinhalt* – Allgemeine und fortgesetzte ärztliche Betreuung eines Patienten in Diagnostik und Therapie bei Kenntnis seines häuslichen und familiären Umfeldes, – Koordination diagnostischer, therapeutischer und pflegerischer Maßnahmen, insbesondere auch mit anderen behandelnden Ärzten, nichtärztlichen Hilfen und flankierenden Diensten, – Einleitung präventiver und rehabilitativer Maßnahmen sowie die Integration nichtärztlicher Hilfen und flankierender Dienste in die Behandlungsmaßnahmen, – Erhebung von Behandlungsdaten und Befunden bei anderen Leistungserbringern und Übermittlung erforderlicher Behandlungsdaten und Befunde an andere Leistungserbringer, sofern eine schriftliche Einwilligung des Versicherten, die widerrufen werden kann, vorliegt, – Dokumentation, insbesondere Zusammenführung, Bewertung und Aufbewahrung der wesentlichen Behandlungsdaten, – Weitere persönliche oder andere Arzt-Patienten-Kontakte gemäß 4.3.1 und der Allgemeinen Bestimmungen, – In Anhang 1 aufgeführte Leistungen, *einmal im Behandlungsfall*	

GOP	Leistungsbeschreibung	Punkte
	bis zum vollendeten 4. Lebensjahr ab Beginn des 5. bis zum vollendeten 18. Lebensjahr ab Beginn des 19. bis zum vollendeten 54. Lebensjahr ab Beginn des 55. bis zum vollendeten 75. Lebensjahr ab Beginn des 76. Lebensjahres	225 142 114 148 200
	Wichtige Bestimmungen der GOP 03000: – nur beim ersten **kurativ**-ambulanten oder **kurativ**-stationären (beleg-ärztlichen) APK – nicht im organisierten Notdienst – nicht im Rahmen einer Überweisung zur Auftragsleistung – nicht im Rahmen einer unvorhergesehenen Inanspruchnahme **Abrechnungsausschlüsse** – in derselben Sitzung: 01436 – im Behandlungsfall: 01600, 01601, 01610, 03030	

Die Praxissoftware oder die KV führt die Umwandlung der Versichertenpauschale GOP 03000 in die fünf Altersklassen automatisch in folgender Weise durch:

Alterklasse	Eingabe	Umwandlung
bis zum vollendeten 4. Lebensjahr	03000	03001
ab Beginn des 5. bis zum vollendeten 18. Lebensjahr	03000	03002
ab Beginn des 19. bis zum vollendeten 54. Lebensjahr	03000	03003
ab Beginn des 55. bis zum vollendeten 75. Lebensjahr	03000	03004
ab Beginn des 76. Lebensjahres	03000	03005

Neben der GOP 03000 setzt die KV die GOP 03020 als **Hygienezuschlag** hinzu.

GOP 03030: Versichertenpauschale bei unvorhergesehener Inanspruchnahme

Diese Versichertenpauschale ist berechnungsfähig für den Hausarzt, wenn er von einem Patienten **unvorhergesehen in Anspruch genommen oder zu einem dringenden Besuch** angefordert wird.

Text der Gebührenordnung (Auszug)

GOP	Leistungsbeschreibung	Punkte
03030	**Versichertenpauschale bei unvorhergesehener Inanspruchnahme zwischen 19.00 und 7.00 Uhr, an Samstagen, Sonntagen, gesetzlichen Feiertagen, am 24.12. und 31.12. bei persönlichem Arzt-Patienten-Kontakt,** *Obligater Leistungsinhalt* – Persönlicher Arzt-Patienten-Kontakt im Zusammenhang mit der Erbringung der Leistungen entsprechend den GOP 01100, 01101, 01411, 01412 oder 01415 *Fakultativer Leistungsinhalt* – In Anhang 1 aufgeführte Leistungen, höchstens zweimal im Behandlungsfall	77
	Wichtige Bestimmungen der GOP 03000: – nicht im belegärztlich-stationären Behandlungsfall **Abrechnungsausschlüsse** – in derselben Sitzung: 01205, 01207, 01210, 01212, 01214, 01216, 01218, 01436, 30702 – im Behandlungsfall: 01600, 01601, 01610, 03000	

GOP 03008: Zuschlag Terminvermittlung Facharzt

Benötigt ein Patient aus **medizinischen Gründen einen dringenden Termin** beim Facharzt, erhält der Hausarzt einen Zuschlag zur Versichertenpauschale nach GOP 03000 für die Vermittlung des Termins. Voraussetzungen dafür sind:

- **Medizinische Dringlichkeit:** Der Termin muss **innerhalb von vier Kalendertagen** liegen, nachdem der Hausarzt festgestellt hat, dass sich der Patient beim Facharzt vorstellen soll.
- **Überweisung:** Die Behandlung durch den Facharzt erfolgt auf Überweisung des Hausarztes.
- **Nicht in derselben Praxis:** Der Facharzt, bei dem der Hausarzt einen Termin vereinbart, darf nicht in derselben Gemeinschaftspraxis oder demselben MVZ tätig sein wie der Hausarzt.

Beispiel für einen Termin innerhalb von vier Tagen:
Dr. Gütlich stellt bei seinem Patienten Herrn Fix am Montag fest, dass ihn dringend ein Kardiologe untersuchen muss und vereinbart noch am selben Tag einen Termin beim Kardiologen Dr. Cor. Der Termin bei Dr. Cor muss spätestens am Freitag liegen, um die Bedingung zu erfüllen (vier Kalendertage: Dienstag, Mittwoch, Donnerstag, Freitag – der Montag zählt nicht mit).

Benötigt ein Patient bei unterschiedlichen Fachärzten dringende Termine, kann der Hausarzt den Zuschlag auch mehrfach im Quartal abrechnen. Nicht berechnungsfähig ist der Zuschlag, wenn der Hausarzt einen Termin bei einem Facharzt vermittelt, bei dem der Patient im laufenden Quartal bereits war. Das muss der Hausarzt beim Patienten erfragen. Der Hausarzt erhält den Zuschlag, unabhängig davon, ob der Patient den Termin wahrgenommen hat.

Text der Gebührenordnung (Auszug)

GOP	Leistungsbeschreibung	Punkte
03008	**Zuschlag** zur Versichertenpauschale nach der GOP 03000 für die Vermittlung eines aus medizinischen Gründen dringend erforderlichen Behandlungstermins *Obligater Leistungsinhalt* – Vermittlung eines Behandlungstermins bei einem an der fachärztlichen Versorgung teilnehmenden Vertragsarzt, – Überweisung an einen an der fachärztlichen Versorgung teilnehmenden Facharzt	131

GOP 03010: Zuschlag TSS-Terminvermittlung

Gesetzlich Versicherte, die einen zeitnahen Termin bei einem Hausarzt oder Facharzt benötigen, können sich unter der **Telefonnummer 116117** an die **Terminservicestellen (TSS) der Kassenärztlichen Vereinigungen** wenden. Zuvor melden die Praxen ihre freien Termine bei der Terminservicestelle an, die von dort an die Patienten weitervermittelt werden. Im Falle einer Terminvermittlung wird die Praxis darüber informiert, an welchem Tag sich der Patient zur Terminvermittlung an die TSS gewandt hat und welchen Termin er konkret wahrnehmen möchte. Die **Wartezeit** des Patienten zwischen Terminvermittlung und Behandlungstermin ist auf folgende Zeiten begrenzt:

- **TSS-Terminfall:** maximal 4 Wochen
- **TSS-Akutfall:** spätestens am Folgetag nach medizinischer Einschätzung durch die TSS

Die Abrechnung von Patienten, die ihren Termin über die TSS erhalten haben, erfolgt extrabudgetär. Zudem darf der Hausarzt mit der **GOP 03010** einen **Zuschlag zur Versichertenpauschale** nach GOP 03000 bei diesen Patienten abrechnen. Die Höhe des Zuschlags beträgt 40, 80, 100 oder 200 Prozent auf die Versichertenpauschale, abhängig von der Wartezeit des Patienten auf den Termin. Dazu wird hinter die GOP 03010 der Buchstabe A, B, C oder D gesetzt:

GOP 03010A (TSS-Akutfall): Zuschlag 200 Prozent
GOP 03010B (TSS-Terminfall bis 4. Kalendertag: Zuschlag 100 Prozent
GOP 03010C (TSS-Terminfall 5. bis 14. Kalendertag: Zuschlag 80 Prozent
GOP 03010D (TSS-Terminfall 15. bis 35. Kalendertag: Zuschlag 40 Prozent

Text der Gebührenordnung (Auszug)

GOP	Leistungsbeschreibung	Punkte
03010	**Zuschlag** zur Versichertenpauschale nach der GOP 03000 für die Behandlung aufgrund einer TSS-Vermitlung, einmal im Arztgruppenfall **Wichtige Bestimmung der GOP 03010:** – kann durch die zuständige Kassenärztliche Vereinigung zugesetzt werden	(abhängig von der Wartezeit)

GOP 03040: Vorhaltepauschale

Hausärzte, die bei einem Patienten ausschließlich hausärztlich tätig sind, erhalten für das Vorhalten von hausärztlichen Strukturen neben der Versichertenpauschale eine **Zusatzpauschale (GOP 03040).**

Führt ein Hausarzt in dem Behandlungsfall zusätzlich oder ausschließlich Leistungen durch, die nicht zum grundsätzlichen hausärztlichen Versorgungsbereich zählen, wie z. B. Akupunktur oder Psychotherapie, ist die GOP 03040 nicht abrechenbar. Die Vergütung der Grundstrukturen ist in der Kalkulation dieser Leistungen bereits anteilig enthalten.

Insbesondere erhält der Arzt **keine Vorhaltepauschale bei Abrechnung von diesen Leistungen:**

- Behandlung krebskranker Patienten nach den Onkologie-Vereinbarungen
- Phlebologie (EBM-Abschnitt 30.5)
- Schmerztherapie nach EBM-Abschnitt 30.7, zum Beispiel Akupunktur (Abschnitt 30.7.3)
- Schlafstörungsdiagnostik (EBM-Abschnitt 30.9)
- Autogenes Training, Relaxationsbehandlung nach Jacobson (GOP 35111 bis 35113)
- Hypnose (GOP 35120)
- Feststellung der Leistungspflicht zur Einleitung einer psychotherapeutischen Kurzzeittherapie (GOP 35130) und zur Einleitung/Verlängerung einer Langzeittherapie (GOP 35131)
- Biographische Anamnese, vertiefte Exploration, Zuschlag zur Erhebung neurologischer und psychiatrischer Befunde (GOP 35140 bis 35142)
- Probatorische Sitzung (GOP 35150), psychotherapeutische Sprechstunde (GOP 35151), psychotherapeutische Sprechstunde (GOP 35152)
- Antragspflichtige Leistungen der Psychotherapie (EBM-Abschnitt 35.2)
- Leistungen aus dem fachärztlichen Versorgungsbereich

Text der Gebührenordnung (Auszug)

GOP	Leistungsbeschreibung	Punkte
03040	**Zusatzpauschale zu den Gebührenordnungspositionen 03000 und 03030 für die Wahrnehmung des hausärztlichen Versorgungsauftrags** *Obligater Leistungsinhalt* – Vorhaltung der zur Erfüllung von Aufgaben der ärztlichen Grundversorgung notwendigen Strukturen, einmal im Behandlungsfall **Wichtige Bestimmungen der GOP 03040:** – wird von der zuständigen KV automatisch zugesetzt – erfolgt die Abrechnung der GOP 03040 neben der GOP 03030 wird ein Abschlag von 50 % auf die GOP 03040 vorgenommen, bei zweimaliger Abrechnung der GOP 03030 im Behandlungsfall erfolgt kein Abschlag – größere Praxen mit mehr als 1.200 Behandlungsfällen erhalten einen Aufschlag, bei kleineren Praxen mit weniger als 400 Behandlungsfällen erfolgt ein Abschlag	138

GOP 03060 – 03065: Zuschläge für ärztlich angeordnete Hilfeleistungen

Wird in einer hausärztlichen Praxis ein qualifizierter **nichtärztlicher Praxisassistent** beschäftigt, setzt die KV neben der GOP 03040 auch die **GOP 03060** automatisch zu. Damit sollen Ausgaben für Weiterbildung, höhere Personalkosten und zusätzliche Praxisausstattungen wie Mobiltelefone für Hausbesuche finanziert werden.

Für die Abrechnung eines qualifizierten nichtärztlichen Praxisassistenten ist eine **Genehmigung durch die KV** notwendig. **Voraussetzungen** für eine Genehmigung sind:

- Der nichtärztliche Praxisassistent muss **qualifiziert** und mindestens **20 Stunden in der Woche** in der Praxis tätig sein.
- Die Praxis hat eine festgelegte **Mindestanzahl von Behandlungsfällen** im Quartal.

Als **qualifiziert** gelten nichtärztliche Praxisassistenten unter folgenden Bedingungen:
- Sie besitzen eine Ausbildung zur/m **Medizinischen Fachangestellten** oder zur/m Krankenschwester/Krankenpfleger und eine mindestens **dreijährige Berufserfahrung** in einer Hausarztpraxis.
- Sie haben an einem **Zertifizierungskurs** teilgenommen.

Hausärzte, die eine Genehmigung zur Abrechnung der GOP 03060 besitzen, können auch **Besuchsleistungen des nichtärztlichen Assistenten** abrechnen. Die Abrechnung der Besuche erfolgt extrabudgetär, da aber die Wegekosten in der GOP enthalten sind, kann keine Wegepauschale bzw. kein Wegegeld zusätzlich berechnet werden.

Der Hausarzt darf den Hausbesuch nur dann an seinen nichtärztlichen Praxisassistenten delegieren, wenn er den Patienten zuvor bezüglich derselben Erkrankung selbst besucht oder in seiner Praxis gesehen und eingehend untersucht haben. Zusätzlich müssen folgende Voraussetzungen vorliegen:

Der **Patient**
- hat mindestens eine chronische Erkrankung und in der Regel das 65. Lebensjahr vollendet,
- hat eine Erkrankung mit dauerhaftem, intensiven Behandlungsbedarf und in der Regel das 65. Lebensjahr vollendet,
- hat eine akute, schwerwiegende Erkrankung mit intensivem Betreuungsbedarf, in diesem Fall ist die Erbringung ärztlich angeordneter Hilfeleistungen durch den nichtärztlichen Praxisassistenten gesondert zu begründen.

und
- er kann die Praxis des Arztes aufgrund seines Gesundheitszustandes nicht oder nur unter erschwerten Bedingungen aufsuchen.

Beim Hausbesuch darf der qualifizierte nichtärztliche Praxisassistent nur die Leistungen erbringen, die der **Hausarzt angeordnet** hat. Das können beispielsweise die Durchführung von Demenz-Tests, die Ableitung eines EKG oder die Bestimmung der Blutglukose am Patienten sein. Diese Leistungen dürfen ggf. zusätzlich abgerechnet werden. Nach einem Hausbesuch informiert der Assistent den Arzt spätestens am nächsten Werktag über die erhobenen Befunde und durchgeführten Maßnahmen. Für den **Besuch** des nichtärztlichen Praxisassitenten wird die **GOP 03062** abrechnet. Besucht der nichtärztliche Praxisassitenz einen **weiteren Patienten** derselben häuslichen Gemeinschaft, wird dafür die **GOP 03063** berechnet.

Neben Zuschlägen nach GOP 03060, 03062 und 03063 setzt die KV weitere Zuschläge **automatisch** hinzu. Das sind:

- GOP 03061 neben der GOP 03060
- GOP 03064 neben der GOP 03062
- GOP 03065 neben der GOP 03063

Text der Gebührenordnung (Auszug)

GOP	Leistungsbeschreibung	Punkte
03060	**Zuschlag zur GOP 03040** *Obligater Leistungsinhalt* – Unterstützung der hausärztlichen Versorgung durch qualifizierte nichtärztliche Praxisassistenten, *Fakultativer Leistungsinhalt* – Unterstützung bei der Betreuung von Patienten, – Unterstützung bei der Koordination diagnostischer, therapeutischer und pflegerische Maßnahmen, insbesondere auch mit anderen behandelnden Ärzten, nichtärztlichen Hilfen und flankierenden Diensten, – Information und Beratung von Patienten, Angehörigen und Bezugspersonen,je Behandlungsfall **Wichtige Bestimmung der GOP 03060:** – wird entsprechend der Erklärung der Praxis von der zuständigen KV automatisch bis zum Höchstwert zugesetzt	22
03062	**Ärztlich angeordnete Hilfeleistungen anderer Personen** *Obligater Leistungsinhalt* – Persönlicher nichtärztlicher Praxisassistent-Patienten-Kontakt, – Aufsuchen eines Patienten zum Zweck der Versorgung – in der Häuslichkeit, und/oder – in Alten- oder Pflegeheimen und/oder – in anderen beschützenden Einrichtungen und/oder – Aufsuchen eines Patienten zum Zweck der postoperativen Versorgung im Rahmen der Gebührenordnungsposition 31600 (1. Besuch), – Dokumentation *Fakultativer Leistungsinhalt* – Leistungen gemäß Delegationsvereinbarungen (Anlage 8 BMV-Ä) – in Anhang 1 Spalte VP enthaltene Leistungen, je Sitzung **Wichtige Bestimmung der GOP 03062:** – ärztliche Besuche dürfen nur in begründeten Einzelfälle neben der GOP 03062 abgerechnet werden **Abrechnungsausschlüsse:** – in derselben Sitzung: 03063, 37535 – im Behandlungsfall: 38100, 38105	166
03063	**Ärztlich angeordnete Hilfeleistungen anderer Personen für einen weiteren Patienten** *(ähnliche Leistungsbeschreibung und Ausschlüsse wie GOP 03062, gilt für den Mitbesuch in einer sozialen Gemeinschaft)*	122

GOP 03220 – 03222: Chronikerpauschalen

Für den hohen Aufwand bei der Behandlung **chronisch Kranker** darf der Hausarzt zur Versichertenpauschale GOP 03000 **weitere Zuschläge** abrechnen. Bei nur einem persönlichen Arzt-Patienten-Kontakt ist die **GOP 03220** berechnungsfähig, bei zwei und mehr persönlichen Arzt-Patienten-Kontakten im Quartal zusätzlich die **GOP 03221.** Die Zuschläge dürfen nur bei Patienten abgerechnet werden, die folgende Kriterien erfüllen:

- Vorliegen mindestens einer **lang andauernden, lebensverändernden Erkrankung,**
- Notwendigkeit einer **kontinuierlichen ärztlichen Behandlung und Betreuung.**

Eine **kontinuierliche ärztliche Behandlung** liegt vor, wenn **im Zeitraum der letzten vier Quartale** unter Einschluss des aktuellen Quartals wegen derselben gesicherten chronischen Erkrankung(en)

- mindestens **ein Arzt-Patienten-Kontakt pro Quartal**
- **in mindestens drei Quartalen** in derselben Arztpraxis stattgefunden hat.
- Hierbei müssen in **mindestens zwei Quartalen persönliche Arzt-Patienten-Kontakte** stattgefunden haben, wobei ein persönlicher Arzt-Patienten-Kontakt auch als Arzt-Patienten-Kontakt im Rahmen einer Videosprechstunde erfolgen kann.

Die GOP 03220 und 03221 können bei **Neugeborenen und Säuglingen** auch ohne Voraussetzung der kontinuierlichen ärztlichen Behandlung berechnet werden.

Eine kontinuierliche ärztliche Behandlung liegt auch vor, wenn der Patient mit mindestens einer lebensverändernden chronischen Erkrankung seinen ihn **betreuenden Hausarzt gewechselt** hat. In diesem Fall muss der die hausärztliche Betreuung übernehmende Hausarzt die bei einem anderen Hausarzt stattgefundenen Arzt-Patienten-Kontakte dokumentieren. Die Dokumentation ist mit der Abrechnung mittels einer kodierten Zusatznummer nachzuweisen. Im Kammerbereich Nordrhein wird beispielsweise der Buchstabe „H" hinter die GOP 03220 bzw. 03221 gesetzt.

Die Berechnung der GOP 03220 bzw. 03221 setzt die **Angabe der gesicherten Diagnose(n) gemäß ICD-10-GM** voraus.

Hinweis:

In Behandlungsfällen, in denen Leistungen abgerechnet werden, die **nicht** zum grundsätzlichen hausärztlichen Versorgungsauftrag gehören, ist der Chronikerzuschlag nicht berechnungsfähig. Hierbei gelten die gleichen Ausnahmen wie bei der Vorhaltepauschale (GOP 03040).

Für das Ausstellen eines **Medikationsplans bei chronisch Kranken** erhält der Hausarzt mit der **GOP 03222** einmal im Behandlungsfall einen Zuschlag zur GOP 03220. Dieser Zuschlag wird **von der KV automatisch zugesetzt.** Die GOP 03222 ist im Behandlungsfall nicht neben der GOP 03362 (hausärztlich-geriatrischer Betreuungskomplex) und im Krankheitsfall nicht neben der GOP 01630 (Medikationsplan) berechnungsfähig.

Text der Gebührenordnung (Auszug)

GOP	Leistungsbeschreibung	Punkte
03220	**Zuschlag zu der Versichertenpauschale nach der Gebührenordnungsposition 03000 zur Behandlung und Betreuung eines Patienten mit mindestens einer lebensverändernden chronischen Erkrankung** *Obligater Leistungsinhalt* – Persönlicher Arzt-Patienten-Kontakt *Fakultativer Leistungsinhalt* – Fortlaufende Beratung hinsichtlich Verlauf und Behandlung der chronischen Erkrankung(en) – Leitlinien gestützte Behandlung der chronischen Erkrankung(en) – Anleitung zum Umgang mit der/den chronischen Erkrankung(en) – Koordination ärztlicher und/oder pflegerischer Maßnahmen im Zusammenhang mit der Behandlung der chronischen Erkrankung(en),	130

GOP	Leistungsbeschreibung	Punkte
	– Erstellung und ggf. Aktualisierung eines **Medikationsplans** und ggf. Anpassung der Selbstmedikation und der Arzneimittelhandhabung, – Überprüfung und fortlaufende Kontrolle der Arzneimitteltherapie mit dem Ziel des wirtschaftlichen und versorgungsgerechten Umgangs mit Arzneimitteln, einmal im Behandlungsfall	
03221	**Zuschlag zur GOP 03220 für die intensive Behandlung und Betreuung eines Patienten mit mindestens einer lebensverändernden chronischen Erkrankung** *Obligater Leistungsinhalt* – Mindestens zwei persönliche Arzt-Patienten-Kontakte, – Überprüfung und/oder Anpassung und/oder Einleitung von Maßnahmen der leitliniengestützten Behandlung von der (den) chronischen Erkrankung(en), *Fakultativer Leistungsinhalt* *(ähnlich wie GOP 03220)* einmal im Behandlungsfall	40
03222	**Zuschlag zur GOP 03220** einmal im Behandlungsfall **Wichtige Bestimmung der GOP 03222:** – wird von der KV automatisch zugesetzt	10

GOP 03230: Problemorientiertes ärztliches Gespräch

Im Zusammenhang mit einer Erkrankung ist das **ärztliche Gespräch** mit einem Patienten und/oder mit einer Bezugsperson als Einzelleistung vom Hausarzt über die GOP 03230 abrechenbar. Die Leistung darf **je vollendete 10 Minuten** berechnet werden.

Um die Menge von Gesprächsleistungen zu begrenzen, erhält jede Praxis ein **quartalsbezogenes Gesprächskontingent.**

Text der Gebührenordnung (Auszug)

GOP	Leistungsbeschreibung	Punkte
03230	**Problemorientiertes ärztliches Gespräch, das aufgrund von Art und Schwere der Erkrankung erforderlich ist** *Obligater Leistungsinhalt* – Gespräch von mindestens 10 Minuten Dauer – mit einem Patienten und/oder – mit einer Bezugsperson *Fakultativer Leistungsinhalt* – Beratung und Erörterung zu den therapeutischen, familiären, sozialen oder beruflichen Auswirkungen und deren Bewältigung im Zusammenhang mit Erkrankung(en), die aufgrund von Art und Schwere das Gespräch erforderlich macht (machen), je vollendete 10 Minuten **Wichtige Bestimmung der GOP 03230:** – auch im Rahmen einer Videosprechstunde berechnungsfähig – nicht im Notfall und im organisierten Notdienst berechnungsfähig **Abrechnungsausschlüsse:** – in derselben Sitzung: GOP 03370, 03372, u. a. – im Behandlungsfall: GOP 30700	128

Erläuterungen

1.	Voraussetzung zur Berechnungsfähigkeit der **Versichertenpauschalen** ist die **persönliche Begegnung** von Arzt und Patient oder die Begegnung im Rahmen einer Videokonferenz. Die Abrechnung von Versichertenpauschalen hat zur Folge, dass **nicht bei jedem A-P-K eigenständig abrechnungsfähige Leistungen** erbracht werden und somit diese **A-P-K aus der Abrechnung nicht ersichtlich** sind. Deshalb ist es für den Arzt wegen späterer Nachfragen bzw. Prüfungen durch KV oder Kostenträger besonders wichtig, seiner Dokumentationspflicht durch Eintragung in die Krankenakte sorgfältig nachzukommen.
2.	Die **Versichertenpauschale nach GOP 03030** kann der Hausarzt nur abrechnen, wenn er **unvorhergesehen** in Anspruch genommen wurde.
3.	Nach dem TSSG kann die **GOP 03008** für die **Vermittlung eines dringenden Termins beim Facharzt** abgerechnet werden. Die **GOP 03010** wird von der KV automatisch zugesetzt, wenn der Patient **durch die TSS vermittelt** wurde.
4.	Die **Vorhaltepauschale nach GOP 03040** kann nur dann abgerechnet werden, wenn typisch hausärztlich behandelt wird.
5.	Für die **Betreuung von chronisch Kranken** können die **Chronikerpauschalen** (GOP 03220 beim 1. persönlichen APK und GOP 03221 beim 2. persönlichen APK im Behandlungsfall) berechnet werden. Der **ICD-10-Kode der gesicherten Diagnose** muss angegeben werden.
6.	Darf **keine Vorhaltepauschale** nach GOP 03040 berechnet werden, darf auch **kein Chronikerzuschlag** (GOP 03220 bzw. 03221) berechnet werden.
7.	Für das **Ausstellen eines Medikationsplans** setzt die KV bei chronisch Kranken die **GOP 03222** neben der GOP 03220 automatisch zu.
8.	Darf **keine Vorhaltepauschale** nach GOP 03040 berechnet werden, entfällt auch die GOP 03060 (Zuschlag zur GOP 03040) für den nicht-ärzlichen Praxisassistenten.
9.	Gespräche im Zusammenhang mit einer Erkrankung können je 10 Minuten Dauer mit der **GOP 03230** abgerechnet werden. Das quartalsbezogenen Gesprächskontingent darf nicht überschritten werden.

Beispiele:

05.01. *Anton Adam, 62 Jahre, kommt erstmalig in diesem Quartal in die Sprechstunde von Dr. Gütlich und klagt über starke Schulterschmerzen. Herr Adam hat den Termin über die TSS gestern als Terminfall erhalten. Dr. Gütlich untersucht den Patienten und vermittelt einen dringenden Termin beim Orthopäden Dr. Renk.*

Abrechnung nach EBM: GOP 03000, 03008, (03020, 03010B, 03040, 03060)

Hinweis: *In der Klammer stehen GOP, die von der KV automatisch zugesetzt werden und somit nicht ins Abrechnungsprogramm eingegeben werden müssen. Neben den hier aufgeführten GOP können das noch weitere sein. GOP, die von KV automatisch zugesetzt werden, werden im Folgenden **nicht** mehr aufgeführt!*

06.01. *Berta Bart, 37 Jahre, Patientin von Dr. Spain, kommt in die Sprechstunde von Dr. Gütlich, der für Dr. Spain Urlaubsvertretung macht, und bittet um Anweisungen für die Einnahme des von Dr. Spain bei der letzten Untersuchung am 30.12. verordneten Medikaments, da sie besondere Beschwerden verspürt.*

Abrechnung nach EBM: GOP 03000

22.01. *Constantin Carrizzo, 58 Jahre, kommt erstmalig in diesem Quartal in die Sprechstunde und klagt über akute Schmerzen in den Hüften wegen seiner chronischen Coxarthrose, aufgrund derer er zu 70 % schwerbehindert ist. Dr. Gütlich untersucht seinen Patienten, zieht die aktuellen Röntgenbefunde zu Rate und unterhält sich mit ihm über die Belastung der Bewegungsorgane bei der beruflichen Tätigkeit. Er erteilt Verhaltensanweisungen und verordnet ein Arzneimittel. Das Gespräch dauert 15 Minuten.*

Abrechnung nach EBM: GOP 03000, 03220, 03230

25.01. Doro Dolores sucht an diesem Samstag (GOP 01100) nach vorheriger telefonischer Absprache ihren Hausarzt Dr. Gütlich in dessen Praxis auf, da sie akute Schmerzen verspürt.

Abrechnung nach EBM: GOP 01100, 03030

4.1.3 Besondere Leistungen

Diese GOP kann der Hausarzt neben der Versichertenpauschale bei Erbringung der genannten Leistung abrechnen; sie sind somit für ihn nicht Bestandteil der in Anlage 1 genannten Leistungen und damit nicht mit der Versichertenpauschale abgegolten. Die folgende Tabelle nennt einen Teil der dort aufgeführten besonderen Leistungen.

Text der Gebührenordnung (Auszug)

GOP	Leistungsbeschreibung	Punkte
03241	**Computergestützte Auswertung eines kontinuierlich aufgezeichneten Langzeit-EKG von mindestens 18 Stunden Dauer**	86
03242	**Testverfahren bei Demenzverdacht**	23
03321	**Belastungs-Elektrokardiographie (Belastungs-EKG)**	198
03322	**Aufzeichnung eines Langzeit-EKG von mindestens 18 Stunden Dauer**	48
03324	**Langzeit-Blutdruckmessung**	57
03330	**Spirographische Untersuchung**	53
03331	**Prokto-/Rektoskopischer Untersuchungskomplex**	94
03355	**Anleitung zur Selbstanwendung eines Real-Time-Messgerätes zur kontinuierlichen interstitiellen Glukosemessung (rtCGM)** je vollendete 10 Minuten, höchstens 10-mal im Krankheitsfall	72

Beispiele:

05.02. (Mo.) *Frau Berta Bart, 37 Jahre, (s.o. 06.01.), will weiterhin von Dr. Gütlich behandelt werden. Da sich ihre Beschwerden nur unwesentlich gebessert haben, erscheint sie bei Dr. Gütlich. Frau Bart berichtet, dass sie bei einer Wanderung ziemlich kurzatmig gewesen sei und auch deutlich Schmerzen hinter dem Brustbein gespürt habe. Sie fühle sich zurzeit nicht richtig leistungsfähig. Dr. Gütlich führt einen Ganzkörperstatus und ein Belastungs-EKG durch. Frau Bart erhält nach der Untersuchung und einer ausführlichen Beratung von 15 Minuten Dauer eine weitere Arzneiverordnung. Beim Herausgehen bittet sie Frau Biene, Dr. Gütlich möge ihr noch eine Überweisung zum Augenarzt ausstellen.*

Abrechnung nach EBM: GOP 03321, 03230

06.02. (Di.) *Doris Drollig, 63 Jahre, seit drei Jahren wegen Altersdiabetes in ärztlicher Behandlung, kommt erstmalig in diesem Quartal zu einer Routineuntersuchung wegen ihres Bluthochdruckes in die Praxis. Nach einem Ganzkörperstatus wird ein Ruhe-EKG und anschließend ein Belastungs-EKG durchgeführt. Darüber hinaus entschließt sich Dr. Gütlich zu einer Langzeitblutdruckmessung. Er führt daraufhin mit ihr ein ausführliches Gespräch von 15 Minuten Dauer über Ernährungsfragen und mögliche sportliche Betätigungen in Abhängigkeit von ihrer altersbedingten eingeschränkten Bewegungsfähigkeit und ihrer durch die Diabeteserkrankung bedingten Durchblutungsstörungen.*

Abrechnung nach EBM: GOP 03000, 03321, 03324, 03230, 03220

15.02. (Do.) *Um 10.30 Uhr erscheint Berta Bart, 37 Jahre, in der Praxis. Sie schildert stärker werdende Atembeschwerden, die sie sehr nervös und ängstlich machen würden. Sie habe das Gefühl, dass dies ihre Atembeschwerden noch verstärke. Dr. Gütlich führt zur Objektivierung der Beschwerden eine spirographische Untersuchung durch.*

Abrechnung nach EBM: GOP 03330

4.1.4 Geriatrische und palliative Versorgung

In einer alternden Gesellschaft spielt die Betreuung von älteren Kranken eine immer größere Rolle. Die **Geriatrie** ist die Lehre der Altersmedizin, die im ambulanten Bereich vor allem durch Hausärzte wahrgenommen wird. Aufgrund der Art, Schwere und Komplexität der Krankheitsverläufe ist die Betreuung dieser Patienten sehr aufwendig.

Dasselbe gilt für unheilbar kranke und sterbende Menschen, bei denen eine kurative Medizin nicht mehr möglich ist. Diese Patienten werden in der Regel durch Hausärzte palliativmedizinisch betreut. Die **palliative Medizin** zielt nicht auf eine Verlängerung der Lebenszeit, sondern auf die Verbesserung der Lebensqualität. Im Vordergrund stehen die Wünsche, Ziele und das Befinden des Patienten. Die Betreuung der Patienten erfordert ein hohes Maß an Einfühlungsvermögen von Arzt und MFA.

Für die **geriatrische Versorgung** von Patienten können Hausärzte das **Basisassessment (GOP 03360)** und die **Betreuung (GOP 03362)** abrechnen. Voraussetzung für die Berechnungsfähigkeit der beiden Gebührenordnungspositionen sind folgende Kriterien:

- **Höheres Lebensalter** (ab vollendetem 70. Lebensjahr)

und

- **Geriatrietypische Morbilität** (Patienten, bei denen mindestens ein nachfolgendes geriatisches Syndrom dokumentiert ist) und/oder Vorliegen einer Pflegestufe
  - Multifaktoriell bedingte Mobilitätsstörung einschließlich Fallneigung und Altersschwindel,
  - Komplexe Beeinträchtigung kognitiver, emotionaler oder verhaltensbezogener Art,
  - Frailty-Syndrom (Kombination von ungewolltem Gewichtsverlust körperlicher und/oder geistiger Erschöpfung, muskulärer Schwäche, verringerter Ganggeschwindigkeit und verminderter körperlicher Aktivität),
  - Dysphagie (Schluckstörungen),
  - Inkontinenz(en),
  - Therapierefraktäres chronisches Schmerzsyndrom

oder

- **Vorliegen einer der folgenden Erkrankungen:** F00–F02 dementielle Erkrankung, G30 Alzheimer Erkrankung, G20.1 Primäres Parkinsonsyndrom mit mäßiger bis schwerer Beeinträchtigung und G20.2 Primäres Parkinsonsyndrom mit schwerster Beeinträchtigung auch bei Patienten, die das 70. Lebensjahr noch nicht vollendet haben.

Die Berechnung der GOP 03360 und 03362 setzt **die Angabe eines ICD-10-Kodes gemäß ICD-10-GM** voraus, der den geriatischen Versorgungsbedarf dokumentiert.

Text der Gebührenordnung (Auszug)

GOP	Leistungsbeschreibung	Punkte
03360	**Hausärztlich-geriatrisches Basisassessment** *Obligater Leistungsinhalt* – Persönlicher Arzt-Patienten-Kontakt, – Erhebung und/oder Monitoring organbezogener und übergreifender motorischer, emotioneller und kognitiver Funktionseinschränkungen, – Beurteilung der Selbstversorgungsfähigkeit mittels standardisierter wissenschaftlich validierter Testverfahren, – Beurteilung der Mobilität und Sturzgefahr durch standardisierte Testverfahren, *Fakultativer Leistungsinhalt* – Beurteilung der Hirnleistungsfähigkeit mittels standardisierter Testverfahren, – Anleitung zur Anpassung des familiären und häuslichen Umfeldes an die ggf. vorhandene Fähigkeits- und Funktionsstörung, – Anleitung zur Anpassung des Wohnraumes, ggf. Arbeitsplatzes, – Abstimmung mit dem mitbehandelnden Arzt, einmal im Behandlungsfall	113

Text der Gebührenordnung (Auszug)

GOP	Leistungsbeschreibung	Punkte
	Wichtige Bestimmung der GOP 03360: – höchstens zweimal im Krankheitsfall berechnungsfähig **Abrechnunsausschlüsse:** – in derselben Sitzung: 03370, 03371, 03372, 03373, u. a. – im Behandlungsfall: 01613, 03242	

03362	**Hausärztlich-geriatrisches Betreuungskomplex**
	Obligater Leistungsinhalt
	– Persönlicher Arzt-Patienten-Kontakt,
	– Einleitung und/oder Koordination der Behandlung, ggf. Durchführung therapeutischer Maßnahmen zu Behandlung von geriatrischen Syndromen, z. B.
	  – Stuhl- und/oder Harninkontinenz
	  – Sturz, lokomotorische Probleme (z. B. Schwindel, Gangunsicherheit)
	  – Frailty-Syndrom
	  – Immobilität und verzögerte Remobiltiät
	  – Hemiplegiesyndrom
	  – Kognitive und neuropsychologische Störungen einschließlich Depression und Demenz
	  – Metabolische Instabilität,
	– Überprüfung, ggf. Priorisierung und Anpassung aller verordneten Arzneimittel und Selbstmedikation sowie ggf. Überprüfung der Arzneimittelhandhabung,
	– Erstellung und/oder Aktualisierung eines **Medikamentenplans,**
	Fakultativer Leistungsinhalt
	– Verordnung und/oder Einleitung von physio- und/oder ergotherapeutischen und/oder logopädischen Maßnahmen
	– Koordination der pflegerischen Maßnahmen
	einmal im Behandlungsfall
	Wichtige Bestimmungen der GOP 03362:
	– für die Berechnung der GOP 03362 neben einer Versichertenpauschale nach GOP 03000 oder 03030 ist im Behandlungsfall mindestens ein weiterer persönlicher APK erforderlich
	– die Berechnung der GOP 03362 setzt das Vorliegen eines geriatrischen (Basis-)Assessments voraus, das nicht älter als vier Quartale ist.
	Abrechnungsausschlüsse:
	– in derselben Sitzung: GOP 03370, 03371, 03372, 03373, u. a.
	– im Behandlungsfall: GOP 01630, 03222
		174

Für die **allgemeine Palliativversorgung** von schwerstkranken und sterbenden Patienten können die Gebührenordnungspositionen 03370 bis 03373 abgerechnet werden. Sie sind berechnungsfähig bei Patienten jeden Alters, die an einer nicht heilbaren, fortschreitenden Erkrankung leiden.

Ausgenommen von der Berechnungsfähigkeit der Gebührenordnungspositionen 03370 bis 03373 sind Patienten, die eine Vollversorgung nach den Richtlinien zur spezialisierten Palliativversorgung (SAPV) erhalten. Deshalb dürfen auch behandelnde Ärzte diese Leistungen nicht abrechnen, wenn sie äquivalente Maßnahmen im Rahmen der spezialisierten Palliativversorgung erbringen.

Die palliativen Maßnahmen umfassen eine **Eingangsdiagnostik** und **Zuschläge zu unterschiedlichen GOP für die palliativmedizinische Betreuung.** Die Abrechnung der Betreuungszuschläge richtet sich danach, ob der Patient in der Arztpraxis betreut werden kann oder ob Hausbesuche notwendig sind. Im Einzelnen handelt es sich um folgende Betreuungszuschläge:

- **GOP 03371:** Der Patient wird in der **Arztpraxis** betreut.
- **GOP 03372:** Der Patient wird im Rahmen eines **regulären Hausbesuches** betreut.
- **GOP 03373:** Der Patient wird im Rahmen eines **dringenden Hausbesuches** betreut.

Text der Gebührenordnung (Auszug)

GOP	Leistungsbeschreibung	Punkte
03370	**Palliativmedizinische Ersterhebung des Patientenstatus inkl. Behandlungsplan** *Obligater Leistungsinhalt* – Untersuchung des körperlichen und psychischen Zustandes des Patienten, – Beratung und Aufklärung des Patienten und/oder der betreuenden Person zur Ermittlung des Patientenwillens und ggf. Erfassung des Patientenwillens, – Erstellung und Dokumentation eines palliativmedizinischen Behandlungsplans unter Berücksichtigung des Patientenwillens, einmal im Krankheitsfall **Abrechnungsausschlüsse:** – in derselben Sitzung: GOP 03220, 03230, 03360, 03362 – im Krankheitsfall: GOP 37300	341
03371	**Zuschlag zu der Versichertenpauschale 03000 für die palliativmedizinische Betreuung des Patienten in der Arztpraxis** *Obligater Leistungsinhalt* – Persönlicher Arzt-Patienten-Kontakt, – Dauer mindestens 15 Minuten, – Palliativmedizinische Betreuung des Patienten (z. B. Schmerztherapie, Symptomkontrolle), *Fakultativer Leistungsinhalt* – Koordinierung der palliativmedizinischen und pflegerischen Versorgung in Zusammenarbeit mit anderen spezialisierten Leistungserbringern wie z. B. Vertragsärzten, Psychotherapeuten, Pflegediensten, psychosozialen Betreuungsdiensten, Hospizen, – Anleitung und Beratung der Betreuungs- und Bezugspersonen einmal im Behandlungsfall **Abrechnunsausschlüsse:** – in derselben Sitzung: GOP 03220, 03360, 03362, 03372, 03373, u. a.	159
03372	**Zuschlag zu den Gebührenordnungspositionen 01410 oder 01413 für die palliativmedizinische Betreuung in der Häuslichkeit** *Obligater Leistungsinhalt* – Persönlicher Arzt-Patienten-Kontakt, – Dauer mindestens 15 Minuten, – Palliativmedizinische Betreuung des Patienten (z. B. Schmerztherapie, Symptomkontrolle),	124

Text der Gebührenordnung (Auszug)

GOP	Leistungsbeschreibung	Punkte
03372 (Fortsetzung)	*Fakultativer Leistungsinhalt* – Koordinierung der palliativmedizinischen und pflegerischen Versorgung in Zusammenarbeit mit anderen spezialisierten Leistungserbringern wie z. B. Vertragsärzten, Psychotherapeuten, Pflegediensten, psychosozialen Betreuungsdiensten, Hospizen, – Anleitung und Beratung der Betreuungs- und Bezugspersonen je vollendete 15 Minuten **Abrechnungsausschlüsse:** – in derselben Sitzung: GOP 03220, 03230, 03360, 03362, 03371, 03373 u. a.	
03373	**Zuschlag zu den Gebührenordnungspositionen 01411, 01412 oder 01415 für die palliativmedizinische Betreuung in der Häuslichkeit** *Obligater Leistungsinhalt* – Persönlicher Arzt-Patienten-Kontakt, – Palliativmedizinische Betreuung des Patienten (z. B. Schmerztherapie, Symptomkontrolle), je Besuch **wichtige Bestimmung der GOP 03373:** – nicht für Besuche im Rahmen des organisierten Notfalldienstes und dringende Visiten auf der Belegstation **Abrechnungsausschlüsse:** – in derselben Sitzung: GOP 01100, 01101, 01102, 01205, 01207, 01210, 01212, 01214, 01216, 01218, 03220, 03230, 03360, 03362, 03371, 03372, u. a.	124

Beispiele:

14.10. (Mo.)	*Herr Thaddäus Tartarus, 79 Jahre, seit drei Jahren wegen zunehmender Demenz (F01.1) in ärztlicher Behandlung, erscheint in Begleitung seiner Ehefrau das erste Mal im Quartal bei Dr. Gütlich. Herr Tartarus hatte vor ein paar Tagen einen leichten Schlaganfall und ist gerade aus dem Krankenhaus entlassen worden. Die Ehefrau berichtet, dass ihr Mann seit dem Schlaganfall deutlich passiver geworden sei und sich schlechter auf den Beinen halten könne. Dr. Gütlich führt ein hausärztlich-geriatrisches Basisassessment durch und bespricht mit Frau Tartarus mögliche Veränderung des Wohnraumes, um die Sturzgefahr für ihren Mann zu verringern. Das Gespräch dauert 15 Minuten.* ***Abrechnung nach EBM: GOP 03000, 03220, 03230, 03360***
04.11. (Mo.)	*Herr Tartarus kommt erneut mit seiner Ehefrau in die Praxis. Dr. Gütlich führt Maßnahmen gemäß des hausärztlich-geriatrischen Betreuungskomplexes durch, ändert den Medikationsplan und verordnet Ergotherapie.* ***Abrechnung nach EBM: GOP 03221, 03362***
05.11. (Di.)	*Frau Dörthe Ditter, 64 Jahre, erscheint mit ihrem Ehemann das erste Mal im Quartal bei Dr. Gütlich. Bei ihr wurde vor ein paar Wochen ein nicht operabler maligner Hirntumor festgestellt. Frau Ditter hat gemeinsam mit Dr. Gütlich eine Patientenverfügung verfasst, in der sie erklärt, dass sie keine lebensverlängernden Maßnahmen wünscht und in Würde sterben möchte. Ihr Ehemann ist bereit, sie so lange, wie er kann, zu Hause zu betreuen. Dr. Gütlich untersucht und berät Frau Ditter und erstellt einen palliativmedizinischen Behandlungsplan. Das Gespräch dauert 30 Minuten.* ***Abrechnung nach EBM: GOP 03000, 03370, 03371*** ***(Gespräch nicht gesondert berechnungsfähig)***

Beispiele:

06.12. (Fr.)	*Herr Ditter bittet Dr. Gütlich um einen Hausbesuch, da seine Frau über starke Kopfschmerzen klagt und zunehmend bettlägerig geworden sei. Dr. Gütlich besucht die Patientin nach Praxisschluss, untersucht sie und passt die Schmerztherapie an. Er erläutert dem Ehemann, wie er mit der Situation umgehen kann. Insgesamt dauert der Besuch 35 Minuten.* ***Abrechnung nach EBM: GOP 01410, 03372 x 2***
24.12. (Di.)	*Herr Ditter bittet Dr. Gütlich um 15.00 Uhr um einen dringenden Hausbesuch, da seine Frau einen Krampfanfall hatte und nun bewusstlos sei. Dr. Gütlich fährt sofort los. Er untersucht die Patientin und berät den Ehemann.* ***Abrechnung nach EBM: GOP 01411, 03373***

4.1.5 Nicht-persönliche Arzt-Patienten-Kontakte

Haus- und Fachärzte dürfen neben ihren arztgruppenspezifischen Gebührenordnungspositionen auch Gebührenordnungspositionen aus den arztgruppenübergreifenden Kapiteln abrechnen, sofern diese in der Präambel ihres arztgruppenspezifischen Kapitels aufgeführt sind. Häufig abgerechnet werden nicht-persönliche Arzt-Patienten-Kontrakte. Kommt es im Behandlungsfall zu **keinem persönlichen** Arzt-Patienten-Kontakt, kann eventuell keine Grund- bzw. Versichertenpauschale berechnet werden. Dennoch kann der Patient Leistungen der Praxis in Anspruch nehmen, z. B. wenn er sich nur eine **Überweisung** abholt, ein **telefonisches Beratungsgespräch** mit dem Arzt führt oder an einer **Online-Videosprechstunde** teilnimmt. Bei Leistungen aufgrund einer Überweisung nach Muster 6 ist unter Umständen ebenfalls die Abrechnung einer Grund- oder Versichertenpauschale nicht möglich. Stattdessen wird eine Konsultationspauschale neben den erbrachten Leistungen abgerechnet.

Text der Gebührenordnung (Auszug)

GOP	Leistungsbeschreibung	Punkte
01430	**Verwaltungskomplex** *Obligater Leistungsinhalt* – Ausstellung von Wiederholungsrezepten ohne A-P-K und/oder – Ausstellung von Überweisungsscheinen ohne A-P-K und/oder – Übermittlung von Befunden oder ärztlichen Anordnungen an den Patienten im Auftrag des Arztes durch das Praxispersonal *Fakultativer Leistungsinhalt* – Übermittlung mittels technischer Kommunikationseinrichtungen **wichtige Bestimmungen der GOP 01430:** – im **Arztfall** (mit Ausnahme der GOP 01431) nicht neben anderen GOP – nicht mehrfach an demselben Tag – im Arztfall nicht neben Versicherten-, Grund- und/oder Konsiliarpauschale	12
01431	**Zusatzpauschale elektronische Patientenakte** zu den GOP 01430, 01435 und 01820, höchstens 4-mal im Arztfall	3
01435	**Haus-/Fachärztliche Bereitschaftspauschale** *Obligater Leistungsinhalt* – Telefonische Beratung des Patienten im Zusammenhang mit einer Erkrankung durch den Arzt bei Kontaktaufnahme durch den Patienten und/oder – Anderer mittelbarer Arzt-Patienten-Kontakt gemäß 4.3.1 der Allgemeinen Bestimmungen einmal im Behandlungsfall	88

Text der Gebührenordnung (Auszug)

GOP	Leistungsbeschreibung	Punkte
	wichtige Bestimmungen der GOP 01435: – nicht im organisierten Notfalldienst – im **Arztfall** nicht neben Versicherten-, Grund- und/oder Konsiliarpauschale – außer den GOP 01431, 40128 und 40129 nicht neben anderen GOP – bei Neugeborene, Säuglingen, Kleinkindern und Kindern bis zum vollendeten 12. Lebensjahr zweimal im Behandlungsfall berechnungsfähig **Abrechnungsausschlüsse:** – im Behandlungsfall: GOP 01438	
01436	**Konsultationspauschale** *Obligater Leistungsinhalt* – Persönlicher Arzt-Patienten-Kontakt, – Diagnostik und/oder Behandlung einer/von Erkrankung(en) eines Patienten im Rahmen einer Überweisung zur Durchführung von Auftragsleistungen und/oder – Diagnostik einer/von Erkrankungen eines Patienten im Rahmen einer Überweisung zur Konsiliaruntersuchung, Mitbehandlung oder Weiterbehandlung (im Zusammenhang mit ambulanten Operationen) **wichtige Bestimmung der GOP 01436:** – nicht neben Versicherten-, Grund- und/oder Konsiliarpauschalen **Abrechnungsausschlüsse:** – in derselben Sitzung: GOP 03000, 03030, 04000, 04030, u.a.	18
01444	**Zuschlag** zu den Versichertenpauschalen nach den GOP 03000 … für die **Authentifizierung** eines unbekannten Patienten im Rahmen einer Videosprechstunde durch das Praxispersonal *Obligater Leistungsinhalt* – Praxispersonal-Patienten-Kontakt im Rahmen einer Videosprechstunde bei Kontaktaufnahme durch den Patienten – Überprüfung der eGK – Erhebung der Stammdaten, einmal im Behandlungsfall	10
01450	**Zuschlag** im Zusammenhang mit den Versichertenpauschalen nach den GOP 03000… für die Betreuung eines Patienten im Rahmen einer Videosprechstunde **(„Technik-Zuschlag")** je Arzt-Patienten-Kontakt im Rahmen einer Videosprechstunde	40

Erläuterungen

1.	Der **Verwaltungskomplex nach GOP 01430** wird für das Ausstellen von Wiederholungsrezepten und Überweisungen ohne Arzt-Patienten-Kontakt abgerechnet.
	Die **GOP 01430** darf auch **mehrfach im Quartal** abgerechnet werden, aber nur • wenn **kein persönlicher Arzt-Patienten-Kontakt** im Quartal stattfindet und • wenn **keine anderen GOP** im Quartal abgerechnet werden. Ausgenommen hiervon ist die GOP 01431, wenn im Zusammenhang mit der GOP 01430 eine **Eintragung in die elektronische Patientenakte** notwendig ist.
2.	Die **Bereitschaftspauschale nach GOP 01435** wird für den **mittelbaren Arzt-Patienten-Kontakt** abgerechnet, z. B. wenn ein Patient den Arzt anruft und sich beraten lässt. Die **GOP 01435** darf nur **einmal im Quartal** abgerechnet werden, bei Kindern unter 12 Jahren zweimal im Quartal. **Neben der GOP 01435** dürfen außer den GOP 01431, 40128, 40129 **keine anderen GOP** abgerechnet werden. Die **Kostenpauschalen** nach GOP 40128 und 40129 können für den postalischen Versand von Unterlagen abgerechnet werden.
3.	**Online-Videosprechstunden** dürfen nur abgehalten werden, wenn der Arzt bei der zuständigen KV nachweisen kann, dass er über die **technischen Voraussetzungen** verfügt. Alle Inhalte der Sprechstunde müssen **verschlüsselt** sind und dürfen nicht eingesehen werden können. Der Patient muss vor der Videosprechstunde in die **Datenerhebung, -nutzung und -verarbeitung einwilligen.**
4.	Die Versichertenpauschale nach **GOP 03000** ist beim **ersten** persönlichen Arzt-Patienten-Kontakt und/oder für den **Arzt-Patienten-Kontakt im Rahmen einer Videosprechstunde** berechnungsfähig. Weitere persönliche oder anderen Arzt-Patienten-Kontakte sind im fakultativen Leistungsinhalt der GOP 03000 enthalten und somit im Behandlungsfall nicht zusätzlich berechnungsfähig. Kommt es im Behandlungsfall **nur zu einem Kontakt per Videosprechstunde,** muss die **Pseudo-GOP 88220** eingetragen werden. Die Vergütung der Versichertenpauschale nach GOP 03000 wird in diesem Fall um 20% gekürzt.
5.	Der **Authentifizierungszuschlag** im Rahmen einer Videosprechstunde nach **GOP 01444** darf bei Patienten abgerechnet werden, die weder im aktuellen noch im Vorquartal in der Praxis behandelt wurden. Damit wird der zeitliche Mehraufwand für die Kontrolle der eGK und die manuelle Eingabe der Patientendaten vergütet.
6.	Die **GOP 01450** wird für die **technischen Voraussetzungen** gezahlt, z. B. für die Finanzierung der abhörsicheren Leitung. Sie darf bei **jedem Arzt-Patienten-Kontakt** im Rahmen einer Videosprechstunde abgerechnet werden, unterliegt aber einer **Mengenbegrenzung.**

4.1.6 Gebührenordnungspositionen für digitale Anwendungen

Digitale Anwendungen werden zunehmend von den Krankenkassen angeboten und dürfen im Rahmen der vertragsärztlichen Versorgung, insbesondere von Hausärzten, abgerechnet werden. Im Folgenden werden drei davon vorgestellt:

- Notfalldatenmanagement (NFDM)
- Elektronische Patientenakte (ePa)
- Digitale Gesundheitsanwendungen (DiGa)

Notfalldatenmanagement (NFDM)

Gesetzlich Krankenversicherte können auf ihrer elektronischen Gesundheitskarte Notfalldaten speichern. Dazu gehören Allergien, Medikamente, notfallrelevante Diagnosen oder Implantate. Diese Daten können im Notfall von den Rettungskräften ausgelesen werden. Die Verwaltung der Notfalldaten auf der Gesundheitskarte wird als Notfalldatenmanagement bezeichnet. Es ist nur möglich, wenn die Praxis an die **Telematikinfrastruktur** angeschlossen ist.

Für die **erste Speicherung von Notfalldaten** auf einer Gesundheitskarte, die zuvor noch keine Notfalldaten enthalten hat, darf der Arzt die **GOP 01640** abrechnen.

Bei einem persönlichen Arzt-Patienten-Kontakt überprüft der Arzt, ob die Anlage eines Notfalldatensatzes bei einem Patienten grundsätzlich sinnvoll ist, oder ob ein bestehender Notfalldatensatz aktualisiert werden muss. Dafür wird die **GOP 01641** von der **KV automatisch** bei jedem Patienten zugesetzt, bei dem eine Versicherten- oder Grundpauschale abgerechnet wird.

Soll der Notfalldatensatz auf Wunsch des Patienten **gelöscht** werden, darf die **GOP 01642** abgerechnet werden.

Text der Gebührenordnung (Auszug)

GOP	Leistungsbeschreibung	Punkte
01640	**Zuschlag** zu den Versichertenpauschalen aus den Kapiteln 3 und 4, den Grundpauschalen der Kapitel 5 bis 11 … für **die Anlage eines Notfalldatensatzes** *Obligater Leistungsinhalt* – persönlicher Arzt-Patienten-Kontakt – Überprüfung auf Notwendigkeit zur Anlage eines Notfalldatensatzes – Einholung der Einwilligung des Patienten zur Anlage eines Notfalldatensatzes und Anlage eines Notfalldatensatzes mit – Eintragungen zu medizinisch notfallrelevanten Informationen über den Patienten – Übertragung des Notfalldatensatzes auf die eGK *Fakultativer Leistungsinhalt* – Aufklärung über die Ziele, Inhalte und Vorgehensweise zur Erstellung von Notfalldatensätzen – Erläuterung des Notfalldatensatzes gegenüber dem Patienten und/oder einer Bezugsperson einmal im Krankheitsfall	80
01641	**Zuschlag** zu den Versichertenpauschalen aus den Kapiteln 3 und 4, den Grundpauschalen der Kapitel 5 bis 11 … für den **Notfalldatensatz,** einmal im Behandlungsfall wird von der KV automatisch zugesetzt	4
01642	**Zuschlag** Löschen eines Notfalldatensatzes, einmal im Behandlungsfall	1

Elektronische Patientenakte (ePa)

Die gesetzlichen Krankenkassen sind verpflichtet, ihren Versicherten eine elektronische Patientenakte (ePa) zur Verfügung zu stellen. Das geschieht in Form einer kostenfreien **APP,** die sich die Versicherten auf ihr Smartphone herunterladen können. Darin kann der Versicherte selbst Daten speichern oder er lässt sich dort seine aktuelle medizinischen Befunde im Rahmen eines Arztbesuches hochladen.

Für das Erfassen, Verarbeiten und Speichern solcher Daten in die ePA kann der Arzt die **GOP 01647** ansetzen, die als **Zusatzpauschale** zu den Versicherten-, Grund- und Konsiliarpauschalen einmal im Behandlungsfall gezahlt wird.

Befinden sich noch keine ärztlichen Unterlagen in der ePa, darf der Arzt, der sie zum ersten Mal befüllt, die **„sektorenübergreifende Erstbefüllung" der ePA** wird mit der **GOP 01648** abrechnen. „Sektorenübergreifend" beinhaltet auch Krankenhausärzte, Zahnärzte oder Psychotherapeuten. Die Abrechnung der GOP 01648 ist nur einmal je Versicherten möglich.

Bei ärztlichen Tätigkeiten im Zusammenhang mit der ePA, bei denen **keine** Versicherten-, Grund- oder Konsiliarpauschalen berechnet werden können, kann die **GOP 01431** abgerechnet werden.

Text der Gebührenordnung (Auszug)

GOP	Leistungsbeschreibung	Punkte
01647	**Zusatzpauschale** zu den Versicherten-, Grund- oder Konsiliarpauschalen im Zusammenhang mit der elektronischen Patientenakte, einmal im Behandlungsfall **Abrechnungsausschluss:** – im Behandlungsfall nicht neben der GOP 01648	15
01648	**Zusatzpauschale** ePA-Erstbefüllung, einmalig je Versicherten **Abrechnungsausschluss:** – im Behandlungsfall nicht neben der GOP 01647	89

Digitale Gesundheitsanwendungen (DiGa)

Unter den digitalen Gesundheitsanwendungen versteht man **Apps,** die Versicherte auf ihr Smartphone oder Tablet herunterladen. Erstattet werden die Kosten für digitale Anwendungen, die vom Bundesinstitut für Arzneimittel und Medizinprodukte (BfArM) geprüft wurden und im DiGA-Verzeichnis gelistet sind. Solche DiGa darf der Arzt auf Muster 16 verordnen oder der Versicherte stellt bei seiner Krankenkasse direkt einen Antrag.

Beispiele für DiGa sind:

- **Somnio:** zur Behandlung von Ein- und Durchschlafstörungen
- **Vivira:** zur Behandlung von Rückenschmerzen
- **Zanadio:** zur Behandlung von Adipositas

Verlaufskontrolle und Auswertung von verschiedenen DiGa dürfen einmal im Behandlungsfall abgerechnet werden. Die folgende Tabelle nennt drei Beispiele.

Text der Gebührenordnung (Auszug)

GOP	Leistungsbeschreibung	Punkte
01471	Verlaufskontrolle und Auswertung der **DiGa Somnio**	64
01472	Verlaufskontrolle und Auswertung der **DiGa Vivra**	64
01473	Verlaufskontrolle und Auswertung der **DiGa Zanadio**	64

4.1.7 Lernfeldtypische Gebührenordnungspositionen

Um die Abrechung des Hausarztes für einen lernfeldorientierten Fall vollständig durchführen zu können, wird das **EBM-Kapitel 2.5** im Folgenden erläutert.

Physikalisch-therapeutische GOP EBM-Kapitel 2.5

Die hier genannten physikalisch-therapeutischen Maßnahmen fallen unter die allgemeinen diagnostischen und therapeutischen Leistungen und können demgemäß von allen Ärzten erbracht und berechnet werden, bei denen diese Leistungen in der Präambel zu ihrem Gebührenordnungskapitel aufgeführt sind.

Hausärztlich tätige Vertragsärzte dürfen entsprechend ihrer Präambel die GOP 02500, 02501, 02510 bis 02512 und 02520 erbringen und abrechnen.

In den GOP sind alle Kosten enthalten mit Ausnahme der Arzneimittel und wirksamen Substanzen, die für Inhalationen, für die Thermotherapie, für die Iontophorese sowie für die Photochemotherapie erforderlich sind. Diese werden als Sprechstundenbedarf z. B. aus der Apotheke beschafft.

Text der Gebührenordnung (Auszug)

GOP	Leistungsbeschreibung	Punkte
02500	**Einzelinhalationstherapie mit Vernebler**	12
02501	**Einzelinhalationstherapie mit speziellem Verneblersystem zur Pneumocystis carinii Prophylaxe**	44
02510	**Wärmetherapie**	21
02511	**Elektrotherapie unter Anwendung niederfrequenter und/oder mittelfrequenter Ströme**	9
02512	**Gezielte Elektrostimulation bei spastischen und/oder schlaffen Lähmungen**	18
02520	**Phototherapie eines Neugeborenen** je Tag	96

4.1.8 Fallbeispiel

2. Jan. Patient August Aufrecht (48 Jahre; Mitglied der BARMER) erscheint gekrümmt und auf seine Ehefrau gestützt in der Praxis seines Hausarztes Dr. Gustav Gütlich.

Die MFA Cornelia Clever, die als qualifizierte nichtärztliche Praxisassistentin bei der KV angemeldet ist, springt dem Patienten sofort helfend zur Seite und geleitet ihn in das Behandlungszimmer. Dort schildert Herr Aufrecht Dr. Gütlich, dass er heute Morgen beim Aufstehen plötzlich sehr starke Schmerzen im Lendenwirbelbereich mit Ausstrahlung in das linke Bein verspürte und merkte, dass er sich nur unter großen Schmerzen bewegen konnte. Herr Aufrecht ist bereits wegen einer chronischen Polyarthritis (chronische Gelenkentzündung M06.90) in ständiger Behandlung bei Dr. Gütlich.

Dr. Gütlich untersucht den Patienten und vermutet einen Bandscheibenvorfall. Er injiziert ein schmerzmilderndes und entzündungshemmendes Medikament, verordnet Tabletten und stellt eine Arbeitsunfähigkeitsbescheinigung aus. Herr Aufrecht soll morgen zu einer Infusionstherapie und zur Mikrowellenbestrahlung wieder in die Praxis kommen.

3. Jan. Herr Aufrecht erscheint wie vereinbart in der Praxis. Er klagt weiter über Schmerzen und erhebliche Bewegungseinschränkungen. Dr. Gütlich bittet die MFA Clever, die Infusion vorzubereiten und legt diese an, anschließend erfolgt die Wärmetherapie mithilfe einer Mikrowellenbestrahlung.

5. Jan. an allen vier Terminen:
8. Jan. Infusion durch den Arzt und Mikrowellenbestrahlung
10. Jan.
13. Jan.

19. Jan. Herr Aufrecht erscheint wie vereinbart zum ärztlichen Untersuchungstermin in der Praxis. Er klagt weiterhin über Bewegungseinschränkungen und je nach Bewegung auch noch über Schmerzen.
Dr. Gütlich untersucht den Patienten vollständig.
Der Arzt erklärt dem Patienten, dass er ihn dringend zur endgültigen Abklärung der Diagnose zu einem Facharzt für Orthopädie überweisen möchte. Nach dem Einverständnis des Patienten ruft Dr. Gütlich in der Praxis des Orthopäden Dr. Renk an und erhält einen Termin in drei Tagen. Anschließend stellt Dr. Gütlich eine entsprechende Überweisung aus.
Das Gespräch dauert 13 Minuten.

Abrechnung beim gesetzlich Versicherten durch den Hausarzt

Hinweis: Von der KV automatisch zugesetzte GOP, werden nicht mehr aufgeführt.

2. Jan.	**Abrechnung nach EBM**	
	03000	Versichertenpauschale
	03220	Chronikerzuschlag wegen chronischer Polyathritis bei 1. APK
3. Jan.	03221	Chronikerzuschlag bei mind. 2 APK,
	02510	Wärmetherapie mittels Mikrowelle **Hinweis:** die Infusion ist in der Versichertenpauschale enthalten
5. Jan. **8. Jan.** **10. Jan.** **13. Jan.**	an allen vier Terminen: 02510	 Wärmetherapie mittels Mikrowelle
19. Jan.	03230	Problemorientiertes Gespräch
	03008	Terminvermittlung durch den Hausarzt

4.1.9 ✎Wie war das noch?

1. Nennen Sie die EBM-Bereiche und deren Namen, aus denen Leistungen neben den arztgruppenspezifischen Leistungen abgerechnet werden können.

→ ....

→ ....

→ ....

2. Welche Ärzte dürfen ausschließlich an der hausärztlichen Versorgung teilnehmen?

→ ....

→ ....

→ ....

→ ....

→ ....

3. Welche besonderen Aufgaben werden dem Hausarzt im Hausarztmodell vom Gesetzgeber zugeordnet?

→ ....

→ ....

→ ....

→ ....

4. Nennen Sie die zwei verschiedenen Hausärztlichen Versichertenpauschalen des EBM.

→ ....

→ ....

5. a) Nach welchem Arzt-Patienten-Kontakt ist die Hausärztliche Versichertenpauschale nach GOP 03000 berechnungsfähig?
   b) Wie häufig in einem Quartal ist die Versichertenpauschale nach GOP 03000 berechnungsfähig?

→ a) ....

→ b) ....

6. Zu welchen Zeiten muss der persönliche A-P-K stattfinden, damit die Versichertenpauschale bei unvorhergesehener Inanspruchnahme berechnungsfähig ist?

→ ....

→ ....

→ ....

→ ....

→ ....

7. Unter welchen Voraussetzungen darf der Hausarzt den Zuschlag für die Vermittlung eines Termins beim Facharzt abrechnen? Welche GOP wird dafür eingetragen?

→ ....

→ ....

→ ....

8. Unter welcher Telefonnummer wird die Terminservicestelle der KV erreicht?

→ ....

9. Wie lange wartet ein Patient maximal auf einen Behandlungstermin bei Vermittlung durch die TSS?

→ ....

10. Wer entscheidet, ob es sich um einen TSS-Akutfall handelt?

→ ....

11. Wann erfolgt die Behandlung eines TSS-Akutfalls spätestens?

→ ....

12. Welche GOP setzt die KV für die TSS-Terminvermittlung automatisch zu?

→ ....

13. Welche Bedeutung haben die Buchstabenzusätze A, B, C oder D zur GOP 03010? Wie hoch ist die Vergütung jeweils?

→ ....

→ ....

→ ....

→ ....

14. Wofür erhält der Hausarzt die Vorhaltepauschale nach GOP 03040?

→ ....

15. Bestimmte Leistungen führen zum Ausschluss der Vorhaltepauschale nach GOP 03 040. Nennen Sie Beispiele für solche Leistungen.

→ ....

→ ....

→ ....

→ ....

16. Nennen Sie zwei GOP, die nicht abgerechnet werden dürfen, wenn die Vorhaltepauschale nicht abgerechnet werden darf.

→ .... → ....

17. Nennen Sie die EBM-GOP, die bei folgenden Patienten abgerechnet werden können:

a) Der 67-jährige Herr Peters ist aufgrund seines Diabetes in ständiger Behandlung bei Herrn Dr. Gütlich. Er erscheint am 12.1. das erste Mal im Quartal zur Untersuchung. Am 14.1. führt Herr Dr. Gütlich ein Langzeit-EKG bei ihm durch.

12.1. → .... → ....

14.1. → .... → ....

b) Die 50-jährige Frau Meier erscheint am 3.4. zum ersten Mal im Quartal bei Dr. Gütlich. Sie klagt über Herzstolpern. Dr. Gütlich führt ein Ruhe- und ein Belastungs-EKG durch und berät Frau Meier über 20 Minuten.

3.4. → .... → .... → ....

18. Rechnen Sie den folgenden Fall ab.

14. Feb. Patient Benni Blümchen (67 Jahre; Mitglied der AOK; erster Arztbesuch im Quartal) erscheint in der Praxis seines Hausarztes. Er hat beim Umtopfen von Zimmerpflanzen nach dem Heben eines schweren Sackes mit Blumenerde plötzlich starke Schmerzen in der Schulter, die er kaum noch bewegen kann. Dabei klagt er über Taubheitsgefühle in den Fingern und, dass er die Faust kaum schließen kann. Der Hausarzt äußert nach eingehender funktionaler und orientierender neurologischer Untersuchung den Verdacht auf eine Verletzung der Schultergelenkskapsel. Er vermittelt einen dringenden Termin beim Orthopäden Dr. Renk und stellt eine entsprechende Überweisung aus.

→ .... → ....

19. Rechnen Sie den folgenden Fall ab.

18. Feb. Frau Wanda Walker, (34 Jahre, Mitglied der DAK Gesundheit) bemerkte bei ihren Nordic Walking Trainingseinheiten in der letzten Woche Atemprobleme. Da ihr Hausarzt zurzeit in Urlaub ist, erscheint sie bei dessen Vertreter, Herrn Dr. Gütlich.

Dr. Gütlich lässt sich die Beschwerden schildern und führt nach eingehender Untersuchung (Ganzkörperstatus) zusätzlich noch eine spirographische Untersuchung durch. Da er eine kardiale Ursache der Atemprobleme nicht ausschließen kann, überweist er Frau Walker zum Kardiologen.

→ .... → ....

20. Wann ist der Verwaltungskomplex nach der EBM-GOP 01430 abrechenbar?

→ ....

....

→ ....

21. Was muss bei der Abrechnung der Bereitschaftspauschale nach GOP 01435 beachtet werden?

→ ....

→ ....

22. Welche Voraussetzungen muss ein Arzt erfüllen, um Online-Videosprechstunden anbieten zu dürfen?

→ ....

....

→ ....

23. Wofür wird im Rahmen einer Videosprechstunden die GOP 01444, wofür die 01450 abgerechnet? Geben Sie auch an, wie häufig die jeweilige GOP abgerechnet werden darf

➔ GOP 01444 ....

....

➔ GOP 01450 ....

....

24. Nennen Informationen, die im Notfalldatensatz gespeichert werden können.

➔ ....

➔ ....

➔ ....

➔ ....

➔ ....

25. Rechnen Sie den folgenden Fall ab.

1. April — Frau Frieda Füllig ist seit Jahren wegen Adipositas und Hypertonie in ständiger Behandlung bei Dr. Gütlich. Sie erscheint heute zur Verlaufskontrolle und Auswertung der DiGa Zanadio. Außerdem möchte sie den Notfalldatensatz auf ihrer elektronischen Gesundheitskarte löschen lassen. Stattdessen soll Dr. Gütlich ihre neu installierte elektronische Patientenakte auf ihrem Smartphone zum ersten Mal mit Daten füllen. Dr. Gütlich berät sie über 15 Minuten.

➔ .... ➔ ....

➔ .... ➔ ....

➔ .... ➔ ....

26. Geben Sie die berechnungsfähigen GOP für gesetzlich Krankenversicherte an. Es handelt sich, falls nicht anders erwähnt, um den 1. Arzt-Patienten-Kontakt im Quartal.

	Fälle	EBM-GOP
A	Anton Abel holt sich ein Wiederholungsrezept ohne Arzt-Patienten-Kontakt ab.	
B	Bert Bohne ruft Dr. Gütlich an, um die Ergebnisse seiner Blutuntersuchung zu erfahren.	
C	Claudia Clima führt während der Sprechstunde ein kurzes Beratungsgespräch mit Dr. Gütlich.	
D	Dagmar Donald lässt sich von Frau Biene einen Termin bei Dr. Gütlich geben. Der Termin ist im nächsten Quartal.	
E	Die Mutter der 2-jährigen Esra Erdogan ruft Dr. Gütlich an, da die Tochter Fieber hat. Dr. Gütlich berät sie.	
F	Gerda Gröhe holt sich eine Überweisung zum Augenarzt ohne Arzt-Patienten-Kontakt ab.	
G	Dr. Gütlich untersucht die Unterschenkelgeschwüre von Frau Hannelore Hase per Videosprechstunde.	
H	Igor Imbusch benötigt neue Blutdruckmedikamente. Dr. Gütlich überreicht ihm das Rezept und erläutert die Einnahmevorschriften.	

4.2 Abrechnung beim Orthopäden nach dem EBM

Hinweis:

Fachärzte finden ihre berechnungsfähigen Gebührenordnungspositionen im **EBM-Bereich IIIb.** JederArztgruppe wird hier ein spezifisches Kapitel zugewiesen. Das Kapitel 18 ist dem Orthopäden vorbehalten. Die Abrechnung des Orthopäden wird in diesem Lehrbuch exemplarisch für die Fachärzte vorgestellt.

4.2.1 Präambel der Orthopäden (EBM-Kapitel 18)

Die **Präambel** dieses Kapitels bestimmt, dass die hier genannten GOP ausschließlich von

- Fachärzten für Orthopädie
- Fachärzten für Orthopädie und Unfallchirurgie

berechnet werden können. Weiterhin ist in der Präambel bestimmt, dass für die dort genannten Vertragsärzte außer den in diesem Kapitel genannten GOP die **folgenden GOP berechnungsfähig** sind:

Die GOP aus dem EBM-Bereich II	01100 bis 01102, 01205, 01207, 01210, 01212, 01214, 01216, 01218, 01220 bis 01224, 01226, 01320 bis 01323, 01410 bis 01416, 01418, 01420, 01422, 01424 bis 01426, 01430, 01431, 01435, 01436, 01440, 01442, 01444, 01450, 01472, 01476, 01477, 01500 bis 01503, 01510 bis 01512, 01600 bis 01602, 01610 bis 01613, 01615, 01620 bis 01624, 01626, 01630, 01640 bis 01642, 01645, 01647, 01648, 01670 bis 01672, 01681, 01682, 01710, 01722, 01783, 01800, 01802 bis 01808, 01810, 01811, 01949 bis 01953, 01955, 01956, 01960, 02100, 02101, 02110 bis 02112, 02120, 02200, 02300 bis 02302, 02310 bis 02314, 02320, 02323, 02330, 02331, 02340, 02341, 02344, 02350, 02360, 02510 bis 02512 und 30706
Die GOP aus dem EBM-Bereich II, IV und V bei Vorliegen der entsprechenden Qualifikationsvoraussetzungen	01474, 01650, 30400 bis 30402, 30410, 30411, 30420, 30421, 30440, 30700 bis 30705, 30708, 30780, 30781, 36884, 37100, 37102, 37113, 37120, 37700, 37701, 37704, 37705, 37710 37711, 37714 und 37720, Gebührenordnungspositionen der Abschnitte 30.1, 30.2, 30.3.1, 30.5, 30.7.2, 30.7.3, 30.8, 30.12, 30.13, 31.2, 31.3, 31.4.3, 31.5, 31.6, 36.2, 36.3, 36.5, 36.6.2, 37.3 und 37.4 sowie Gebührenordnungspositionen der Kapitel 32, 33, 34, 35, 38 und 40

4.2.2 Orthopädische Grundpauschalen

Das arztgruppenspezifische Kapitel 18.2 enthält die fachärztlichen Grundpauschalen, die in **drei Altersgruppen** unterteilt sind, und eine Reihe von Zuschlägen zur Grundpauschale.

Die drei **Grundpauschalen** (GOP 18210, 18211 und 18212) haben einen ähnlichen Leistungsinhalt wie die Versichertenpauschalen des Hausarztes. Sie werden **einmal im Behandlungsfall** beim **persönlichen Arzt-Patienten-Kontakt** und/oder beim **Arzt-Patienten-Kontakt im Rahmen einer Videosprechstunde** abgerechnet. Die Grundpauschalen enthalten eine Vielzahl von Leistungen, die im **Anhang 1** in der Spalte GP aufgelistet sind.

Text der Gebührenordnung (Auszug)

GOP	Leistungsbeschreibung	Punkte
	Grundpauschale *Obligater Leistungsinhalt* – Persönlicher Arzt-Patienten-Kontakt *Fakultativer Leistungsinhalt* – Weitere persönliche oder andere Arzt-Patienten-Kontakte gemäß 4.3.1 und der Allgemeinen Bestimmungen, – Ärztlicher Bericht entspr. der GOP 01600 – Individueller Arztbrief entspr. der GOP 01601 – In Anhang 1 aufgeführte Leistungen einmal im Behandlungsfall	
18210	für Versicherte bis zum vollendeten 5. Lebensjahr	182
18211	für Versicherte ab Beginn des 6. bis zum vollendeten 59. Lebensjahr	192
18212	für Versicherte ab Beginn des 60. Lebensjahr	222
	Abrechnungsausschlüsse: – in derselben Sitzung: GOP 01436 – im Behandlungsfall: GOP 01600, 01601	
18215	Hygienezuschlag zu den Grundpauschalen, einmal im Behandlungsfall, wird von der KV automatisch zugesetzt	2

Die folgenden **Zuschläge** zur Grundpauschale werden ggf. einmal im Behandlungsfall **von der KV automatisch** zugesetzt:

Zuschläge/GOP	Bedeutung
18220 + 18222	**Zuschläge für die orthopädische Grundversorgung** Diese Zuschläge erhält der Orthopäde, wenn er **typisch orthopädisch tätig** ist und keine speziellen Maßnahmen beim Patienten durchführt wie ambulante Operationen (EBM-Kapitel 31.2), Schmerztherapie (EBM-Kapitel 30.7 oder physikalische Therapie (EBM-Kapitel 30.4).
18227	**Zuschlag für das Erstellen oder Aktualisieren des Medikationsplans** Der Zuschlag wird grundsätzlich zugesetzt unter der Voraussetzung, dass im Krankheitsfall keine GOP 01630 abgerechnet wurde.
18228	**Zuschlag TSS-Terminvermittlung** Diesen Zuschlag erhält der Orthopäde, wenn er einen Patienten aufgrund einer Terminermittlung durch die Terminservicestelle (TSS) behandelt. Die Vergütung ist abhängig von der Wartezeit und wird durch die Buchstaben A-D gekennzeichnet.

4.2.3 Diagnostische und therapeutische Gebührenordnungspositionen

Für die weiterführende Diagnostik und Therapie kann der Orthopäde verschiedene Zusatzpauschalen abrechnen.

Text der Gebührenordnung (Auszug)

GOP	Leistungsbeschreibung	Punkte
18311	**Zusatzpauschale Behandlung und ggf. Diagnostik von Erkrankungen des Stütz- und Bewegungsapparates (angeboren, erworben, degenerativ, posttraumatisch, perioperativ) und/oder einer entzündlichen Erkrankung des Stütz- und Bewegungsapparates bei Jugendlichen und bei Erwachsenen (außer degenerativen und funktionellen Erkrankungen der Wirbelsäule)** *Obligater Leistungsinhalt* – Funktionsdiagnostik (ggf. segmental) und Differentialdiagnostik, – Dokumentation von Bewegungseinschränkungen (z. B. Neutral-Null-Methode), – Weiterführende neurologische Diagnostik, – Mindestens 3 Arzt-Patienten-Kontakte im Behandlungsfall *Fakultativer Leistungsinhalt* – Anlage und/oder Wiederanlage eines immobilisierenden Verbandes unter Einschluss mindestens eines großen Gelenkes und/oder einer/mehrerer Fraktur(en), – u. a. einmal im Behandlungsfall	218
18320	**Zusatzpauschale Orthopädische oder orthopädisch-rheumatologische Funktionsdiagnostik bzw. Assessment mittels Untersuchungsinventaren** *Obligater Leistungsinhalt* – Rheumatologische Untersuchung von Funktions- und Fähigkeitsstörungen mit Quantifizierung der Funktionseinschränkung mittels standardisierter Fragebögen und/oder – Erhebung des Disease-Activity-Scores (DAS) bei rheumatoider Arthritis und/oder – Erhebung des BASDAI bei M. Bechterew und/oder seronegativen Spondylarthritiden und/oder – Erhebung des SLEDAI bei systemischem Lupus erythematodes und/oder – Erhebung des BIVAS bei Vaskulitiden *Fakultativer Leistungsinhalt* – Kapillarmikroskopische Untersuchungen, – u. a. einmal im Behandlungsfall	154
18331	**Zusatzpauschale Diagnostik und/oder Behandlung von degenerativen Erkrankungen der Wirbelsäule bei Jugendlichen und bei Erwachsenen** *Obligater Leistungsinhalt* – Diagnostik und/oder Therapie von Erkrankungen der Wirbelsäule und/oder – Segmentale Funktionsdiagnostik und Differentialdiagnostik und/oder – Weiterführende neurologische Diagnostik, – Mindestens 2 Arzt-Patienten-Kontakte im Behandlungsfall *Fakultativer Leistungsinhalt* – Anlage und/oder Wiederanlage einer Orthese, – u. a. einmal im Behandlungsfall	168

4.2.4 Lernfeldtypische Gebührenordnungspositionen

Wie bereits unter Gliederungspunkt 4.2.1 dargestellt, darf der Facharzt für Orthopädie über die bisher genannten GOP auch aus dem **Bereich II Arztgruppenübergreifende allgemeine GOP und aus anderen EBM Abschnitten** die in seiner Präambel genannten EBM-GOP erbringen und abrechnen.

Für den Orthopäden sind hier insbesondere zu nennen Leistungen aus den Kapiteln

- **2.1 Infusionen, Transfusionen, Reinfusionen, Programmierung von Medikamentenpumpen**
- **34.2 Diagnostische Radiologie**

Um die Abrechung des Orthopäden für den lernfeldorientierten Fall vollständig durchführen zu können, werden die EBM-Kapitel 2.1, 30.4 und 34.2 im Folgenden erläutert.

Infusionen, Transfusionen, Reinfusionen, Programmierung von Medikamentenpumpen

Die hier aufgelisteten Leistungen können **fachübergreifend von den Ärzten** erbracht werden, die diese Leistungen nach dem **Berufsrecht** erbringen dürfen.

Orthopäden dürfen entsprechend ihrer Präambel die GOP 02100, 02101 und 02110 bis 02112 und 02120 erbringen und abrechnen.

Text der Gebührenordnung (Auszug)

GOP	Leistungsbeschreibung	Punkte
02100	**Infusion** – Dauer mindestens 10 Minuten	67
02101	**Infusionstherapie** – Dauer mindestens 60 Minuten	165
02110	**Erste Transfusion**	182
02111	**Jede weitere Transfusion** im Anschluss an die Leistung nach GOP 02110	149
02112	**Eigenblut-Reinfusion**	141
02120	**Erstprogrammierung** einer externen elektronisch programmierbaren **Medikamentenpumpe** zur Applikation von Zytostatika	101

Diagnostische Radiologie: Thorax, Wirbelsäule, Myelographie (GOP 34220 – 34223)

Text der Gebührenordnung (Auszug)

GOP	Leistungsbeschreibung	Punkte
34220	**Röntgenaufnahmen des knöchernen Thoras und/oder seiner Teile** je Körperseite	91
34221	**Röntgenaufnahmen von Teilen der Wirbelsäule** je Wirbelsäulenabschnitt	140
34222	**Röntgenaufnahme(n) der gesamten Wirbelsäule** je Wirbelsäulenabschnitt	164
34223	**Myelographie(n)**	702

4.2.5 Fallbeispiel

22. Jan. Patient August Aufrecht erscheint mit der Überweisung seines Hausarztes Dr. Gütlich zum telefonisch vereinbarten Termin in der Praxis des Facharztes für Orthopädie Dr. Renk. Dr. Renk nimmt die Anamnese ausführlich auf, führt eine Funktions- und Differentialdiagnostik durch und dokumentiert die Bewegungseinschränkungen.
Zur weiteren Diagnostik wird eine Röntgenaufnahme der Lendenwirbelsäule angefertigt. Dr. Renk diagnostiziert einen erheblichen Bandscheibenvorfall mit Einquetschung der Nervenwurzel. Zur Vermeidung einer Operation schlägt er Herrn Aufrecht zunächst eine Injektionstherapie intramuskulär und physikalische Therapie vor.
Nach dem Einverständnis von Herrn Aufrecht beginnt Dr. Renk mit der ersten Injektion und verordnet 5 x Krankengymnastik (Einzelbehandlung).

25. Jan. Herr Aufrecht besucht Dr. Renk und erhält eine Injektion.

30. Jan. Dr. Renk führt eine weitere Injektion durch.

4. Feb. Dr. Renk führt eine weitere Injektion durch.

7. Feb. Herr Aufrecht wird von seiner Frau schmerzgekrümmt in die Praxis geführt. Dr. Renk kümmert sich sofort um den Patienten. Nach eingehender Untersuchung diagnostiziert er einen weiteren, jetzt schwereren Bandscheibenvorfall.
Dr. Renk infundiert ein Schmerzmittel. In einem 25-minütigen Beratungsgespräch erklärt er den Eheleuten Aufrecht die Notwendigkeit einer möglichst sofortigen Operation sowie deren Ablauf und Möglichkeiten der anschließenden Rehabilitation.
Nachdem sich Herr Aufrecht zur Operation entschlossen hat, stellt Dr. Renk eine Krankenhauseinweisung und eine Verordnung einer Krankenbeförderung aus.

Abrechnung beim gesetzlich Versicherten durch den Orthopäden

22. Jan.	**Abrechnung nach EBM**	
	18211	Grundpauschale
	34221	Röntgenaufnahmen von Teilen der Wirbelsäule
25. Jan.	18331	Zusatzpauschale Diagnostik und/oder Behandlung von degenerativen Erkrankungen der Wirbelsäule bei Jugendlichen und bei Erwachsenen (2. A-P-K)
30. Jan.	———	(in der Grundpauschale enthalten)
4. Feb.	———	(in der Grundpauschale enthalten)
7. Feb.	02100	Infusion

4.2.6 ✎Wie war das noch?

1. Welche Ärzte dürfen nach der Präambel von EBM-Kapitel 18 Orthopädische GOP erbringen und abrechnen?

   → ...

   → ...

2. Nennen Sie die EBM-Bereiche und deren Namen, aus denen der Orthopäde GOP neben den arztgruppenspezifischen GOP abrechnen kann.

   → ... ...

   → ... ...

   → ... ...

3. Die Grundpauschale beinhaltet ein Vielzahl von Leistungen.
   Wo findet man die Leistungen, die in dieser Pauschale enthalten und mit ihr abgegolten sind?

   → ...

   ...

4. a) Nach welchem Arzt-Patienten-Kontakt ist die Grundpauschale berechnungsfähig?
   b) Wie häufig in einem Quartal ist die Grundpauschale berechnungsfähig?
   c) Wonach richtet sich die Auswahl der richtigen EBM-GOP?

   → a) ...

   → b) ...

   → c) ...

5. Nennen Sie die beiden GOP, die von der KV als Zuschläge für die orthopädische Grundversorgung automatisch zugesetzt werden.

   → ... → ...

6. Nennen Sie Beispiele für Leistungen, die die Abrechnung der Zuschläge zur Grundversorgung ausschließen.

   → ...

   → ...

   → ...

7. Welche GOP wird für das Erstellen eines Medikationsplans neben den GOP 18210–18212 von der KV automatisch zugesetzt?

   → ...

8. Welchen Zuschlag erhält der Orthopäde, wenn er einen Patienten behandelt, der von der Terminservicestelle vermittelt wurde?

   → ...

9. Wovon ist die Höhe der Vergütung des Zuschlags TSS-Terminvermittlung abhängig

   → ...

10. Wie viele Minuten muss eine Infusion im Rahmen einer Infusionstherapie mindestens dauern, damit die EBM-GOP 02101 abgerechnet werden kann?

➔ ....

Rechnen Sie die folgenden Fälle ab.

Arbeitshinweis: Auf die Angabe der Zuschläge zur Grundpauschale kann verzichtet werden, da sie von der KV automatisch zugesetzt werden.

11. 18. Feb. Patient Benni Blümchen, 67 Jahre, erscheint mit der Überweisung seines Hausarztes in der Praxis des Facharztes für Orthopädie und Unfallchirurgie. Er beschreibt seine Beschwerden und klagt zusätzlich über Kopfschmerzen.

Der Arzt bittet seine Röntgenassistentin, zum Ausschluss einer Halswirbelsäulenbeteiligung, eine entsprechende Röntgenaufnahme anzufertigen. Anschließend untersucht er den Patienten eingehend und berät ihn. Er verordnet ein schmerzstillendes Präparat und bestellt den Patienten nach Vorliegen der radiologischen Befunde wieder ein.

20. Feb. Patient Blümchen beschreibt, dass das Präparat geholfen hat und er den Arm besser bewegen könne. Da sich kein gravierender radiologischer Befund ergeben hat, stellt der Orthopäde ein Wiederholungsrezept aus und verordnet Maßnahmen der physikalischen Therapie des Schultergelenks.

18. Feb. ➔ .... ➔ ....

20. Feb. ➔ .... ➔ ....

12. 22. Nov. Frau Nora Naddel, 72 Jahre, versichert bei der DAK, stellte beim Stricken von Weihnachtsgeschenken für ihre Enkel zunehmend Schmerzen in ihren Händen fest. Dabei beobachtete sie auch Schwellungen der Gelenke, die ganz besonders nach längerer Handarbeit auftraten und stark schmerzten. Der Orthopäde führt eine sorgfältige Funktionsdiagnostik durch, entnimmt Blut zur Labordiagnostik und veranlasst die notwendigen labormedizinischen und radiologischen Untersuchungen. Er verordnet ein Medikament gegen die Schmerzen und bestellt die Patientin zu einem späteren Termin wieder ein. Der Arzt-Patienten-Kontakt mit allen Untersuchungen und Informationsgesprächen dauert 35 Minuten.

30. Nov. Frau Nora Naddel erscheint wie bestellt beim Orthopäden. Aufgrund der dokumentierten Befunde vom 22.11. und einer sorgfältigen Wiederholung der Funktionsdiagnostik erörtert der Arzt das weitere Vorgehen mit seiner Patientin. Dabei werden auch die Laborergebnisse und die Ergebnisse der Röntgenuntersuchung genau besprochen. Es schließt sich eine sorgfältige neurologische Untersuchung an. Die Medikamente werden neu verordnet und ein weiterer Termin festgelegt. Der Arzt-Patienten-Kontakt dauert 28 Minuten.

13. Dez. Frau Nora Naddel kommt erneut zur Untersuchung. Die Schmerzen haben nachgelassen und auch die Schwellungen sind zurückgegangen. Der Orthopäde empfiehlt besondere Bewegungsübungen und spricht noch einmal die Medikamentendosierung durch. Ein neuer Termin wird für das nächste Jahr vereinbart. Der Arzt-Patienten-Kontakt dauert 17 Minuten.

22. Nov. ➔ ....

30. Nov. ➔ ....

13. Dez. ➔ ....

4.3 Abrechnung nach GOÄ

Die GOÄ kennt keine Unterscheidung zwischen Fachärzten und Hausärzten. Jeder Arzt, der vom Berufsrecht dazu befugt ist, darf alle Nrn. der GOÄ abrechnen.

Im Folgenden werden die Gebührenordnungsnummern aus der GOÄ vorgestellt, die für die Abrechnung der lernfeldorientierten Fälle notwendig sind.

4.3.1 Beratungen und Untersuchungen (GOÄ-Abschnitt B)

Der **GOÄ-Abschnitt B** mit dem Titel **Grundleistungen und allgemeine Leistungen** gliedert sich in folgende Kapitel:

B	Grundleistungen und allgemeine Leistungen	GOÄ-Nrn./Zuschläge
I.	Allgemeine Beratung und Untersuchung	1–15
II.	Zuschläge zu Beratungen und Untersuchungen nach den Nrn. 1, 3, 4, 5, 6, 7 oder 8	A–D und K1
III.	Spezielle Beratungen und Untersuchungen	20–34
IV.	Visiten, Konsiliartätigkeit, Besuche, Assistenz	45–62
V.	Zuschläge zu den Leistungen nach den Nrn. 45–62, 100 und 101	E–J und K2
VI.	Berichte und Briefe	70–96
VII.	Todesfeststellung	100–109

Zu Beginn des GOÄ-Abschnitts B sind **allgemeine Bestimmungen** aufgeführt, die bei der Abrechnung bestimmter GOÄ-Nummern beachtet werden müssen. Dazu gehören:

1. *Als **Behandlungsfall** gilt die Behandlung derselben Erkrankung der Zeitraum eines Monats nach der jeweils ersten Inanspruchnahme des Arztes.*

Beispiel:

Frau Rosenthal ist aufgrund einer Hypertonie in ständiger Behandlung bei Herrn Dr. Gütlich. Am 14.1. wird sie von Dr. Gütlich wegen eines Bandscheibenvorfalls behandelt. Ein neuer Behandlungsfall aufgrund des Bandscheibenvorfalls beginnt am 15.2. Da Frau Rosenthal unter einer Hypertonie leidet, liegen gleichzeitig zwei Behandlungsfälle vor.

2. *Die Leistungen nach den Nummern 1 und/oder 5 sind neben Leistungen aus den Abschnitten C bis O im Behandlungsfall nur einmal berechnungsfähig.*

Beispiel:

Frau Rosenthal wird von Herrn Gütlich am 14.1. symptombezogen untersucht (GOÄ-Nr. 5) und beraten (GOÄ-Nr. 1), außerdem erhält sie eine Infusion mit einem schmerzlindernden Medikament (GOÄ-Nr. 271). Am 16.1. erscheint sie wieder bei Dr. Gütlich, der sie erneut symptombezogen untersucht und berät. Anschließend verabreicht er der Patientin eine weitere Infusion.
Am 14.1. darf Dr. Gütlich die GOÄ-Nrn. 1, 5 und 271 abrechnen, am 16.1. nur die GOÄ-Nrn. 1 und 5. Die GOÄ-Nr. 271 steht im GOÄ-Abschnitt C und darf im Behandlungsfall nur einmal neben der GOÄ-Nr. 1 und/oder 5 abgerechnet werden.

7. *Terminvereinbarungen sind nicht berechnungsfähig*

Arbeitshinweise:

Die GOÄ nennt zu jeder Leistungsbeschreibung in den folgenden vier Spalten
- die Punktzahl
- den Einfachwert in EUR
- den Schwellenwert (2,3-fach bei pers. ärztl. L./1,8-fach bei techn. ärztl. L.) in EUR
- den Höchstwert (3,5-fach bei pers. ärztl. L./2,5-fach bei techn. ärztl. L.) in EUR

Technisch ärztliche Leistungen sind mit einem „*" gekennzeichnet.
Laboratoriumsleistungen sind wegen des weiter verminderten Gebührenrahmens mit einem „#" gekennzeichnet.

	Text der GOÄ	Punktzahl	1-fach EUR	2,3-/1,8-fach EUR	3,5-/2,5-fach EUR
1	Beratung – auch mittels Fernsprecher –	80	4,66	10,72	16,32
2*	Ausstellung von Wiederholungsrezepten und oder Überweisungen und/oder Übermittlung von Befunden oder ärztlichen Anordnungen – auch mittels Fernsprecher – durch die Arzthelferin und/oder Messung von Körperzuständen (z. B. Blutdruck, Temperatur) ohne Beratung, bei einer Inanspruchnahme des Arztes *Die Leistung nach Nr. 2 darf anlässlich einer Inanspruchnahme des Arztes nicht zusammen mit anderen Gebühren berechnet werden.*	30	1,75	3,15	4,37
3	Eingehende, das gewöhnliche Maß übersteigende Beratung – auch mittels Fernsprecher *Die Leistung nach Nr. 3 (Dauer mindestens 10 Minuten) ist nur berechnungsfähig als einzige Leistung oder im Zusammenhang mit einer Untersuchung nach den Nrn. 5, 6, 7, 8 800 oder 801. Eine mehr als einmalige Berechnung der Leistung nach Nr. 3 im Behandlungsfall bedarf einer besonderen Begründung.*	150	8,74	20,11	30,60
4	Erhebung der Fremdanamnese über einen Kranken und/oder Unterweisung und Führung der Bezugsperson(en) – im Zusammenhang mit der Behandlung eines Kranken *Die Leistung nach Nr. 4 ist im Behandlungsfall nur einmal berechnungsfähig.* *Die Leistung nach Nr. 4 ist neben Leistungen nach den Nrn. 30, 34, 801, 806, 807, 816, 817 und/oder 835 nicht berechnungsfähig.*	20	12,82	29,49	44,88
5	Symptombezogene Untersuchung *Die Leistung nach Nr. 5 ist neben den Leistungen nach den Nrn. 6 bis 8 nicht berechnungsfähig.*	80	4,66	10,72	16,32

	Text der GOÄ (Auszug)	Punktzahl	1-fach EUR	2,3-fach EUR	3,5-fach EUR
6	Vollständige körperliche Untersuchung mindestens eines der folgenden Organsysteme: alle Augenabschnitte, der gesamte HNO-Bereich, das stomatognathe System, die Nieren und ableitende Harnwege (bei Männern auch ggf. einschl. der männlichen Geschlechtsorgane) oder Untersuchung zur Erhebung eines vollständigen Gefäßstatus – ggf. einschl. Dokumentation – Die vollständige körperliche Untersuchung eines Organsystems nach der Leistung nach Nummer 6 beinhaltet insbesondere: • bei den Augen: beidseitige Inspektion des äußeren Auges, beidseitige Untersuchung der vorderen und mittleren Augenabschnitte sowie des Augenhintergrunds; • bei dem HNO-Bereich: Inspektion der Nase, des Naseninnern, des Rachens, beider Ohren, beider äußerer Gehörgänge und beider Trommelfelle, Spiegelung des Kehlkopfs; • bei dem stomatognathen System: Inspektion der Mundhöhle, Inspektion und Palpation der Zunge und beider Kiefergelenke sowie vollständiger Zahnstatus; • bei den Nieren und ableitenden Harnwegen: Palpation der Nierenlager und des Unterbauchs, Inspektion des äußeren Genitale sowie Digitaluntersuchung des Enddarms, bei Männern zusätzlich Digitaluntersuchung der Prostata, Prüfung der Bruchpforten sowie Inspektion und Palpation der Hoden und Nebenhoden; • bei dem Gefäßstatus: Palpation und ggf. Auskultation der Arterien an beiden Handgelenken, Ellenbeugen, Achseln, Fußrücken, Sprunggelenken, Kniekehlen, Leisten sowie der tastbaren Arterien an Hals und Kopf, Inspektion und gegebenenfalls Palpation der oberflächlichen Bein- und Halsvenen. *Die Leistung nach Nr. 6 ist neben den Leistungen nach den Nrn. 5, 7 und/oder 8 nicht berechnungsfähig.*	100	5,83	13,41	20,40
7	Vollständige körperliche Untersuchung mindestens eines der folgenden Organsysteme: das gesamte Hautorgan, die Stütz- und Bewegungsorgane, alle Brustorgane, alle Bauchorgane, der gesamte weibliche Genitaltrakt (ggf. einschl. Nieren und ableitende Harnwege) – ggf. einschl. Dokumentation *Die vollständige körperliche Untersuchung eines Organsystems nach der Leistung nach Nr. 7 beinhaltet insbesondere:* • bei dem Hautorgan: Inspektion der gesamten Haut, Hautanhangsgebilde und sichtbare Schleimhäute, gegebenenfalls einschließlich Prüfung des Dermographismus und Untersuchung mittels Glasspatel;	160	9,33	21,45	32,64

Text der GOÄ (Auszug)		Punktzahl	1-fach EUR	2,3-fach EUR	3,5-fach EUR
7	Fortsetzung: • bei den Stütz- und Bewegungsorganen: Inspektion, Palpation und orientierende Funktionsprüfung der Gelenke und der Wirbelsäule einschließlich Prüfung der Reflexe; • bei den Brustorganen: Auskultation und Perkussion von Herz und Lunge sowie Blutdruckmessung; • bei den Bauchorganen: Palpation, Perkussion und Auskultation der Bauchorgane einschließlich palpatorischer Prüfung der Bruchpforten und der Nierenlager; • bei dem weiblichen Genitaltrakt: bimanuelle Untersuchung der Gebärmutter und der Adnexe, Inspektion des äußeren Genitale, der Vagina und der Portio uteri, Digitaluntersuchung des Enddarms, gegebenenfalls Palpation der Nierenlager und des Unterbauchs. *Die Leistung nach Nr. 7 ist neben der Leistung nach den Nrn. 5, 6 und/oder 8 nicht berechnungsfähig.*				
8	Untersuchung zur Erhebung des Ganzkörperstatus, gegebenenfalls einschließlich Dokumentation *Der Ganzkörperstatus beinhaltet die Untersuchung der Haut, der sichtbaren Schleimhäute, der Brust- und Bauchorgane, der Stütz- und Bewegungsorgane sowie eine orientierende neurologische Untersuchung.* *Die Leistung nach Nr. 8 ist neben den Leistungen nach den Nrn. 5, 6, 7 und/oder 800 nicht berechnungsfähig.*	260	15,15	34,86	53,04
11	Digitaluntersuchung des Mastdarms und/oder der Prostata	60	3,50	8,04	12,24
15	Einleitung und Koordination flankierender therapeutischer und sozialer Maßnahmen während der kontinuierlichen ambulanten Betreuung eines chronisch Kranken *Die Leistung nach Nr. 15 darf nur einmal im Kalenderjahr berechnet werden.* *Neben der Leistung nach Nr. 15 ist die Leistung nach Nr. 4 im Behandlungsfall nicht berechnungsfähig.*	300	17,49	40,22	61,20

Zu den Beratungen und Untersuchungen nach den Nrn. 1, 3, 4, 5, 6, 7 oder 8 können die folgenden **Zuschläge nach den Buchstaben A bis D sowie K 1** (Abschn. B II.) berechnet werden.

Für die Berechnung dieser Zuschläge gelten **besondere Bestimmungen:**

- sie sind nur mit dem **einfachen Gebührensatz** berechnungsfähig;
- sie dürfen unabhängig von der Anzahl und Kombination der erbrachten Leistungen je Inanspruchnahme des Arztes **nur einmal** berechnet werden;
- daneben dürfen Zuschläge nach den **Buchstaben E bis H sowie K 2 nicht berechnet** werden;
- sie sind in der Rechnung **unmittelbar im Anschluss an die zugrunde liegende Leistung** aufzuführen

Text der GOÄ (Auszug)		Punktzahl	1-fach EUR	2,3-fach EUR	3,5-fach EUR
A	Zuschlag für außerhalb der Sprechstunde erbrachten Leistungen	70	4,08	–	–
B	Zuschlag für in der Zeit zwischen 20 und 22 Uhr oder 6 und 8 Uhr außerhalb der Sprechstunde erbrachte Leistungen	180	10,49	–	–
C	Zuschlag für in der Zeit zwischen 22 und 6 Uhr erbrachte Leistungen	320	18,65	–	–
D	Zuschlag für an Samstagen, Sonn- oder Feiertagen erbrachte Leistungen *Werden Leistungen innerhalb einer Sprechstunde an Samstagen erbracht, so ist der Zuschlag nach Buchstabe D nur mit dem halben Gebührensatz berechnungsfähig.*	220	12,82	–	–
K 1	Zuschlag zu Untersuchungen nach den Nrn. 5, 6, 7 oder 8 bei Kindern bis zum vollendeten 4. Lebensjahr	120	6,99	–	–

Folgende Tabelle nennt die möglichen Zuschläge zu den Beratungs- und Untersuchungsleistungen abhängig von Wochentag und Uhrzeit:

	6.00 – 8.00 Uhr	8.00 – 20.00 Uhr	20.00 – 22.00 Uhr	22.00 – 6.00 Uhr
Montag – Freitag	B	A	B	C
Samstag, Sonntag, Feiertag	B, D	D	B, D	C, D

Für eine **längere Erörterung** von mindestens 20 Minuten Dauer in unmittelbarem Zusammenhang mit einer **lebensverändernden Erkrankung** darf die **GOÄ-Nr. 34,** für das Ausstellen einer Arbeitsunfähigkeitsbescheinigung die **GOÄ-Nr. 70** berechnet werden.

Text der GOÄ (Auszug)		Punktzahl	1-fach EUR	2,3-fach EUR	3,5-fach EUR
34	Erörterung (Dauer mindestens 20 Minuten) der Auswirkungen einer Krankheit auf die Lebensgestaltung in unmittelbarem Zusammenhang mit der Feststellung oder erheblichen Verschlimmerung einer nachhaltig lebensverändernden oder lebensbedrohenden Erkrankung – ggf. einschließlich Planung eines operativen Eingriffs und Abwägung seiner Konsequenzen und Risiken – , einschließlich Beratung – ggf. unter Einbeziehung von Bezugspersonen – *Die Leistung nach Nr. 34 ist innerhalb von 6 Monaten höchstens 2x berechnungsfähig. Neben der Leistung nach Nr. 34 sind die Leistungen nach den Nrn. 1, 3, 4, 15 und/oder 30 nicht berechnungsfähig.*	300	17,49	40,22	61,20
70	Kurze Bescheinigung oder kurzes Zeugnis, Arbeitsunfähigkeitsbescheinigung *Neben der Leistung nach Nr. 70 sind Gebühren nach den Nrn. 95 und 96 nicht berechnungsfähig.*	40	2,33	5,36	8,16

Erläuterungen

1. **Beratungen bedürfen immer eines Arzt-Patienten-Gesprächs.**
   Es muss nicht der Patient unmittelbar beraten werden; es kann auch eine Bezugsperson (Mutter, Ehepartner, Pfleger) sein, die einen auf den Patienten bezogenen Rat erhält.
2. **Die Erbringung von Beratungsleistungen kann nicht an nichtärztliche Mitarbeiter/-innen, z. B. Medizinische Fachangestellte delegiert werden.**
3. **Nur die Beratungsleistung nach Nrn. 1 und 3 sowie die Kurzinformation nach Nr. 2 können auch telefonisch erbracht und abgerechnet werden.**
4. **Die Beratung nach Nr. 3 muss mindestens 10 Minuten dauern.**
   Sie ist nur alleine – **als einzige Leistung** – oder im Zusammenhang mit den Nrn. 5, 6, 7, 8, 800 oder 801 abrechnungsfähig.
   Es ist in der Rechnung eine **besondere Begründung** anzugeben, wenn die Nr. 3 **mehr als einmal** im Behandlungsfall berechnet wird.
5. Die **symptombezogene Untersuchung** nach Nr. 5 darf neben den Beratungsleistungen abgerechnet werden. Sie ist aber **nicht** abrechnungsfähig **neben den Untersuchungsleistungen** nach den Nrn. 6 bis 8.
6. Die **Untersuchungsleistungen** nach den Nrn. 6 + 7 sind jeweils **verschiedenen Untersuchungsgebieten** zugeordnet.
7. Werden Leistungen **außerhalb der üblichen Tageszeit** erbracht, dürfen dafür **„Erschwerniszuschläge"** berechnet werden:
   A – 70 Punkte = außerhalb der Sprechstunde
   B – 180 Punkte = zwischen 20 h – 22 h oder 6 h – 8 h
   C – 320 Punkte = zwischen 22 h – 8 h
   D – 220 Punkte = an Samstagen, Sonntagen oder Feiertagen
8. Der **Zuschlag nach „D"** ist bei einer **offiziellen Samstagsprechstunde** nur mit dem **halben** Gebührensatz berechnungsfähig.
9. Bei **Kindern bis zum vollendeten 4. Lebensjahr** darf bei **Untersuchungsleistungen** der Zuschlag nach K1 = 120 Punkte – berechnet werden; daneben sind ggf. Zuschläge nach A bis D auch berechnungsfähig.
10. **Alle Zuschlagsleistungen** können immer nur zum **einfachen Satz** berechnet werden.
11. Der **Zuschlag nach „D"** darf ggf. zusammen mit dem Zuschlag „B" oder „C" abgerechnet werden.

Beispiele:

A *Anton Patient erhält in der Sprechstunde vom Arzt die Anweisung, wie er das verordnete Medikament einnehmen soll.*
Abrechnung nach GOÄ: Nr. 1

B *Anton Patient sucht den Arzt am Mittwochnachmittag wegen Beschwerden in der Praxis auf und wird von ihm beraten, ohne dass zu dieser Zeit Sprechstunde ist.*
Abrechnung nach GOÄ: Nr. 1, A

C *Anton Patient wird vom Arzt für 11.30 Uhr mit seiner 3-jährigen Tochter an einem Samstag, an dem keine Sprechstunde abgehalten wird, in die Praxis bestellt und erhält eine Anweisung, wie das Kind das verordnete Medikament einnehmen soll.*
Abrechnung nach GOÄ: Nr. 1, D, K1

D *Anton Patient erscheint in der Sprechstunde und schildert dem Arzt Beschwerden nach der Einnahme des verordneten Medikaments. Der Arzt erläutert seinem Patienten in einem 20-minütigen Gespräch die Ursache der Beschwerden, die Notwendigkeit, das Medikament dennoch weiter einzunehmen und macht mit ihm einen nächsten Beratungstermin aus.*
Abrechnung nach GOÄ: Nr. 3

E *Die Ehefrau von Anton Patient kommt in die Sprechstunde und holt das telefonisch bestellte Wiederholungsrezept für ihren Mann ab.*
Abrechnung nach GOÄ: Nr. 2

F *Bei Anton Patient wird ein Prostata-Karzinom entdeckt. Der Arzt erläutert Herrn Patient die Notwendigkeit einer operativen Entfernung der Prostata und deren Folgen für die weitere Lebensgestaltung.*
Abrechnung nach GOÄ: Nr. 34

4.3.2 Blutabnahme, Injektionen, Infusionen (GOÄ-Abschnitt C)

Allgemeine Bestimmung:
Die Leistungen nach den Nrn. 252 bis 258 und 261 sind nicht mehrfach berechnungsfähig, wenn anstelle einer Mischung mehrere Arzneimittel bei liegender Kanüle im zeitlichen Zusammenhang nacheinander verabreicht werden.
Die Leistungen nach den Nrn. 270, 273 bis 281, 283, 286 sowie 287 können jeweils nur einmal je Behandlungstag berechnet werden. Die Leistungen nach den Nrn. 271 oder 272 sind je Gefäßzugang einmal, insgesamt jedoch nicht mehr als zweimal je Behandlungstag berechnungsfähig. Die zweimalige Berechnung der Leistungen nach den Nrn. 271 oder 272 setzt gesonderte Punktionen verschiedener Blutgefäße voraus.
Gegebenenfalls erforderliche Gefäßpunktionen sind Bestandteil der Leistungen nach den Nrn. 270 bis 287 und mit den Gebühren abgegolten.
Die Leistungen nach den Nrn. 271 bis 276 sind nicht nebeneinander berechnungsfähig.

Text der GOÄ		Punktzahl	1-fach EUR	2,3-/ 1,8-fach EUR	3,5-/ 2,5-fach EUR
250*	Blutentnahme mittels Spritze, Kanüle oder Katheter aus der Vene	40	2,33	4,20	5,83
250a*	Kapillarblutentnahme bei Kindern bis zum vollendeten 8. Lebensjahr	40	2,33	4,20	5,83
252	Injektion, subkutan, submukös, intrakutan oder intramuskulär	40	2,33	5,36	8,16
253	Injektion, intravenös	70	4,08	9,38	14,28
254	Injektion, intraarteriell	80	4,66	10,72	16,32
255	Injektion, intraartikulär oder perineural	95	5,54	12,74	19,38
267	Medikamentöse Infiltrationsbehandlung im Bereich einer Körperregien, auch paravertebrale oder perineurale oder perikapsuläre oder retrobulbäre Injektion und/oder Infiltration, je Sitzung	80	4,66	10,72	16,32
271	Infusion, intravenös, bis zu 30 Minuten Dauer	120	6,99	16,09	24,48
272	Infusion, intravenös, von mehr als 30 Minuten Dauer	180	10,49	24,13	36,72
297	Entnahme und Aufbereitung von Abstrichsmaterial zur zytologischen Untersuchung – ggf. einschl. Fixierung – Mit der Gebühr sind die Kosten abgegolten.	45	2,62	6,03	9,18
298	Entnahme und ggf. Aufbereitung von Abstrichsmaterial zur mikrobiologischen Untersuchung – ggf. einschl. Fixierung – Mit der Gebühr sind die Kosten abgegolten.	40	2,33	5,36	8,16

Erläuterungen

1.	Die Blutentnahme ist nur dann als **„selbständige Leistung"** berechnungsfähig, wenn das Blut **aus der Vene** entnommen wurde und für **blutchemische Untersuchungen** verwendet wird. Die Entnahme von **Kapillarblut** ist **nicht** berechnungsfähig, außer bei Kindern bis zum vollendeten 8. Lebensjahr.
2.	Zur Blutentnahme oder für Injektionen **verwendete Einmalspritzen oder Einmalkanülen** dürfen nach § 10 GOÄ dem Patienten **nicht** in Rechnung gestellt werden.
3.	Bei der Abrechnung **intravenöser Infusionsleistungen** ist die in der GOÄ vorgegebene Zeit zu beachten.

4.3.3 Wärme- und Elektrotherapie (GOÄ-Abschnitt E)

Physikalisch-medizinische Leistungen, auch **physiotherapeutische Leistungen** genannt, sind Behandlungsmaßnahmen mit „natürlichen" Mitteln wie Wasser, Wärme, Licht und Luft oder durch Massage, Krankengymnastik oder Elektrotherapie.

Text der GOÄ (Auszug)		Punktzahl	1-fach EUR	1,8-fach EUR	2,5-fach EUR
Wärmebehandlung					
535*	Heißluftbehandlung eines Körperteils (z. B. Kopf oder Arm)	33	1,92	3,46	4,81
536*	Heißluftbehandlung mehrerer Körperteile (z. B. Rumpf oder Beine)	51	2,97	5,35	7,43
538*	Infrarotbehandlung, je Sitzung	40	2,33	4,20	5,83
539*	Ultraschallbehandlung	44	2,56	4,62	6,41
Elektrotherapie					
548*	Kurzwellen-, Mikrowellenbehandlung (Anwendung hochfrequenter Ströme)	37	2,16	3,88	5,39
551*	Reizstrombehandlung (Anwendung niederfrequenter Ströme) – auch bei wechselweiser Anwendung verschiedener Impuls- oder Stromformen und ggf. unter Anwendung von Saugelektroden *Wird … Nr. 551 gleichzeitig neben … Nrn. 535, 536, 538, 539, 548, 549, 552 oder 747 an demselben Körperteil oder denselben Körperteilen verabreicht, so ist nur die höherbewertete Leistung berechnungsfähig.*	48	2,80	5,04	6,99
552*	Iontophorese	44	2,56	4,62	6,41
555*	Gezielte Niederfrequenzbehandlung bei spastischen und/oder schlaffen Lähmungen, je Sitzung	120	6,99	12,59	17,49

Erläuterungen

1.	Die **physikalisch-medizinischen Leistungen** zählen zu den **technischen Leistungen** und unterliegen deshalb dem **verminderten Steigerungssatz.**
2.	Die Anwendung von **Kurzwelle** als Hochfrequenz-Wärme-Therapie ist auch, wenn sie z. B. an mehreren Gelenken erfolgt, nach **Nr. 549** berechnungsfähig; bei **nur einem Gelenk, einer Körperregion,** ist die **Nr. 548** abzurechnen.

4.3.4 Strahlendiagnostik (GOÄ- Abschnitt O)

Allgemeine Bestimmungen (Auszug):

1. Mit den Gebühren sind alle Kosten (auch für Dokumentation und Aufbewahrung der Datenträger) abgegolten.
3. Die Befundmitteilung oder der einfache Befundbericht mit Angaben zu Befund(en) und zur Diagnose ist Bestandteil der Leistungen und nicht gesondert berechnungsfähig.
4. Die Beurteilung von Röntgenaufnahmen (auch Fremdaufnahmen) als selbständige Leistung ist nicht berechnungsfähig.
5. Die nach der Strahlenschutzverordnung bzw. Röntgenverordnung notwendige ärztliche Überprüfung der Indikation und des Untersuchungsumfangs ist auch im Überweisungsfall Bestandteil der Leistungen des Abschnitts O und mit den Gebühren abgegolten.

Text der GOÄ (Auszug)		Punkt-zahl	1-fach EUR	1,8-fach EUR	2,5-fach EUR
Oberarm, Unterarm, Ellenbogengelenk, Oberschenkel, Unterschenkel Kniegelenk, ganze Hand oder ganzer Fuß, Gelenke der Schulter Schlüsselebein, Beckenteilaufnahme, Kreuzbein oder Hüftgelenk					
5030*	jeweils in 2 Ebenen	360	20,98	37,77	52,46
5031*	ergänzende Ebene(n) *(Anmerkung sinngemäß wie bei Nr. 5010)*	100	5,83	10,49	14,57
5040*	Beckenübersicht	300	17,49	31,48	43,72
5100*	Halswirbelsäule, in 2 Ebenen	300	17,49	31,48	43,72
5105*	Brust- oder Lendenwirbelsäule, in 2 Ebenen, je Teil	400	23,31	41,97	58,29
5110*	Ganzaufnahme der Wirbelsäule oder einer Extremität	500	29,14	52,46	72,86

Erläuterungen

1.	Werden **in einer** Röntgenaufnahme Zeige-, Mittel- und Ringfinger erfasst, darf die Nr. 5010 **nur einmal** abgerechnet werden.
2.	Werden **alle Finger einer Hand** in einer Röntgenaufnahme erfasst, wird einmal die Nr. 5020 abgerechnet.
3.	Werden alle Finger einer Hand und das Handgelenk in **zwei Aufnahmen** erfasst, wird die Nr. 5020 **zweimal** abgerechnet.

4.3.5 Fallbeispiel

2. Jan. Patient Adalbert Aufrecht (48 Jahre; Privatpatient) erscheint gekrümmt und auf seine Ehefrau gestützt in der Praxis seines Hausarztes Dr. Gustav Gütlich.
Die MFA Cornelia Clever springt dem Patienten sofort helfend zur Seite und geleitet ihn in das Behandlungszimmer. Dort schildert Herr Aufrecht Dr. Gütlich, dass er heute morgen beim Aufstehen plötzlich sehr starke Schmerzen im Lendenwirbelbereich mit Ausstrahlung in das linke Bein verspürte und merkte, dass er sich nur unter großen Schmerzen bewegen konnte. Herr Aufrecht ist bereits wegen einer chronischen Polyarthritis (chronische Gelenkentzündung) in Behandlung.
Dr. Gütlich untersucht den Patienten symptombezogen und vermutet einen Bandscheibenvorfall. Er berät Herrn Aufrecht und injiziert ein schmerzmilderndes und entzündungshemmendes Medikament intramuskulär, verordnet Tabletten und stellt eine Arbeitsunfähigkeitsbescheinigung aus. Herr Aufrecht soll morgen zu einer Infusionstherapie und zur Mikrowellenbestrahlung wieder in die Praxis kommen.

3. Jan. Herr Aufrecht erscheint wie vereinbart in der Praxis. Er klagt weiter über Schmerzen und erhebliche Bewegungseinschränkungen. Dr. Gütlich bittet die MFA Clever, die Infusion vorzubereiten und legt diese an, anschließend erfolgt die Mikrowellenbestrahlung.

5. Jan. <u>an allen 4 Terminen:</u>
8. Jan. Infusion und Mikrowellenbestrahlung
10. Jan.
13. Jan.

15. Jan. Herr Aufrecht erscheint wie vereinbart zum ärztlichen Untersuchungstermin in der Praxis. Er klagt weiterhin über Bewegungseinschränkungen und je nach Bewegung auch noch über Schmerzen.
Dr. Gütlich untersucht den Bewegungsapparat des Patienten vollständig. Dr. Gütlich erklärt dem Patienten, dass er ihn zur endgültigen Abklärung der Diagnose zu einem Facharzt für Orthopädie überweisen möchte. Nach dem Einverständnis des Patienten stellt Dr. Gütlich eine formlose Überweisung aus. Das Gespräch dauert 13 Minuten.

Abrechnung beim Privatpatienten durch den Hausarzt

2. Jan.	**Abrechnung nach GOÄ**	
	1	Beratung
	5	Symptombezogene Untersuchung
	252	Injektion intramuskulär Medikament wird gesondert berechnet (Kostenerstattung § 10 GOÄ)
	70	Ausstellung Arbeitsunfähigkeitsbescheinigung
3. Jan.	271	Infusion, intravenös, bis zu 30 Min.; Medikament: Kostenerstattung § 10 GOÄ
	548	Wärmetherapie mittels Mikrowelle
5. Jan. **8. Jan.** **10. Jan.** **13. Jan.**	<u>an allen 4 Terminen:</u>	
	271	Infusion, intravenös, bis zu 30 Min., Medikament: Kostenerstattung § 10 GOÄ
	548	Wärmetherapie mittels Mikrowelle
15. Jan.	3	Beratung
	7	Vollständige körperliche Untersuchung – Stütz- und Bewegungsorgan

22. Jan. Patient Adalbert Aufrecht erscheint mit der Überweisung seines Hausarztes Dr. Gütlich zum telefonisch vereinbarten Termin in der Praxis des Facharztes für Orthopädie Dr. Renk. Dr. Renk nimmt die Anamnese ausführlich auf, untersucht den Bewegungsapparat des Patienten vollständig und dokumentiert die Bewegungseinschränkungen.
Zur weiteren Diagnostik wird eine Röntgenaufnahme der Lendenwirbelsäule angefertigt. Dr. Renk diagnostiziert einen erheblichen Bandscheibenvorfall mit Einquetschung von Nervenwurzeln. Zur Vermeidung einer Operation schlägt er Herrn Aufrecht zunächst eine Injektionstherapie intramuskulär und physikalische Therapie vor.
Nach dem Einverständnis von Hern Aufrecht beginnt Dr. Renk mit der ersten Injektion und verordnet 5 x Krankengymnastik (Einzelbehandlung).

25. Jan. Injektion durch Dr. Renk.

30. Jan. Injektion durch Dr. Renk.

4. Feb. Injektion durch Dr. Renk.

7. Feb. Herr Aufrecht wird von seiner Frau schmerzgekrümmt in die Praxis geführt. Dr. Renk kümmert sich sofort um den Patienten. Nach vollständiger Untersuchung des Bewegungsapparates diagnostiziert er einen weiteren, jetzt schwereren Bandscheibenvorfall.
Dr. Renk infundiert ein Schmerzmittel. In einem 25-minütigen Beratungsgespräch erklärt er den Eheleuten Aufrecht die Notwendigkeit einer möglichst sofortigen Operation sowie deren Ablauf und Möglichkeiten der anschließenden Rehabilitation.
Nachdem sich Herr Aufrecht zur Operation entschlossen hat, stellt Dr. Renk eine Krankenhauseinweisung und eine Verordnung einer Krankenbeförderung aus.
Injektion durch Dr. Renk und Krankengymnastik.

Lernfeld 4
Seite 255

Abrechnung beim Privatpatienten durch den Orthopäden

22. Jan.	**Abrechnung nach GOÄ**	
	1	Beratung
	7	Vollständige körperliche Untersuchung – Stütz- und Bewegungsorgan
	5105	Röntgenaufnahme Brust- oder Lendenwirbelsäule
	252	Injektion intramuskulär Medikament wird gesondert berechnet (§ 10 GOÄ Kostenerstattung)
25. Jan.	252	Injektion intramuskulär; Medikament: Kostenerstattung § 10 GOÄ
30. Jan.	252	Injektion intramuskulär; Medikament: Kostenerstattung § 10 GOÄ
4. Feb.	252	Injektion intramuskulär; Medikament: Kostenerstattung § 10 GOÄ
7. Feb.	34	Erörterung (mind. 20 Min.)
	7	vollständige Untersuchung des Bewegungsapparates
	271	Infusion Medikament: Kostenerstattung 10 GOÄ

4.3.6 ✎Wie war das noch?

1. Wie wird in der GOÄ der Begriff „Behandlungsfall" definiert?

→ ....

....

2. Welche Beratungen dürfen auch telefonisch erbracht und abgerechnet werden?

→ ....

3. Welche Bedingung muss erfüllt sein, damit die Beratung nach Nr. 3 abgerechnet werden kann?

→ ....

4. Innerhalb welcher Uhrzeiten müssen Beratungen erbracht worden sein, damit der Zuschlag nach B abgerechnet werden darf?

→ ....

5. Für Beratungen und Untersuchungen an Samstagen kann ein Zuschlag berechnet werden.
   a) Welcher Zuschlag ist das?
   b) Welche besondere Vorschrift ist bei der Rechnungslegung zu beachten?

→ a) ....

→ b) ....

6. a) Welche GOÄ-Position darf abgerechnet werden, wenn die Medizinische Fachangestellte auf Anweisung des Arztes einem Patienten einen Befund telefonisch mitteilt?
   b) Welche besondere Vorschrift ist bei der Rechnungslegung zu beachten?

→ a) ....

→ b) ....

7. Welche zusätzlichen Positionen können abgerechnet werden, wenn bei einem dreijährigen Kind an einem Samstag um 23 Uhr Untersuchungsleistungen erbracht werden?

→ ....

8. Welche Vorschriften für die Erstellung einer Liquidation müssen beachtet werden, wenn Zuschläge berechnet werden?

→ ....

→ ....

→ ....

→ ....

9. Welche GOÄ-Nr wird für eine Infusion eingetragen, die länger als 30 Minuten dauert?

➔ ....

10. Ist die Entnahme von Kapillarblut berechnungsfähig?

➔ ....

11. Nennen Sie die vier Arten von Behandlungsmaßnahmen im Rahmen pysikalisch-medizinischer Leistungen (= physiotherapeutische Leistungen).

➔ ....

➔ ....

➔ ....

➔ ....

Lernfeld 4 Seite 258

12. Welche GOÄ-Nr. ist für eine Röntgenaufnahme von Daumen und Mittelfinger abrechnungsfähig?

➔ ....

13. Welche GOÄ-Nr. ist für eine Röntgenaufnahme von allen Fingern einer Hand abrechnungsfähig?

➔ ....

Rechnen Sie die folgenden Fälle ab.

14. 14. Feb. Patient Bruno Blümchen (67 Jahre, Privatpatient) erscheint in der Praxis seines Hausarztes. Er hat beim Umtopfen von Zimmerpflanzen nach dem Heben eines schweren Sackes mit Blumenerde plötzlich starke Schmerzen in der Schulter, die er kaum noch bewegen kann. Dabei klagt er über Taubheitsgefühle in den Fingern und, dass er die Faust kaum schließen kann.
Der Hausarzt äußert nach vollständiger Untersuchung des Bewegungsapparates den Verdacht auf eine Verletzung der Schultergelenkskapsel (Gesprächsdauer 15 min). Er überweist Herrn Blümchen zu einem Facharzt für Orthopädie und Unfallchirurgie.

➔ .... ➔ ....

18. Feb. Patient Bruno Blümchen erscheint mit der formlosen Überweisung seines Hausarztes in der Praxis des Facharztes für Orthopädie und Unfallchirurgie. Er beschreibt seine Beschwerden und klagt zusätzlich über Kopfschmerzen.
Der Arzt bittet seine Röntgenassistentin, zum Ausschluss einer Halswirbelsäulenbeteiligung, eine entsprechende Röntgenaufnahme anzufertigen. Anschließend untersucht der Arzt den Bewegungsapparat des Patienten vollständig und berät ihn. Er verordnet ein schmerzstillendes Präparat und bestellt den Patienten nach Vorliegen der radiologischen Befunde wieder ein.

20. Feb. Patient Blümchen beschreibt, dass das Präparat zwar geholfen habe, dass aber die Bewegungsfähigkeit des Armes für ihn noch nicht zufriedenstellend sei, was der Orthopäde durch eine symptombezogene Untersuchung bestätigt. Da sich kein gravierender radiologischer Befund ergeben hat, stellt der Orthopäde ein Wiederholungsrezept aus und verordnet Maßnahmen der physikalischen Therapie des Schultergelenks.
Der Arzt rät zur Übungstherapie und stellt mit Herrn Blümchen ein differenziertes Übungsprogramm auf, dass dieser zu Hause durchführen soll.

18. Feb. ➔ .... ➔ .... ➔ ....

20. Feb. ➔ .... ➔ ....

15. 22. Nov. Frau Nina Naddel, 72 Jahre, Privatpatientin, stellte beim Stricken von Weihnachtsgeschenken für ihre Enkel zunehmend Schmerzen in ihren Händen fest. Dabei beobachtete sie auch Schwellungen der Gelenke, die ganz besonders nach längerer Handarbeit auftraten und stark schmerzten. Dr. Renk führt eine vollständige Untersuchung des Bewegungsapparates durch, entnimmt Blut zur Labordiagnostik und veranlasst die notwendigen radiologischen Untersuchungen bei einem Radiologen. Er verordnet ein Medikament gegen die Schmerzen und bestellt die Patientin zu einem späteren Termin wieder ein. Das Arzt-Patienten-Gespräch dauert 35 Minuten.

30. Nov. Frau Nina Naddel erscheint wie bestellt bei Dr. Renk. Aufgrund der dokumentierten Befunde vom 22.11. und einer sorgfältigen Wiederholung der vollständigen Unterschung des Bewegungsapparates erörtert der Orthopäde das weitere Vorgehen mit seiner Patientin. Dabei werden auch die Laborergebnisse und die Ergebnisse der Röntgenuntersuchung genau besprochen. Es schließt sich eine orientierende neurologische Untersuchung an. Die Medikamente werden neu verordnet und ein weiterer Termin festgelegt. Das Arzt-Patienten-Gespräch dauert 28 Minuten.

13. Dez. Frau Nina Naddel kommt erneut zur Untersuchung. Die Schmerzen haben nachgelassen und auch die Schwellungen sind zurückgegangen. Dr. Renk untersucht symptombezogen, empfiehlt besondere Bewegungsübungen und spricht noch einmal die Medikamentendosierung durch. Ein neuer Termin wird für das nächste Jahr vereinbart. Das Arzt-Patienten-Gespräch dauert 17 Minuten.

22. Nov. ➔ .... ➔ ....

30. Nov. ➔ .... ➔ ....

13. Dez. ➔ .... ➔ ....

4.4 Fragen und Fälle zu Lernfeld 4

1. Wie viele Stunden Aufzeichnungsdauer sind für die EBM-Abrechnung einer Langzeit-Blutdruckmessung erforderlich?

- ◯ 10 Stunden
- ◯ 12 Stunden
- ◯ 18 Stunden
- ◯ 20 Stunden
- ◯ 24 Stunden

2. Nach welchem Gesichtspunkt richtet sich die richtige EBM-GOP für die Grundpauschale?

- ◯ Kinderzahl des Patienten
- ◯ Behandlungsmonat
- ◯ Anfangsbuchstabe des Nachnamens des Patienten
- ◯ Alter des Patienten
- ◯ Beruf des Patienten

3. Wie viele Ableitungen sind bei einem Belastungs-EKG für die Abrechnung der EBM-GOP 03321 erforderlich?

- ◯ mind. 6 Ableitungen
- ◯ mind. 9 Ableitungen
- ◯ mind. 12 Ableitungen
- ◯ mind. 15 Ableitungen
- ◯ mind. 18 Ableitungen

4. Welche Aussagen zur Grundpauschale sind richtig?

- ◯ sie darf nur von in der fachärztlichen Versorgung tätigen Vertragsärzten abgerechnet werden
- ◯ sie ist bei jedem persönlichen Arzt-Patienten-Kontakt berechnungsfähig
- ◯ sie ist bei jedem krankheitsbezogenen Tel.-gespräch des Arztes mit dem Patienten berechnungsfähig
- ◯ sie ist beim ersten persönlichen Arzt-Patienten-Kontakt im Quartal berechnungsfähig
- ◯ sie ist beim ersten Telefongespräch im Quartal des Arztes mit dem Patienten berechnungsfähig

5. Wie viele Stunden Aufzeichnungsdauer sind für die EBM-Abrechnung eines Langzeit-EKGs erforderlich?

- ◯ 10 Stunden
- ◯ 12 Stunden
- ◯ 18 Stunden
- ◯ 20 Stunden
- ◯ 24 Stunden

6. Welche der folgenden Behandlungsmethoden gehören zur Wärmetherapie?

- ◯ Infrarotbestrahlung
- ◯ Inhalation
- ◯ Mikrowelle
- ◯ Reizstrom
- ◯ Schwellstrom

7. An welchen der folgenden Tage kann der Hausarzt die Versichertenpauschale für die unvorhergesehene Inanspruchnahme ganztägig beim 1. persönlichen A-P-K (EBM-GOP 03030) im Quartal abrechnen?

- ◯ Rosenmontag
- ◯ Gründonnerstag
- ◯ jeden Freitag
- ◯ jeden gesetzlichen Feiertag
- ◯ jeden Sonntag

8. Welche der folgenden Arztgruppen dürfen an der hausärztlichen Versorgung teilnehmen?

- ◯ Fachärzte für Allgemeinmedizin
- ◯ Fachärzte für Chirurgie
- ◯ Fachärzte für Frauenheilkunde
- ◯ Fachärzte für Orthopädie
- ◯ Praktische Ärzte

9. Nach welcher der folgenden GOÄ-Nummern wird die Ausstellung eines Wiederholungsrezeptes abgerechnet?

- ◯ Nr. 1
- ◯ Nr. 2
- ◯ Nr. 3
- ◯ Nr. 4
- ◯ Nr. 5

10. Welche GOÄ-Nummern sind berechnungsfähig und wirtschaftlich sinnvoll, wenn der Patient den Arzt um 23 h telefonisch in einem 10-minütigen Gespräch um Rat fragt?

○ Leistung nach Nr. 1 + B GOÄ
○ Leistung nach Nr. 3 + B GOÄ
○ Leistung nach Nr. 1 + C GOÄ
○ Leistung nach Nr. 3 + C GOÄ
○ Leistung nach Nr. 3 + A GOÄ

11. Welche grundsätzliche Regel gilt in der GOÄ für die Abrechnung der Nr. 8 mit der Nr. 5?

○ dürfen nie nebeneinder abgerechnet werden
○ dürfen nur einmal im Behandlungsfall nebeneinander abgerechnet werden
○ dürfen nur einmal je Behandlungstag nebeneinder abgerechnet werden
○ dürfen nur zweimal im Behandlungsfall nebeneinander abgerechnet werden
○ müssen stets gemeinsam abgerechnet werden

12. Mit welchem Gebührensatz dürfen die Zuschläge in der GOÄ berechnet werden?

○ 1,0-facher Gebührensatz
○ 1,15-facher Gebührensatz
○ 1,3-facher Gebührensatz
○ 1,8-facher Gebührensatz
○ 2,3-facher Gebührensatz

13. Welche der folgenden Leistungen können nach der GOÄ auch telefonisch erbracht werden?

○ Leistung nach Nr. 1 GOÄ
○ Leistung nach Nr. 2 GOÄ
○ Leistung nach Nr. 3 GOÄ
○ Leistung nach Nr. 4 GOÄ
○ Leistung nach Nr. 5 GOÄ

14. Welcher Zeitaufwand ist mindestens erforderlich, damit die Leistung nach Nr. 3 GOÄ berechnungsfähig ist?

○ 5 Minuten
○ 10 Minuten
○ 15 Minuten
○ 20 Minuten
○ 25 Minuten

15. Wie wird eine Beratung nach Nr. 1 am Samstag nach der GOÄ abgerechnet?

○ Nr. 1 ohne Zuschlag
○ Nr. 1 + A
○ Nr. 1 + B
○ Nr. 1 + C
○ Nr. 1 + D

16. Welche EBM-GOP darf nicht neben der GOP 03000 abgerechnet werden?

○ 03030
○ 03220
○ 03360
○ 03362
○ 03370

17. Dr. Gütlich untersucht den chronisch kranken Herrn Meier, versichert bei der Barmer, am Donnerstag um 20 Uhr in der Abendsprechstunde. Er berät ihn über 10 Minuten und stellt ihm eine Überweisung zum Orthopäden aus. Es ist der erste APK im Quartal. Welche GOP dürfen abgerechnet werden?

○ 03000
○ 03030
○ 03220
○ 03230
○ 01430

18. Welche Leistungen gehören **nicht** zu den typischen hausärztlichen Tätigkeiten?

- ○ Sonographie
- ○ Blutabnahme
- ○ Akupunktur
- ○ Schlafstörungsdiagnostik
- ○ Spirometrie

19. Welche GOP dürfen **nicht** abgerechnet werden, wenn der Hausarzt **nicht** typisch hausärztlich tätig ist?

- ○ 03000
- ○ 03030
- ○ 03040
- ○ 03060
- ○ 03220

20. Welche Voraussetzungen gelten für die Chronikerpauschalen?

- ○ Der Patient muss in den letzten vier Quartalen mindestens einen persönlichen APK pro Quartal gehabt haben.
- ○ Der Patient muss mindestens eine chronische Krankheit haben.
- ○ Der Patient darf ein Jahr lang nur in einer Praxis behandelt worden sein.
- ○ Der Patient muss in den letzten vier Quartalen mindestens einen APK pro Quartal gehabt haben.
- ○ Ein persönlicher APK darf auch als APK im Rahmen einer Videosprechstunde erfolgen.

21. Der Hausarzt aktualisiert den Medikationsplan seines chronisch kranken Patienten. Welche Aussage(n) ist/sind richtig?

- ○ Die KV setzt die GOP 03222 automatisch zu.
- ○ Der Medikationsplan ist in der Versichertenpauschale enthalten.
- ○ Der Medikationsplan ist in der Chronikerpauschale enthalten.
- ○ Die KV setzt die GOP 01630 automatisch zu.
- ○ Die GOP wird auch dann zugesetzt, wenn der Arzt den Medikationsplan nicht aktualisiert.

22. Wie oft darf die GOP 03230 für ein 30-minütiges Gespräch abgerechnet werden?

- ○ 1x
- ○ 2x
- ○ 3x
- ○ 4x
- ○ 6x

23. Welche Leistungen sind in der Versichertenpauschale enthalten?

- ○ Ruhe-EKG
- ○ Langzeit-EKG
- ○ Langzeit-Blutdruckmessung
- ○ Ganzkörperstatus
- ○ Belastungs-EKG

24. Welche Aussage(n) zur hausärztlich-geriatrischen Abrechnung ist/sind richtig?

- ○ Das hausärztlich-geriatrische Basisassessment (GOP 03360) darf erst beim 2. persönlichen APK im Quartal abgerechnet werden.
- ○ Das hausärztlich-geriatrische Basisassessment (GOP 03360) darf nur einmal im Krankheitsfall abrechnet werden.
- ○ Der hausärztlich-geriatrische Betreuungskomplex (GOP 03362) darf nur abgerechnet werden, wenn ein geriatrisches (Basis-)Assessment vorliegt, das nicht älter als vier Quartale ist.
- ○ Der Medikationsplan ist in der Abrechnung des hausärztlich-geriatrischen Betreuungskomplexes (GOP 03362) enthalten.
- ○ Der hausärztlich-geriatrische Betreuungskomplex (GOP 03362) darf neben der Versichertenpauschale beim 1. persönlichen APK im Quartal abgerechnet werden.

25. Wie oft darf die palliativmedizinische Ersterhebung abgerechnet werden?

- ○ einmal am Behandlungstag
- ○ einmal im Behandlungsfall
- ○ einmal im Krankheitsfall
- ○ zweimal im Krankheitsfall
- ○ einmal im Erlebensfall

26. Welche GOP darf der Hausarzt abrechnen, wenn er einen dringenden Termin bei einem Facharzt vermittelt?

- ○ GOP 01430
- ○ GOP 03008
- ○ GOP 03010
- ○ GOP 03030
- ○ GOP 03060

27. Wofür darf der Verwaltungskomplex (GOP 01430) abgerechnet werden?

- ○ Ausstellung von Wiederholungsrezepten ohne APK
- ○ Ausstellungen von Überweisungen ohne APK
- ○ telefonische Übermittlung von Befunden an den Patienten durch das Praxispersonal
- ○ telefonische Beratung durch den Arzt
- ○ elektronischer Versand eines Befundberichts

28. Welche Aussage(n) zur Bereitschaftspauschale (GOP 01435) ist/sind richtig?

- ○ Die GOP 01435 darf im Arztfall nicht neben anderen GOP abgerechnet werden.
- ○ Die GOP 01435 darf einmal im Behandlungsfall abgerechnet werden.
- ○ Bei Personen unter 12 Jahren darf die GOP 01435 zweimal im Behandlungsfall abgerechnet werden.
- ○ Die GOP 01435 darf im organisierten Notdienst für einen telefonischen APK abgerechnet werden.
- ○ Die GOP 01435 darf im Arztfall nicht neben einer Versichertenpauschale abgerechnet werden.

29. Der Hausarzt führt bei einem Patienten ein 10-minütiges Beratungsgespräch im Rahmen der Videosprechstunde. Es ist der erste APK im Quartal. Der Patient war im Vorquartal nicht in Behandlung. Welche GOP dürfen abgerechnet werden?

- ○ GOP 01435
- ○ GOP 01444
- ○ GOP 01450
- ○ GOP 03000
- ○ GOP 03230

30. Ein 65-jähriger Patient erscheint beim Orthopäden aufgrund von Schmerzen im Bereich der Wirbelsäule. Der Orthopäde diagnostiziert degenerative Veränderungen an der Wirbelsäule mit segmentalen Bewegungseinschränkungen und verordnet Physiotherapie. Es ist der erste APK im Quartal. Welche GOP dürfen abgerechnet werden?

- ○ GOP 01430
- ○ GOP 18211
- ○ GOP 18212
- ○ GOP 18311
- ○ GOP 18331

31. Der Arzt berät einen Privatpatienten telefonisch über 20 Minuten. Was darf er dafür abrechnen und ist wirtschaftlich am sinnvollsten?

- ○ GOÄ-Nr. 1
- ○ GOÄ-Nr. 3 (1x)
- ○ GOÄ-Nr. 3 (2x)
- ○ GOÄ-Nr. 1+3
- ○ GOÄ-Nr. 1+5

32. Der Arzt untersucht bei einem Privatpatienten die Brustorgane und den Gefäßstatus vollständig. Anschließend berät er ihn über 5 Minuten. Welche GOÄ-Nrn. darf der Arzt abrechnen?

- ○ GOÄ-Nr. 1
- ○ GOÄ-Nr. 3
- ○ GOÄ-Nr. 6
- ○ GOÄ-Nr. 7
- ○ GOÄ-Nr. 8

33. Ein Privatpatient erscheint am 12.2. beim Arzt. Wann beginnt bei gleicher Krankheit ein neuer Behandlungsfall nach der GOÄ?

- ○ beim nächsten APK
- ○ am 12.3.
- ○ am 13.3.
- ○ am 1.4.
- ○ am 13.2. des nächsten Jahres

Lernfeld 5 Zwischenfällen vorbeugen und in Notfallsituationen Hilfe leisten

Inhaltsverzeichnis

LF 5 Zwischenfällen vorbeugen und in Notfallsituationen Hilfe leisten

Be(e) at work

Nachdem Frau Biene in der Praxisverwaltung und bei der Assistenz erste Erfahrungen gesammelt hat, bittet sie Herr Dr. Gütlich, ihm am Wochenende während seiner Bereitschaft im Rahmen des organisierten Notdienstes in der Notfallpraxis zu helfen.

Da sie in der Hauptsache die Patientanaufnahme und die Abrechnung vornehmen soll, hat sie die Gelegenheit, sich mit der Abrechnung von Notfallpatienten nach EBM und GOÄ vertraut zu machen.

Hinweis:

In der **vertragsärztlichen Versorgung** kann der Arzt aus verschiedenen Lebens- bzw. Arbeitssituationen zu unterschiedlich dringenden Notfällen gerufen werden. Deshalb sollen drei Fälle unterschieden werden:

- der Arzt wird von zu Hause oder aus der Praxis dringend von einem eigenen Patienten um ärztlichen Rat gebeten bzw. zu einem eigenen Patienten gerufen,
- der Arzt ist zum organisierten Not(-fall)dienst eingeteilt und wird zu einem fremden Patienten geschickt,
- der Arzt wird aus der Praxis zur Ersten Hilfe zu einem Unfall gerufen.

Die nach **EBM** zur Abrechnung kommenden Ziffern gehören zu den arztgruppenübergreifenden Leistungen, die von allen Vertragsärzten abgerechnet werden können. Abrechnungstechnisch muss hier nicht unterschieden werden zwischen Hausärzten und Fachärzten.

In der **GOÄ** sind keine besonderen Regeln für Notfälle getroffen, so dass auch hier die Abrechnung unabhängig von einer Fachgruppenzugehörigkeit des Arztes erfolgt.

5.1 EBM-Abrechnung in Notfallsituationen

5.1.1 Besondere Inanspruchnahme (EBM-Kapitel 1.1)

„Besondere Inanspruchnahme des Vertragsarztes" beschreibt eine Leistungserbringung des Arztes außerhalb der „Geschäftszeit", zu der er üblicherweise keine Sprechstunde abhält. Diese **Nacht-, Wochenend-, Feiertagsgebühren** stellen eine **Vergütung für diese zusätzliche Belastung** dar.

Text der Gebührenordnung (Auszug)

GOP	Leistungsbeschreibung	Punkte
01100	**Unvorhergesehene Inanspruchnahme I** des Vertragsarztes durch einen Patienten – zwischen 19.00 und 22.00 Uhr – an Samstagen, Sonntagen und gesetzlichen Feiertagen, am 24.12. und 31.12. zwischen 7.00 und 19.00 Uhr **wichtige Bestimmungen der GOP 01100:** – nicht abrechenbar, wenn vor 7.00 oder nach 19.00 Uhr Sprechstunden stattfinden oder Patienten zu diesen Zeiten bestellt werden – nur bei kurativer Behandlung **Abrechnungsausschlüsse:** in derselben Sitzung: GOP 01101, 01102, 01205, 01207, 01210, 01212, 01214, 01216, 01218, 01410, 01411, 01412, 01413, 01415, 01418, 01949, 01950, 01951, 01953, 03373, 04373, 37306 am Behandlungstag: GOP 01955, 01956	196

GOP	Leistungsbeschreibung	Punkte
01101	**Unvorhergesehene Inanspruchnahme II** des Vertragsarztes durch einen Patienten – zwischen 22.00 und 7.00 Uhr – an Samstagen, Sonntagen und gesetzlichen Feiertagen, am 24.12. und 31.12. zwischen 19.00 und 7.00 Uhr	313
01102	**Inanspruchnahme** des Vertragsarztes an Samstagen zwischen 7.00 und 19.00 Uhr	101

Erläuterungen

1.	Die **GOP 01100 oder 01101** darf bei Leistungen **– auch telefonischen Leistungen – abgerechnet werden,** die der Arzt erbringt: • **„unvorhergesehen" zwischen 19.00 Uhr und 7.00 Uhr** • an **Samstagen, Sonntagen,** an **gesetzlichen Feiertagen** und am **24. und 31. Dez.**
2.	Als **gesetzliche Feiertage** zählen nur die **bundesweit** oder die in **bestimmten Bundesländern** dazu erklärten Tage der Arbeitsruhe. **Örtliche** besondere arbeitsfreie Tage, wie Rosenmontag, Kirchweih o. Ä., berechtigen **nicht** zur Abrechnung der GOP 01100 und 01101; auch dann nicht, wenn für diesen Tag eine Notdienstregelung abgesprochen ist.
3.	Die **GOP 01100 und 01101** sind ausschließlich bei **kurativen Behandlungen** berechnungsfähig.
4.	Die **GOP 01100 und 01101** dürfen **nicht** abgerechnet werden: • wenn der Patient zur Behandlung oder Untersuchung zu diesen Zeiten **in die Praxis bestellt** wurde, • wenn zu diesen Zeiten der **Praxisbetrieb bereits oder noch läuft** (z. B. ab 6.45 Uhr Blutabnahmen im Beisein des Vertragsarztes oder Sprechstunde zieht sich bis 19.30 Uhr hin), • im Zusammenhang mit **Besuchsleistungen.**
5.	Die **GOP 01102** ist abrechenbar • bei **Sprechstundentätigkeit** am Samstag zwischen 7.00 und 19.00 Uhr • auch bei **telefonischen Kontakten** zwischen Arzt und Patient

5.1.2 Organisierter Not(-fall)dienst (EBM-Kapitel 1.2)

Für die Leistungen, die bei der Versorgung von Notfällen oder der Behandlung von Patienten im organisierten Not(-fall)dienst anfallen, wurde ein eigenständiges Kapitel im EBM eingerichtet.

Neben den Gebührenordnungspositionen dieses Abschnittes sind nur Gebührenordnungspositionen berechnungsfähig, die in unmittelbarem diagnostischen oder therapeutischen **Zusammenhang mit der Notfallversorgung** stehen. Ansonsten darf ein Arzt im Notfall und im organisierten Not(fall-)dienst **alle GOP des EBMs** abrechen, insbesondere auch die arztgruppenspezifischen GOP anderer Haus- bzw. Fachärzte. Die in den Präambeln des Bereichs III gemachten Einschränkungen gelten nicht.

Wenn die Erkrankung des Patienten auf Grund ihrer Beschaffenheit **keiner** sofortigen Maßnahme bedarf und die nachfolgende Versorgung durch einen Vertragsarzt außerhalb der Notfallversorgung möglich und/oder auf Grund der Umstände vertretbar ist, wird beim ersten persönlichen Arzt-Patienten-Kontakt die **Notfallpauschale GOP 01205 oder 01207** berechnet, bei sofortigen Behandlungsbedarf die **Notfallpauschale GOP 01210 oder 01212.**

Zu den Notfallpauschalen nach GOP 01210 und 01212 dürfen bei Patienten mit erhöhtem Behandlungsbedarf ggf. **Schweregradzuschläge** abgerechnet werden. Dabei werden zwei Arten von Schweregradzuschlägen unterschieden, zum einen der Zuschlag aufgrund einer **festgelegten, schwerwiegenden Behandlungsdiagnose** zum anderen aufgrund einer **schwierigen Kommunikation bzw. bei geriatrischen Patienten.**

Zu **schwerwiegenden Behandlungsdiagnosen (GOP 01223 oder 01224)** zählen:

- Frakturen im Bereich der Extremitäten proximal des Metacarpus und Metatarsus
- Schädel-Hirn-Trauma mit Bewusstlosigkeit von weniger als 30 Minuten (S06.0 und S06.70)
- Akute tiefe Beinvenenthrombose
- Hypertensive Krise
- Angina pectoris (ausgenommen: I20.9)
- Pneumonie
- Akute Divertikulitis

Der **Zuschlag für schwierige Kommunikation/geriatrische Patienten (GOP 01 226)** darf berechnet werden bei:

- Neugeborenen, Säuglingen und Kleinkindern

oder

- Patienten mit krankheitsbedingt erheblich komplexer Beeinträchtigung kognitiver, emotionaler und verhaltensbezogener Art (ausgenommen Beeinträchtigung kognitiver, emotionaler und verhaltensbezogener Art infolge psychotroper Substanzen)

und/oder

- Patienten ab dem vollendeten 70. Lebensjahr mit geriatrischem Versorgungsbedarf und Frailty-Syndrom (Kombination von unbeabsichtigtem Gewichtsverlust, körperlicher und/oder geistiger Erschöpfung, muskulärer Schwäche, verringerter Ganggeschwindigkeit und verminderter körperlicher Aktivität)

und/oder

- Patienten mit einer der folgenden Erkrankungen: F00 – F02 dementielle Erkrankungen, G30 Alzheimer-Erkrankung, G20.1 Primäres Parkinson-Syndrom mit mäßiger bis schwerer Beeinträchtigung und G20.2 Primäres Parkinson-Syndrom mit schwerster Beeinträchtigung.

Text der Gebührenordnung (Auszug)

GOP	Leistungsbeschreibung	Punkte
01205	**Notfallpauschale (Abklärung, Koordination I) im organisierten Not(-fall)-dienst** und für nicht an der vertragsärztlichen Versorgung teilnehmende Ärzte, Institute und Krankenhäuser **für die Abklärung der Behandlungsnotwendigkeit** bei Inanspruchnahme – zwischen 7:00 und 19:00 (außer an Samstagen, Sonntagen, gesetzlichen Feiertagen und am 24.12. und 31.12.) *Obligater Leistungsinhalt* – Persönlicher Arzt-Patienten-Kontakt im organisierten Not(-fall)dienst und für nicht an der vertragsärztlichen Versorgung teilnehmende Ärzte, Institute und Krankenhäuser – Bewertung der Dringlichkeit der Behandlungsnotwendigkeit, *Fakultativer Leistungsinhalt* – Koordination der nachfolgenden Versorgung durch einen Vertragsarzt außerhalb der Notfallversorgung, – Erhebung Lokalbefund einmal im Behandlungsfall **wichtige Bestimmung der GOP 01205:** – für die Berechnung einer Versicherten-, Grund- oder Konsiliarpauschale ist in demselben Behandlungsfall mindestens ein weiterer persönlicher APK außerhalb des organisierten Not(-fall)dienstes erforderlich **Abrechnungsausschlüsse:** – in derselbean Sitzung: GOP 01100, 01101, 01102, 01214, 01216, 01218, 01411, 01412, 01414, 01415, u. a. – am Behandlungstag: GOP 01626, 01955, 01956 – im Behandlungsfall: GOP 01207, 01210, 01212	45

Text der Gebührenordnung (Auszug)

GOP	Leistungsbeschreibung	Punkte
01207	**Notfallpauschale (Abklärung, Koordination II) im organisierten Not(-fall)-dienst** und für nicht an der vertragsärztlichen Versorgung teilnehmende Ärzte, Institute und Krankenhäuser **für die Abklärung der Behandlungsnotwendigkeit** bei Inanspruchnahme – zwischen 19:00 – 07:00 Uhr des Folgetages – ganztägig an Samstagen, Sonntagen, gesetzlichen Feiertagen und am 24.12. und 31.12. *(Obligater und fakultativer Leistungsinhalt entsprechend GOP 01205)* einmal im Behandlungsfall	80
01210	**Notfallpauschale im organisierten Not(-fall)dienst** und Notfallpauschale für nicht an der vertragsärztlichen Versorgung teilnehmenden Ärzte, Institute und Krankenhäuser bei Inanspruchnahme – zwischen 7:00 und 19:00 (außer an Samstagen, Sonntagen, gesetzlichen Feiertagen und am 24.12. und 31.12.) *Obligater Leistungsinhalt* – Persönlicher Arzt-Patienten-Kontakt im organisierten Not(-fall)dienst und für nicht an der vertragsärztlichen Versorgung teilnehmende Ärzte, Institute und Krankenhäuser *Fakultativer Leistungsinhalt* – in Anhang 1, Spalte GP, aufgeführte Leistungen, – Funktioneller Ganzkörperstatus (27 310) einmal im Behandlungsfall **wichtige Bestimmung der GOP 01210:** – für die Berechnung einer Versicherten-, Grund- oder Konsiliarpauschale ist in demselben Behandlungsfall mindestens ein weiterer persönlicher APK außerhalb des organisierten Not(-fall)dienstes erforderlich **Abrechnungsausschlüsse:** – in derselben Sitzung: GOP 01100, 01101, 01102, 01212, 01214, 01216, 01218, 01411, 01412, 01414, 01415, u. a. – am Behandlungstag: GOP 01626, 01955, 01956 – im Behandlungsfall: GOP 01205, 01207, 01212	120
01212	**Notfallpauschale im organisierten Not(-fall)dienst** und Notfallpauschale für nicht an der vertragsärztlichen Versorgung teilnehmende Ärzte, Institute und Krankenhäuser bei Inanspruchnahme – zwischen 19:00 – 07:00 Uhr des Folgetages – ganztägig an Samstagen, Sonntagen, gesetzlichen Feiertagen und am 24.12. und 31.12. (obligater und fakultativer Leistungsinhalt entsprechen der GOP 01210) einmal im Behandlungsfall	195
01214	**Notfallkonsultationspauschale I im organisierten Not(-fall)dienst** und für nicht an der vertragsärztlichen Versorgung teilnehmenden Ärzte, Institute und Krankenhäuser	50

Text der Gebührenordnung (Auszug)

GOP	Leistungsbeschreibung	Punkte
01214 (Fortsetzung)	*Obligater Leistungsinhalt* – Weiterer persönlicher oder anderer Arzt-Patienten-Kontakt im organisierten Not(-fall)dienst oder für nicht an der vertragsärztlichen Versorgung teilnehmende Ärzte, Institute und Krankenhäuser bei Inanspruchnahme außerhalb der in den GOP 01216 und 01218 angegebenen Zeiten, *Fakultativer Leistungsinhalt* – in Anhang 1, Spalte GP, aufgeführte Leistungen, – Funktioneller Ganzkörperstatus (27310) je Arzt-Patienten-Kontakt **Abrechnungsausschlüsse:** – in derselben Sitzung: GOP 01100, 01101, 01102, 01205, 01207, 01210, 01212, 01216, 01218, 01411, 01412, 01414, 01415, 03030, 03373, u. a. – am Behandlungstag: GOP 01626, 01955, 01956	
01216	**Notfallkonsultationspauschale II im organisierten Not(-fall)dienst** und für nicht an der vertragsärztlichen Versorgung teilnehmenden Ärzte, Institute und Krankenhäuser bei Inanspruchnahme – zwischen 19:00 und 22:00 Uhr – an Samstagen, Sonntagen und gesetzlichen Feiertagen, am 24.12. und 31.12. zwischen 07:00 und 19:00 Uhr. (obligater und fakultativer Leistungsinhalt entsprechen der GOP 01214) je Arzt-Patienten-Kontakt	140
01218	**Notfallkonsultationspauschale III im organisierten Not(-fall)dienst** und für nicht an der vertragsärztlichen Versorgung teilnehmenden Ärzte, Institute und Krankenhäuser bei Inanspruchnahme – zwischen 22:00 und 07:00 Uhr – an Samstagen, Sonntagen und gesetzlichen Feiertagen, am 24.12. und 31.12. zwischen 19:00 und 07:00 Uhr. (obligater und fakultativer Leistungsinhalt entsprechen der GOP 01214) je Arzt-Patienten-Kontakt	170
01220	**Reanimationskomplex** *Obligater Leistungsinhalt* – Künstliche Beatmung und/oder extrathorakale Herzmassage *Fakultativer Leistungsinhalt* – Leistungen nach den Nrn. 02100, 02320, 02323, 02330, 02331, 02340, 02341 – Ausspülung des Magens	1027
01221	**Zuschlag Beatmung** zu der GOP 01220 *Obligater Leistungsinhalt* – Koniotomie und/oder – Endotracheale Intubation(en)	203

Text der Gebührenordnung (Auszug)

GOP	Leistungsbeschreibung	Punkte
01222	**Zuschlag Defibrillation** zu der GOP 01220 *Obligater Leistungsinhalt* – Elektrodefibrillation(en) und/oder – Elektrostimulation(en) des Herzens	288
01223	**Zuschlag zur Notfallpauschale 01210 (bei schwerwiegender Behandlungsdiagnose)** einmal im Behandlungsfall	128
01224	**Zuschlag zur Notfallpauschale 01212 (bei schwerwiegender Behandlungsdiagnose)** einmal im Behandlungsfall	195
01226	**Zuschlag zur Notfallpauschale 01212 (bei schwieriger Kommunikation oder geriatrischen Patienten)** einmal im Behandlungsfall	90

Erläuterungen

1.	Im organisierten Not(-fall)dienst ist grundsätzlich **jeder Arzt-Patienten-Kontakt abrechnungsfähig.**
2.	Beim **ersten persönlichen Arzt-Patienten-Kontakt** im organisierten Not(fall-)dienst ist die **GOP 01205, 01207, 01210 oder 01212** entsprechend der in der Leistungslegende vorgegebenen Zeiten im Behandlungsfall zu berechnen.
3.	Bei Patienten, die **keiner** sofortigen Maßnahme bedürfen, wird die **GOP 01205 oder 01207** berechnet, bei Patienten mit **sofortiger Behandlungsnotwendigkeit** die **GOP 01210 oder 01212.**
4.	Es darf **im Behandlungsfall nur eine der Notfallpauschalen** GOP 01205, 01207, 01210 oder 01212 abgerechnet werden.
5.	**Weitere persönliche oder andere, mittelbare Arzt-Patienten-Kontakte,** wie beispielsweise Telefonkontakte zwischen Arzt und Patienten, können im organsierten Not(-fall)dienst über eine **Notfallkonsultationspauschale** abgerechnet werden. Zur Auswahl stehen, abhängig von der Uhrzeit der Inanspruchnahme, die **GOP 01214, 01216 und 01218.**
6.	Die Berechnung der GOP 01205, 01207, 01210, 01212, 01214, 01216, 01218 setzt die **Angabe der Uhrzeit** der Inanspruchnahme voraus.
7.	Die Abrechnung der Erschwerniszuschlägen nach GOP 01223, 01224, 01226 setzt die **Kodierung nach ICD-10** voraus unter Angabe der Diagnosesicherheit. Es darf nur ein Erschwerniszuschlag neben einer Notfallpauschale abgerechnet werden.
8.	Neben den Notfallpauschalen ist für die Abrechnung einer **Versicherten-, Grund- oder Konsiliarpauschale** in demselben Behandlungsfall mindestens ein weiterer persönlicher APK außerhalb des organisierten Notdienstes notwendig.

Hinweis:

Die Organisation der Abrechnung im organisieren Notdienst kann regional abweichen. Im Bereich der KV Nordrhein erfolgt die Abrechnung der Leistungen in der Notfallpraxis und wird am Ende des Quartals dem Arzt zugewiesen.

Folgende Darstellungen sollen die richtige Abrechnung von Arzt-Patienten-Kontakten (APK) **im Behandlungsfall** im organisierten Notdienst verdeutlichen:

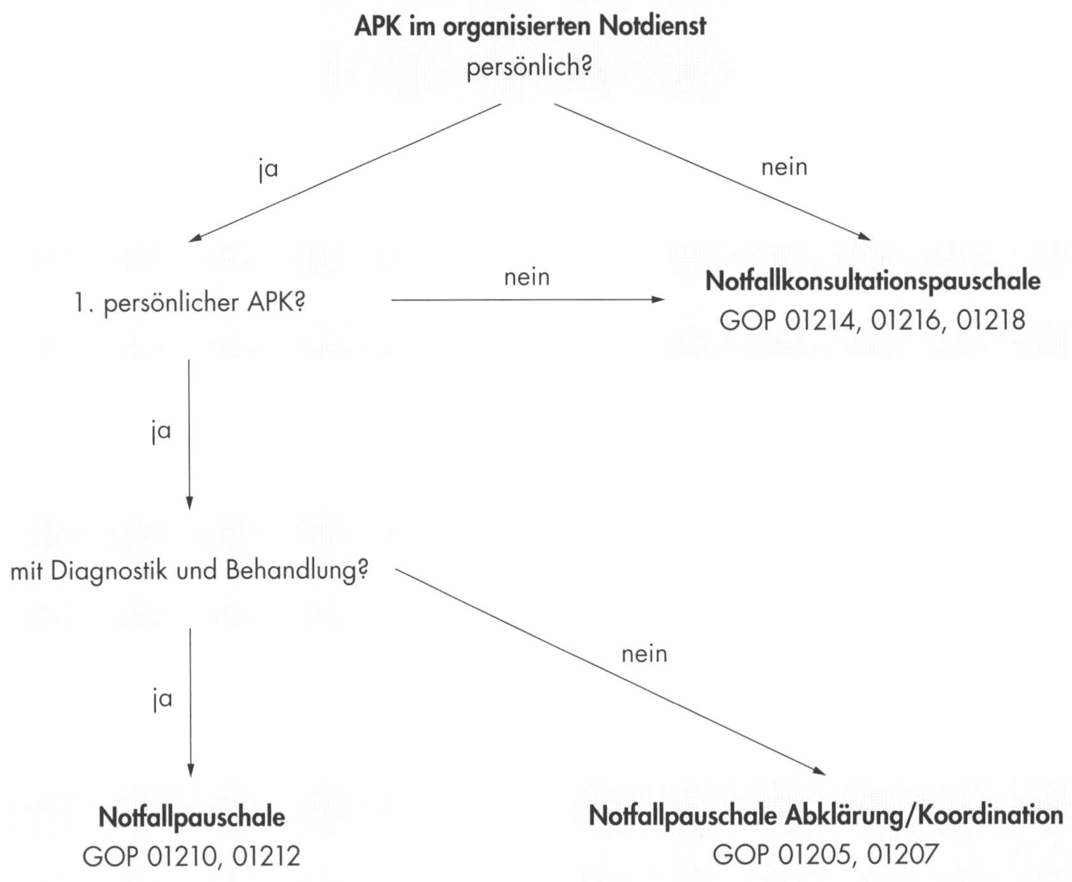

Welche **Notfallpauschale** beim **1. persönlichen Arzt-Patienten-Kontakt** im Behandlungsfall im organisierten Notdienst abgerechnet wird, zeigt folgende Tabelle:

	mit Diagnostik und Behandlung	nur Abklärung und Koordination
Montag – Freitag: 7.00 – 19.00 Uhr	GOP 01210, ggf. 01223	GOP 01205
Montag – Freitag: 19.00 – 7.00 Uhr	GOP 01212, ggf. 01224 oder 01226	GOP 01207
Samstag, Sontag, Feiertag, 24.12., 31.12.: ganztägig	GOP 01212, ggf. 01224 oder 01226	GOP 01207

Welche **Notfallkonsultationspauschale** beim **weiteren persönlichen oder anderem Arzt-Patienten-Kontakt** im Behandlungsfall im organisierten Notdienst abgerechnet wird, zeigt folgende Tabelle:

	GOP 01214	GOP 01216	GOP 01218
Montag – Freitag:	7.00 – 19.00 Uhr	19.00 – 22.00 Uhr	22.00 – 7.00 Uhr
Samstag, Sontag, Feiertag, 24.12., 31.12.:	–	7.00 – 19.00 Uhr	19.00 – 7.00 Uhr

Beispiele:

Sonntag 15 Uhr 1. APK	*Achim Arnheim erscheint mit Fieber und Luftnot während des organisierten Notdienstes in der Notfallpraxis. Der Arzt diagnostiziert eine Pneumonie.* ***Abrechnung nach dem EBM: GOP 01212 (15 Uhr), 01224***
Montag 18 Uhr 1. APK	*Britta Braunschweig ruft in der Notfallpraxis an, da sie unter Übelkeit und Brechreiz leidet. Der Arzt berät sie telefonisch.* ***Abrechnung nach dem EBM: GOP 01214 (18 Uhr)***
1. Januar 20 Uhr 1. APK	*Carsten Coburg erscheint in der Notfallpraxis. Ihm ist eine Veränderung an seinem Muttermal aufgefallen. Er hat Angst, dass es eine bösartige Erkrankung sein könnte. Da kein akuter Notfall vorliegt, rät der Arzt ihm, das Muttermal bei einem Hautarzt abklären zu lassen.* ***Abrechnung nach dem EBM: GOP 01207 (20 Uhr)***
Freitag 18.30 Uhr 1. APK	*Daniela Dorsten erscheint mit starken Schluckbeschwerden in der Notfallpraxis. Der Arzt diagnostiziert eine akute Mandelentzündung und verordnet ein Antibiotikum.* ***Abrechnung nach dem EBM: GOP 01210 (18.30 Uhr)***
20 Uhr	*Daniela Dorsten ruft den diensthabenden Arzt an, da sie eine Frage zur Dosierung des Antibiotikums hat.* ***Abrechnung nach dem EBM: GOP 01216 (20 Uhr)***

5.1.3 Besuche und Visiten (EBM-Kapitel 1.4)

Das Selbstverständnis eines Notfalls bedingt schon, dass der Patient bzw. Unfallverletzte nicht in der Lage ist, einen Arzt in der Praxis aufzusuchen, sondern dass der Arzt sich zu dem Notfallpatienten begeben muss, und zwar zu jeder Uhrzeit und sofort. Abrechnungstechnisch ist der Arzt damit berechtigt, neben den ärztlichen Notfallleistungen auch einen **Besuch** abzurechnen.

Unter einem **(„Kranken-") Besuch** versteht man eine **persönliche ärztliche Leistung,** zu der sich der Vertragsarzt auf Anforderung des Erkrankten, aber auch auf Veranlassung einer anderen Person, von seiner Praxis oder seiner Wohnung zum Aufenthaltsort des Kranken begibt. Ein Besuch liegt somit auch vor, wenn der Arzt seinen Patienten z. B. in einem Altenheim aufsucht oder sich zur Notversorgung eines Unfallverletzten auf die Straße begibt.

Im Bundesmantelvertrag mit den gesetzlichen Krankenkassen ist vereinbart, dass ein Patient nur dann einen Anspruch auf eine Hausbesuchsbehandlung hat, wenn ihm das **Aufsuchen der Vertragsarztpraxis nicht möglich** ist;
Gründe hierfür können sein, dass

- er **bettlägerig** erkrankt ist,
- er **gehunfähig** ist,
- **Ansteckungsgefahr** besteht.

Da der Arzt bei Besuchen und Visiten den Patienten aufsucht und dabei bestimmte Wegstrecken zurücklegen muss, können neben den Vergütungen für die Besuchs- und Visitenleistungen **Wegepauschalen/ Wegegelder** (Abkürzung im Buch: WP) berechnet werden.

Text der Gebührenordnung (Auszug)

GOP	Leistungsbeschreibung	Punkte
01410	**Besuch eines Kranken,** wegen der Erkrankung ausgeführt **Abrechnungsausschlüsse:** – in derselben Sitzung: GOP 01100, 01101, 01102, 01411, 01412, 01413, 01414, 01415, 01418, 01721, 05230	212

Text der Gebührenordnung (Auszug)

GOP	Leistungsbeschreibung	Punkte
01411	**Dringender Besuch I,** wegen der Erkrankung, unverzüglich nach Bestellung ausgeführt – zwischen 19.00 und 22.00 Uhr, oder an Samstagen, Sonntagen und gesetzlichen Feiertagen, am 24.12. und 31.12. zwischen 7.00 und 19.00 Uhr **Abrechnungsausschlüsse:** – in derselben Sitzung: GOP 01100, 01101, 01102, 01205, 01207, 01210, 01212, 01214, 01216, 01218, 01410, 01412, 01413, 01414, 01415, 01418, 01721, 05230	469
01412	**Dringender Besuch II**/dringende Visite auf der Belegstation, wegen der Erkrankung, unverzüglich nach Bestellung ausgeführt – Dringender Besuch zwischen 22.00 und 7.00 Uhr oder – Dringender Besuch an Samstagen, Sonntagen und gesetzlichen Feiertagen, am 24.12. und 31.12. zwischen 19.00 und 7.00 Uhr oder – Dringender Besuch bei Unterbrechen der Sprechstundentätigkeit mit Verlassen der Praxisräume oder – Dringende Visite auf der Belegstation bei Unterbrechen der Sprechstundentätigkeit mit Verlassen der Praxisräume **wichtige Bestimmung der GOP 01412:** – nicht für Besuche im organisierten Notdienst **Abrechnungsausschlüsse:** – in derselben Sitzung: GOP 01100, 01101, 01102, 01205, 01207, 01210, 01212, 01214, 01216, 01218, 01410, 01411, 01413, 01414, 01415, 01418, 01721, 05230	626
01413	**Besuch eines weiteren Kranken** derselben sozialen Gemeinschaft *Obligater Leistungsinhalt* – Besuch eines weiteren Kranken … in derselben sozialen Gemeinschaft (z. B. Familie) und/oder in beschützenden Wohnheimen bzw. Einrichtungen bzw. Pflege- oder Altenheimen mit Pflegepersonal in unmittelbarem zeitlichen Zusammenhang mit einem Besuch nach den Nrn. 01410, 01411, 01412, 01415 oder 01418 **Abrechnungsausschlüsse:** – in derselben Sitzung: GOP 01100, 01101, 01410, 01411, 01412, 01414, 01415, 01418, 01721, 05230	106
01415	**Dringender Besuch in beschützten Wohnheimen** bzw. Einrichtungen bzw. Pflege- oder Altenheimen mit Pflegepersonal wegen der Erkrankung noch am Tag der Bestellung ausgeführt **wichtige Bestimmung der GOP 01415:** – nicht für Besuche im organisierten Notdienst **Abrechnungsausschlüsse:** – in derselben Sitzung: GOP 01100, 01101, 01102, 01205, 01207, 01210, 01212, 01214, 01216, 01218, 01410, 01411, 01412, 01413, 01414, 01418, 01721, 05230	546
01418	**Besuch im organisierten Not(-fall)dienst** **Abrechnungsausschlüsse:** – in derselben Sitzung: GOP 01100, 01101, 01102, 01410, 01411, 01412, 01413, 01414, 01415, 01721, 01949, 01950, 01953, 01955, 05230 **Hinweis:** Die Berechnung der GOP 01418 setzt die Angabe der Uhrzeit der Inanspruchnahme voraus.	778

Übersicht zu Besuchen: Abrechnung des jeweils 1. Patienten einer sozialen Gemeinschaft

Zeit		Besuch (vom Arzt geplanter Routinebesuch)	dringender Besuch (vom Patienten dringend bestellter und unverzüglich ausgeführter Besuch)
Tag	(7 h – 19 h)	01410	01412 (bei Unterbrechung der Sprechstunde)
Abend	(19 h – 22 h)	01410	01411
Nacht	(22 h – 7 h)	01410	01412
Sams-, Sonn- und Feiertag, am 24. und 31.12. (7 h – 19 h)		01410	01411
Sams-, Sonn- und Feiertag, am 24. und 31.12. (19 h – 7 h)		01410	01412
im organisierten Not(-fall)dienst (Uhrzeit muss angeben werden)		01418	01418
In beschützten Wohnheimen bzw. Einrichtungen …		01410	01415 (am Tag der Bestellung ausgeführt)

Für jeden Besuch nach den GOP 01410 bis 01412 und nach den GOP 01414, 01415, 01418 ist zusätzlich eine **Wegepauschale**/ein **Wegegeld** (im Schulungsbuch = WP) berechnungsfähig.

Für den **Besuch eines weiteren Kranken** in derselben sozialen Gemeinschaft wird die **GOP 01413 je besuchten Patienten** abgerechnet. Neben der GOP 01413 darf **keine Wegepauschale** bzw. **kein Wegegeld** abgerechnet werden.

Beispiel:

Ein Hausarzt besucht am ersten Mittwochnachmittag im neuen Quartal die Wohnanlage mit Wohnheim, Pflegeheim und Altenheim:

Wohnheim *einzelne abgeschlossene Wohneinheiten (z. B. mit eigener Klingel und eigenem Briefkasten); keine Pflicht zur Teilnahme an einer Gemeinschaftsverpflegung*

Pflegeheim *keine abgeschlossene Wohneinheiten, z. T. Mehrbettzimmer; Gemeinschaftsverpflegung; Patienten sind bettlägerig*

Altenheim *keine abgeschlossenen Wohneinheiten, z. T. Mehrbettzimmer; Gemeinschaftsverpflegung; Patienten sind aber grundsätzlich nicht bettlägerig*

Gebäude	Patient	Kassenzugehörigkeit	erbrachte Leistung	Abrechnung von 1. Besuch [1]	Abrechnung von weitere Besuche im Behandlungsfall [2]
Wohnheim					
Appartment A	*A. Arens*	*AOK*	*Besuch*	*01410, WP, 03000*	*01410, WP*
Appartment B	*B. Brusius*	*DAK*	*Besuch*	*01410, WP, 03000*	*01410, WP*
	C. Brusius	*DAK*	*Besuch*	*01413, 03000*	*01413*

1 neben anderen berechnungsfähigen Leistungen; WP = Wegepauschale/Wegegeld

2 bei gleicher Abfolge der Patienten

Gebäude	Patient	Kassen-zugehörigkeit	erbrachte Leistung	Abrechnung von 1. Besuch [1]	weitere Besuche im Behandlungsfall [2]
Pflegeheim	*I. Issel*	*AOK*	*Besuch*	*01410, WP, 03000*	*01410, WP*
	J. Jost	*BARMER*	*Besuch*	*01413, 03000*	*01413*
	M. Meier	*BKK*	*Besuch*	*01413, 03000*	*01413*
Altenheim	*D. Dorn*	*BKK*	*Besuch*	*01410, WP, 03000*	*01410, WP*
	E. Ewig	*BARMER*	*Besuch*	*01413, 03000*	*01413*

Eine **Visite** findet statt, wenn ein Vertragsarzt als **Belegarzt** in der **Klinik,** seine Patienten **routinemäßig,** d. h. in organisatorisch festgelegten regelmäßigen Zeitabständen, aufsucht oder **außerplanmäßig** als dringende Visite.

Lernfeld 5 Seite 276

Text der Gebührenordnung (Auszug)

GOP	Leistungsbeschreibung	Punkte
01414	**Visite auf der Belegstation** je Patient	87
01416	**Begleitung eines Kranken durch den behandelnden Arzt beim Transport** zur unmittelbar notwendigen stationären Behandlung, je vollendete 10 Minuten	117

Erläuterungen

1. **Neben einer Besuchsleistung** sind **weitere erbrachte Leistungen** berechnungsfähig.

2. Der **dringende Besuch nach den GOP 01411 und 01412** darf nur dann abgerechnet werden, wenn der Arzt aus **medizinischen Gründen** den Patienten **unverzüglich nach der Bestellung** aufsucht.

3. Nach der Präambel zu diesem EBM-Abschnitt kann **nur ein Besuch am Tag bei demselben Patienten** abgerechnet werden; ansonsten ist eine Begründung erforderlich.

4. In Zusammenhang mit **Besuchen** ist bei der ärztlichen Behandlung **weiterer Personen** jeweils der Besuch nach **EBM-GOP 01413** zu berechnen, wenn sich diese Personen in der Häuslichkeit der ersten besuchten Person befinden und damit zu derselben **„sozialen Gemeinschaft"** gehörten.

Derselben sozialen Gemeinschaft gehören an:

- Personen, die in **einer Wohnung** zusammen leben, einschl. **Gäste,**
- Bewohner von Alten-, Kinder-, Ausländerheimen oder vergleichbaren Einrichtungen in gemeinsamer Nutzung.

Keine soziale Gemeinschaft besteht, wenn

- die Bewohner z. B. eines Wohnheims in **abgeschlossenen Wohneinheiten** mit eigenem Herd, Türklingel und Briefkasten leben und sich zumindest **teilweise selbst versorgen;**
- Einzelne Mitglieder einer sozialen Gemeinschaft **außerhalb ihrer Wohnung** behandelt werden müssen, z. B. bei einem Unfall.

5. **Alle Besuche im organisierten Not(-fall)dienst** werden unabhängig von der Uhrzeit mit der **GOP 01418** abgerechnet. Die **Angabe der Uhrzeit** der Inanspruchnahme ist zwingend erforderlich.

Erläuterungen

6.	Neben der GOP 01416 für die **Begleitung eines Patienten** z. B. im Krankenwagen zur unmittelbar notwendigen stationären Behandlung kann der Arzt eine **EBM-GOP (z. B. 01410)** für einen im Zusammenhang stehenden **Besuch** abrechnen. **Nicht abrechnungsfähig** mit GOP 01410 ist der **vom Arzt im eigenen Wagen** durchgeführte Transport des Patienten in ein Krankenhaus (nur Wegegeld).
7.	**Keine ärztlichen Besuchsleistungen** sind, wenn: • der Vertragsarzt gerade „rein zufällig" in der Nähe der Patientenwohnung war und sich einmal nach dem Befinden erkundigen wollte; • der Vertragsarzt den Patienten „lange nicht mehr gesehen" hat und ihn deshalb zu Hause aufsucht; • der Vertragsarzt nach der Behandlung des besuchsbedürftigen Patienten ein Familienmitglied, das durchaus die Praxis hätte aufsuchen können, ärztlich berät oder untersucht; • der Arzt zur Ausstellung eines Totenscheins zu einem Verstorbenen gerufen wird, es sei denn, der Betroffene war bei Anforderung des Besuchs noch nicht (sicher) tot; • der Vertragsarzt auf dem Land regelmäßig einzelne Dörfer oder Höfe abfährt und dort alle Kranken besucht, ohne dass die Besuche bestellt oder verabredet waren; • der Vertragsarzt eine ausgebildete MFA zu einem Kranken schickt, um z. B. einen Verband oder einen Katheter zu wechseln.

Eine **Wegepauschale**/ein **Wegegeld** erhält der Vertragsarzt **neben dem Honorar für den Besuch oder die Visite** als **Kostenerstattung** für den materiellen Aufwand (z. B. Autokosten).

Diese Kostenerstattungen werden von der Kassenärztlichen Vereinigung mit den Kostenträgern vereinbart. Eine für das gesamte Bundesgebiet geltende Regelung im einheitlichen Bewertungsmaßstab (EBM) konnte bis heute nicht gefunden werden.

Für die **Praxisabrechnung von Wegepauschale/Wegegeld** ist deshalb die jeweils geltende Regelung der zuständigen Kassenärztlichen Vereinigung anzuwenden!

Im Bereich der **KV Nordrhein** gilt:

- **Wegepauschale:** bis 2 km Entfernung zur Praxis
  - 7 – 19 Uhr: keine Eintragung erforderlich, Wegepauschale wird neben GOP 01410, 01411, 01412, 01414, 01415 und 01418 automatisch zugesetzt
  - 19 – 7 Uhr: Ergänzung des Buchstabens „N" neben GOP 01410, 01411, 01412, 01414, 01415 und 01418
- **Wegegeld:** über 2 km Entfernung zur Praxis
  - Angabe der einfachen Entfernung in Doppelkilometer (dkm)
  - 19 – 7 Uhr: zusätzl. Ergänzung des Buchstabens „N" zur Besuchs-GOP

Beispiele:

16.07. (Mi.)	*Der Belegarzt sucht am Nachmittag routinemäßig um 15.00 Uhr vier Patienten auf seiner Belegstation im Krankenhaus auf.* ***Abrechnung nach EBM: GOP 01414 (4 x), WP (1 x)***

Beispiele:

22.07. (Di.)

Der Ehemann von Agnes Außersich ruft dienstags um 10.00 Uhr in der Praxis an und bittet um einen sofortigen Besuch des Arztes, da seine Frau anhaltend erbreche und der Puls nicht mehr zu fühlen sei. Der Arzt verlässt sofort die Praxis, bittet seine Patienten, zu warten oder sich einen neuen Termin geben zu lassen, und begibt sich zu Agnes Außersich.

Nach der Behandlung von Agnes Außersich bittet der Ehemann, 42 Jahre, um eine Untersuchung, damit er den Weg zur Praxis gespart habe.

Abrechnung nach EBM:

Agnes A.:	**GOP 01412, WP, 03000 (wenn 1. A-P-K im Quartal)**
Ehemann:	**GOP 03000 (wenn 1. A-P-K im Quartal), keine Besuchsleistung berechnungsfähig**

23.07. (Mi.)

Der Hausarzt betreut wöchentlich regelmäßig mittwochnachmittags mehrere alte Menschen, die wegen ihrer Erkrankungen seine Praxis nicht mehr aufsuchen können: Zunächst besucht er in einem Altenheim mit Pflegepersonal (4,8 km) Klaus Kehrmann, Ludger Leinemann und Martina Mehrmann. Anschließend fährt er zu Nora und Adam Nordermann, die in einem Appartment (2,8 km) für betreutes Wohnen leben. Zum Schluss sucht er Ortrut Orthmann auf, die sich noch in ihrer Mietwohnung (5,1 km) mithilfe von Pflegediensten selbst versorgen kann.

Abrechnung nach EBM:

K. Kehrmann:	**GOP 01410, WP**
L. Leinemann:	**GOP 01413**
M. Mehrmann:	**GOP 01413**
N. Nordermann:	**GOP 01410, WP**
A. Nordermann:	**GOP 01413**
O. Orthmann:	**GOP 01410, WP**

25.07. (Fr.)

Der Hausarzt begleitet um 11 Uhr Dagmar Drost, 61 Jahre, wegen des Verdachts auf Herzinfarkt auf der Krankenwagenfahrt (18 km, 23 Min.) von der Praxis zur stationären Aufnahme, um bei möglichen Komplikationen direkt helfend eingreifen zu können. Von der Klinik fährt er dann mit dem Taxi zur Praxis zurück und versorgt die dort wartenden Patienten.

Abrechnung nach EBM: GOP 01416, 01416 + Taxikosten (Quittung beifügen!), 03000 (wenn 1. A-P-K im Quartal)

5.1.4 MFA-Besuche (EBM-Kapitel 38)

Beauftragt der Arzt seine MFA oder einen anderen nichtärztlichen Praxismitarbeiter mit einem Krankenbesuch, so kann er diesen abrechnen. Ebenso wie bei den ärztlichen Besuchen wird der Besuch eines **ersten Patienten einer sozialen Gemeinschaft** vom Mitbesuch weiterer Patienten derselben sozialen Gemeinschaft unterschieden.

Bestimmte Ärzte erhalten darüber hinaus neben der Besuchsleistung einen **Zuschlag,** wenn sie einen **qualifizierten nichtärztlichen Praxisassistenten (NäPa),** z. B. eine **EVA** (entlassende Versorgungsassistentin), mit einem Besuch beauftragen. Dabei wird zwischen einem Besuch im Pflegeheim bzw. in einer beschützender Einrichtung und einem Besuch in der Häuslichkeit des Patienten unterschieden.

Für **Hausärzte,** die eine EVA bzw. eine qualifizierte NäPa beschäftigen und von der KV eine Genehmigung zur Abrechnung der GOP 03 060 (Zuschlag für einen qualifizierten nichtärztlichen Praxisassistenten) haben, können hausarztspezifische Gebührenordnungspositionen für den Besuch abrechnen. (Siehe LF 4 Kapitel 4.1.2)

Text der Gebührenordnung (Auszug)

GOP	Leistungsbeschreibung	Punkte
38100	**Aufsuchen eines Patienten durch einen nichtärztlichen Mitarbeiter** je Sitzung	76
38105	**Aufsuchen eines weiteren Patienten durch einen nichtärztlichen Mitarbeiter unmittelbarem zeitlichen Zusammenhang mit dem Aufsuchen eines Patienten nach der Gebührenordnungsposition 38 100,** je Sitzung	39
38200	**Zuschlag zur GOP 38100 für den Besuch und die Betreuung durch einen qualifizierten nichtärztlichen Praxisassistenten (Pflegeheim/Beschützende Einrichtung)** je Sitzung	90
38202	**Zuschlag zur GOP 38100 für den Besuch und die Betreuung durch einen qualifizierten nichtärztlichen Praxisassistenten (Häuslichkeit)** je Sitzung	90
38205	**Zuschlag zur GOP 38105 für den Besuch und die Betreuung eines weiteren Patienten durch einen qualifizierten nichtärztlichen Praxisassistenten (Pflegeheim/Beschützende Einrichtung)** je Sitzung	83
38207	**Zuschlag zur GOP 38105 für den Besuch und die Betreuung eines weiteren Patienten durch einen qualifizierten nichtärztlichen Praxisassistenten (Häuslichkeit)** je Sitzung	83

Erläuterungen

1. **Wegekosten** sind in allen GOPs für Besuche durch nichtärztliche Praxismitarbeiter **enthalten** und können nicht zusätzlich berechnet werden.
2. Besuche durch nichtärztliche Praxismitarbeiter dürfen nur abgerechnet werden, wenn der Patient **aus medizinischen Gründen die Praxis nicht aufsuchen kann.**
3. Der Praxismitarbeiter darf nur **Leistungen** erbringen, die **der Arzt ihm im Einzelfall** aufgetragen hat, und **muss spätestens am nächsten Werktag** über den Besuch berichten und alles dokumentieren.
4. Die GOP 38202 und 38207 dürfen von **Hausärzten nicht** abgerechnet werden!
5. **Abrechnung des Besuchs** durch **nichtärztliche Praxismitarbeiter** im **Überblick:**

	GOP Besuch	GOP Mitbesuch
Aufsuchen eines Patienten durch nichtärztlichen Praxismitarbeiter	38100	38105
Aufsuchen eines Patienten durch **qualifizierte NäPa im Pflegeheim/ beschützender Einrichtung**	38100 + 38200	38105 +38205
Aufsuchen eines Patienten durch **qualifizierte** NäPa in der **Häuslichkeit** des Patienten (gilt nicht für Hausärzte!)	38100 + 38202	38105 + 38207
Nur für Hausärzte mit KV-Genehmigung: Aufsuchen eines Patienten durch **qualifizierte** NäPa	03062 (+ 03064)	03063 (+ 03065)

5.1.5 Fallbeispiel

12. Juli (So.) Dr. Gütlich ist für den organisierten Notdienst zuständig. Um 20.15 Uhr erhält er von der Notfallzentrale den Auftrag, Frau Maria Maladig (63 Jahre, familienversichert in der Techniker Krankenkasse) aufzusuchen, deren Ehemann von heftigen krampfartigen Unterleibsschmerzen berichtete.

Dr. Gütlich begibt sich in seinem Wagen sofort zur Wohnung von Frau Maladig (7,5 km); er untersucht, injiziert ein schmerzlinderndes und krampflösendes Medikament. Abschließend stellt er ein Rezept aus.

Um 23.30 Uhr wird Dr. Gütlich erneut zu Frau Maladig geschickt, die keine Linderung verspürt. Der Druckschmerz bei der Untersuchung hat sich wesentlich verstärkt, so dass Dr. Gütlich die Verdachtsdiagnose einer akuten Appendizitis stellt.

Dr. Gütlich veranlasst die sofortige Krankenhauseinweisung und ruft einen Krankenwagen für den Krankentransport.

Abrechnung beim gesetzlich Versicherten

12. Juli (So.)	**Abrechnung nach EBM**	
20.15 h	01418 (20.15 Uhr)	Dringender Besuch im organisierten Not(-fall)dienst
	WP	Wegepauschale/Wegegeld
	01212 (20.15 Uhr)	Notfallpauschale im organisierten Not(-fall)dienst
23.30 h	01418 (23.30 Uhr)	Dringender Besuch im organisierten Not(-fall)dienst
	WP	Wegepauschale/Wegegeld
	01218 (23.30 Uhr)	Notfallkonsultationspauschale III im organisierten Not(-fall)dienst

5.1.6 ✎Wie war das noch?

1. Zu welchen Tages- und Nachtzeiten und an welchen Tagen darf die GOP 01100 für die unvorhergesehene Inanspruchnahme des Vertragsarztes abgerechnet werden?

   → ....

   → ....

   ....

2. Unter welchen Bedingungen darf die GOP 01100 nicht abgerechnet werden, obwohl die Leistung zu einer der genannten Zeiten erbracht wurde?

   → ....

   → ....

   → ....

3. Zu welcher Zeit der Inanspruchnahme des Vertragsarztes an Samstagen darf die GOP 01102 abgerechnet werden?

   → ....

4. Welche Bedingung muss erfüllt sein, damit ein Arzt neben einer Notfallpauschale auch noch die jeweilige arztgruppenspezifische Versicherten- oder Grundpauschale in demselben Behandlungsfall abrechnen kann?

   → ....

5. Bei welchen Patienten wird im organisierten Not(fall-)dienst die Notfallfallpauschale nach GOP 01205 bzw. 01207, bei welchen die Notfallpauschale nach GOP 01210 bzw. 01212 abgerechnet?

   → GOP 01205/01207 ....

   ....

   → GOP 01210/01212 ....

   ....

6. Nennen Sie 4 Krankheiten, bei denen der Schweregradzuschlag nach GOP 01223 bzw. 01224 neben den GOP 01210 bzw. 01212 abgerechnet werden darf.

   → ....

   → ....

   → ....

   → ....

7. Nennen Sie 3 Patientengruppen, bei denen die GOP 01226 neben der GOP 01212 abgerechnet werden darf.

   → ....

   → ....

   → ....

8. Unter welchen Bedingungen kann der Patient einen Hausbesuch anfordern?

→ ....

....

9. Wie viele Besuche kann der Vertragsarzt an einem Tag bei demselben Patienten ohne besondere Begründung abrechnen?

→ ....

10. Unter welcher Voraussetzung darf ein Besuch nach EBM-GOP 01411 oder 01412 zu den vorgegebenen Uhrzeiten abgerechnet werden?

→ ....

....

11. Welche Tätigkeit eines Arztes wird als Visite bezeichnet?

→ ....

....

12. Was versteht der EBM unter einer „sozialen Gemeinschaft"?

→ ....

→ ....

....

13. Was kann der Vertragsarzt nach EBM abrechnen, wenn er einen Patienten beim Transport von dessen Wohnung zur unmittelbar notwendigen stationären Behandlung begleitet?

→ ....

14. Welche Regelung gilt im EBM für die Berechnung von Wegegeld/Wegepauschale beim Besuch eines weiteren Kranken nach GOP 01413?

→ ....

15. In welchem EBM-Kapitel befinden sich die GOP für Besuche durch nicht-ärztliche Praxismitarbeiter?

→ ....

16. Welche GOP dürfen für das Aufsuchen eines Patienten durch eine MFA abgerechnet werden?
a) Besuch durch eine nicht qualifizierte MFA
b) Hausbesuch durch eine qualifizierte NäPa, die bei einem Facharzt tätig ist
c) Besuch im Pflegeheim durch eine qualifizierte NäPa
d) Besuch durch qualifizierte NäPa eines Hausarztes mit Genehmigung zur Abrechnung der GOP 03060

→ a) ....

→ b) ....

→ c) ....

→ d) ....

17. Welche GOP dürfen für den *Mitbesuch* eines Patienten durch eine MFA abgerechnet werden?

a) Besuch durch eine nicht qualifizierte MFA

b) Hausbesuch durch eine qualifizierte NäPa, die bei einem Facharzt tätig ist

c) Besuch im Pflegeheim durch eine qualifizierte NäPa

d) Besuch durch qualifizierte NäPa eines Hausarztes mit Genehmigung zur Abrechnung der GOP 03060

→ a) ....

→ b) ....

→ c) ....

→ d) ....

18. Geben Sie die berechnungsfähigen GOP für gesetzlich Krankenversicherte an. Es handelt sich, falls nicht anders erwähnt, um den 1. Arzt-Patienten-Kontakt im Quartal.

	Fälle	EBM-GOP
A	Dr. Gütlich fährt nach der Sprechstunde ins Altenheim, um Herrn Fritz Fröhlich zu besuchen. Der Besuch wurde am Vormittag vom Altenheim angefordert.	
B	Dr. Gütlich unterbricht seine Sprechstunde, um unverzüglich Frau Jutta Jemgum zu besuchen, die unter Bauchkrämpfen leidet.	
C	Karin König wird durch Dr. Gütlich während dessen Besuchstour untersucht. Nach dem Genuss einer Eierspeise klagt sie über Übelkeit.	
D	Die Mutter von Frau Karin König, die zu Besuch bei ihrer Tochter ist, klagt ebenfalls über Übelkeit. Dr. Gütlich behandelt auch sie.	

Rechnen Sie die folgenden Fälle nach den bisher genannten Gebührenordnungspositionen ab.

19. 1. Juli (Mi.) Bernd Bedauertsich, 59 Jahre, versichert bei der BARMER, ruft gegen 19.30 Uhr seinen Hausarzt zu Hause an und schildert seine plötzlich aufgetretenen starken Herzschmerzen mit akuter Luftnot. Der Arzt lässt alles liegen, nimmt seinen Arztkoffer und besucht Bernd Bedauertsich (2,2 km).

Der Arzt untersucht eingehend, fertigt ein EKG an, injiziert ein Medikament und gibt der Ehefrau Verhaltensmaßregeln für einen weiteren Anfall.

→ .... → ....

→ ....

20. 14. Juli (Di.) Um 10.13 Uhr hören die Praxismitarbeiterinnen der Orthopädiepraxis Dr. Renk ein lautes Krachen; wenige Sekunden später stürzen zwei Passanten in die Praxis und rufen laut nach Hilfe, da in der Nähe der Praxis ein Verkehrsunfall geschehen sei, bei dem es Verletzte gegeben habe.

Dr. Renk greift sofort seinen Erste-Hilfe-Koffer, bittet seine ausgebildete Notfallhelferin, ihn zu begleiten, und läuft zum Unfallort. Er findet dort einen schwerverletzten Fußgänger (62 Jahre) vor und diagnostiziert einen Herzstillstand. Dr. Renk nimmt sofort künstliche Beatmung und Herzmassage vor und führt Wiederbelebungsversuche durch Elektrodefibrillation durch.

Bei Eintreffen des Notarztes ist der Puls wieder tastbar.

→ .... → ....

→ .... → .... → ....

5.2 GOÄ-Abrechnung in Notfallsituationen

In der GOÄ sind für Notfallbehandlungen keine besonderen Regelungen getroffen; die behandelnden Ärzte können im Rahmen der allgemeinen Vorschriften des Berufsrechts grundsätzlich alle GOÄ-Ziffern abrechnen. Besondere Inanspruchnahmen oder Erschwernisse können über die Zuschläge der GOÄ oder über höhere Steigerungssätze bei der Rechnungserstellung berücksichtigt werden.

Lediglich in Abschn. C der Nichtgebietsbezogenen Sonderleistungen sind intensivmedizinische Leistungen aufgeführt.

5.2.1 Intensivmedizinische und sonstige Leistungen (GOÄ-Abschnitt C)

Text der GOÄ		Punktzahl	1-fach EUR	2,3-fach EUR	3,5-fach EUR
427	Assistierte und/oder kontrollierte apparative Beatmung durch Saug-Druck-Verfahren bei vitaler Indikation, bis zu 12 Stunden Dauer	150	8,74	20,11	30,60
429	Wiederbelebungsversuch – einschließlich künstlicher Beatmung und extrathoraktaler indirekter Herzmassage, gegebenenfalls einschließlich Intubation	400	23,31	53,62	81,60
430	Extra- oder intrathoraktale Elektro-Defibrillation und/oder -Stimulation des Herzens … auch bei mehrfacher Verabfolgung von Stromstößen in engem zeitlichen Zusammenhang … nur einmal berechnungsfähig.	400	23,31	53,62	81,60
431	Elektrokardioskopie im Notfall	100	5,83	13,41	20,40
433	Ausspülung des Magens – auch mit Sondierung der Speiseröhre und des Magens und/oder Spülung des Duodenums –	140	8,16	18,77	28,56
650*	aus **Abschn. F – Innere Medizin** z. B. auch noch:		**1,0-fach**	**1,8-fach**	**2,5-fach**
	Elektrokardiographische Untersuchung zur Feststellung einer Rhythmusstörung und/oder zur Verlaufskontrolle – ggf. als Notfall-EKG –	152	8,86	15,95	22,15

Erläuterungen

1. Müssen intensivmedizinische Leistungen insbesondere bei Notfällen **außerhalb der ärztlichen Praxis** durchgeführt werden, sind neben den erbrachten Leistungen **Besuche und Wegegebühren** berechnungsfähig.
2. Die Bewertung der intensivmedizinischen Leistungen in der GOÄ richtet sich nach der Dauer und der Intensität der notwendigen Maßnahme. Je nach individueller Notfallsituation ist die entsprechende Maßnahme durchzuführen, wobei die Abrechnungsausschlüsse zu beachten sind.

5.2.2 Besuche und Visiten (GOÄ-Abschnitt B)

Text der GOÄ (Auszug)		Punktzahl	1-fach EUR	2,3-fach EUR	3,5-fach EUR
48	Besuch eines Patienten auf einer Pflegestation (z. B. in Alten- oder Pflegeheimen) – bei regelmäßiger Tätigkeit des Arztes auf der Pflegestastion zu vorher vereinbarten Zeiten –	120	6,99	16,09	24,48
50	Besuch, einschließlich Beratung und symptombezogener Untersuchung	320	18,65	42,90	65,28
51	Besuch eines weiteren Kranken in derselben häuslichen Gemeinschaft in unmittelbarem zeitlichen Zusammenhang mit der Leistung nach Nr. 50 – einschl. Beratung und symptombezogener Untersuchung –	250	14,57	33,52	51,00
52	Aufsuchen eines Patienten außerhalb der Praxisräume oder des Krankenhauses durch nichtärztliches Personal im Auftrag des niedergelassenen Arztes (z. B. zur Durchführung von kapillaren oder venösen Blutentnahmen, Wundbehandlungen, Verbandwechsel, Katheterwechsel)	100	5,83	–	–

Zu den Besuchen nach den GOÄ- Nrn. 45 – 62 können die folgenden **Zuschläge nach den Buchstaben E bis J sowie K 2** berechnet werden.

Hinweis:

Für die Berechnung dieser **Zuschläge** gelten **besondere Bestimmungen:**

- sie sind nur mit dem **einfachen Gebührensatz** berechnungsfähig;
- die Zuschläge nach den **Buchstaben E bis H** sind **neben der Leistung nach Nr. 51** nur mit dem **halben Gebührensatz** berechnungsfähig;
- sie dürfen im Zusammenhang mit den Leistungen nach den **Nrn. 45 bis 55 und 60** unabhängig von der Anzahl und Kombination der erbrachten Leistungen je Inanspruchnahme des Arztes **nur einmal** berechnet werden;
- daneben dürfen Zuschläge nach den **Buchstaben A bis D sowie K 1 nicht berechnet** werden;
- sie sind in der Rechnung **unmittelbar im Anschluss an die zugrunde liegende Leistung** aufzuführen

Text der GOÄ		Punktzahl	1-fach EUR	2,3-fach EUR	3,5-fach EUR
E	Zuschlag für dringend angeforderte und unverzüglich erfolgte Ausführung	160	9,33	–	–
F	Zuschlag für in der Zeit von 20 bis 22 Uhr oder 6 bis 8 Uhr erbrachte Leistungen	260	15,15	–	–
G	Zuschlag für in der Zeit zwischen 22 und 6 Uhr erbrachte Leistungen	450	26,23	–	–
H	Zuschlag für an Samstagen, Sonn- oder Feiertagen erbrachte Leistungen	340	19,82	–	–
J	Zuschlag zur Visite bei Vorhalten eines vom Belegarzt zu vergütenden ärztlichen Bereitschaftsdienstes, je Tag	80	4,66	–	–
K 2	Zuschlag zu den Leistungen nach den Nrn. 45, 46, 48, 50, 51, 55 oder 56 bei Kindern bis zum vollendeten 4. Lebensjahr	120	6,99	–	–

Erläuterungen

1.	Bei den **Besuchen** unterscheidet man zwischen: • Besuch auf einer Pflegestation, bei regelmäßiger Tätigkeit dort und zu vorher vereinbarter Zeit (GOÄ-Nr. 48) • Besuch einschließlich Beratung und symptombezogener Untersuchung, (GOÄ-Nr.50) • Besuch eines weiteren Kranken derselben häuslichen Gemeinschaft. (GOÄ-Nr. 51) Es kann bei einem Patienten nur eine Besuchsleistung jeweils abgerechnet werden.
2.	Neben den **GOÄ-Nr. 50 und 51** dürfen die **Beratung nach GOÄ-Nr. 1** und die **symptom-bezogene Unterschung nach GOÄ-Nr. 5** nicht abgerechnet werden. Neben der **GOÄ-Nr. 48** darf die **Beratung nach GOÄ-Nr. 1 nicht** abgerechnet werden. **Andere erbrachte Leistungen** können aber neben den Besuchsleistungen abgerechnet werden.
3.	Zum Besuch kann ein **Wegegeld** gemäß § 8 (als Entschädigung für den Aufwand) berechnet werden. Werden mehrere Patienten einer häuslichen Gemeinschaft/in einem Heim besucht, darf der Arzt das Wegegeld nur anteilig berechnen. Der Anteil ergibt sich aus der Anzahl der besuchten Patienten unabhängig von deren Versichertenstatus.
4.	Sucht die **Medizinische Fachangestellte allein** einen Patienten auf, ist dafür die **Nr. 52** abrechnungsfähig. Es handelt sich dann um **keinen Arzt-Besuch** im Sinne der Gebührenordnung. In dieser Leistung ist das **Wegegeld enthalten.** Diese Leistung ist nur mit dem **einfachen Satz** berechnungsfähig.
5.	Für die Erbringung der Besuchsleistungen außerhalb der üblichen Tageszeit dürfen dazu **„Erschwerniszuschläge"** berechnet werden: E – 160 Punkte = dringend angefordert und sofort ausgeführt F – 260 Punkte = zwischen 20 h – 22 h oder 6 h – 8 h G – 450 Punkte = zwischen 22 h – 6 h H – 340 Punkte = an Samstagen, Sonntagen oder Feiertagen
6.	**Neben** den Zuschlägen nach **E, F, G, H und K2** dürfen die Zuschläge nach **A, B, C, D und K1 nicht** abgerechnet werden.
7.	**Neben dem Zuschlag nach H** kann der **Zuschlag nach F oder G** dann abgerechnet werden, wenn die Leistung an diesen Tagen (z. B. Sonntag) in der Zeit von 20 h bis 8 h erbracht wird.
8.	Bei **Kindern bis zum 4. Lebensjahr** darf bei **Visiten- oder Besuchsleistungen** der Zuschlag nach K2 = 120 Punkte berechnet werden; daneben sind ggf. Zuschläge nach E bis J auch berechnungsfähig.
9.	**Alle Zuschlagsleistungen** können immer nur zum **einfachen Satz** berechnet werden.

Folgende Tabelle nennt die **Kombinationsmöglichkeiten** der Zuschläge abhängig von Wochentag und Uhrzeit:

	6.00 – 8.00 Uhr	8.00 – 20.00 Uhr	20.00 – 22.00 Uhr	22.00 – 6.00 Uhr
Montag – Freitag:	F	E	F	G
Samstag, Sontag, Feiertag	F, H	H	F, H	G, H

Beispiele: (Entfernung der Besuchsstelle jeweils 2 km)

A	*Doris Patient ruft um 12.00 Uhr in der Praxis an und bittet wegen einer hochfieberhaften Erkrankung um einen Hausbesuch. Der Arzt kündigt seinen Besuch für 15.00 Uhr an.* ***Abrechnung nach GOÄ: Nr. 50 + 3,58 EUR Wegegeld***
B	*Doris Patient ruft gegen 21.00 Uhr den Arzt zu Hause an und schildert ihre plötzlich aufgetretenen starken Herzschmerzen. Der Arzt fährt sofort los und besucht Doris Patient.* ***Abrechnung nach GOÄ: Nr. 50, F + 7,16 EUR Wegegeld***
C	*Schwester Ute ruft aus dem Kinderheim den betreuenden Kinderarzt um 19.00 Uhr zu Hause an und teilt mit, dass 8 Kinder über Magenkrämpfe klagten; es könne sich eventuell um eine Fischvergiftung handeln. Der Arzt nimmt seinen Arztkoffer und fährt sofort zum Kinderheim.* ***Abrechnung nach GOÄ: 1. Kind — Nr. 50, E + 0,45 EUR Wegegeld (3,58 EUR : 8)*** ***2. – 8. Kind — jeweils Nr. 51, ½ E + 0,45 EUR Wegegeld***

5.2.3 Fallbeispiel

12. Juli (So.)

Um 20.15 Uhr erhält Dr. Gütlich von der Notfallzentrale den Auftrag, Frau Marta Maladig, 63 Jahre, Privatpatientin, aufzusuchen, deren Ehemann von heftigen krampfartigen Unterleibsschmerzen berichtete.
Dr. Gütlich begibt sich in seinem Wagen sofort zur Wohnung von Frau Maladig (7,5 km); er untersucht symtombezogen, injiziert ein schmerzlinderndes und krampflösendes Medikament (1,40 EUR) intravenös und unterweist Herrn Maladig in der Hilfeleistung. Abschließend stellt er ein Rezept aus.
Um 23.30 Uhr wird Dr. Gütlich erneut zu Frau Maladig geschickt, die keine Linderung verspürt. Der Druckschmerz bei der symtombezogenen Untersuchung hat sich wesentlich verstärkt, so dass Dr. Gütlich die Verdachtsdiagnose einer akuten Appendizitis stellt.
Dr. Gütlich veranlasst die sofortige Krankenhauseinweisung und ruft einen Krankenwagen für den Krankentransport.

Abrechnung beim Privatpatienten

12. Juli (So.)	Abrechnung nach GOÄ	
20.15 h	50	Besuch
	H	Zuschlag, am Sonntag erbrachte Leistung
	F	Zuschlag, zwischen 20 bis 22 Uhr erbrachte Leistung
	15,34 EUR	Wegegeld, 5 bis 10 km bei Nacht
	253	Injektion, intravenös
	1,40 EUR	Kostenerstattung, Einkaufspreis des Medikaments
23.30 h	50	Besuch
	H	Zuschlag, am Sonntag erbrachte Leistung
	G	Zuschlag, zwischen 22 bis 6 Uhr erbrachte Leistung
	15,34 EUR	Wegegeld, 5 bis 10 km bei Nacht

5.2.4 ✎Wie war das noch?

1. **Welche Gebühren kann der Arzt bei einer Notfallbehandlung außerhalb der ärztlichen Praxis zusätzlich zu den erbrachten Leistungen abrechnen?**

   → ....

2. **Für Besuche gelten drei unterschiedliche GOÄ-Positionen. Nennen Sie diese jeweils mit einer kurzen Leistungsbeschreibung.**

   → ....

   → ....

   → ....

3. **Welcher Zuschlag ist berechnungsfähig, wenn der Arzt einen Besuch um 23 Uhr umgehend nach Anforderung ausführt?**

   → ....

4. **Der Arzt schickt eine ausgebildete MFA in die vier Kilometer von der Praxis entfernte Wohnung eines Patienten, um einen Verbandwechsel durchzuführen. Die MFA benutzt den PKW des Arztes.**
   a) Welche GOÄ-Position ist für das Aufsuchen des Patienten abrechnungsfähig?
   b) Welcher Steigerungssatz ist hierfür berechnungsfähig?
   c) Kann Wegegeld berechnet werden?

   → a) ....

   → b) ....

   → c) ....

5. **Nennen Sie für die folgenden Fälle die richtige (n) Gebührennummer(n) nach GOÄ.**

	Fälle	GOÄ-Nr(n)./Zuschläge
A	Anton Patient sucht den Arzt um 21 Uhr in dessen Privat wohnung auf und erhält eine Arzneiverordnung mit der entsprechenden Einnahmeanweisung.	
B	Anton Patient sucht den Arzt am 3. Oktober um 21.30 Uhr in dessen Privatwohnung auf und erhält eine Arznei-verordnung mit der entsprechenden Einnahmeanweisung.	
C	Anton Patient wird für 12.30 Uhr in die Samstagssprechstunde bestellt und erhält eine Anweisung, wie er das verordnete Medikament einnehmen soll.	
D	Anton Patient erscheint in der Sprechstunde und schildert dem Arzt Beschwerden nach der Einnahme des verordneten Medikaments. Die Beschwerden bestünden in Herz-rhythmusstörungen und Atemnot, oft begleitet von Schwindel-gefühl. Der Arzt hält es für notwendig, an das ausführliche, 20 Minuten dauernde Gespräch, noch eine eingehende Untersuchung der Brustorgane anzuschließen. Anschließend bespricht er die Ergebnisse mit dem Patienten und beruhigt ihn bezüglich der Beschwerden.Gesamtdauer der Arzt-Patienten-Begegnung: 45 Minuten	

6. Nennen Sie für die folgenden Fälle die richtige (n) Gebührennummer(n) nach GOÄ aus dem Bereich der Besuchsleistungen und berechnen Sie das jeweilige Wegegeld.

	Fälle	GOÄ-Nr(n). Zuschläge	Wegegeld (in EUR)
A	Doris Deppen ruft gegen 19.00 Uhr den Arzt zu Hause an und schildert ihre plötzlich aufgetretenen starken Herzschmerzen. Der Arzt lässt alles liegen, nimmt seinen Arztkoffer und besucht Doris Patient (Entfernung: 7 km).		
B	Der Arzt hält es für medizinisch geboten, die bettlägrig erkrankte Ellen Engel am Sonntagvormittag in deren Wohnung aufzusuchen (Entfernung: 3 km).		
C	Frauke Finger ruft den Kinderarzt um 18.00 Uhr in der Praxis an und teilt mit, dass ihr 2-jähriger Sohn Erwin mit hohem Fieber zu Bett liegt. Sie bittet um einen Besuch.Der Arzt stimmt zu und teilt mit, nach der Sprechstunde gegen 20.30 Uhr zu kommen (Entfernung: 14 km).		
D	Gesine Grün ruft um 22.30 Uhr den Arzt zu Hause an und teilt mit, dass Vater Heribert, Sohn Erwin und sie selbst dem Genuss einer drei Tage alten Eierspeise über starke Magen-Darmbeschwerden klagten. Sie bittet um einen sofortigen Besuch. Nach der Behandlung der drei Familienmitglieder stellt der Arzt nach Beratung der Tochter Friedlinde, die am nächsten Tag in die Praxis kommen wollte, ein Rezept aus. (Entfernung: 5 km)	**Heribert:** **Gesine:** **Erwin:** **Friedlinde:**	

Lernfeld 5

Seite 290

Rechnen Sie die folgenden Fälle nach den bisher genannten Gebührennummer(n) ab.

7. 1. Juli (Mi.) Bert Bedauertsich, 59 Jahre, Privatpatient, ruft gegen 19.30 Uhr seinen Hausarzt zu Hause an und schildert seine plötzlich aufgetretenen starken Herzschmerzen mit akuter Luftnot. Der Arzt lässt alles liegen, nimmt seinen Arztkoffer und besucht Bernd Bedauertsich (2,2 km).
Der Arzt untersucht den Patienten, fertigt ein Notfall-EKG an, injiziert ein Medikament intravenös und gibt der Ehefrau Verhaltensmaßregeln für einen weiteren Anfall.

➔ .... ➔ .... ➔ ....

➔ .... ➔ .... ➔ ....

8. 14. Juli (Di.) Um 10.13 Uhr hören die Praxismitarbeiterinnen der Orthopädiepraxis Dr. Renk ein lautes Krachen; wenige Sekunden später stürzen zwei Passanten in die Praxis und rufen laut nach Hilfe, da in der Nähe der Praxis ein Verkehrsunfall geschehen sei, bei dem es Verletzte gegeben habe.
Dr. Renk greift sofort seinen Erste-Hilfe-Koffer, bittet seine ausgebildete Notfallhelferin, ihn zu begleiten, und läuft zum Unfallort. Er findet dort einen schwerverletzten Fußgänger (62 Jahre) vor und diagnostiziert einen Herzstillstand. Dr. Renk nimmt sofort künstliche Beatmung und Herzmassage vor und führt Wiederbelebungsversuche durch Elektrodefibrillation durch. Bei Eintreffen des Notarztes ist der Puls wieder tastbar.

➔ .... ➔ .... ➔ ....

➔ .... ➔ ....

5.3 Abrechnung von Erkrankungen des Herz-Kreislauf- und des Atmungssystems

Bei Verdacht auf Atemwegs- oder Herz-Kreislauf-Erkrankungen folgen auf die körperliche auch apparative Untersuchungen. Dazu zählen in der hausärztlichen Praxis verschiedene Formen der **Elektrokardiographie (EKG),** die **Langzeit-Blutdruckmessung** und die **Spirometrie.**

5.3.1 Abrechnung nach dem EBM

Die Gebührenordnungspositionen für die oben genannten Untersuchungen beim **Hausarzt** wurden bereits in Kapitel 4.1.3 aufgeführt. Folgende Tabelle listet die Abrechnung noch einmal auf:

Leistung	Abrechnung beim Hausarzt
Ruhe-EKG	Nicht als Einzelleistung abrechenbar, in der Versichertenpauschale enthalten
Belastungs-EKG	**GOP 03321**
Langzeit-EKG	• Aufzeichnung von mindestens 18 Stunden: **GOP 03322** • Computergestützte Auswertung: **GOP 03241**
Langzeit-Blutdruckmessung	**GOP 03324**
Spirometrie inklusive Fluss-Volumen-Kurve	**GOP 03330**

Fachärztlich tätige Internisten rechnen Zusatzpauschalen ab, die mehrere der aufgeführten diagnostischen Leistungen beinhalten. Ihnen ist die Abrechnung von weiterführender Diagnostik wie die Echokardiographie oder Bronchoskopie beim gesetzlich Krankenversicherten vorbehalten.

5.3.2 Abrechnung nach der GOÄ

Nach der GOÄ können die Untersuchungen von allen Ärzten als Einzelleistungen abgerechnet werden. Sie sind im **GOÄ-Abschnitt F (Innere Medizin/Kinderheilkunde/Dermatologie)** aufgeführt:

Text der GOÄ (Auszug)		Punktzahl	1-fach EUR	2,3-/ 1,8-fach EUR	3,5-/ 2,5-fach EUR
605*	**Ruhespirographische Untersuchung** (im geschlossenen oder offenen System) mit fortlaufend registrierenden Methoden	242	14,11	25,39	35,26
605a*	**Darstellung der Flussvolumenkurve** bei spirographischen Untersuchungen einschließlich graphischer Registrierung und Dokumentation	140	8,16	14,69	20,40
651*	**Elektrokardiographische Untersuchung in Ruhe** auch gegebenenfalls nach Belastung mit Extremitäten- und Brustwandableitungen (mindestens neun Ableitungen)	253	14,75	26,54	36,87
652	**Elektrokardiographische Untersuchung** unter fortschreibender Registrierung (mindestens 9 Ableitungen) in Ruhe und bei physikalisch definierter und **reproduzierbarer Belastung (Ergometrie)** gegebenenfalls auch Belastungsänderung	445	25,94	59,66	90,78

Text der GOÄ (Auszug)		Punktzahl	1-fach EUR	2,3-/ 1,8-fach EUR	3,5-/ 2,5-fach EUR
654*	**Langzeitblutdruckmessung** von mindestens 18 Stunden Dauer einschließlich Aufzeichnung und Auswertung	150	8,74	15,74	21,86
659*	**Elektrokardiographische** Untersuchung über mindestens 18 Stunden **(Langzeit-EKG)** gegebenenfalls einschließlich gleichzeitiger Registrierung von Puls und Atmung, mit Auswertung	400	23,31	41,97	58,29

Erläuterung

Die Leistungen nach den GOÄ-Nummern 650–653 sind nicht nebeneinander berechnungsfähig.

5.3.3 Fallbeispiel

1. Oktober Ludger Leier klagt über Luftnot und Schmerzen in der Brust. Dr. Gütlich untersucht die Brustorgane des Patienten vollständig und stellt bei der Auskultation ein pfeifendes Geräusch über der Lunge fest. Der Arzt bittet die MFA Cornelia Clever eine Spirometrie mit Fluss-Volumen-Kurve bei Herrn Leier durchzuführen und ein Ruhe-EKG abzuleiten. Anschließend erläutert Dr. Gütlich Herrn Leier in einem kurzen Beratungsgespräch die Ergebnisse.

Abrechnung beim gesetzlich Versicherten durch den Hausarzt

1. Oktober **Abrechnung nach EBM**

03000 Versichertenpauschale für den ersten APK im Q
03330 Spirometrie mit Fluss-Volumen-Kurve

Abrechnung beim Privatpatienten

1. Oktober **Abrechnung nach GOÄ**

1 Beratung
7 vollständige Untersuchung der Brustorgane
605 Spirometrie
605a Fluss-Volumen-Kurve
651 Ruhe-EKG

5.4 Fragen und Fälle zu Lernfeld 5

1. Welche EBM-GOP ist für die Begleitung eines Patienten im Krankenwagen zur stationären Behandlung abrechenbar?

○ GOP 01410
○ GOP 01411
○ GOP 01412
○ GOP 01413
○ GOP 01416

2. Welche der folgenden GOÄ-Nrn. sind für den zweiten Patienten bei einem Besuch sonntags um 10 h berechnungsfähig?

○ Leistung nach Nr. 50 GOÄ
○ Leistung nach Nr. 52 GOÄ
○ Leistung nach Nr. 51 + H GOÄ
○ Leistung nach Nr. 51 + ½ H GOÄ
○ keine der genannten Leistungen

3. Welche GOÄ-Zuschläge sind für ein kurzes telefonisches Beratungsespräch am Sonntag um 23 Uhr berechnungsfähig?

○ Zuschlag A
○ Zuschlag B
○ Zuschlag C
○ Zuschlag D
○ Zuschlag H

4. Welche EBM-GOP ist für eine unvorgesehene Inanspruchnahme zwischen 22.00 und 7.00 Uhr abrechenbar?

○ GOP 01100
○ GOP 01101
○ GOP 01102
○ GOP 01210
○ GOP 01215

5. Welche der folgenden Aussagen zur Abrechnung von Besuchen nach der GOÄ sind richtig?

○ daneben können auch ärztliche Leistungen berechnet werden
○ daneben können auch alle Beratungen berechnet werden
○ daneben können auch Wegepauschalen berechnet werden
○ daneben dürfen die Zuschläge A–D und K1 abgerechnet werden
○ daneben dürfen die Zuschläge E–H und K2 abgerechnet werden

6. Wie ist ein um 23 Uhr dringend angeforderter und sofort ausgeführter Besuch nach EBM abzurechnen?

○ GOP 01411
○ GOP 01411 + GOP 01101
○ GOP 01412
○ GOP 01412 + GOP 01101
○ GOP 01412 + GOP 01102

7. Welche EBM-GOP ist für das Aufsuchen eines Kranken durch eine nicht qualifizierte MFA abzurechnen?

○ GOP 03062
○ GOP 03063
○ GOP 38200
○ GOP 38205
○ GOP 38100

8. Bei welchen der folgenden Fälle handelt es sich um Besuchsleistungen nach dem EBM?

○ Arzt fährt auf den Campingplatz zu einem Kranken in einem Wohnwagen
○ Arzt fährt zu einem Verstorbenen zur Ausstellung des Totenscheins
○ Arzt fährt zu seiner Nebenbetriebsstätte, um Sprechstunde zu halten
○ Arzt leistet ärztliche Hilfe bei einem Verkehrsunfall unmittelbar vor seiner Praxis
○ Arzt trifft Patienten beim Spaziergang und berät ihn

9. Welche der folgenden Regelungen für das Wegegeld nach GOÄ gilt, wenn mehrere Patienten in demselben Haus oder Heim besucht werden?

○ Allen Patienten kann das volle Wegegeld berechnet werden.
○ Das Wegegeld wird auf die besuchten Patienten aufgeteilt.
○ Jeder Patient hat nur die Hälfte des vollen Wegegeldes zu zahlen.
○ Jeder Patient hat nur 25 % des vollen Wegegeldes zu zahlen.
○ Wegegeld kann überhaupt nicht berechnet werden.

10. Welche der folgenden Regelungen für das Wegegeld nach GOÄ gilt, wenn mehrere Patienten in verschiedenen Häusern auf einer „Rundfahrt" besucht werden?

- ○ Allen Patienten kann das volle Wegegeld berechnet werden.
- ○ Das Wegegeld für die gesamte „Rundfahrt" wird auf die besuchten Patienten aufgeteilt.
- ○ Das Wegegeld wird nach der Entfernung zwischen den Besuchsstellen berechnet.
- ○ Jeder Patient hat nur die Hälfte des vollen Wegegeldes zu zahlen.
- ○ Jeder Patient hat nur 25 % des vollen Wegegeldes zu zahlen.

11. Rechnen Sie die folgenden Fälle für einen Hausarzt ab, jeweils nach EBM für einen Kassen- und nach GOÄ für einen Privatpatienten. Bearbeitungshinweis: Pauschalen, die von der KV zugesetzt werden, z. B. 03040, 03060 können weggelassen werden.

Behandlungstag	Leistungen	EBM-GOP	GOÄ-Nrn.
1. B.-Tag	Patient, 38 Jahre, chron. krank. Beratung, Blutdruckmessung, symptombezogene klinische Untersuchung, Ruhe-EKG, Belastungs-EKG, Anlegen eines Langzeit-EKG, Arzneiverordnung, AU-Bescheinigung		
2. B.-Tag	Abgabe und computergestützte Auswertung des Langzeit-EKG, Blutdruckmessung		
3. B.-Tag	Vollständige Untersuchung (Ganzkörperstatus), Besprechung der Ergebnisse aller EKG-Untersuchungen (Hypertonie mit Herzrhythmusstörungen), Aufklärung des Patienten über Medikamentenwirkung, Hinweise zu sportlicher Betätigung und gesunder Ernährung, Arzneiverordnung (Gesprächsdauer: 32 Minuten)		
4. B.-Tag (Freitag)	Symptombezogene Untersuchung (fieberhafter Infekt), Beratung, Arzneiverordnung, AU-Bescheinigung		
20.15 Uhr	Anruf wegen starken Fiebers und Schmerzen; Arzt beruhigt und dosiert das Medikament höher		
0.30 Uhr	Anruf und Bitte zum sofortigen Besuch, der Patient hat starke Schmerzen. Der Arzt führt sofort aus (2,5 km), untersucht, injiziert ein Mittel i.v. und verordnet ein anderes Medikament. Er kündigt einen Besuch für morgen vormittag an.		
5. B.-Tag (Samstag)	Besuch um 11 Uhr, Untersuchung, Hinweise zur weiteren Verhaltensweise		

12.	Fälle	EBM-GOP	GOÄ-Nrn.
02.10. (Mo.)	Klara Knüttel, 73 Jahre, seit 8 Jahren an insulinpflichtigem Diabetes erkrankt, kommt wegen unklarer Beschwerden in die Praxis. Der Arzt untersucht die Patientin (Ganzkörperstatus) und überprüft die Eintragungen im Diabetikerpass. Er bespricht mit ihr Ernährungsfragen, ändert die Insulinmengen einzelner Injektionen und erkundigt sich nach ihrer Zufriedenheit mit dem häuslichen Pflegedienst. (Dauer des Beratungsgesprächs: 15 min)		

12.	Fälle	EBM-GOP	GOÄ-Nrn.
04.10. (Mi.)	Um 15 Uhr fährt der Arzt in das 4 km entfernte Altenheim. Zunächst sucht er die gehbehinderten chronisch kranken Eheleute Liese und Lothar Langlöffel (78 und 83 Jahre) auf, die in einem Appartement leben. Er untersucht beide und stellt jeweils ein Wiederholungsrezept aus. Anschließend begibt sich der Arzt auf die Pflegestation des Altenheims zu der chronisch kranken Frau Margot Moorig. Frau Moorig wird durch den Arzt regelmäßig mittwochs besucht.Er schaut sich die Patientin an, bespricht die Gesamtsituation mit den Pflegekräften und bittet diese, ihn bei auftretenden starken Schmerzen der Patientin sofort anzurufen.		
08.10. (So.)	Im Rahmen des organisierten Notdienstes wird der Arzt um 23 Uhr dringend zu Frau Knüttel (siehe 2.10.) gerufen (3 km). Frau Knüttel hat während eines Beisammensein mit Nachbarn einen Zuckerschock erlitten. Der Arzt behandelt die Patientin und kontrolliert die Therapiemaßnahmen. Während dieser Zeit überprüft er, ob die Pflegekraft die benötigten Insulininjektionen anweisungsgerecht im Kühlschrank bereitgelegt hat. Nachdem Frau Knüttel wieder ansprechbar ist, bestellt er sie für morgen in seine Praxis.		
09.10. (Mo.)	Klara Knüttel erscheint in Begleitung ihrer Tochter, die die Mutter regelmäßig besucht, in der Praxis. Zunächst spricht er mit der Tochter wegen des gestrigen Zwischenfalls über die Gesamtsituation der Mutter und gibt ihr Verhaltensanregungen. Anschließend untersucht er Frau Knüttel; an beiden Beinen stellt er auf ihren Unterschenkelgeschwüren wieder ausgedehnte Nekrosen fest, die er beseitigt, und überprüft das Schuhwerk. In diesem Zusammenhang erwähnt Frau Knüttel erstmal ein Kribbelgefühl im rechten Bein. Daraufhin führt der Arzt auch noch einen Ganzkörperstatus durch. Im abschließenden Gespräch (15 min) warnt der Arzt Frau Knüttel vor ihrer Vorliebe für Pralinen und stellt eine Überweisung zur weiteren Abklärung an den Neurologen aus.		
11.10. (Mi.)	Um 9.14 Uhr wird der Arzt dringend aus der Sprechstunde gerufen. Auf dem Bürgersteig ist eine Passantin, ca. 40 Jahre, zusammengebrochen und offensichtlich bewusstlos. Der Arzt führt die Notversorgung durch, lässt den Notarztwagen rufen und bleibt bis zu dessen Eintreffen bei der Passantin.		
23.10. (Mo.)	Mit der Überweisung seines Hausarztes kommt Erwin Edel, 43 Jahre, in die Praxis des Orthopäden; Verdacht auf Bandscheibenvorfall. Der Orthopäde untersucht eingehend den Bewegungsapparat, stellt die Bewegungseinschränkungen des Patienten fest und erteilt Anweisungen zu Bewegungsübungen. Er bestellt den Patienten für nächste Woche zur erneuten Untersuchung.		

12.	Fälle	EBM-GOP	GOÄ-Nrn.
24.10. (Di)	Die 54-jährige Barbara Busse, die aufgrund ihres Diabetes in regelmäßiger Behandlung ist bei Dr. Gütlich ist, erscheint das erste Mal im Quartal in der Praxis und klagt über Schwindel und Herzstolpern. Dr. Gütlich untersucht die Brustorgane vollständig und leitet ein Ruhe-EKG ab, auf dem einige Extrasystolen zu sehen sind. Zur weiteren Abklärung rät Frau Dr. Söhnke zur Durchführung eines Langzeit-EKG, das die MFA Cornelia Clever gleich befestigen soll.		
25.10. (Mi)	Frau Busse erscheint zur Abnahme des Langzeit-EKG-Gerätes und wird gebeten, am Freitag zu einen Beratungsgespräch erneut zu erscheinen.		
27.10. (Fr)	Dr. Gütlich erläutert Frau Busse in einem 20-minütigen Beratungsgespräch die Ergebnisse der computergestützten Auswertung des Langzeit-EKG, bei dem behandlungsbedürftige Herzrhythmusstörungen auffallen. Er überreicht ihr eine Überweisung zum Kardiologen.		
30.10. (Mo)	Werner Wagner leidet seit mehreren Jahren unter einer Hypertonie, die Dr. Gütlich medikamentös behandelt. Die Auszubildende Biene misst einen Blutdruck von 190/110 mm Hg. Der Arzt untersucht symptombezogen und korrigiert die Medikation. Er rät Herrn Wagner, den Blutdruck regelmäßig selbst zu kontrollieren. Herr Wagner erhält einen Termin für weitere Untersuchungen. Es handelt sich um den ersten APK im Quartal.		
02.11. (Do)	Herr Wagner erscheint zum Belastungs-EKG und zur Langzeit-Blutdruckmessung. Nach dem Belastungs-EKG leitet Frau Biene noch ein Ruhe-EKG ab.		
03.11. (Fr)	Herr Wagner lässt sich das Langzeit-Blutdruckgerät entfernen. Dr. Gütlich informiert den Patienten über die Ergebnisse und erläutert in dem 10-minütigen Gespräch das weitere Vorgehen.		

13. Erstellen Sie mit Datum vom 31.10.JJ eine Privatliqudation gemäß den Vorgaben der GOÄ unter Verwendung folgender Angaben:

- Herr Kranker Patient bittet am 10.10.JJ, Montag, um 22.30 Uhr, wegen erheblicher Kreislaufprobleme, hohem Fieber und Gelenkschmerzen den Herrn Dr. Arzt um einen Hausbesuch. Die Wohnung ist etwa 1 km von der Praxis entfernt. Angekommen, wird Herr Patient von Dr. Arzt vollständig untersucht (Ganzkörperstatus); er diagnostiziert eine Virusgrippe mit Kreislaufkollaps. Es folgt eine Beruhigung des Patienten und auch eine Beratung sowie eine i.v. Injektion – das injizierte Arzneimittel kostet EUR 4,35. Wegen der Erkrankung wurde eine Arbeitsunfähigkeitsbescheinigung für 5 Tage ausgestellt.

- Am nächsten Tag wurde im Rahmen der Besuchstätigkeit auch Herr Kranker Patient von Dr. Arzt besucht. Es wurde wieder ein entsprechendes Medikament zum Preis von EUR 4,35 i.v. injiziert.

- Am nächsten Tag konnte Herr Kranker Patient die Praxis von Dr. Arzt aufsuchen. Es wurde Blut abgenommen, um die BSG (GOÄ-Nr. 3501) zu bestimmen und um ein Blutbild (GOÄ-Nr. 3550) durchzuführen. Auch wurde, mit der notwendigen Beratung versehen, ein entsprechendes Medikament verordnet.

- Zwei Tage später wurde in der Praxis das Ergebnis dieser Untersuchungen in einem 25-minütigen Gespräch erörtert. Dabei konnte festgestellt werden, dass sich der Zustand bei Herrn Kranker Patient wieder gebessert und gefestigt hat. Ein erneuter Kontakt ist vorerst nur bei neuen Beschwerden erforderlich.

Dr. Arzt liquidiert die erbrachten Leistungen jeweils zum Schwellenwert.
(Auf das Absender- und Adressfeld wird verzichtet!)

RECHNUNG

Für ärztliche Bemühungen vom 10.10.JJ bis 14.10.JJ

erlaube ich mir ____________ EUR zu berechnen.

Diagnose: ____

Spezifikation der Leistungen nach GOÄ

Datum	Geb.-Nr.	Leistungstext	Steigerungssatz	EUR-Betrag

Gesamtbetrag

Lernfeld 6 Waren beschaffen und verwalten – Sprechstundenbedarf

Inhaltsverzeichnis

LF 6 Waren beschaffen und verwalten – Sprechstundenbedarf

Be(e) at work

Am Quartalsende kontrolliert Frau Biene gemeinsam mit ihrer Kollegin Frau Clever die Materialvorräte. Sie notieren die aktuellen Bestände und errechnen den Bedarf an Neubestellungen. Frau Clever erklärt Frau Biene den Unterschied zwischen Sprechstundenbedarf und Praxisbedarf und welche Vorschriften zu beachten sind.

6.1 Definition des Sprechstundenbedarfs

Neben dem **Bundesmantelvertrag** zwischen den Spitzenverbänden der Krankenkassen und der Kassenärztlichen Bundesvereinigung sind auch Verträge auf Landesebene, die **Gesamtverträge,** zwischen den Landesverbänden der Krankenkassen und den Kassenärztlichen Vereinigungen zu schließen.

Bestandteil der Gesamtverträge sind auch die

Vereinbarungen über die Verordnung von Sprechstundenbedarf

Als **Sprechstundenbedarf** gelten nur solche Mittel,

- Arzneimittel,
- Verbandmittel,
- Materialien (z. B. Spatel, Watteträger),
- Stoffe (z. B. Desinfektionsmittel),
- Impfstoffe,

die ihrer Art nach bei **mehr als einem gesetzlich Krankenversicherten** Verwendung finden oder bei Notfällen **für mehr als einen Kranken** zur Verfügung stehen müssen. Für Impfstoffe gilt eine besondere Regelung.

Als Sprechstundenbedarf sind **nur** die mit den Krankenkassen **vereinbarten Mittel** verordnungsfähig; **andere Mittel** dürfen als Sprechstundenbedarf **nicht** verordnet werden. Eine Nichtbeachtung dieser Vorschriften hat meistens eine **Regressforderung** an den Vertragsarzt zur Folge.

Alle Materialien, die **nur für einen Patienten** benötigt werden, müssen im Einzelfall zu Lasten der jeweiligen Krankenkasse **auf den Namen des Patienten** verordnet werden.

Hinweise:

- Der Sprechstundenbedarf für **Privatpatienten** muss **getrennt** erfasst und beschafft werden!
  Diese Materialien dürfen auf keinen Fall dem Sprechstundenbedarf von gesetzlichen Krankenkassen entnommen bzw. über diese Kassen bezogen werden. Den Sprechstundenbedarf für **Privatpatienten oder Sonstige Kostenträger** (Anspruchsberechtigte nach dem SER, Asylbewerber bzw. Sozialhilfeempfänger ohne eGK) beschafft der Arzt auf **eigene Kosten** und stellt diese anteilig den Patienten bzw. dem Kostenträger im Rahmen des Auslagenersatzes (Kostenerstattung) in Rechnung.
- Den Sprechstundenbedarf im Zusammenhang mit **Arbeitsunfällen** beschafft der Arzt auf eigene Kosten und stellt diese auf dem Arztvordruck F 1050 „Ärztliche Unfallmeldung" dem zuständigen Unfallversicherungsträger in Rechnung.
- Bei der Versorgung von **Heilfürsorgeberechtigten (Polizei, Bundespolizei, Bundeswehr)** ist der Sprechstundenbedarf der gesetzlichen Krankenkassen zu verwenden.
  Diese Kostenträger leisten dafür gegenüber den gesetzlichen Krankenkassen einen Kostenausgleich.

6.1.1 Medikamente und Materialien

Da die Sprechstundenvereinbarungen auf **Landesebene** abgeschlossen werden, kann es bei der Auflistung der Sprechstundenbedarfsmaterialien regionale Unterschiede geben. Die hier vorgestellte Form ist der Internetseite der KV Nordrhein entnommen, findet sich aber ähnlich in anderen KV-Bereichen.

Die Sprechstundenbedarfsvereinbarung enthält in der Anlage 1 die **Auflistung** des Sprechstundenbedarfs aufgeteilt in folgende **Bereiche:**

- **Arzneimittel**
- **Desinfektions-, Reinigungs- und Pflegemittel**
- **Diagnostika, Diagnose- und Laborbedarf**
- **Einmalbedarf zur Infusion, Injektion, Drainage und Entnahme**
- **Urologischer Bedarf**
- **Verband, Kompressions- und OP-Material**
- **Instrumente, Geräte und Zubehör**
- **Gefäße**
- **Sonstiger Bedarf**

Die Auflistung der Artikel erfolgt in den einzelnen Bereichen tabellarisch in alphabetischer Reihenfolge. Es sind aber nur die Artikel als Sprechstundenbedarf verordnungsfähig, bei denen in der Spalte „Verordnung als SSB" das Wort „ja" vermerkt ist. Häufig finden sich bei einem Artikel sowohl das Wort „ja" als auch das Wort „nein". In der Spalte daneben wird erläutert, wann das Mittel verordnungsfähig ist und wann nicht. Z. B.

Sprechstundenbedarf (SSB) – Arzneimittel

Artikel/ Artikelgruppe	Verordnung als SSB	Ergänzungen/Erläuterungen. Als SSB verordnungsfähig sind abschließend genannt. Als SSB nicht verordnungsfähig sind beispielhaft genannt.
Parkinson-Mittel	ja	Ausschließlich parenteral im Notfall.
	nein	z. B. Parkinsonmittel bei Restless-Leg-Syndrom.

Die Vertragsärzte müssen damit rechnen, dass ihre Sprechstundenbedarfsverordnungen überprüft werden. Dabei wird geschaut, ob die Verordnung des Artikels als Sprechstundenbedarf zulässig war. Sollte die **Verordnung unzulässig** sein, kommt es zum **Regress.** Das bedeutet, dass der Arzt die Kosten für die Verordnung selbst übernehmen muss. Zudem wird die Wirtschaftlichkeit aller Sprechstundenbedarfsverordnungen überprüft, wenn der Vertragsarzt deutlich höhere Sprechstundenbedarfskosten verursacht als in seiner Arztgruppe üblich.

6.1.2 Abgrenzung zu allgemeinen Praxiskosten

Nach den Gebührenordnungen EBM und GOÄ sind mit den **abrechnungsfähigen Leistungen** abgegolten:

- ärztliche Tätigkeit
- Tätigkeit der nichtärztlichen Mitarbeiter
- Kosten für die Anwendung ärztlicher Instrumente und Apparaturen
- allgemeinen Praxiskosten

Zu diesen **allgemeinen Praxiskosten** gehören alle **Betriebsausgaben,** die der Arzt für seine Praxis aufwendet; beispielsweise

- Miete für die Praxisräume einschließlich der Mietnebenkosten,
- Reinigung, Dekoration und Reparaturen der Praxisräume,
- Telefonkosten, Porto und Bürobedarf,
- Praxis-Versicherungen,

- Beiträge an Ärztekammer und Berufsverbände,
- Verwaltungskosten an die KV,
- Personalkosten (Lohn, Gehalt, Arbeitgeberanteil zur Sozialversicherung u. a.)
- Reparaturen an Praxisgeräten,
- Kauf und Reinigung von Praxiswäsche und Berufskleidung,
- Anschaffung geringwertiger Gebrauchsgüter (z. B. Druckerpatrone u. a.),
- Anschaffung von Anlagegütern (z. B. Röntgengerät u. a.),
- Kfz.-Kosten für Praxisfahrten (Garage, Steuer, Versicherung, Treibstoff u. a.),
- Praxisfahrten mit Taxen oder öffentlichen Verkehrsmitteln,
- Fortbildungskosten,
- Zinsen für Praxiskredite.

Die **Allgemeinen Bestimmungen des EBM-Bereichs I, Kapitel 7** schließen eine Kostenerstattung für folgende Geräte und Materialien aus:

- Einmalspritzen,
- Einmalkanülen,
- Einmaltrachealtuben,
- Einmalabsaugkatheter,
- Einmalhandschuhe,
- Einmalrasierer,
- Einmalharnblasenkatheter,
- Einmalskalpelle,
- Einmalproktoskope,
- Einmaldarmrohre,
- Einmalspekula,
- Einmalküretten.

Dies gilt auch für **Reagenzien, Filmmaterial und Radionuklide**. Alle diese Kosten sind mit der Vergütung für die Leistung, bei der diese Geräte und Materialien verwendet werden, abgegolten.

Wenn in der Gebührenposition ausdrücklich festgelegt ist, dass die im Zusammenhang mit der Leistung entstehenden Kosten in der Vergütung für die Leistung enthalten sind, können **keine Kosten** neben der Leistung geltend gemacht werden.

Voraussetzungen für die Beschaffung des Sprechstundenbedarfs zu Lasten der gesetzlichen Krankenkassen sind, dass diese Materialien und Stoffe

- nicht mit der Leistung abgegolten sind,

oder

- nicht für den betroffenen Patienten gesondert in Rechnung gestellt werden müssen,

oder

- nicht auf den Namen des Patienten über die jeweils zuständige Krankenkasse verordnet werden können.

6.2 Abrechnung des Sprechstundenbedarfs

6.2.1 Allgemeine Bestimmungen

Eine Verordnung von Sprechstundenbedarf ist nur im Rahmen der **Ersatzbeschaffung** möglich. Die Kosten für die **Erstausstattung,** z. B. bei Eröffnung der Vertragsarztpraxis, muss der Arzt selbst aufbringen.

Der Sprechstundenbedarf ist grundsätzlich **nur einmal, am Ende** eines jeden Kalendervierteljahres (Quartals), zu verordnen. In vielen KV-Bereichen erfolgt die Verordnung von Sprechstundenbedarf auf **Muster 16** (Arzneiverordnungsblatt). Bestimmte KV-Bereiche haben spezielle Sprechstundenbedarfsrezepte (z. B. Muster 16a-Bay) oder elektronische Bestellformulare.

Auf dem Arzneiverordnungsblatt (Muster 16) ist das **Feld 9 „Spr.St.bedarf" anzukreuzen.** Reicht der Platz auf einem Arzneiverordnungsblatt nicht für den gesamten benötigten Sprechstundenbedarf aus, sind weitere Verordnungsblätter zu verwenden. Die Begrenzung von drei Medikamenten je Verordnungsblatt gilt auch bei der Verordnung von Sprechstundenbedarf.

Der Sprechstundenbedarf wird meistens über eine **Apotheke** bezogen; **größere Mengen** von Röntgenkontrastmitteln, Lachgas u. a. sollten möglichst **wirtschaftlich** beim Hersteller oder beim Großhandel bezogen werden.

Die Kosten für den Sprechstundenbedarf übernehmen die gesetzlichen Krankenkassen. Wer die **Kostenabwicklung** konkret übernimmt, ist in den KV-Bereichen unterschiedlich. Das kann beispielsweise die regionale AOK (KVWL) oder die Rezeptprüfstelle Duderstadt (KVNO) sein. Somit unterscheiden sich auch die Angaben des Kostenträgers auf den Formularen für den Sprechstundenbedarf.

Jede Kassenärztliche Vereinigung kann eigene vertragliche Regelungen treffen.
Im Bereich der KV Nordrhein wird als Kostenträger „SSB Nordrhein" eingetragen.

Informieren Sie sich bei Ihrer zuständigen KV.

6.2.2 Impfstoffe

Als Sprechstundenbedarf (SSB) verordnet werden grundsätzlich alle Impfstoffe für Schutzimpfungen, die in der Anlage 1 der **Schutzimpfungs-Richtlinie (SI-RL) des Gemeinsamen Bundesausschusses (G-BA)** aufgeführt sind.
Auch wenn Impfstoffe aufgrund von Lieferengpässen nur als Einzelimpfstoff lieferbar sind, werden diese als SSB verordnet.

In das Personalienfeld von Muster 16 wird statt der Patientendaten das Wort „Impfstoff" eingetragen. Im Gegensatz zum übrigen Spechstundenbedarf ist die Verordnung von Impfstoffen jederzeit im Quartal möglich.

Die Verordnung von Impfstoffen, auch als Einzelverordnung, und ihre Beschaffung als Sprechstundenbedarf durch die Vertragsarztpraxis stellt sicher, dass bei Transport und Lagerung die **Kühlkette** nicht unterbrochen wird und damit die Wirkung des Impfstoffes nicht verloren geht.

Auf dem Arzneiverordnungsblatt (Muster 16) müssen bei der Verordnung von Impfstoffen als Sprechstundenbedarf

- die **Kästchen 8 und 9** markiert werden;
- die **Ausstellungen** auf die **in der KV** für den Sprechstundenbedarf **zuständige Krankenkasse/ Kostenträger** erfolgen, **nicht** auf den Namen des Patienten.

Neben den Impfungen nach der Schutzimpfungsrichtlinie bieten viele gesetzliche Krankenkassen weitere Impfungen freiwillig als **Satzungsleistungen** an. Die Verordnung von Satzungsimpfungen werden auf den **Namen des Patienten** verordnet. Auf Muster 16 wird hier nur das Kästchen 8 markiert.
Bei Impfungen anläßlich eines **privaten Auslandsaufenthaltes** sind sowohl der Impfstoff selbst als auch die Durchführung der Impfung durch den Arzt dem Patienten **privat** in Rechnung zu stellen.

6.2.3 Betäubungsmittel

Hinweis:

Im Gegensatz zu den anderen vereinbarten Vordrucken muss dieser Vordruck auch für **Privatpatienten** verwendet werden.

Betäubungsmittel, die der Arzt für seinen **Praxisbedarf** benötigt, muss er auf einem **BtM-Rezept** verschreiben. Das BtM-Rezept muss enthalten:

- die Ziffer 9 im Feld „Sprechstundenbedarf",
- das Ausstellungsdatum,
- das Betäubungsmittel.

In das Personalienfeld kann statt der Patientendaten das Wort „Sprechstundenbedarf" eingetragen werden.

Über jede für den **Sprechstundenbedarf** zugegangene oder abgegangene BtM-Menge sowie den sich daraus ergebenden Bestand müssen **Aufzeichnungen** nach amtlichem Formblatt (Karteikarten und BtM-Bücher) geführt werden, die einzeln **vom Arzt abgezeichnet** werden müssen. Verbesserungen von Fehlern oder Ergänzungen sind vom Arzt nochmals abzuzeichnen.

BtM-Nachweise sind **3 Jahre** aufzubewahren.

6.2.4 Fallbeispiel

30. Juni Im Rahmen der Wiederbeschaffung von verbrauchten Praxismaterialien müssen u. a. beschafft werden:

50	Mullbinden, 6 cm breit, elastisch
20	Durchstichflaschen Lidocain zur Lokalanästhesie
100	Einmal-Spritzen, 5 ml
200	Einmal-Kanülen, Größe 2
10	Tuben Zinksalbe
30	Dosen Tetanus Adsorbat Impfstoff
20	Amp. Morphin 10 mg

20% dieser Praxismaterialien sind für Privatpatienten bestimmt.

Verordnung von Sprechstundenbedarf für gesetzlich Versicherte

30. Juni Verordnung z. B. zu Lasten der AOK:

Gebühr frei | Geb.-pfl. | noctu | Sonstige | Unfall | Arbeitsunfall

Krankenkasse bzw. Kostenträger: AOK

Name, Vorname des Versicherten: 3. Quartal 20.. geb. am

MUSTER

Kostenträgerkennung | Versicherten-Nr. | Status

Betriebsstätten-Nr. | Arzt-Nr. | Datum

BVG | Hilfsmittel | Impfstoff | Spr.-St. Bedarf | Begr.-Pflicht | Apotheken-Nummer / IK

6 | 7 | 8 | 9

Zuzahlung | Gesamt-Brutto

Arzneimittel-/Hilfsmittel-Nr. | Faktor | Taxe

1. Verordnung
2. Verordnung
3. Verordnung

Rp. (Bitte Leerräume durchstreichen) — Vertragsarztstempel

aut idem — 16 Durchstichflaschen Lidocain zur Lokalanästhesie
aut idem — 40 Mullbinden, 6 cm breit, elastisch
aut idem — 8 Tuben Zinksalbe

6664

Bei Arbeitsunfall auszufüllen!

Abgabedatum in der Apotheke

Unterschrift des Arztes
Muster 16 (10.2014)

Unfalltag | Unfallbetrieb oder Arbeitgebernummer

Verordnung von Sprechstundenbedarf für Privatpatienten

30. Juni Bestellung des Arztes auf eigene Rechnung:
(Materialien, die kein Sprechstundenbedarf sind oder für Privatpatienten benötigt werden, bei Dr. Gütlich sind das 20 % des Sprechstundenmaterials.)

Dr. Gustav Gütlich

10	Mullbinden, 6 cm breit, elastisch
4	Durchstichflaschen Lidocain zur Lokalanästhesie
2	Tuben Zinksalbe
100	Einmal-Spritzen, 5 ml
200	Einmal-Kanülen, Größe 2

Verordnung von Impfstoffen

30. Juni Verordnung z. B. zu Lasten der AOK:

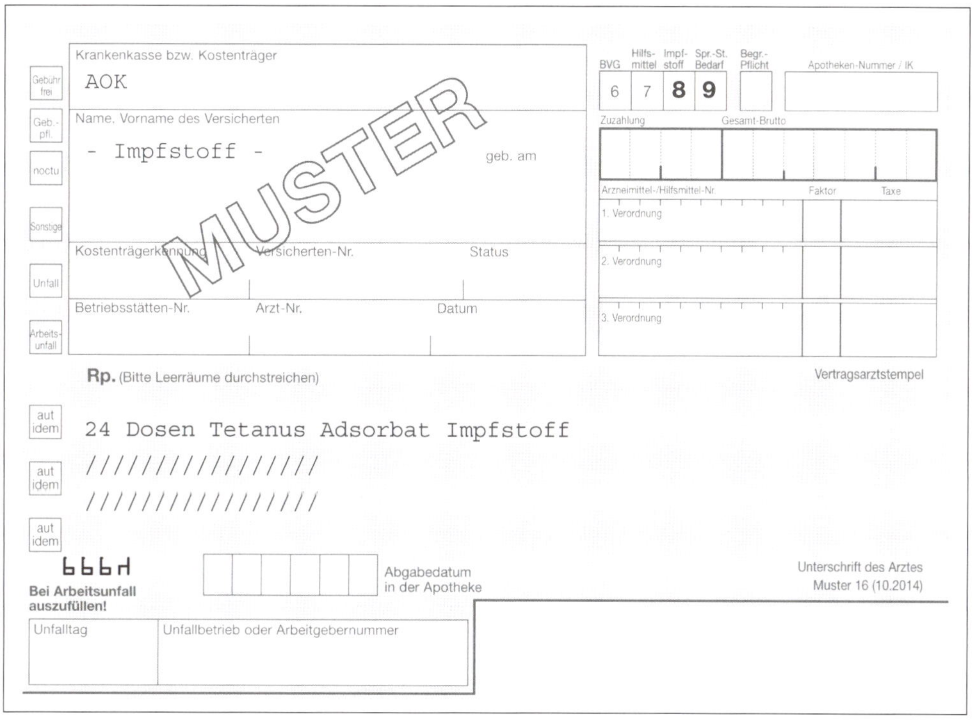
Gebühr frei
Geb.-pfl.
noctu
Sonstige
Unfall
Arbeitsunfall
Krankenkasse bzw. Kostenträger
AOK
Name, Vorname des Versicherten
- Impfstoff -
geb. am
MUSTER
Kostenträgerkennung
Versicherten-Nr.
Status
Betriebsstätten-Nr.
Arzt-Nr.
Datum
BVG
Hilfsmittel
Impfstoff
Spr.-St. Bedarf
Begr.-Pflicht
Apotheken-Nummer / IK
6 7 8 9
Zuzahlung
Gesamt-Brutto
Arzneimittel-/Hilfsmittel-Nr.
Faktor
Taxe
1. Verordnung
2. Verordnung
3. Verordnung
Rp. (Bitte Leerräume durchstreichen)
Vertragsarztstempel
aut idem
24 Dosen Tetanus Adsorbat Impfstoff
aut idem
/////////////////
aut idem
/////////////////
Abgabedatum in der Apotheke
Unterschrift des Arztes
Muster 16 (10.2014)
Bei Arbeitsunfall auszufüllen!
Unfalltag
Unfallbetrieb oder Arbeitgebernummer

6 Dosen Tetanus Adsorbat Impfstoff,
die für Privatpatienten bestimmt sind,
muss Dr. Gütlich getrennt auf eigene Rechnung beschaffen.

Verordnung von Betäubungsmitteln

30. Juni Verordnung z. B. zu Lasten der AOK:

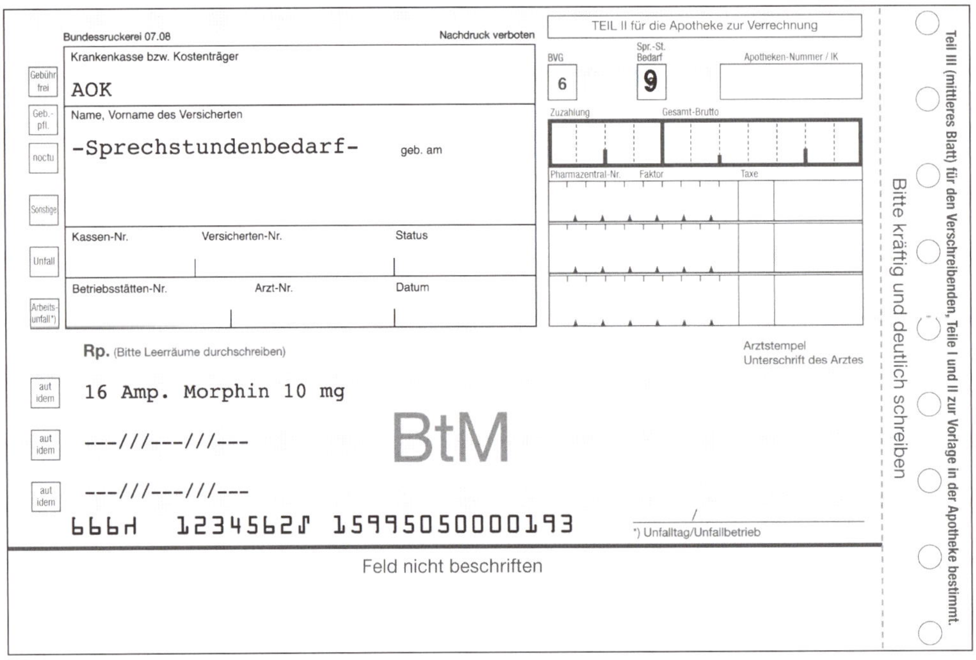

Bundesdruckerei 07.08 Nachdruck verboten

Gebühr frei | Geb.-pfl. | noctu | Sonstige | Unfall | Arbeitsunfall*)

Krankenkasse bzw. Kostenträger

AOK

Name, Vorname des Versicherten

-Sprechstundenbedarf- geb. am

Kassen-Nr. Versicherten-Nr. Status

Betriebsstätten-Nr. Arzt-Nr. Datum

TEIL II für die Apotheke zur Verrechnung

BVG 6 Spr.-St. Bedarf 9 Apotheken-Nummer / IK

Zuzahlung Gesamt-Brutto

Pharmazentral-Nr. Faktor Taxe

Rp. (Bitte Leerräume durchschreiben)

aut idem 16 Amp. Morphin 10 mg

aut idem ---///---///---

aut idem ---///---///---

BtM

Arztstempel Unterschrift des Arztes

6664 12345628 1599505000193

*) Unfalltag/Unfallbetrieb

Feld nicht beschriften

Bitte kräftig und deutlich schreiben

Teil III (mittleres Blatt) für den Verschreibenden, Teile I und II zur Vorlage in der Apotheke bestimmt.

2. BtM-Rezept

> **4 Amp. Morphin 10 mg,**
> die für Privatpatienten bestimmt sind,
> muss der Arzt getrennt auf eigene Rechnung beschaffen.

6.3 Fragen und Fälle zu Lernfeld 6

1. Welche Regelungen für die Beschaffung von Sprechstundenbedarf gelten
   a) bei Privatpatienten,
   b) im Zusammenhang mit Arbeitsunfällen,
   c) bei der Versorgung von z. B. Bundeswehrsoldaten?

   → a) ....

   ....

   → b) ....

   ....

   → c) ....

   ....

2. Nennen Sie mindestens sieben Bereiche von Sprechstundenbedarf gemäß Richtlinie, die als Sprechstundenbedarf gelten?

   → ....

   → ....

   → ....

   → ....

   → ....

   → ....

   → ....

3. Welche Kosten werden durch die im Rahmen der Gebührenordnungen abrechnungsfähige Leistung abgegolten?

   → ....

   → ....

   → ....

   → ....

4. Für welchen Zweck dürfen die als Sprechstundenbedarf zugelassenen Desinfektionsmittel nur verwendet werden?

   → ....

   ....

5. a) Welches Formular ist für die Bestellung von Sprechstundenbedarf in der Regel zu verwenden?
   b) Wer ist als Kostenträger anzugeben?
   c) Welches Feld muss markiert werden?

   → a) ....

   → b) ....

   → c) ....

6. Wie oft und wann darf Sprechstundenbedarf bestellt werden?

→ ....

7. Woher wird Sprechstundenbedarf bezogen?

→ ....

....

8. Wie werden Betäubungsmittel als Sprechstundenbedarf verordnet?

→ ....

9. Zu wessen Lasten erfolgt die Beschaffung
a) der Praxis-Erstausstattung mit Sprechstundenbedarf,
b) des Sprechstundenbedarfs für Bundespolizisten,
c) des Sprechstundenbedarfs für Privatpatienten
d) des Sprechstundenbedarfs für Patienten nach Arbeitsunfall?

→ a) ....

→ b) ....

→ c) ....

→ d) ....

10. Warum müssen Impfstoffe als Sprechstundenbedarf verordnet werden?

→ ....

....

11. Wie wird ein Impfstoff während des ersten Quartalsmonats verordnet, der für einen Patient benötigt wird, aber in der Praxis nicht vorrätig ist?

→ ....

....

12. Welche Felder müssen bei der Verordnung von Impfstoffen auf dem Verordnungsblatt markiert werden?

→ ....

13. Wie ist zu verfahren, wenn der benötigte Sprechstundenbedarf nicht auf ein Verordnungsblatt passt?

- ○ bis zum nächsten Quartal warten
- ○ kleiner schreiben bis alles passt
- ○ mehrere Verordnungsblätter benutzen
- ○ Rückseite benutzen
- ○ Zettel an Verordnungsblatt kleben

14. Welche Positionen der folgenden Aufzählung gelten als Sprechstundenbedarf?

- ○ Arzneimittel
- ○ Einmalskalpelle
- ○ Einmalspritzen
- ○ Häusliche Krankenpflege
- ○ Verbandstoffe/-mittel

15. Mit welchem Vordruck werden Betäubungsmittel als Sprechstundenbedarf verordnet?

- ○ Betäubungsmittelrezept
- ○ Arzneiverordnungsblatt (Muster 16)
- ○ DIN-A4-Blatt mit Praxisstempel
- ○ Praxisverordnungsblatt
- ○ Sprechstundenbedarfsrezept

16. Welche der folgenden Medikamente und Materialien dürfen als Sprechstundenbedarf verordnet werden?

- ○ Arztkittel
- ○ Blutzuckerteststreifen
- ○ Einmal-Spritzen
- ○ Mulltupfer
- ○ Papiertücher für Patienten

17. Welche der folgenden Aussagen zur Verordnung von Sprechstundenbedarf sind richtig?

- ◯ Impfstoffe werden in der Regel als Sprechstundenbedarf verordnet
- ◯ Jeder Impfstoff muss für jeden Patienten einzeln zu Lasten des jeweiligen Kostenträgers verordnet werden
- ◯ Nur bestimmte, mit den Krankenkassen vereinbarte Mittel, dürfen verordnet werden
- ◯ Nur solche Mittel, die bei mehreren Patienten verwendet werden, dürfen verordnet werden
- ◯ Zeitpunkt und Inhalt kann der Arzt nach Erfordernissen seiner Praxis selbst bestimmen

18. Welche der folgenden Medikamente und Materialien dürfen als Sprechstundenbedarf verordnet werden?

- ◯ Desinfektionsmittel für Patienten
- ◯ Einmal-Handschuhe
- ◯ Gerätedesinfektionsmittel
- ◯ Gummifingerlinge
- ◯ Schmerzmittel nach amb. Operation

19. Zu wessen Lasten erfolgt die Erstbeschaffung von Sprechstundenbedarf?

- ◯ BARMER
- ◯ größte örtliche BKK
- ◯ AOK
- ◯ örtliches Sozialamt
- ◯ Arzt

20. Was muss bei einer Einzelverordnung von Impfstoff beachtet werden?

- ◯ „Achtung Impfstoff" auf Verordnung
- ◯ Ausstellung auf Sprechstundenbedarf
- ◯ Ausstellung auf Patienten
- ◯ Kasten 8 markieren
- ◯ Kasten 9 markieren

21. Wann kann Sprechstundenbedarf verordnet werden?

- ◯ grundsätzlich am Ende eines Quartals
- ◯ grundsätzlich je nach Bedarf
- ◯ halbjährlich
- ◯ Impfstoffe nach Bedarf im Einzelfall
- ◯ monatlich

22. Kreuzen Sie an, ob der Arzt selbst für die genannte Kosten aufkommen muss, oder ob eine Verordnung als Sprechstundenbedarf (SSB) möglich ist.

Fälle	**Arzt**	**SSB**
a) Ersatzbeschaffung für AOK-Patienten		
b) Ersatzbeschaffung für DAK Gesundheit-Patienten		
c) Ersatzbeschaffung für Privatpatienten		
d) Erstausstattung für Privatpraxis		
e) Erstausstattung für Vertragsarztpraxis		
f) Ersatzbeschaffung für BKK-Patienten		
g) Ersatzbeschaffung für Knappschaft-Patienten		
h) Ersatzbeschaffung für Techniker-KK-Patienten		
i) Ersatzbeschaffung für HEK-Patienten		
j) Ersatzbeschaffung für Bundeswehrsoldaten		
k) Ersatzbeschaffung für BG-Patienten		
l) Ersatzbeschaffung für LKK-Patienten		
m) Ersatzbeschaffung für Polizeivollzugsbeamte der Bpol.		
n) Ersatzbeschaffung für Handels-KK-Patienten		

23. Füllen Sie das unten abgebildete Verordnungsblatt nach folgenden Angaben aus:

Der onkologisch tätige Internist Dr. med. Helmut Heilsam hat bei der Chemotherapie seiner Primärkassen-Patienten im letzten Quartal verbraucht:

35 Einmal-Infusionsbestecke
25 Einmal-Infusionskatheter
80 Einmal-Infusionsnadeln

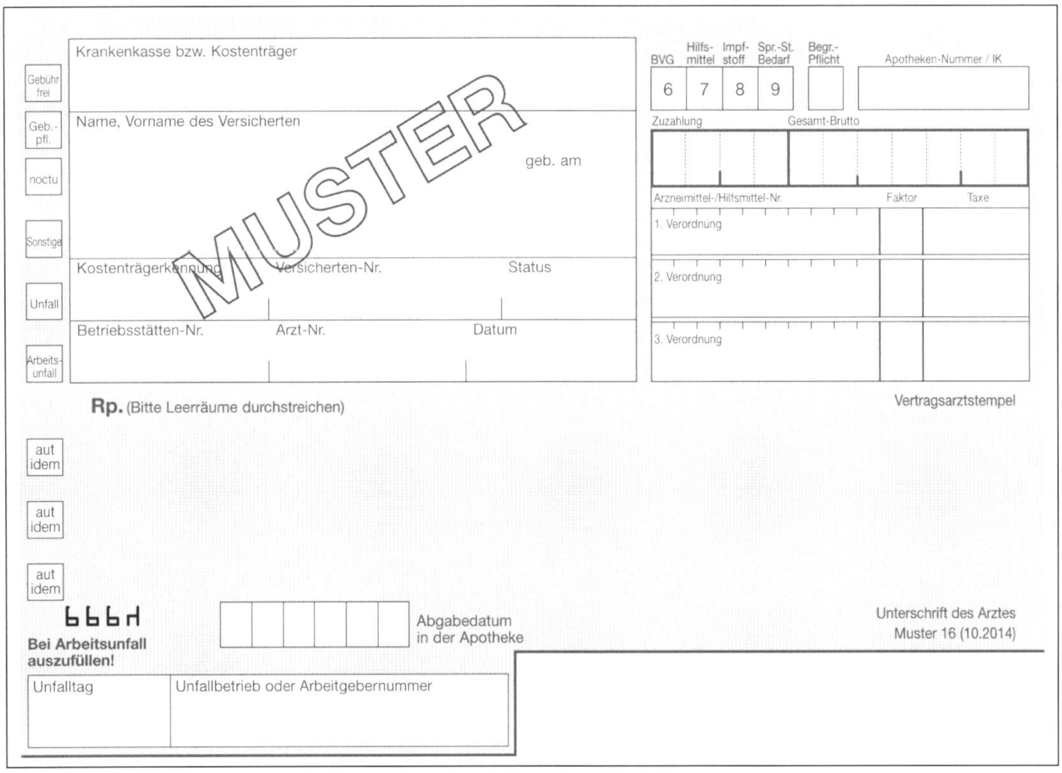

Gebühr frei | Geb.-pfl. | noctu | Sonstige | Unfall | Arbeitsunfall
Krankenkasse bzw. Kostenträger
Name, Vorname des Versicherten
geb. am
Kostenträgerkennung | Versicherten-Nr. | Status
Betriebsstätten-Nr. | Arzt-Nr. | Datum
BVG | Hilfsmittel | Impfstoff | Spr.-St. Bedarf | Begr.-Pflicht | Apotheken-Nummer / IK
6 | 7 | 8 | 9
Zuzahlung | Gesamt-Brutto
Arzneimittel-/Hilfsmittel-Nr. | Faktor | Taxe
1. Verordnung
2. Verordnung
3. Verordnung
MUSTER
Rp. (Bitte Leerräume durchstreichen)
Vertragsarztstempel
aut idem
aut idem
aut idem
6 6 6 H
Bei Arbeitsunfall auszufüllen!
Abgabedatum in der Apotheke
Unterschrift des Arztes
Muster 16 (10.2014)
Unfalltag | Unfallbetrieb oder Arbeitgebernummer

24. Füllen Sie das unten abgebildete Verordnungsblatt nach folgenden Angaben aus:

Der Förster Georg Grün, Mitglied der LKK Franken, möchte sich gegen die Frühsommermeningo-Enzephalitis (FSME) impfen lassen. Der Arzt verordnet als Sprechstundenbedarf „1 Op FSME – Impfstoff zur aktiven Schutzimpfung".

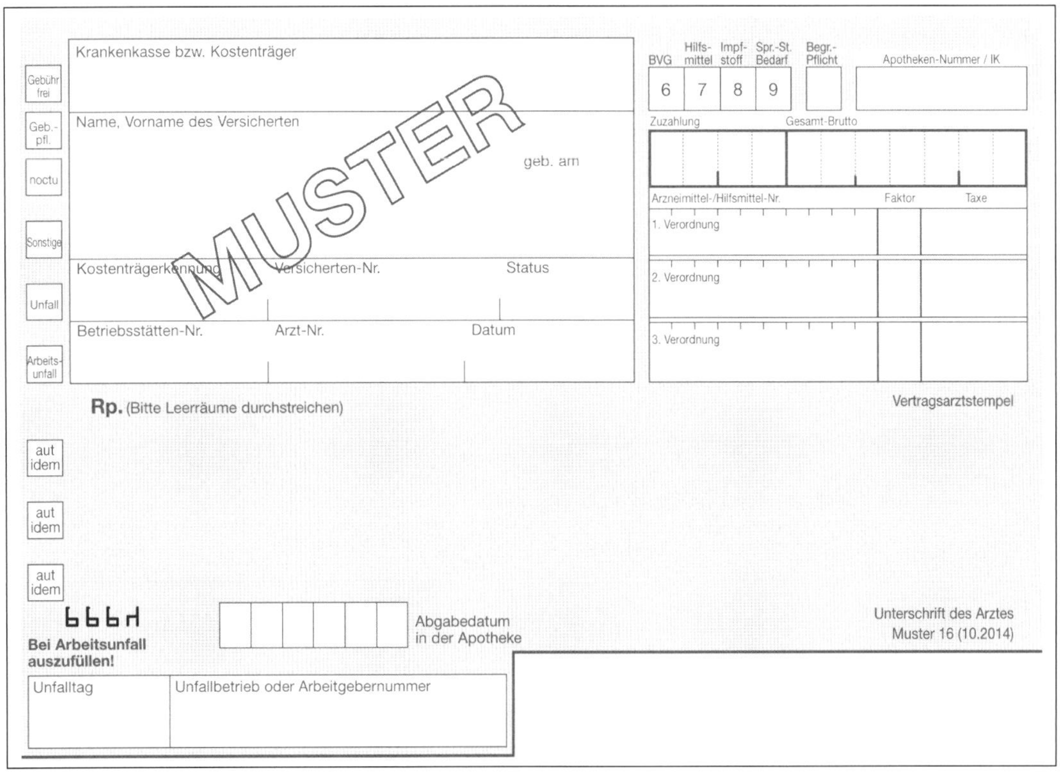

Gebühr frei | Geb.-pfl. | noctu | Sonstige | Unfall | Arbeitsunfall
Krankenkasse bzw. Kostenträger
Name, Vorname des Versicherten
geb. am
Kostenträgerkennung | Versicherten-Nr. | Status
Betriebsstätten-Nr. | Arzt-Nr. | Datum
BVG | Hilfsmittel | Impfstoff | Spr.-St. Bedarf | Begr.-Pflicht | Apotheken-Nummer / IK
6 | 7 | 8 | 9
Zuzahlung | Gesamt-Brutto
Arzneimittel-/Hilfsmittel-Nr. | Faktor | Taxe
1. Verordnung
2. Verordnung
3. Verordnung
MUSTER
Rp. (Bitte Leerräume durchstreichen)
Vertragsarztstempel
aut idem
aut idem
aut idem
6 6 6 H
Bei Arbeitsunfall auszufüllen!
Abgabedatum in der Apotheke
Unterschrift des Arztes
Muster 16 (10.2014)
Unfalltag | Unfallbetrieb oder Arbeitgebernummer

Lernfeld 7 Praxisabläufe im Team organisieren Erstellen und Versand von Schriftstücken

Inhaltsverzeichnis

LF 7 Praxisabläufe im Team organisieren – Erstellen und Versand von Schriftstücken

Be(e) at work

Frau Biene fühlt sich in der Praxis von Herrn Dr. Gütlich sehr wohl. Sie schätzt den kooperativen Führungsstil ihres Chefs und die Zusammenarbeit mit den Kolleginnen. Gemeinsam verstehen sie sich als Team, was sie auch durch ein einheitliches Praxis-Outfit zum Ausdruck bringen.

Die Praxis von Dr. Gütlich steht den Möglichkeiten der Digitalisierung sehr offen gegenüber und ist schon seit längerer Zeit an die Telematikinfrastruktur angeschlossen. Soweit es möglich ist, werden Schriftstücke im Praxisverwaltungssystem verfasst und elektronisch über KIM versendet.

7.1 Abrechnung nach dem EBM

Der EBM enthält zu diesem Thema Gebührenordnungsnummern in folgenden Bereichen:

- **Bereich II** **Kap. 1.6** **Schriftliche Mitteilung, Gutachten**
- **Bereich V** **Kostenpauschalen**

7.1.1 Schriftliche Mitteilungen und Gutachten (EBM-Kapitel 1.6)

Im EBM-Kapitel 1.6 finden sich GOP zu folgenden Leistungen:

- **Ärztliche Berichte und Briefe**
- **Verordnungen und Bescheinigungen**
- **Medikationsplan**

Ärztliche Berichte und Briefe

Wird ein Facharzt aufgrund einer **Überweisung** tätig, ist er **verpflichtet,** darüber einen ärztlichen Bericht oder Brief zu verfassen. Dabei gelten folgende Unterschiede:

Ärztlicher Bericht	Ergebnis einer Patientenuntersuchung
Ärztlicher Brief	Ergebnis einer Patientenuntersuchung einschließlich Anamnese, abschließende Bewertung und Therapieempfehlung

Bei vielen fachärztlichen Gebührenordnungspositionen findet sich der Vermerk **„Berichtspflichtig".** Das bedeutet, der Facharzt darf die GOP nur abrechnen, wenn er einen Bericht darüber angefertigt hat. In der Regel erhält nur der Hausarzt den Bericht, es sei denn, die Untersuchung erfolgte aufgrund einer Überweisung durch einen anderen Facharzt. Dann muss der annehmende Facharzt sowohl dem überweisenden Facharzt als auch dem Hausarzt den Bericht übersenden. Die **Mehranfertigung** eines Berichtes oder Briefes darf mit der **GOP 01602** abgerechnet werden.

In den meisten Fällen sind ärztliche Berichte und Briefe nicht abrechnungsfähig, da sie in den Versicherten-, Grund- und Konsiliarpauschalen enthalten sind. Die **GOP 01600 (ärztlicher Bericht)** oder **01601 (ärztlicher Brief)** können beispielsweise bei einer Überweisung zur Auftragsleistungen abgerechnet werden.

Versand und Empfang von Arztbriefen erfolgt elektronisch als **eArztbrief** über die **Telematikinfrastruktur (TI).** Die Kosten für den elektronischen Versand sind in der TI-Pauschale enthalten, die die Praxen monatlich erhalten.

Text der Gebührenordnung (Auszug)

GOP	Leistungsbeschreibung	Punkte
01600	**Ärztlicher Bericht** nach Untersuchung	55
01601	**Individueller Arztbrief**	108
01602	**Mehranfertigung** (z. B. Kopie) eines Berichtes oder Briefes an den Hausarzt	12

Verordnungen und Bescheinigungen

Das Ausfüllen von **Formularen,** z. B. einer Arbeitsunfähigkeitsbescheinigung (Muster 1) oder einer Arzneiverordnung (Muster 16), ist in der Versicherten-, Grund- oder Konsiliarpauschale enthalten und deshalb **nicht** gesondert abrechnungsfähig. Ärztliche Atteste, die **auf Wunsch des Patienten** erstellt werden, z. B. Sporttauglichkeitsbescheinigungen oder Schulbescheinigungen, sind IGe-Leistungen und werden nach der **GOÄ** abgerechnet.

Lediglich das Ausfüllen **bestimmter Formulare und Bescheinigungen,** insbesondere wenn dieses auf Verlangen der Krankenkassen erfolgt, sind nach **dem EBM** abrechnungsfähig. Voraussetzung ist allerdings, dass die Gebührenordnungspositionen dafür in der Präambel der speziellen Arztgruppe aufgeführt sind. Verfasst der Arzt die Berichte/Bescheinigungen entsprechen den GOP 01615, 01620, 01621 oder 01622 **in freier Form,** darf er zusätzlich die Kostenpauschale nach GOP 40142 abrechnen.

Text der Gebührenordnung (Auszug)

GOP	Leistungsbeschreibung	Punkte
01610	**Bescheinigung** zur Belastungsgrenze **(Muster 55)**	14
01611	**Verordnung von medizinischer Rehabilitation (Muster 61)**	302
01612	**Konsiliarbericht vor Psychotherapie (Muster 22)**	37
01615	Feststellung und formlose Bescheinigung der **medizinischen Notwendigkeit einer Mitaufnahme einer Begleitperson im Vorfeld einer nicht geplanten Krankenhausbehandlung**	30
01620	**Bescheinigung oder Zeugnis,** nur auf Verlangen der Krankenkasse oder Ausstellung von **Muster 50**	30
01621	**Krankheitsbericht,** nur auf Verlangen der Krankenkasse oder Ausstellung von **Muster 11, 53 oder 56**	44
01622	**Kurplan, Gutachten, Stellungnahme,** nur auf Verlangen der Krankenkasse oder Ausstellung von **Muster 20a–d, 52 oder 65**	83
01623	**Kurvorschlag (Muster 25)**	53
01624	**Verordnung medizinischer Vorsorge für Mütter und Väter (Muster 64)**	210
01626	Ärztliche Stellungnahme für die Krankenkasse bei der Beantragung einer Genehmigung zur **Verordnung von Cannabis**	143

Medikationsplan

Hausärzte müssen für Patienten, die mindestens drei systemisch wirkende Medikamente gleichzeitig über einen Zeitraum von mindestens 28 Tagen einnehmen, einen Medikationsplan ausstellen. Nur wenn der Patient keinen Hausarzt hat, sind auch Fachärzte dazu verpflichtet.

Die Vergütung des Medikationsplans erfolgt pauschal und extrabudgetär. Hier darf der Zuschlag nach **GOP 01630** einmal im Krankheitsfall abgerechnet werden. Unter folgenden Umständen darf die GOP 01630 **nicht** abgerechnet werden:

Hausarzt	• Bei Abrechnung der **Chronikerpauschale nach GOP 03220** setzt die KV automatisch die **GOP 03222** für den Medikationsplan zu. • Der hausärztlich-eriatrische **Betreuungskomplex** nach **GOP 03362** enthält in der Leistungsbeschreibung bereits den Medikationsplan.
Facharzt	• Die KV setzt beim **Facharzt** die **GOP XX227** (XX steht für die ersten Ziffern der jeweiligen Arztgruppe) für den Medikationsplan neben der Grundpauschale automatisch zu.

Text der Gebührenordnung (Auszug)

GOP	Leistungsbeschreibung	Punkte
01630	**Medikationsplan,** einmal im Krankheitsfall	39

7.1.2 Kostenpauschalen (EBM-Bereich V)

Im EBM-Bereich V geht es nicht um die Abrechnung ärztlicher Leistungen, sondern um **Erstattungen von Kosten oder Auslagen,** die dem Vertragsarzt bei seiner Tätigkeit **für den Patienten** entstehen.

Der EBM weist diese Kostenpauschalen nicht in Form eines Punktwertes aus, sondern in Form eines **festen EUR-Betrags.**

In diesem EBM-Bereich finden sich die erstattungsfähigen **Versand- und Transportkosten für Arztbriefe und Telefaxe.** Verfasst der Arzt bestimmte Formulare in freier Form, darf er die Kostenpauschale nach GOP 40142 abrechnen.

Text der Gebührenordnung (Auszug)

GOP	Leistungsbeschreibung	Euro
40110	**Kostenpauschale für die Versendung bzw. den Transport eines Briefes** und/oder von schriftlichen Unterlagen	0,86
40111	**Kostenpauschale für die Übermittlung eines Telefaxes**	0,05
40142	**Kostenpauschale** für Leistungen nach den GOP 01615, 01620, 01621 oder 01622 bei **Abfassung in freier Form,** wenn vereinbarte Vordrucke nicht verwendet werden können, je Seite	1,50

7.1.3 Fallbeispiel

2. Jan. Dr. Gütlich stellt seinem Patienten August Aufrecht (48 Jahre; Mitglied der BARMER) eine Arbeitsunfähigkeitsbescheinigung aus (siehe LF 4).

24. Jan. Nachdem sich August Aufrecht am 22. Jan. dem Orthopäden Dr. Renk vorgestellt hat (siehe LF 4), bittet Dr. Renk nach der Untersuchung Dr. Gütlich um einen Bericht über die Anamnese der zurückliegenden Jahre und die bereits erfolgten Therapiemaßnahmen sowie bisherigen Medikamentenverordnungen. Zusätzlich bittet er um Kopien von Arztberichten bisheriger fachärztlicher Untersuchungen.

Dr. Gütlich verfasst im Praxisverwaltungssystem einen ärztlichen Brief und versendet diesen als eArztbrief über seinen KIM-Anbieter an Dr. Renk. Frau Biene fertigt die gewünschten Kopien (6 Seiten) an, versendet den Großbrief an Dr. Renk und rechnet die Leistungen nach den Vorgaben des EBM ab.

12. Feb. Anfrage der BARMER nach der voraussichtlichen Dauer der Arbeitsunfähigkeit nach Muster 53.

14. Feb. Herr Aufrecht erscheint bei Dr. Gütlich und bittet um einen Medikationsplan, da er von Dr. Renk drei verschiedene Medikamente verordnet bekommen hat.

Abrechnung beim gesetzlich Versicherten

	Abrechnung nach EBM	
2. Jan.	———	Ausstellung Arbeitsunfähigkeitsbescheinigung (Muster 1), in Versichertenpauschale enthalten
24. Jan.	———	Ärztlicher Brief in Form einer individuellen schriftlichen Information in Versichertenpauschale enthalten
	———	Kosten für Kopien nicht abrechenbar
	———	elektronischer Versand des eArztbriefes in der TI-Pauschale enthalten
12. Feb.	01621	Muster 53
14. Feb.	01630	Medikationsplan

Lernfeld 7
Seite 315

7.2 Abrechnung nach der GOÄ

Schriftliche Mitteilungen finden sich im GOÄ-Abschnitt B IV. Darüber hinaus beinhaltet die GOÄ im Abschnitt B VII. Leistungen im Zusammenhang mit der Todesfeststellung.

7.2.1 Berichte und Briefe (GOÄ-Abschnitt B VI.)

Wiederholungsrezepte oder Überweisungen ohne Arzt-Patienten-Kontakt dürfen mit der **GOÄ-Nr. 2** abgerechnet werden.

Für **kurze Bescheinigungen,** wie Schulbescheinigungen oder eine Arbeitsunfähikeitsbescheinigung, gilt die **GOÄ-Nr. 70,** für **ausführliche Krankheits- und Befundberichte die GOÄ-Nr. 75.**

Text der GOÄ (Auszug)		Punktzahl	1-fach EUR	2,3-fach EUR	3,5-fach EUR
70	Kurze Bescheinigung oder kurzes Zeugnis, Arbeitsunfähigkeitsbescheinigung	40	2,33	5,36	8,16
75	Ausführlicher schriftlicher Krankheits- und Befundbericht (einschließlich Angaben zur Anamnese, zu dem(n) Befund(en), zur epikritischen Bewertung und gegebenenfalls zur Therapie)	130	7,58	17,43	26,52

	Text der GOÄ (Auszug)	Punkt-zahl	1-fach EUR	2,3-fach EUR	3,5-fach EUR
76	Schriftlicher Diätplan, individuell für den einzelnen Patienten aufgestellt	70	4,08	9,38	14,28
77	Schriftliche, individuelle Planung und Leitung einer Kur mit diätischen, balneologischen und/oder klimatherapeutischen Maßnahmen unter Einbeziehung gesundheitserzieherischer Aspekte	150	8,74	20,11	30,60
80	Schriftliche gutachterliche Äußerung	300	17,49	40,22	61,20
95	Schreibgebühr, je angefangene DIN-A4-Seite	60	3,50	–	–
96	Schreibgebühr, je Kopie	3	0,17	–	–

Erläuterungen

1. **Schreibgebühren nach den Nrn. 95 und 96** können **zusätzlich nur** zu den Leistungen nach den Nrn. 80, 85 und 90 berechnet werden.
Schreibgebühren können nur mit dem **einfachen Satz** berechnet werden; **Portokosten** für den postalischen Versand von Gutachten und Berichten dürfen berechnet werden.

2. Für die **Zusendung der Arzt-Rechnung** an den Zahlungspflichtigen dürfen Versand und Portokosten **nicht** berechnet werden (siehe § 10).

3. Das Ausstellen eines **Medikationsplans nach GOÄ** erfolgt analog, z. B. über die GOÄ-Nr. A76.

Beispiele:

A *Der Arzt A schreibt an den Arzt B einen Brief und teilt diesem das Ergebnis seiner Untersuchung und den Röntgenbefund über Ernst Patient mit.*
Abrechnung nach GOÄ: Nr. 75 + Porto

B *Ernst Patient erhält vom Arzt ein begründetes schriftliches Gutachten in 2-facher Ausführung, das insgesamt 6 Seiten umfasst, um damit seine Versorgungsansprüche zu belegen.*
Abrechnung nach GOÄ: Nr. 80 + Nr. 95 x 6 + Nr. 96 x 6

C *Der Arzt schickt eine Rechnung an den Patienten.*
Abrechnung nach GOÄ: nichts, auch Porto nicht berechnungsfähig

7.2.2 Todesfeststellung (GOÄ-Abschnitt B VII.)

Aufgrund gesetzlicher Vorschriften muss der Tod eines Menschen durch einen **Arzt** festgestellt und bescheinigt werden. Der Arzt untersucht die Leiche auf **sichere Todeszeichen** und prüft, ob es Hinweise für einen unnatürlichen Tod gibt. Bei unklarer Todesursache ist der Arzt verpflichtet, die Polizei zu verständigen.

Die **vorläufige Leichenschau** sollte mindestens 20 Minuten dauern und wird mit der **GOÄ-Nr. 100** abgerechnet. Bei der **eingehende Leichenschau nach GOÄ-Nr. 101** werden mindestens 40 Minuten für die Leichenschau veranschlagt. Das Ausstellen der Todesfeststellung ist jeweils in der Gebühr enthalten. Bei einer für den Arzt **unbekannten Leiche und/oder bei unbekannten Todesumständen** darf ein **Zuschlag** nach **GOÄ-Nr. 102** erhoben werden.

Da die Mitgliedschaft in der gesetzlichen Krankenversicherung mit dem Tod eines Menschen endet, werden die Kosten, die im Zusammenhang mit der Todesfeststellung entstehen, nicht von den gesetzlichen Krankenkassen übernommen. Die Abrechnung erfolgt **grundsätzlich nach der GOÄ,** die Kosten trägt derjenige, der auch für die Bestattungskosten aufkommt.

Text der GOÄ (Auszug)		Punktzahl	1-fach EUR	2,3-fach EUR	3,5-fach EUR	1,2/1-fach EUR
100	**Vorläufige Leichenschau** mit Untersuchung eines Toten und Ausstellung einer vorläufigen Todesbescheinigung (Dauer mindestens 20 Minuten)	1896	110,51	–	–	–
101	**eingehende Leichenschau** mit Untersuchung eines Toten und Ausstellung einer Todesbescheinigung, einschließlich Angaben zu Todesart und Todesursache (Dauer mindestens 40 Minuten)	2844	165,77	–	–	–
102	**Zuschlag** zu den Leistungen nach den Nrn. 100 oder 101 bei einer Leiche mit einer dem Arzt unbekannten Identität und/oder besonderen Todesumständen (zusätzliche Dauer mindestens 10 Minuten	474	27,63			

Erläuterungen

1.	**Bei kürzerer Dauer der Leichenschau** nach den GOÄ-Nrn. 100 und 101 darf **nur 60% der jeweiligen Gebühr** berechnet werden. Dabei muss die vorläufige Leichenschau mindestens 10 Minuten, die eingehende Leichenschau mindestens 20 Minuten dauern.
2.	Für den **Weg zum Verstorbenen** darf der Arzt ein Wegegeld oder eine Reiseentschädigung entsprechend §§ 8 und 9 der GOÄ abrechnen.
3.	Neben den Leistungen nach den GOÄ-Nrn. 100 und 101 dürfen die **Zuschläge nach den Buchstaben F bis H** abgerechnet werden.
4.	Die Leistungen nach den GOÄ-Nrn. 100 und 101 dürfen **nicht nebeneinander** abgerechnet werden. Sie sind nur mit dem **einfachen Satz** berechnungsfähig.
5.	Grundsätzlich darf neben der Leichenschau **keine Besuchsgebühr,** abgerechnet werden, außer wenn der Patient bei der Besuchsanforderung noch nicht (sicher) tot war.

7.2.3 Fallbeispiel

2. Jan. Dr. Gütlich stellt seinem Patienten Adalbert Aufrecht (48 Jahre; Privatpatient) eine Arbeitsunfähigkeitsbescheinigung aus (siehe LF 4).

24. Jan. Nachdem sich Adalbert Aufrecht am 22. Jan. dem Orthopäden Dr. Renk vorgestellt hat (siehe LF 4), bittet Dr. Renk nach der Untersuchung Dr. Gütlich um einen Bericht über die Anamnese der zurückliegenden Jahre und die bereits erfolgten Therapiemaßnahmen sowie bisherigen Medikamentenverordnungen. Zusätzlich bittet er um Kopien von Arztberichten bisheriger fachärztlicher Untersuchungen.
Dr. Gütlich verfasst im Praxisverwaltungssystem einen ärztlichen Brief und versendet diesen als eArztbrief über seinen KIM-Anbieter an Dr. Renk. Frau Biene fertigt die gewünschten Kopien (6 Seiten) an, versendet den Großbrief an Dr. Renk und rechnet die Leistungen nach den Vorgaben der GOÄ ab.

12. Feb. Herr Aufrecht bittet Dr. Gütlich um einen schriftlichen Befundbericht zur Krankheitsdiagnose und zur voraussichtlichen Dauer der Behandlungsbedürftigkeit für seine private Krankenversicherung.

14. Feb. Herr Aufrecht erscheint bei Dr. Gütlich und bittet um einen Medikationsplan, da er von Dr. Renk drei verschiedene Medikamente verordnet bekommen hat.

Abrechnung beim Privatpatienten

	Abrechnung nach GOÄ	
2. Jan.	70	Ausstellung Arbeitsunfähigkeitsbescheinigung
24. Jan.	75	Ausführlicher schriftlicher Krankheits- und Befundbericht
	0,30 EUR	Kopierkosten Auslagenersatz zu tatsächlichen Kosten nach § 10 (6 x 0,05 EUR = 0,30 EUR)
	1,60 EUR	Porto Großbrief, Auslagenersatz zu tatsächlichen Kosten nach § 10
12. Feb.	75	Ausführlicher schriftlicher Krankheits- und Befundbericht
	1,00 EUR	Porto Kompaktbrief, Auslagenersatz zu tatsächlichen Kosten nach § 10
14. Feb.	A76	Medikationsplan

7.3 Fragen und Fälle zu Lernfeld 7

1. Sind nach EBM die Kosten des Postversandes in der Gebühr für schriftliche Mitteilungen oder Gutachten enthalten?

   → ....

   ....

2. Erhält der Arzt für alle Bescheinigungen eine Gebühr nach EBM?

   → ....

3. Welche Vergütung nach EBM steht für den zweiten Computerausdruck eines Arztbriefes zur Verfügung?

   → ....

4. Welche Bedingungen gelten für die Abrechnung von Schreibgebühren nach GOÄ?

   → ....

   → ....

5. Dürfen nach GOÄ Portokosten berechnet werden im Zusammenhang mit der Übersendung
   a) eines Berichtes an den Hausarzt des Patienten,
   b) der Liquidation an den Patienten?

   → a) ....

   → b) ....

6. Mit welcher GOP darf der Hausarzt das Erstellen eines Medikationsplan abrechnen? Was muss er beachten?

   → ....

   → ....

7. Unterscheiden Sie den ärztlichen Bericht vom ärztlichen Brief.

   → ....

   ....

8. Wie wird der elektronische Versand und Empfang von eArztbriefen über einen KIM-Anbieter abgerechnet?

   → ....

   ....

9. Wie lange müssen die Leichenschauen nach GOÄ-Nr. 100 und 101 dauern, um sie abrechnen zu dürfen?

➔ ....

....

➔ ....

....

10. Wie wird die Leichenschau bei einem Toden abgerechnet, der gesetzlich krankenversichert war?

➔ ....

....

11. Rechnen Sie die folgenden Fälle ab; jeweils nach EBM für einen Kassen- und nach GOÄ für einen Privatpatienten.

	Fälle	EBM-GOP	GOÄ-Nrn.
a)	Der Radiologe Dr. Radarius bedankt sich in einem ärztlichen Bericht bei dem Orthopäden Dr. Renk für die Überweisung der Patientin Thea Trauma und versendet das Ergebnis der Untersuchungen elektronisch. Eine Kopie seines Berichtes (2 Seiten) schickt Dr. Radarius ebenfalls elektronisch an den Hausarzt von Frau Trauma, Herrn Dr. Gütlich.		
b)	Der Patient Gustavo Grippa erhält nach symptombezogener Untersuchung und Beratung eine Arbeitsunfähigkeitsbescheinigung.		
c)	Nach Ende der Sprechstunde stellt der Orthopäde Dr. Renk seinem Patienten Rudi Rastlos wegen dessen chronischer rheumatischer Erkrankung die Bescheinigung über die Feststellung der Belastungsgrenze nach Muster 55 aus und sendet diese an die gesetzliche Krankenkasse des Herrn Rastlos.		
d)	Nach einer Operation bittet die gesetzliche Krankenkasse/ private Krankenversicherung der Patientin Verena Vermeyen den Hausarzt Dr. Gütlich um einen ausführlichen schriftlichen Kurplan.		
e)	Nach vorheriger telefonischer Absprache händigt die medizinische Fachangestellte Heidi Hummel der Ehefrau von Patient Walter Wehrlos, den Dr. Gütlich gestern ins Krankenhaus eingewiesen hat, Fotokopien von Befundberichten (5 Seiten) für den Krankenhausarzt aus.		
f)	Auf Bitte von Patientin Inge Isegrim schreibt Herr Dr. Gütlich einen schriftlichen Krankheitsbericht als individuelle Information für ihre private Kranken(zusatz)versicherung.		

g)	Auf Verlangen der gesetzlichen Krankenkasse/privaten Krankenversicherung erstellt Dr. Renk eine schriftliche gutachterliche Stellungnahme ohne Verwendung eines vereinbarten Vordrucks (2 Seiten) über die Erkrankung seines Patienten Erwin Ernstl. Anschließend versendet Dr. Renk die Unterlagen per Post.	
h)	Auf Wunsch des Patienten Ludwig Lustig erstellt Dr. Gütlich einen ausführlichen ärztlichen Bericht über den Gesundheitszustand seines Patienten, den dieser für den Abschluss einer Lebensversicherung benötigt und sendet ihn Herrn Leblos zu. Der DIN-A4-Brief wiegt 27 g.	
i)	Dr. Renk versendet elektronisch einen Arztbrief an Dr. Gütlich.	
j)	Dr. Gütlich empfängt einen elektronischen Arztbrief von Dr. Renk.	
k)	Am Sonntag um 20 Uhr wird Dr. Gütlich zu seinem Patienten Lothar Leblos gerufen, der an einem Hirntumor verstorben ist. Die Entfernung zur Wohnung des Verstorbenen sind 3 km. Dr. Gütlich nimmt eine eingehende Leichenschau vor und stellt die Todesbescheinigung aus.	

Lernfeld 8 Patienten bei diagnostischen und therapeutischen Maßnahmen der Erkrankungen des Urogenitalsystems begleiten

Inhaltsverzeichnis

LF 8 Patienten bei diagnostischen und therapeutischen Maßnahmen der Erkrankung des Urogenitalsystems begleiten

Be(e) at work

„Jetzt pickst es einmal!" Frau Biene ist sehr geschickt bei Blutabnahmen und weiß, wie man den Patienten die Angst davor nimmt. Nach der Abnahme untersucht sie die Blutproben, sofern die Praxis die Möglichkeit dazu hat.

Sie leitet die Patienten an, Mittelstrahlurin abzugeben und führt Urinteststreifenuntersuchungen durch. Dr. Gütlich bittet sie darum, ihm pathologische Werte sofort mitzuteilen.

Proben, die nicht in der Praxis untersucht werden können, macht Frau Biene versandfertig und füllt die dafür erforderlichen Formulare aus. Dabei achtet sie darauf, welche Proben in der Laborgemeinschaft untersucht werden und welche zu einem Facharzt für Laboratoriumsmedizin versandt werden müssen.

Arbeitshinweis:

Die inhaltliche Ausgestaltung dieses Lernfeldes im Rahmenlehrplan verlangt im Bereich der Abrechnung aus der Systematik der Gebührenordnungen heraus eine Gliederung in zwei Teile:

- **Laborleistungen**
- **Empfängnisregelung**

8.1 Laborleistungen

Laboratoriumsuntersuchungen sind **diagnostische** Leistungen; sie werden zur Erkennung von Krankheiten und zur Therapiekontrolle eingesetzt. Wegen der großen Zahl der Laboratoriumsuntersuchungen können nur die grundlegenden Abrechnungsbestimmungen und eine Auswahl der Leistungen vorgestellt und erklärt werden.

Laboratoriumsuntersuchungen gliedern sich in **drei** Schritte:

- **Präanalytik:** Untersuchungsentscheidung, Entnahme des Untersuchungsmaterials, ggf. Versand der Proben
- **Analytik:** Durchführung der Analyse
- **Postanalytik:** Beurteilung des Ergebnisses und Bewertung des Ergebnisses für den Patienten

Laboruntersuchungen können erbracht werden:

- in **der Praxis** oder **direkt am Patienten**
- in der **Laborgemeinschaft**
- bei einem **Facharzt für Labormedizin.**

Beim **Versand der Proben** müssen die richtigen Formularen ausgefüllt werden. Beim gesetzlich Versicherten sind das:

Muster 10 A: Anforderungsschein für Laboratroriumsuntersuchungen bei Laborgemeinschaften

Muster 10: Überweisungsschein für in-vitro-diagnostische Auftragsleistungen

Bei Privatpatienten erfolgt die Überweisung formlos.

8.1.1 Abrechnung nach dem EBM

Bei gesetzlich Krankenversicherten dürfen Laborleistungen nur abgerechnet werden, wenn sie in der **eigenen Praxis oder direkt am Patienten** durchgeführt werden. Die Abrechnung von Laborleistungen, die in der Laborgemeinschaft oder bei einem Facharzt für Laboratoriumsmedizin durchgeführt werden, erfolgt durch die Laborgemeinschaft bzw. durch den Laborarzt.

Alle Laborleistungen, die ein Arzt in einem Quartal erbringt oder veranlasst, werden zusammengerechnet. Aus dem Ergebnis lässt sich der **arztpraxisspezifische Fallwert** bestimmen, indem man den Euro-Betrag aller Laborleistungen durch die Anzahl der Behandlungsfälle teil. Ein Fallwert von 2 Euro bedeutet beispielsweise, dass der Arzt durchschnittlich 2 Euro pro Patienten im Quartal an Laborleistungen erbracht bzw. veranlasst hat.

Bei der Berechnung des Fallwertes werden bestimmte Untersuchungen bei Patienten mit Ausnahmeindikationen nicht mitgerechnet.

Bei diesen **Ausnahmeindikationen** handelt es sich um Krankheitsfälle, die mit den Kennziffern 32004 bis 32024 im EBM belegt sind.

Untersuchungsindikation (Auszug)	Kennnummer
Antivirale Therapie bei chronischen viralen Hepatitiden	32005
Erkrankungen oder Verdacht auf Erkrankungen, bei denen eine gesetzliche Meldepflicht besteht oder Mukoviszidose	32006
Allergische Erkrankungen bei Kindern bis zum vollendeten 6. Lebensjahr	32009
Tumorerkrankung unter antineoplastischer Therapie oder systemischer Zytostatika-Therapie und/oder Strahlentherapie	32012
Substitutionsgeschützte Behandlung Opiatabhängiger gemäß den Richtlinien des Gemeinsamen Bundesausschusses	32014
Manifester Diabetes mellitus	32022

Ist ein Krankheitsfall oder eine Untersuchungsindikation mit einer Ausnahmekennnummer versehen, werden bestimmte Laborleistungen nicht für die Ermittlung des arztpraxisspezifischen Fallwertes berücksichtigt. Die Kennnummer wird in den Abrechnungsdatensatz des Patienten eingetragen.

Beispiel: **Ausnahmekennziffer „manifester Diabetes mellitus" 32022**

Bei Angabe der Ausnahmekennziffer 32022 für den manifesten Diabetes mellitus dürfen folgende GOP abgerechnet werden ohne den arztpraxisspezifischen Fallwert zu beeinflussen:

- **GOP 32025:** Bestimmung des Blutzuckers direkt am Patienten
- **GOP 32057:** Bestimmung des Blutzuckers
- **GOP 32066:** Bestimmung des Kreatinins im Blut
- **GOP 32094:** Quantitative Bestimmung von HbA1c im Blut
- **GOP 32135:** Bestimmung des Urin-Mikroalbumins

Alle anderen durchgeführten oder veranlassten Laboruntersuchungen werden bei Patienten mit manifestem Diabetes mellitus für die Ermittlung des arztpraxisspezifischen Fallwertes berücksichtigt.

Der arztpraxisspezifische Fallwert ist wichtig für die Höhe des **Wirtschaftlichkeitsbonus,** den ein Arzt für jeden Patienten einmal im Quartal erhält, unabhängig davon, ob bei dem Patienten Laborleistungen erbracht bzw. veranlasst werden oder nicht. Die KV setzt dafür bei jedem Patienten, bei dem eine Versicherten-, Grund- oder Konsiliarpauschale angesetzt wird, die **GOP 32001** (Wirtschaftlichkeitsbonus) automatisch zu. Die Höhe des Wirtschaftlichkeitsbonus ist grundsätzlich abhängig von der Arztgruppe. Arztgruppen mit höherem Laborbedarf wie Nephrologen erhalten mehr Punkte für den Wirtschaftlichkeitsbonus als beispielsweise Chirurgen:

Text der Gebührenordnung (Auszug)

GOP	Leistungsbeschreibung	Punkte
32001	Wirtschaftliche Erbringung und/oder Veranlassung der Abschnitte 32.2 und/oder 32.3	Allgemeinmedizin, hausärztliche Internisten, praktische Ärzte: 19 Chirurgie: 3 Urologie: 15

Der EBM nennt für jede Arztgruppe **einen unteren und einen oberen begrenzenden Fallwert** in Euro. Für die oben genannten Arztgruppen gilt:

Arztgruppe	Unterer begrenzender Fallwert in Euro	Oberer begrenzender Fallwert in Euro
Allgemeinmedizin, hausärztliche Internisten, praktische Ärzte	1,60	3,80
Chirurgie	0,00	0,40
Urologie	2,40	7,10

Die **Begrenzungen** haben folgende Bedeutung:

- Ist der arztpraxisspezifische Fallwert kleiner oder gleich dem arztgruppenspezifischen unteren Fallwert, beträgt der **Wirtschaftlichkeitsfaktor 1.** Die Praxis erhält den Bonus in voller Höhe.
- Ist der Wert größer oder gleich dem arztgruppenspezifischen oberen Fallwert, beträgt der **Wirtschaftlichkeitsfaktor 0.** Die Praxis erhält keinen Bonus.
- Liegt die Praxis mit ihren Kosten zwischen dem unteren und oberen Fallwert, dann liegt der **Wirtschaftlichkeitsfaktor zwischen 0 und 1.** Die Praxis bekommt einen anteiligen Bonus.

Beispiele *für Hausärzte mit je 1000 Behandlungsfällen im Quartal*

- Dr. Gütlich hat im letzten Quartal für 1.500 EUR Laborleistungen erbracht bzw. veranlasst. Das sind 1,50 EUR pro Fall. Damit liegt er unter der unteren Grenze und bekommt den Wirtschaftlichkeitsbonus in voller Höhe (19 Punkten oder 2,28 EUR) für jeden Patienten automatisch zugesetzt, insgesamt sind das 2.280 EUR im Quartal.
- Der Hausarzt Dr. Minus hat für 4.000 Euro Laborleistungen erbracht bzw. veranlasst, also für 4 EUR pro Fall. Damit liegt er über der oberen Grenze und erhält keinen Wirtschaftlichkeitsbonus.
- Der Hausarzt Dr. Weniger hat für 2.800 Euro Laborleistungen erbracht bzw. veranlasst, also für 2,80 EUR pro Fall. Damit liegt er zwischen der unteren und oberen Grenze. Bei ihm wird der Wirtschaftlichkeitsfaktor anteilig gezahlt. Der Anteil wird folgendermaßen berechnet:
  - (1) obere Begrenzung minus arztpraxisspezifischer Fallwert (3,80 EUR – 2,80 EUR = 1 EUR)
  - (2) oberen Begrenzung minus untere Begrenzung (3,80 EUR – 1,60 EUR = 2,20 EUR)
  - (1) wird durch (2) geteilt (1 : 2,20 = 0,455)

  Dr. Weniger erhält 45,5% des Wirtschaftlichkeitsbonus, also 1.000 x 2,28 x 0,455, was ungefähr 1.037,40 EUR entspricht.

Die **berechnungsfähigen Gebührenordnungspositionen für Laborleistungen** finden sich im EBM-Kapitel

- **32.2 Allgemeine Laboratoriumsuntersuchungen**
- **32.3 Spezielle Untersuchungen**

Die Bewertung der Laborleistungen erfolgt mit Eurobeträgen.

Die Abrechnung von Leistungen aus dem Kapitel 32.3 setzt eine Genehmigung der KV voraus.

Zu Beginn des EBM-Kapitels 32.2 werden drei Gebührenordnungspositionen aufgeführt, die nur abgerechnet werden dürfen, wenn sie **in der Arztpraxis oder direkt am Patienten** vorgenommen werden. Sie dienen der patientennahen Sofortdiagnostik:

- Bestimmung der **Glukose** (Blutzucker) z. B. durch einen BZ-Schnelltest
- Bestimmung der Blutgerinnung mithilfe des Quick-Werts **(Thrombopastinzeit)**
- Bestimmung der **D-Dimere** zum Ausschluss einer tiefen Beinvenenthrombose oder Lungenembolie

Text der Gebührenordnung (Auszug)

GOP	Leistungsbeschreibung	EUR
32.2.1	**Basisuntersuchungen**	
32025	**Glukose**	1,60
32026	**TPZ** (Thromboplastinzeit, Quick-Wert)	4,70
32027	**D-Dimer** (nicht mittels trägergebundener Reagenzien) **wichtige Bestimmungen der GOP 32025 bis 32027:** – nur berechnungsfähig bei **Erbringung in der Arztpraxis** des Vertragsarztes, der die Untersuchung veranlasst hat – diese Erbringung ist anzunehmen, wenn das **Untersuchungsergebnis innerhalb einer Stunde** nach Materialentnahme vorliegt – bei Erbringung in Laborgemeinschaften **nicht** berechnungsfähig.	15,30
32030	**Orientierende Untersuchung** (Teststreifenuntersuchung) **wichtige Bestimmung der GOP 32030:** – nicht für die Untersuchung des Urins **mittels Harnteststreifen**	0,50
32031	**Mikroskopische Untersuchung des Harns auf morphologische Bestandteile** (Harnsediment)	0,25
32033	**Harnteststreifen** auf **mindestens fünf** der folgenden Parameter: Eiweiß, Glukose, Erythrozyten, Leukozyten, Nitrit, pH-Wert, spezifisches Gewicht, Ketonkörper ggf. einschließlich Kontrolle auf Ascorbinsäure einschließlich visueller oder apparativer Auswertung **Abrechnungsausschlüsse:** – in derselben Sitzung: GOP 01732, 32880, 32881, 32882	0,50
32035	**Erythrozytenzählung**	0,25
32036	**Leukozytenzählung**	0,25
32037	**Thrombozytenzählung**	0,25
32038	**Hämoglobin**	0,25
32039	**Hämatokrit**	0,25
32042	Bestimmung der **Blutkörperchensenkungsgeschwindigkeit** (BSG)	0,25
32.2.2	**Mikroskopische Untersuchungen**	
32045	**Mikroskopische Untersuchung** eines Körpermaterials	0,25
32050	**Mikroskopische Untersuchung** eines Körpermaterials nach **Gram-Färbung**	0,40
32051	**Differenzial-Blutbild**	0,40
32052	Bestandteile im **Sammelurin,** quantitativ	0,25
32.2.3	**Physikalische oder chemische Untersuchungen**	
	Quantitative **Bestimmung von Substraten, Enzymaktivitäten oder Elektrolyten,** auch mittels trägergebundener (vorportionierter) Reagenzien, gilt für die GOP 32 056 bis 32 087 je Untersuchung	
32056	**Gesamteiweiß**	0,25
32057	**Glukose**	0,25
32058	**Bilirubin gesamt**	0,25
32059	**Bilirubin direkt**	0,40
32060	**Cholesterin gesamt**	0,25
32061	**HDL-Cholesterin**	0,25
32062	**LDL-Cholesterin**	0,25
32063	**Triglyceride**	0,25

Text der Gebührenordnung (Auszug)

GOP	Leistungsbeschreibung	EUR
32064	**Harnsäure**	0,25
32065	**Harnstoff**	0,25
32066	**Kreatinin (Jaffé-Methode)**	0,25
32067	**Kreatinin, enzymatisch**	0,40
32069	**GOT**	0,25
32070	**GPT**	0,25
32071	**Gamma-GT**	0,25
32089	**Zuschlag** zu den GOP 32057, 32064, 32065 oder ... bei Erbringung mittels trägergebundener (vorportionierter) Reagenzien im Labor **innerhalb der eigenen Praxis als Einzelbestimmung(en),** je Leistung	0,80
32094	**Quantitative Bestimmung von HbA1c**	4,00
32.2.4 Gerinnungsuntersuchungen		
32110	**Blutungszeit (standardisiert)**	0,75
32111	**Rekalzifizierungszeit**	0,75
32112	**Partielle Thromboplasminzeit (PTT)**	0,60
32113	**Quick-Wert, Plasma**	0,60
32114	**Quick-Wert, Kapillarblut**	0,75
32115	**Thrombinzeit**	0,75
32.2.5 Funktions- und Komplexuntersuchungen		
32120	Mechanisiertes **Blutbild,** Retikulozytenzählung	0,50
32121	Mechanisierte **Leukozytendifferenzierung**	0,60
32122	**Vollständiger Blutstatus** mittels automatisierter Verfahren *Obligater Leistungsinhalt* – Hämoglobin, – Hämatokrit, – Erythrozyten-, Leukozyten- und Thrombozytenzählung, – Mechanisierte Zählung der Neutrophilen, Eosinophilen, Basophilen, Lymphozyten und Monozyten *Fakultativer Leistungsinhalt* – Mechanisierte Zählung der Retikulozyten, – Bestimmung weiterer hämatologischer Kenngrößen	1,10
32123	**Zuschlag** zu den GOP 32121 oder 32122 bei **nachfolgender mikroskopischer Differenzierung** und Beurteilung aller korpuskulären Bestandteile des gefärbten Blutausstriches	0,40
32124	**Endogenen Kreatininclearance**	0,80
32125	**Präoperative Labordiagnostik**	1,45
32.2.6 Immunologische Untersuchungen und Untersuchungen auf Drogen		
32128	**C-reaktives Protein** (CRP)	1,15
32132	**Schwangerschaftsnachweis**	1,30
32135	**Urin-Mikroalbumin**	1,55
32150	Immunologischer Nachweis von **Troponin I u./o. Troponin T** auf vorgefertigtem Reagenzträger bei akutem koronaren Syndrom	11,25

Text der Gebührenordnung (Auszug)

GOP	Leistungsbeschreibung	EUR
32.2.7	**Mikrobiologische Untersuchungen**	
32151	**Kulturelle** bakteriologische und/oder mykologische **Untersuchung** (z. B. Uricult-Test)	1,15
32152	**Schnelltest auf A-Streptokokken-Gruppenantigen** bei Patienten bis zum vollendeten 16. Lebensjahr	2,55
32.2.8	**Laborpauschalen im Zusammenhang mit präventiven Leistungen**	
32880	**Harnteststreifen** gemäß Anlage 1 der Gesundheitsuntersuchungs-Richtlinie auf Eiweiß, Glukose, Erythrozyten, Leukozyten und Nitrit	0,50
32881	Bestimmung der **Nüchternplasmaglukose** gemäß Anlage 1 der Gesundheitsuntersuchungs-Richtlinie	0,25
32882	Bestimmung des **Lipidprofils** (Gesamtcholesterin, LDL-Cholesterin, HDL-Cholesterin und Triglyceride) gemäß Anlage 1 der Gesundheitsuntersuchungs-Richtlinie	1,00
32.3.4	**Klinisch-chemische Untersuchungen**	
32351	**Prostataspezifisches Antigen** (PSA) oder freies PSA	4,80

Hinweis:

Bestimmte Untersuchungen finden sich zwei- oder mehrfach im EBM. Hier müssen die Untersuchungsanlässe unterschieden werden. Beispiel:

- **GOP 32025** Glukose – Akutlabor direkt am Patienten
- **GOP 32057** Glukose – Routinebestimmung (bei Untersuchung mittels Teststreifen + GOP 32089)
- **GOP 32881** Glukose im Rahmen der Gesundheitsuntersuchung

8.1.2 Abrechnung nach der GOÄ

Die Laborleistungen finden sich im **GOÄ-Abschnitt M.** Dieser Abschnitt wird unterteilt in:

- **M I. Vorhalteleistungen in der eigenen niedergelassenen Praxis**
- **M II. Basislabor**
- **M III. Untersuchungen von körpereigenen oder körperfremden Substanzen und körpereigenen Zellen**
- **M IV. Untersuchungen zum Nachweis und zur Charakterisierung von Krankheitserregern**

Laborleistungen dürfen nur mit einem **erniedrigten Gebührenrahmen** abgerechnet werden:

- **Schwellenwert:** 1,15-facher Satz
- **Höchstwert:** 1,3-facher Satz.

Um auf den erniedrigten Satz hinzuweisen, sind die GOÄ-Nrn. mit einer Raute (#) gekennzeichnet.

Beim Privatpatienten darf der Arzt alle Laborleistungen abrechnen, die er **selbst erbracht** hat oder die er an seine **Laborgemeinschaft** überweisen hat. Leistungen, die in einem Speziallabor durchgeführt wurden, werden durch den Laborarzt direkt mit dem Patienten abgerechnet.

M I. Vorhalteleistungen in der eigenen niedergelassenen Praxis (Nrn. 3500–3532)

Abschnitt M I. enthält die im Praxislabor des niedergelassenen Arztes erbringbaren Laborleistungen.

Voraussetzung für die Abrechnung dieser Leistungen ist, dass diese **direkt beim Patienten** (z. B. auch anlässlich eines Hausbesuchs) oder **innerhalb von vier Stunden** nach der Probennahme **in den Praxisräumen** des Arztes erbracht werden. Mit Rücksicht auf die höheren Vorhaltekosten des Praxislabors sind die Leistungen im Vergleich zu entsprechenden Leistungen des Basislabors in Abschnitt M II. höher bewertet. Nicht in Abschnitt M I. vorkommende Messgrößen sind nach den entsprechenden Nummern der anderen Abschnitte des Kapitels M (M II. – M IV.) abzurechnen.

Die Leistungen aus dem GOÄ-Abschnitt M I. sind nicht berechnungsfähig, wenn sie in einem Krankenhaus, einer krankenhausähnlichen Einrichtung, einer Laborgemeinschaft oder in einer Laborärztlichen Praxis erbracht werden.

Text der GOÄ (Auszug)		Punktzahl	1-fach EUR	1,15-fach EUR	1,3-fach EUR
3500#	**Blut im Stuhl,** dreimalige Untersuchung Die Kosten für ausgegebenes Testmaterial sind anstelle der Leistung nach Nr. 3500 berechnungsfähig, wenn die Auswertung aus Gründen unterbleibt, die der Arzt nicht zu vertreten hat.	90	5,25	6,03	6,82
3501#	**Blutkörperchensenkungsgeschwindigkeit** (BKS, BSG)	60	3,50	4,02	4,55
3502#	**Differenzierung des Blutausstrichs, mikroskopisch**	120	6,99	8,04	9,09
3503#	**Hämatokrit**	70	4,08	4,69	5,30
	Mikroskopische Einzelbestimmung, je Messgröße	60	3,50	4,02	4,55
3504#	**Erythrozyten**				
3505#	**Leukozyten**				
3506#	**Thrombozyten**				
3511#	Untersuchung eines Körpermatarials mit **vorgefertigten Reagenzträgern** (z. B. Glukose, Urinteststreifen), je Untersuchung	50	2,91	3,35	3,79
	Untersuchung folgender Messgrößen unabhängig vom Messverfahren, je Messgröße (Nrn. 3512–3521)	70	4,08	4,69	5,30
3513#	**Gamma-GT**				
3514#	**Glucose**				
3515#	**GOT**				
3517#	**Hämoglobin**				
3518#	**Harnsäure**				
3520#	**Kreatinin**				
	Untersuchung folgender Messgrößen unabhängig vom Messverfahren, je Messgröße (Nrn. 3523–3526)	100	5,83	6,70	7,58
3524#	**C-reaktives Protein (CRP)**				
3528#	**Schwangerschaftstest** (Nachweisgrenze < 500 U/l)	130	7,58	8,71	9,85
3529#	**Schwangerschaftstest** (Nachweisgrenze < 50 U/l)	150	8,74	10,05	11,37
3530#	**Thromboplastinzeit (TPZ, Quick)**	120	6,99	8,04	9,09
3531#	**Urinsediment**	70	4,08	4,69	5,30

M II. Basislabor (Nrn. 3541.H – 3621)

In Abschnitt M II. sind etwa 50 Leistungen („Routineuntersuchungen") in 8 Untergruppen zusammengefasst.

Diese Leistungen sind **delegierbar.** Sie dürfen als eigene Leistungen berechnet werden, auch wenn sie unter Aufsicht eines anderen Arztes in der Laborgemeinschaft, erbracht werden.

Bestimmte Leistungen in diesem Abschnitt sind mit dem **Zusatz H1** gekennzeichnet. Die so gekennzeichneten GOÄ-Nrn. unterliegen einem Höchstwert. Wenn die Summe der Einzelleistungen den Höchstwert überschreiten, wird nur noch der Höchstwert abgerechnet.

Text der GOÄ (Auszug)		Punkt-zahl	1-fach EUR	1,15-fach EUR	1,3-fach EUR
3541.H#	**Höchstwert** für die mit **H1** gekennzeichneten Untersuchungen des Abschnitts M II.	480	27,98	32,17	36,37
3550#	**Blutbild** und seine Bestandteile Die Leistung nach Nr. 3550 beinhaltet die Erbringung mind. eines der folgenden Parameter, darf jedoch unabhängig von der Zahl der erbrachten Parameter aus demselben Probenmaterial nur einmal berechnet werden: Erythrozytenzahl und/oder Hämatokrit und/oder Hämoglobin und/ oder mittleres Zellvolumen (MCV) und die errechneten Kenngrößen (z. B. MCH, MCHC) und die Erythrozytenverteilungskurve und/oder Leukozytenzahl und/oder Thrombozytenzahl.	60	3,50	4,02	4,55
3561#	**Glykierte Hämoglobine (HbA1, HbA1C)**	200	11,66	13,41	15,15
3560#	**Glucose**	40	2,33	2,68	3,03
3562.H1#	**Cholesterin**	40	2,33	2,68	3,03
3563.H1#	**HDL-Cholesterin**	40	2,33	2,68	3,03
3564.H1#	**LDL-Cholesterin**	40	2,33	2,68	3,03
3565.H1#	**Trigyzeride**	40	2,33	2,68	3,03
3573.H1#	**Gesamt-Protein im Serum oder Plasma**	30	1,75	2,01	2,27
3581.H1#	**Bilirubin, gesamt**	40	2,33	2,68	3,03
3582#	**Bilirubin, direkt**	70	4,08	4,69	5,30
3583.H1#	**Harnsäure**	40	2,33	2,68	3,03
3584.H1#	**Harnstoff** (Harnstoff-N, BUN)	40	2,33	2,68	3,03
3585.H1#	**Kreatinin**	40	2,33	2,68	3,03
3592.H1#	**Gamma-GT**	40	2,33	2,68	3,03
3594.H1#	**GOT**	40	2,33	2,68	3,03
3595.H1#	**GPT**	40	2,33	2,68	3,03
3605#	**Partielle Thromboplastinzeit (PTT)**	50	2,91	3,35	3,79
3606#	**Plasmathrombinzeit (PTZ),** Doppelbestimmung	70	4,08	4,69	5,30
3607#	**Thromboplastinzeit (TPZ, Quick),** Einfachbestimmung	50	2,91	3,35	3,79
3615#	**Kreatinin-Clearance**	60	3,50	4,02	4,55

M III. Untersuchungen von körpereigenen oder körperfremden Substanzen und körpereigenen Zellen (Nrn. 3630.H bis 4469)

Der Abschnitt M III. ist in 22 Untergruppen gegliedert.

Anders als bei Leistungen des GOÄ-Abschnitts M II. dürfen Leistungen des GOÄ-Abschnitts M III. nicht als eigene Leistung abgerechnet werden, wenn sie in der Laborgemeinschaft erfolgen. Die Laborgemeinschaft oder der Laborarzt rechnet diese Leistungen selbst über eine eigene Liquidation direkt mit dem Patienten ab. Hier greifen auch eine Reihe von **Höchstwerteregelungen** die mit dem Zusatz H2–4 gekennzeichnet sind.

Text der GOÄ (Auszug)		Punktzahl	1-fach EUR	1,15-fach EUR	1,3-fach EUR
3630.H#	**Höchstwert** für die mit **H2** gekennzeichneten Untersuchungen aus Abschnitt M III 8	870	50,71	58,32	65,92
3631.H#	**Höchstwert** für die mit **H3** gekennzeichneten Untersuchungen aus Abschnitt M III 10	1400	81,60	93,84	106,08
3633.H#	**Höchstwert** für die mit **H4** gekennzeichneten Untersuchungen aus Abschnitt M III 14	550	32,06	36,87	41,68
	1. Ausscheidungen (Urin, Stuhl)				
3650#	**Blut im Stuhl,** dreimalige Untersuchung Die Kosten für ausgegebenes Testmaterial sind anstelle der Leistung nach Nr. 3650 berechnungsfähig, wenn die Auswertung aus Gründen unterbleibt, die der Arzt nicht zu vertreten hat.	60	3,50	4,02	4,55
3653#	**Urinsediment**, mikroskopisch	50	2,91	3,35	3,79
	10. Tumormarker				
3908.H3#	Prostataspezifisches Antigen **(PSA),** ...	300	17,49	20,11	22,73
	20. Antikörper gegen Virusantigene				
4362#	Quantitative Bestimmung von Antikörpern **Antikörper gegen Varizella-Zoster-Virus**	510	29,73	34,19	38,64

M IV. Untersuchungen zum Nachweis und zur Charakterisierung von Krankheitserregern

Der Abschnitt M IV. ist methodenorientiert in 5 Untergruppen gegliedert; Leistungen zum Nachweis von Bakterien, Viren, Pilzen und Parasiten.

1. Untersuchung zum Nachweis und zur Charakterisierung von Bakterien

	e. Keimzahl, Hemmstoffe				
4605#	**Untersuchung zur Bestimmung der Keimzahl** mittels **Eintauchobjektträgerkultur** (...), semiquantitiv, je Urinuntersuchung	60	3,50	4,02	4,55

Erläuterungen

1.	**Laborleistungen** sind ausschließlich **diagnostische** Leistungen
2.	Die einzelnen Untersuchungen bezeichnet man auch als **Parameter;** darunter versteht man die einzelnen Messwerte einer Untersuchung.
3.	Die **venöse Blutentnahme** für blut-chemische Untersuchungen ist immer zusätzlich berechnungsfähig nach **Nr. 250*.** Die **Kapillarblutabnahme ist bei Kindern** bis zum vollendeten 8. Lebensjahr nach **Nr. 250a*** berechnungsfähig.
4.	Der **Höchstwert** begrenzt die Berechungsfähigkeit von Laborparametern dieser Gruppe oder dieses Kataloges. Die unter Höchstwert fallenden Untersuchungen sind in der 5. und 6. Stelle der GOÄ-Nr. durch **H1 bis H4** gekennzeichnet. Diese Kennzeichnung ist **Bestandteil der GOÄ-Nummer** und muss **in der Rechnung mit angegeben** werden.
5.	Die erbrachten **Einzelleistungen** sind auch dann in der Rechnung **namentlich** aufzuführen, wenn für diese insgesamt der Höchstwert berechnet wird.
6.	Wird die **Leistung nach Nr. 3500** – Untersuchung auf Blut im Stuhl, 3 Untersuchungen – durchgeführt, sind die Kosten für die Testbriefchen mit der Gebühr abgegolten. Kann die Untersuchung aus Gründen, die beim Patienten liegen, nicht durchgeführt werden, darf der Arzt die Kosten für die Testbriefchen berechnen.
7.	Für die in **Abschnitt M I** – Vorhalteleistungen in der eigenen, niedergelassenen Praxis – aufgeführten Leistungen gibt es eine **große Einschränkung der Berechnungsfähigkeit:** Die Leistungen nach den Nrn. 3500–3532 sind **nicht** berechnungsfähig, wenn sie in einem **Krankenhaus,** einer **krankenhausähnlichen Einrichtung,** in einer **Laborgemeinschaft** oder in einer **laborärztlichen Praxis** erbracht werden. Das bedeutet, diese Leistungen können nur abgerechnet werden, wenn die Untersuchung direkt beim Patienten oder im eigenen Praxislabor innerhalb von 4 Stunden nach der Probenentnahme durchgeführt wird. Das bedeutet auch, dass diese Leistungen **nicht an einen Laborarzt überwiesen** werden können.
8.	Die Abrechnung des **immunologischen Stuhltestes** (iFOBT) auf okkultes Blut nach GOÄ erfolgt **analog,** z. B. über die GOÄ-Nr. A3756.

8.1.3 Fallbeispiel

1. Okt. Frau Öztürk erscheint in der Praxis von Herrn Dr. Gütlich. Sie klagt über häufigen Harndrang und brennende Schmerzen beim Wasserlassen. Dr. Gütlich untersucht die Patientin symptombezogen und bittet um eine Urinprobe. Frau Biene erläutert der Patientin die Gewinnung von Mittelstrahlurin. Anschließend untersucht Frau Biene den Urin mithilfe eines Teststreifens. Außerdem soll sie bei Frau Öztürk Blut für eine Blutsenkungsgeschwindigkeit und ein kleines Blutbild abnehmen. Die BSG wird in der Praxis durchgeführt, das kleine Blutbild versendet Frau Biene an die Laborgemeinschaft. Nachdem die Ergebnisse des Teststreifens und der BSG vorliegen, rät Dr. Gütlich der Patientin zur Einnahme eines Antibiotikums und stellt eine entsprechende Verordnung aus.

Abrechnung beim gesetzlich Versicherten

1. Okt. **Abrechnung nach dem EBM**

03000	Versichertenpauschale für den ersten APK im Quartal
32033	Urinteststreifenuntersuchung
32042	BSG

(**Hinweis:** Die Abrechnung des kleinen Blutbilds erfolgt in der Laborgemeinschaft)

Abrechnung beim Privatpatienten

1. Okt. **Abrechnung nach der GOÄ**

1	Beratung
5	symptombezogene Untersuchung
3511	Urinteststreifenuntersuchung
250	Blutabnahme
3501	BSG
3550	kleines Blutbild

8.1.4 ✎Wie war das noch?

1. In welche drei Schritte werden Laboratoriumsuntersuchungen unterteilt?

   → ……………………………………………………

   → ……………………………………………………

   → ……………………………………………………

2. Welches Formular wird beim gesetzlich Versicherten für die Überweisung einer Blutprobe in die Laborgemeinschaft benutzt, welches für die Überweisung zu einem Facharzt für Laboratoriumsmedizin?

   → ……………………………………………………

   → ……………………………………………………

3. Welche Laborleistungen darf die Praxis bei Kassenpatienten abrechnen?

   → ……………………………………………………

4. Welche Laborleistungen werden zur Berechnung des arztpraxisspezifischen Fallwerts berücksichtigt?

   → ……………………………………………………

5. Was versteht man unter einer Ausnahmeindikation und welche Bedeutung hat diese?

   → ……………………………………………………

   ……………………………………………………

   → ……………………………………………………

   ……………………………………………………

6. Wo wird die Kennziffer für eine Ausnahmeindikation vermerkt?

   → ……………………………………………………

7. Dr. Gütlich hatte im letzten Quartal einen arztpraxisspezifischen Fallwert von 1,90 €. Welche Bedeutung hat der Wert für den Wirtschaftlichkeitsbonus?

   → ……………………………………………………

   ……………………………………………………

8. In welchen EBM-Kapiteln finden sich die Laborleistungen?

   → ……………………………………………………

9. Nennen Sie drei Laboruntersuchungen, die nach dem EBM nur in der Arztpraxis beziehungsweise direkt am Patienten vorgenommen werden dürfen. Nennen Sie auch die entsprechende GOP.

   → ……………………………………………………

   → ……………………………………………………

   → ……………………………………………………

10. Nennen Sie den Schwellenwert und den Höchstsatz bei Laboruntersuchungen nach der GOÄ.

→ ....

→ ....

11. In welchem Abschnitt der GOÄ finden sich die Nummern für Laborleistungen?

→ ....

12. Unterscheiden Sie die GOÄ-Abschnitte M I. und M II.

→ ....

....

....

→ ....

....

13. Welche Laborleistungen darf die Praxis einem Privatpatienten in Rechnung stellen?

→ ....

....

14. Was kann man nach der GOÄ für eine venöse Blutentnahme abrechnen? Was gilt für die Kapillarblutabnahme?

→ ....

→ ....

....

15. Welche Bedeutung hat die Angabe H1–H4 neben einer Laborleistung?

→ ....

....

16. Tragen Sie in die Tabelle die Abrechnungsnummern von Laborleistungen nach EBM und GOÄ ein, unter der Voraussetzung, dass die Maßnahmen im eigenen Praxislabor durchgeführt werden.

	EBM (Praxislabor)	GOÄ (Praxislabor)
Urinteststreifen		
Urinstreifentest im Rahmen der Gesundheitsuntersuchung		
CRP-Wert		

BSG	
Leukozyten	
Thromboplastinzeit (Quick)	
Glukose	

17. Tragen Sie in die Tabelle die Abrechnungsnummer von Laborleistungen nach der GOÄ ein.

	GOÄ (Praxislabor)	**GOÄ (Laborgemeinschaft)**
Kreatinin		
Thromboplastinzeit (TPZ, Quick)		
Gamma-GT		
Harnsäure		
GOT		
Glukose		

8.2 Empfängnisregelung

Der gemeinsame Bundesausschuss (G-BA) hat Richtlinien zur **Empfängnisregelung, Sterilisation und Schwangerschaftsabbruch** verfasst. Die entsprechenden Gebührenordnungspositionen finden sich in den **EBM-Kapitel 1.7.5 – 1.7.7.**

Die Maßnahmen erfolgen in der Regel beim Gynäkologen. Nur bestimmte Leistungen im Rahmen der Empfängnisregelung darf auch der Hausarzt abrechnen.

In der **GOÄ** gibt es keinen Abschnitt der vergleichsweise wie im EBM die Leistungen der Empfängnisregelung zusammenfasst. Der Arzt kann die entsprechenden Leistungen erbringen, muss die abrechenbaren Nummern aber verschiedenen GOÄ-Abschnitten entnehmen.

Im Rahmen dieses Lehrbuches werden nur Maßnahmen der Empfängnisregelung thematisiert, die ein Hausarzt nach dem EBM abrechnen kann.

8.2.1 Abrechnung des Hausarztes nach EBM

Die Gebührenordnungspositionen für die Empfängnisregelung finden sich im **EBM-Kapitel 1.7.5.** Darin sind sowohl Leistungen enthalten, die eine Schwangerschaft ermöglichen, als auch solche, die eine Schwangerschaft verhindern können. Hausärzte dürfen davon die GOP 01820–01824, 01828 und 01840 abrechnen. Voraussetzung hierfür ist allerdings eine mindestens einjährige Weiterbildung im Gebiet der Frauenheilkunde. Von dieser Einschränkung ist die Abrechnung der GOP 01820 (Wiederholungsrezept) nicht betroffen.

Folgende Maßnahmen der Empfängnisregelung sind für **junge Patientinnen** vorgesehen:

- Bis zur Vollendung des 22. Lebensjahres werden die Kosten für Antikonzeptiva (z. B. der „Pille" von den gesetzlichen Krankenkassen übernommen.
- Bis zur Vollendung des 25. Lebensjahres können sexuell aktive Frauen jährlich ein Chlamydienscreening durchführen lassen.

Text der Gebührenordnung (Auszug)

GOP	Leistungsbeschreibung	Punkte
01820	**Ausstellung von Wiederholungsrezepten, Überweisungsscheinen oder Übermittlung von Befunden oder ärztlichen Anordnungen** an den Patienten im Auftrag des Arztes durch das Praxispersonal, auch mittels technischer Kommunikationseinrichtungen, im Zusammenhang mit Empfängnisregelung, Sterilisation oder Schwangerschaftsabbruch **wichtige Bestimmung der GOP 01820:** – nicht neben anderen GOP (mit Ausnahme der GOP 01431) und nicht mehrfach an demselben Tag berechnungsfähig	11
01821	**Beratung im Rahmen der Empfängnisregelung** einmal im Behandlungsfall **Abrechnungsausschlüsse:** – im Behandlungsfall: GOP 01822 – in der selben Sitzung: GOP 01850, 01900	71
01822	**Beratung ggf. einschließlich Untersuchung im Rahmen der Empfängnisregelung** höchstens zweimal im Krankheitsfall	113
01828	**Entnahme von Venenblut** für den Varizella-Zoster-Virus-Antikörper-Nachweis im Rahmen der Empfängnisregelung	19
01840	**Chlamydia trachomatis** – Nachweis im Urin gemäß Richtlinie zur Empfängnisregelung und zum Schwangerschaftsabbruch, einmal im Krankheitsfall	67

Hinweis:

Chlamydien gehören zu den am häufigsten vorkommenden sexuell übertragbaren Erkrankungen. Unbehandelt können sie Entzündungen auslösen und Unfruchtbarkeit verursachen. Deshalb wird für sexuell aktiven **Frauen bis zum abgeschlossenen 25. Lebensjahr einmal jährlich** die Untersuchung einer Probe auf genitale Chlamydia trachomatis-Infektionen angeboten. Als Hilfestellung für die Information der Frau zu diesem Screening ist das Merkblatt mit dem Titel „Warum wird mir ein jährlicher Chlamydientest angeboten?" zur Verfügung zu stellen

8.2.2 Fallbeispiel

16. Okt. Die Patientin Gundi Glücklich (19 Jahre), erscheint zum ersten Mal in diesem Quartal in der Praxis ihres Hausarztes Dr. Gütlich und wünscht die Ausstellung eines „Pillenrezeptes". Die MFA übergibt ihr die Wiederholungsverordnung.

21. Nov. Frau Glücklich erscheint in der Praxis ihres Hausarztes Dr. Gütlich und wünscht wegen Beschwerden mit der Pille und starken Vorbehalten gegen die Einnahme von Hormonen eine Beratung zur Empfängnisregelung. Sie schlägt von sich aus das Einsetzen eines Intrauterinpessars vor, weil ihre Freundin Dolly damit sehr gute Erfahrungen gemacht habe.
Dr. Gütlich akzeptiert den Vorschlag von Frau Glücklich. Da er aber das Intrauterinpessar nicht selbst einsetzen darf, überweist er die Patientin zum Gynäkologen.
(Dauer des Beratungsgespräches 10 Minuten)

Abrechnung beim gesetzlich Versicherten

	Abrechnung nach EBM	
16. Okt.	01820	„Pillenrezept"
21. Nov.	01821	Beratung im Rahmen der Empfängnisregelung
	03000	Versichertenpauschale

Abrechnung beim Privatpatienten

	Abrechnung nach GOÄ	
16. Okt.	2	Wiederholungsrezept
21. Nov.	3	eingehende Beratung

8.2.3 ✎Wie war das noch?

1. Welche Fachärzte rechnen in der Regel Maßnahmen der Empfängnisregelung ab?

   → ....

2. In welchem EBM-Kapitel finden sich die Gebührenordnungspositionen für die Empfängnisregelung?

   → ....

3. Welche EBM-GOP ist für ein Wiederholungsrezept („Pillenrezept") berechnungsfähig, das die MFA der Patientin aushändigt?

   → ....

4. Welche GOÄ-Nr. ist für ein Wiederholungsrezept („Pillenrezept") berechnungsfähig, das die medizinische Fachangestellte der Patientin aushändigt?

   → ....

5. Bis zu welchem Alter übernehmen die gesetzlichen Krankenkassen die Kosten für Antikonzetiva?

   → ....

6. Bis zu welchem Lebensjahr und wie oft wird das Chlamydienscreening durchgeführt?

   → ....

7. Welches Untersuchungsmaterial wird für das Chlamydiensreening benötigt?

   → ....

8. Welche Folgen können eine Chlamydieninfektion haben?

   → ....

8.3 Fragen und Fälle zu Lernfeld 8

1. Welche EBM-GOP ist für die alleinige Ausstellung eines „Pillenrezepts" an einem Behandlungstag abzurechnen?

- ◯ GOP 01430
- ◯ GOP 01820
- ◯ GOP 40410
- ◯ keine EBM-GOP, aber nach GOÄ
- ◯ überhaupt nicht berechnungsfähig

2. Welche Arbeitsschritte gehören zu Präanalytik?

- ◯ Probenentnahme
- ◯ Durchführung der Analyse
- ◯ Anfertigung der Begleitpapiere
- ◯ Versand der Proben
- ◯ Bewertung der Untersuchungsergebnisse

3. Welche Laborleistungen darf die Praxis nach dem EBM als eigene Leistung abrechnen?

- ◯ Leistungen, die an die Laborgemeinschaft delegiert werden
- ◯ Leistungen, die an ein Speziallabor delegiert werden
- ◯ Leistungen, die in der eigenen Praxis durchgeführt werden
- ◯ Leistungen, die direkt am Patienten erbracht werden
- ◯ grundsätzlich alle selbst erbrachten und delegierten Leistungen

4. Was fließt in die Berechnung des arztpraxisspezifischen Fallwertes mit ein?

- ◯ Eurobetrag aller erbrachten und veranlassten Laborleistungen im Quartal einschließlich der Untersuchungen mit Ausnahmeindikationen
- ◯ Anzahl nur der Behandlungsfälle, bei denen Laborleistungen erbracht wurden
- ◯ Anzahl aller Behandlungsfälle
- ◯ Eurobetrag aller erbrachten und veranlassten Laborleistungen im Quartal außer den Untersuchungen mit Ausnahmeindikationen
- ◯ Eurobetrag aller veranlassten Laborleistungen bei Patienten mit Ausnahmeindikation

5. Welche Untersuchungen werden bei der Ermittlung des arztpraxisspezifischen Fallwertes bei einem Diabetiker mit der Ausnahmekennziffer nicht berücksichtigt?

- ◯ GOP 32033: Harnteststreifen
- ◯ GOP 32025: Glukose direkt am Patienten
- ◯ GOP 32056: Gesamteiweiß
- ◯ GOP 32094: HbA1c-Wert
- ◯ GOP 32066: Kreatinin

6. Welche Laborleistungen dürfen von der Laborgemeinschaft nicht abgerechnet werden?

- ◯ GOP 32025: Glukose
- ◯ GOP 32880: Urinteststreifen im Rahmen der Gesundheitsuntersuchung
- ◯ GOP 32038: Hämoglobin
- ◯ GOP 32042: BSG
- ◯ GOP 32026: TPZ (Quick)

7. Wozu dient die Bestimmung der D-Dimere?

- ◯ Diagnostik eines Herzinfarkts
- ◯ Diagnostik einer Herzinsuffizienz
- ◯ Diagnostik einer tiefen Beinvenenthrombose
- ◯ Diagnostik der Blutgerinnungsstörung
- ◯ Diagnostik einer Anämie

8. Welche Aussagen zu Laborleistungen des GOÄ-Abschnitts M I. sind richtig?

- ◯ Sie müssen in der eigenen Arztpraxis oder direkt am Patienten erfolgen.
- ◯ Sie müssen innerhalb von 2 Stunden in den Praxisräumen analysiert werden.
- ◯ Sie dürfen nur von Krankenhausärzten abgerechnet werden.
- ◯ Sie müssen innerhalb von 4 Stunden in den Praxisräumen analysiert werden.
- ◯ Sie dürfen nur von Laborärzten abgerechnet werden.

9. Welche Untersuchungen gehören zum Basislabor nach GOÄ-Abschnitt M II.?

- ○ GOÄ-Nr. 3514 Glukose
- ○ GOÄ-Nr. 3528 Schwangerschaftstest
- ○ GOÄ-Nr. 3560 Glukose
- ○ GOÄ-Nr. 3562.H1 Cholesterin
- ○ GOÄ-Nr. 3653 Urinsediment

10. Wo wird die Ausnahmeindikation, z. B. die GOP 32022 für den Diabetes mellitus, dokumentiert?

- ○ auf allen Laborüberweisungen, nicht in den Abrechnungsunterlagen
- ○ nur auf Muster 10
- ○ nur auf Muster 10A
- ○ nur in den Abrechungsunterlagen
- ○ in den Abrechungsunterlagen und auf allen Laborüberweisungen

11. Welche Bedeutung hat der Zusatz H1 bei bestimmten Laborleistungen?

- ○ Die Leistung darf nur einmal im Behandlungsfall abgerechnet werden.
- ○ Die Leistung darf nur von einem Hausarzt abgerechnet werden.
- ○ Die Leistung unterliegt einer Mengenbegrenzung.
- ○ Die Leistung darf nicht neben anderen Leistungen abgerechnet werden.
- ○ Die Leistungen wird bei der Mengenbegrenzung nicht mitberücksichtigt.

12. Welche Untersuchung gehört zu den Leistungen nach GOÄ-Abschnitt M III.?

- ○ GOÄ-Nr. 3514 Glukose
- ○ GOÄ-Nr. 3528 Schwangerschaftstest
- ○ GOÄ-Nr. 3560 Glukose
- ○ GOÄ-Nr. 3562.H1 Cholesterin
- ○ GOÄ-Nr. 3653 Urinsediment

13. Welche Untersuchungen gehören zu den Leistungen nach GOÄ-Abschnitt M I.?

- ○ GOÄ-Nr. 3514 Glukose
- ○ GOÄ-Nr. 3528 Schwangerschaftstest
- ○ GOÄ-Nr. 3560 Glukose
- ○ GOÄ-Nr. 3562.H1 Cholesterin
- ○ GOÄ-Nr. 3653 Urinsediment

14. Welche Aussagen zu den Laborleistungen des GOÄ-Abschnitts M III. sind richtig?

- ○ Der ausführende Arzt rechnet die Leistung direkt mit dem Patienten ab.
- ○ Untersuchungen mit einer Höchstwerteregelung sind mit H2–H4 gekennzeichnet.
- ○ Diese Leistungen dürfen in einer Laborgemeinschaft nicht durchgeführt werden.
- ○ Die Leistungen dürfen vom Arzt als eigene Leistungen abgerechnet werden, auch wenn er diese an die Laborgemeinschaft delegiert hat.
- ○ Diese Leistungen dürfen nur von einem Facharzt für Laboratoriumsmedizin erbracht werden.

15. Welche Maßnahmen gehören zur Empfängnisregelung laut Richtlinie?

- ○ Verordnung der Pille bei Patientinnen bis zur Vollendung des 22. Lebensjahres
- ○ Verordnung der Pille bei Patientinnen ohne Altersbegrenzung
- ○ Impfungen gegen Grippe und Keuchhusten
- ○ Nachweis von Chlamydien einmal jährlich bei Frauen bis zur Vollendung des 25. Lebensjahres
- ○ Impfungen gegen Masern, Mumps, Röteln und Varizellen

16.	Fälle	EBM-GOP	GOÄ-Nrn.
23. Okt.	Frau Karin Kathaus (27 Jahre) erscheint zum ersten Mal im Quartal bei Dr. Gütlich. Sie ist auffällig blass und klagt über Schwindel. Ihre Periodenblutung sei überfällig. Dr. Gütlich untersucht die Patientin und führt ein kurzes Beratungsgespräch. Er bittet Frau Biene darum, einen Schwangerschaftstest und eine BSG durchzuführen. Ein kleines Blutbild an die Laborgemeinschaft geschickt werden.		

17.	Fälle	EBM-GOP	GOÄ-Nrn.
14. Sep.	Herr Rüdiger Riemers (69 Jahre) erscheint zum ersten Mal im Quartal bei Dr. Gütlich und klagt über Probleme beim Wasserlassen. Bei der vollständigen Untersuchung der Urogenitalorgane stellt Dr. Gütlich eine stark vergrößerte Prostata fest. Der Arzt bittet Frau Biene darum, eine Urinteststreifenuntersuchung durchzuführen. Dr. Gütlich nimmt Blut zur Bestimmung des PSA-Wertes ab. Die Probe versendet Frau Biene an ein Speziallabor. Dr. Gütlich rät dem Patienten zu einer genaueren Untersuchung beim Urologen und stellt eine entsprechende Überweisung aus.		

18.	Fälle	EBM-GOP	GOÄ-Nrn.
25. Dez. 20.00 Uhr (**kein** organisierter Notdienst)	Dr. Gütlich wird telefonisch zu seinem Patienten Herrn Sigmund Süß (74 Jahre) gerufen und fährt sofort los (4 km). Herr Süß ist Diabetiker und war in diesem Monat bereits zweimal bei Dr. Gütlich in Behandlung. Herr Süß klagt über Schwindel und Übelkeit. Dr. Gütlich untersucht den Patienten symptombezogen und führt einen BZ-Schnelltest durch, bei dem er einen erhöhten Blutzucker feststellt. Anschließend erläutert er dem Patienten in einem 10-minütigem Beratungsgespräch die Anpassung der Therapiemaßnahmen.		

Lernfeld 9 Patienten bei diagnostischen und therapeutischen Maßnahmen der Erkrankungen des Verdauungssystems begleiten

Inhaltsverzeichnis

LF 9 Patienten bei diagnostischen und therapeutischen Maßnahmen der Erkrankung des Verdauungssystems begleiten

Be(e) at work

Frau Biene macht die Erfahrung, dass viele Patienten über Beschwerden klagen, die auf Erkrankungen des Verdauungssystems zurückzuführen sind. Dr. Gütlich führt bei diesen Patienten häufig eine Ultraschalluntersuchung durch. Frau Biene bereitet Raum und Patienten dafür vor und assistiert Dr. Gütlich bei der Untersuchung.

Weiterführende Diagnostik wie eine Magen- oder Darmspiegelung führt Dr. Gütlich nicht durch. Dafür bereitet Frau Biene eine Überweisung zum Gastroenterolgen vor.

9.1 Ultraschalluntersuchungen (Sonographie)

9.1.1 Abrechnung nach dem EBM

Die Gebührenordnungspositionen für Ultraschalluntersuchungen finden sich im **EBM-Kapitel 33.**
Die Abrechnung der hier aufgeführten Leistungen ist nur mit einer Genehmigung durch die KV möglich. Auch Hausärzte dürfen einige GOP unter den entsprechenden Bedingungen abrechnen. Dazu gehören:

Text der Gebührenordnung (Auszug)

GOP	Leistungsbeschreibung	Punkte
33012	Sonographische Untersuchung der **Schilddrüse** mittels **B-Mode**-Verfahren, je Sitzung	77
33042	Sonographische Untersuchung des **Abdomens oder dessen Organe und/ oder des Retroperitoneums oder dessen Organe einschl. der Nieren** mittels **B-Mode**-Verfahren, je Sitzung **wichtige Bestimmungen der GOP 33042:** – höchstens zweimal im Behandlungsfall – Abschlag von 70 Punkten, wenn die GOP 01748 (Aneurysmascreening) daneben abgerechnet wird **Abrechnungsausschlüsse:** – in derselben Sitzung: GOP 33043 u. a.	143
33043	Sonographische Untersuchung eines oder mehrerer **Uro-Genital-Organe** mittels **B-Mode**-Verfahren, je Sitzung **wichtige Bestimmungen der GOP 33043:** – Abschlag von 7 Punkten, wenn die GOP 01748 (Aneurysmascreening) daneben abgerechnet wird **Abrechnungsausschlüsse:** – in derselben Sitzung: GOP 33042, 33044 u. a.	82
33044	Sonographische Untersuchung eines oder mehrerer **weiblicher Genitalorgane,** ggf. einschließlich **Harnblase** mittels **B-Mode**-Verfahren, je Sitzung **Abrechnungsausschlüsse:** – in derselben Sitzung: GOP 33043 u. a.	130

9.1.2 Abrechnung nach der GOÄ

Die GOÄ-Nummern für Ultraschalluntersuchungen befinden sich im **GOÄ-Abschnitt C VI.** Darin aufgeführt sind sowohl Organuntersuchungen als auch Zuschläge zu bestimmten Untersuchungen. Das **untersuchte Organ** muss in der **Rechnung mit angegeben** werden.

Als Organ gelten neben den anatomisch definierten Organen auch der Darm, Gelenke als Funktionseinheiten sowie Muskelgruppen, Lymphknoten und/oder Gefäße einer Körperregion. Untersucht der Arzt eine Körperregion per Ultraschall gilt die **Körperregion als Organ** unabhängig davon, ob nur Gefäße oder nur Lymphknoten oder Gefäße und Lymphknoten bzw. Weichteile untersucht werden. Ebenso gilt der Darm als ein Organ, unabhängig davon, ob der gesamte Darm, mehrere Darmabschnitte oder nur einziger Darmabschnitt untersucht werden.

Text der GOÄ (Auszug)		Punktzahl	1-fach EUR	2,3-fach EUR	3,5-fach EUR
401	Zuschlag zu den sonographischen Leistungen nach den Nrn. 410 bis 418 bei zusätzlicher Anwendung des Duplex-Verfahrens – ggf. einschl. Farbkodierung – *Der Zuschlag nach Nr. 401 ist neben den Leistungen nach den Nrn. 406, 422 bis 424, 644, 645, 649 und/oder 1754 nicht berechnungsfähig.*	400	23,31	–	–
410	Ultraschalluntersuchung eines Organs *Das untersuchte Organ ist in der Rechnung anzugeben.*	200	11,66	26,81	40,80
417	Ultraschall der Schilddrüse	210	12,24	28,15	42,84
420	Ultraschalluntersuchung von bis zu drei weiteren Organen im Anschluss an eine Leistung nach den Nrn. 410 bis 418, je Organ *Die untersuchten Organe sind in der Rechnung anzugeben.* *Die Leistung nach Nr. 420 kann je Sitzung höchstens dreimal berechnet werden.*	80	4,66	10,72	16,32

9.1.3 Fallbeispiel

14. Apr. Herr Siggi Schweins (47 Jahre) erscheint in der Praxis von Herrn Dr. Gütlich. Er berichtet, dass er seit einigen Tagen unter Oberbauchschmerzen und Stuhlunregelmäßigkeiten leidet. Dr. Gütlich untersucht die Bauchorgane vollständig und führt eine Abdomen Sonographie (Leber, Bauchspeicheldrüse, Magen, Darm) durch. In dem anschließenden Beratungsgespräch, das 5 Minuten dauert, rät Dr. Gütlich zu einer Koloskopie beim Gastroenterologen und überreicht eine entsprechende Überweisung.

Abrechnung beim gesetzlich Versicherten

14. Apr. **Abrechnung nach EBM**

03000 Versichertenpauschale für den ersten APK im Quartal
33042 Sonographische Untersuchung des Abdomens

Abrechnung beim Privatpatienten

14. Apr. **Abrechnung nach GOÄ**

1 Beratung
7 Vollständige Untersuchung der Bauchorgane
410 Ultraschalluntersuchung eines Organs (Leber)
420 (3x) Ultraschalluntersuchung von bis zu drei weiteren Organen (Bauchspeicheldrüse, Magen, Darm)

9.2 Endoskopieuntersuchungen

Unter einer **Endoskopie** versteht man eine **Spiegelung von inneren Organen.** Die Untersuchung kann mit starren Geräten erfolgen, wie beispielsweise bei einer Rektoskopie (Enddarmspiegelung). Flexible Endoskope werden für Magen- oder Dickdarmspiegelungen verwendet. Umgangssprachlich werden diese Geräte als „Schlauch" bezeichnet.

Bei einer **Magenspiegelung** muss der Patient den Schlauch herunterschlucken. Neben dem Magen können bei dieser Untersuchung auch die Speiseröhre und der Zwölffingerdarm betrachtet werden. Deshalb spricht man von einer Ösophago-Gastroduodenoskopie.

Im Rahmen einer **Darmspiegel** werden Mastdarm, Dickdarm und der Übergang vom Dünndarm (terminales Ileum) zum Dickdarm untersucht.

Bei beiden Untersuchungen werden ggf. Biopsien entnommen. Im Rahmen einer Darmspiegelung können evtl. auch Polypen entfernt werden.

Auf Wunsch des Patienten können die Untersuchungen in Narkose durchgeführt werden.

9.2.1 Abrechnung nach dem EBM

Endoskopische Untersuchungen werden durch **Internisten** vorgenommen. Ihre abrechenbaren Gebührenordnungspositionen befinden sich im **EBM-Kapitel 13.**

Dieses arztgruppenspezifische Kapitel unterscheidet zwischen Fachärzten für Innere Medizin **ohne Schwerpunkt** und Fachärzte für Innere Medizin **mit Schwerpunkt.** Die Gebührenordnungspositionen der verschiedenen Internisten sind in folgenden **Unterkapiteln** enthalten:

Facharzt für ...	**Kapitel**
... Innere Medizin ohne Schwerpunkt	13.2.1
... Innere Medizin und Angiologie	13.3.1
... Innere Medizin und Endokrinologie	13.3.2
... Innere Medizin und Gastroenterologie	13.3.3
... Innere Medizin und Hämato-/Onkologie	13.3.4
... Innere Medizin und Kardiologie	13.3.5
... Innere Medizin und Nephrologie	13.3.6
... Innere Medizin und Pneumologie	13.3.7
... Innere Medizin und Rheumatologie	13.3.8

Gastroentrologen sind Internisten, die sich auf Krankheiten des Magen-Darm-Traktes spezialisiert haben. Ihre spezifischen Gebührenordnungspositionen finden sie im **EBM-Kapitel 13.3.3.** Darin enthalten sind auch die Gebührenordnungspositionen für die endoskopischen Untersuchungen. Andere Internisten dürfen die endoskopischen Untersuchungen nur mit Genehmigung durch die zuständige KV abrechnen.

Text der Gebührenordnung (Auszug)

GOP	Leistungsbeschreibung	Punkte
	Grundpauschale einmal im Behandlungsfall	
13390	für Versicherte bis zum vollendeten 5. Lebensjahr	113
13391	für Versicherte ab Beginn des 6. bis zum vollendeten 59. Lebensjahr	169
13392	für Versicherte ab Beginn des 60. Lebensjahr	176

Text der Gebührenordnung (Auszug)

GOP	Leistungsbeschreibung	Punkte
13400	**Zusatzpauschale Ösophago-Gastroduodenoskopie** *Obligater Leistungsinhalt* – Ösophagoskopie und/oder – Ösophagogastroskopie und/oder – Ösophagogastroduodenoskopie, – Patientenaufklärung zur Untersuchung und zu den möglichen therapeutischen Maßnahmen in derselben Sitzung in angemessenem Zeitabstand vor dem Eingriff, – Information zum Ablauf der vorbereitenden Maßnahmen vor dem Eingriff und zu einer möglichen Sedierung und/oder Prämedikation, – Nachbeobachtung und -betreuung – Foto-/Videodokumentation(en) *Fakultativer Leistungsinhalt* – 13C-Harnstoff-Atemtest (GOP 02400), – Ureasennachweis, einschl. Kosten, – Probeexzision, – Probepunktion, – Fremdkörperentfernung(en), – Blutstillung(en), – Prämedikation/Sedierung	878
13421	**Zusatzpauschale Koloskopie** *Obligater Leistungsinhalt* – Totale Koloskopie mit Darstellung des Zökums, – Patientenaufklärung zur Koloskopie und zur Prämedikation, in angemessenem Zeitabstand vor dem Eingriff, – Aufklärung zum Vorgehen und zu einer möglichen Polypenabtragung und anderer therapeutischer Maßnahmen in derselben Sitzung, – Information zu Ablauf und Dauer der Darmreinigung, – Foto-/Videodokumentation, – Nachbeobachtung und -betreuung, – Einhaltung der Maßnahmen zur Überprüfung der Hygienequalität …, – Vorhaltung der geeigneten Notfallausstattung … *Fakultativer Leistungsinhalt* – Lagekontrolle durch ein bildgebendes Verfahren, – Probeexzision(en), – Aushändigung aller Substanzen zur Darmreinigung, – Gerinnungsuntersuchungen und kleines Blutbild, – Prämedikation/Sedierung – Darstellung des terminalen Ileums	1600
13422	**Zusatzpauschale (Teil-) Koloskopie** *Obligater Leistungsinhalt* – (Teil-)Koloskopie entspr. der GOP 13421 mindestens mit Darstellung des Kolon transversum	982
13423	**Zusätzliche Leistung(en) im Zusammenhang mit der GOP 13421 oder 13422** *Obligater Leistungsinhalt* – Fremdkörperentfernung und/oder – Polypektomie und/oder – Schlingenbiopsie und/oder – Blutstillung(en)	233

9.2.2 Abrechnung nach der GOÄ

Die GOÄ-Nummern für Leistungen aus dem Bereich Gastroenterologie sind im **GOÄ-Kapitel F** enthalten.

Text der GOÄ (Auszug)		Punktzahl	1-fach EUR	2,3-fach EUR	3,5-fach EUR
680	Ösophagoskopie – ggf. einschließlich Probeexzision und/oder Probepunktion	550	32,06	73,73	112,20
682	Gastroskopie unter Einsatz vollflexibler optischer Instrumente ggf. einschließlich Probeexzision und/oder Probepunktion	850	49,54	113,95	173,40
683	Gastroskopie einschließlich Ösophagoskopie unter Einsatz vollflexibler optischer Instrumente – ggf. einschl. Probeexzision und/oder Probepunktion –	1000	58,29	134,06	204,01
684	Bulboskopie – ggf. einschl. Ösophago- und Gastroskopie, Probeexzision und/oder Probepunktion –	1200	69,94	160,87	244,81
685	Duoden-/Jejunoskopie – ggf. einschl. einer vorausgegangenen Ösophago-/Gastro-/Bulboskopie, Probeexzision und/oder Probepunktion	1350	78,69	180,98	275,41
687	Hohe Koloskopie bis zum Coecum – ggf. einschließlich Probeexzision und/oder Probepunktion	1500	87,43	201,09	306,01
688	Partielle Koloskopie – ggf. einschließlich Rektoskopie, Probeexzision und/oder Probepunktion	900	52,46	120,65	183,60
689	Sigmoidoskopie unter Einsatz vollflexibler optischer Instrumente – einschließlich Rektoskopie sowie ggf. einschließlich Probeexzision und/oder Probepunktion	700	40,80	93,84	142,80
690	Rektoskopie – ggf. einschließlich Probeexzision und/oder Probepunktion	350	20,40	46,92	71,40
695	Entfernung eines oder mehrerer Polypen oder Schlingenbiopsie mittels Hochfrequenzelektroschlinge – … – zusätzlich zu den Nrn. 682 bis 685 und 687 bis 689	400	23,31	53,62	81,60

9.2.3 Fallbeispiel

14. Apr. Mit der Überweisung zur Mit-/Weiterbehandlung von Dr. Gütlich erscheint Herr Schweins beim Gastroenterologen Dr. Finger. Der Arzt lässt sich die Beschwerden erneut schildern und ist der Meinung, dass eine Koloskopie sinnvoll ist. (Gesprächsdauer: 18 Min.)
Nach dem Einverständnis von Herrn Schweins bespricht Dr. Finger noch den Vorbereitungs- und Untersuchungsablauf und händigt ihm die notwendigen Abführmittel aus.

16. Apr. Herr Schweins erscheint zum abgesprochenen Termin in der Praxis von Dr. Finger. Nach einem kurzen Gespräch mit dem Patienten führt Dr. Finger die Koloskopie durch. Anschließend bespricht der Arzt das Ergebnis mit ihm und sagt die Zusendung eines ärztlichen Briefes als eArztbrief an den Hausarzt zu.

Abrechnung beim gestzlich Versicherten durch den Gastroenterologen

	Abrechnung nach EBM	
14. Apr.	13391	Grundpauschale
16. Apr.	13421	Zusatzpauschale Koloskopie

Abrechnung beim Privatpatienten

	Abrechnung nach GOÄ	
14. Apr.	3	eingehende Beratung
16. Apr.	687	Hohe Koloskopie
	75	Befundbericht
	1	Beratung

9.3 Fragen und Fälle zu Lernfeld 9

1.	Fall	EBM-GOP	GOÄ-Nrn.
2. Aug.	Mit der Überweisung seines Hausarztes Dr. Gütlich erscheint Herr Bert Bauch, 58 Jahre, in der Praxis des Gastroenterologen Dr. Fred Finger. Der Patient schildert diffuse Schmerzen im Oberbauch, die insbesondere nach Nahrungsaufnahmen auftreten. Außerdem habe sich sein Stuhl seltsam verfärbt und er könne auch einige Gerichte nur noch schlecht vertragen. Sein Hausarzt habe schon den Verdacht auf ein Magengeschwür oder Gallensteine ausgesprochen und ihm empfohlen, den Facharzt aufzusuchen. Dr. Finger stellt nach vollständiger Untersuchung der Bauchorgane und mit Ultraschalldiagnostik des Oberbauches (Leber, Gallenblase, Pankreas) die Indikation zur Gastroskopie. Er berät und bestellt Herrn Bauch dazu in zwei Tagen wieder ein. Er gibt Herrn Bauch entsprechende Ernährungsanweisungen.		
4. Aug.	Herr Bauch erscheint wie besprochen in der Praxis von Dr. Finger. Nach ausgiebiger Aufklärung über die geplante Diagnostik führt Dr. Finger die Endoskopie durch. Die Endoskopie ergibt ausgedehnte Geschwüre im Bereich von Magen und Dünndarm, die teilweise auch Hinweise auf bösartige Veränderungen geben. Dr. Finger überweist Herrn Bauch ins Krankenhaus, weil er eine operative Behandlung dieses Zustands für dringend geboten hält.		

2.	Fall	EBM-GOP	GOÄ-Nrn.
25. Sep.	Patient Bernhard Blaehser, 34 Jahre, kommt zum ersten Mal in diesem Quartal in die Praxis seines Hausarztes Dr. Gütlich. Er klagt über Schmerzen vor dem Stuhlgang und über Blähungen, außerdem sei ihm auch oft übel. Dr. Gütlich untersucht die Bauchorgane vollständig, kann aber keinen pathologischen Tastbefund feststellen. Er verschreibt Herrn Blaehser ein Enzympräparat und gibt ihm Ernährungsratschläge. (Dauer des Gesprächs: 15 min)		
2. Okt.	Herr Blaehser kommt erneut zu Dr. Gütlich und berichtet von eher stärker gewordenen Schmerzen; inzwischen seien auch Durchfälle aufgetreten. Er glaube, Blutbeimischungen gesehen zu haben. Dr. Gütlich berät und untersucht wieder die Bauchorgane vollständig und den Darm mittels Ultraschall. Um einen entzündlichen Darmprozess auszuschließen, überweist er Herrn Blaehser zum Gastroenterologen.		

2.	Fall – Fortsetzung	EBM-GOP	GOÄ-Nrn.
4. Okt.	Herr Blaehser erscheint mit der Überweisung seines Hausarztes in der Praxis des Gastroenterologen Dr. Fred Finger. Dr. Finger berät den Patienten und untersucht die Bauchorgane vollständig. Der Arzt veranlasst zunächst eine Röntgenkontrastuntersuchung des Darms beim Radiologen. Dr. Finger verschreibt mehrere Medikamente und gibt genaue Anweisungen zu deren Einnahme. Die Besprechung der Röntgenergebnisse soll in zwei Tagen erfolgen.		
7. Okt.	Patient Blaehser kommt erneut in die Praxis von Dr. Finger, der mitteilt, dass die Röntgenuntersuchung nicht eindeutig genug sei und dass er eine endoskopische Untersuchung für notwendig halte. (Dauer des Beratungsgesprächs: 15 min) Nach Einwilligung von Herrn Blaehser klärt Dr. Finger den Patienten über die Untersuchungsvorbereitungen und den Ablauf auf und vereinbart mit ihm, die Koloskopie übermorgen durchzuführen.		
9. Okt.	Herr Blaehser erscheint pünktlich in der Praxis. Dr. Finger führt die Koloskopie durch. Der Verdacht auf eine Darmentzündung hat sich bestätigt. Dr. Finger verordnet entsprechende Medikamente und berät mit dem Patienten die weiteren Schritte der wahrscheinlich langwierigen Erkrankung.		

Lernfeld 10 Patienten bei kleinen chirurgischen Behandlungen begleiten und Wunden versorgen

Inhaltsverzeichnis

LF 10 Patienten bei kleinen chirurgischen Behandlungen begleiten und Wunden versorgen

Be(e) at work

Da die Praxis von Herrn Dr. Gütlich in der Nähe einer Sportanlage liegt, ist sie häufig erste Anlaufstelle für Patienten mit akuten Verletzungen. Bisweilen muss Frau Biene erst einmal beruhigen und trösten, um zu erfahren, was genau passiert ist. Für Frau Biene ist es wichtig herauszufinden, ob ein privater Unfall vorliegt, oder ob eine gesetzliche Unfallkasse für die Behandlung aufkommt.

Als Hausarzt führt Herr Dr. Gütlich nur kleinere chirurgische Maßnahmen durch, wie beispielsweise die Entfernung eines Muttermals oder die Eröffnung eines Abszesses. Frau Biene assistiert ihm dabei.

Insbesondere Patienten mit einen Diabetes mellitus leiden unter chronischen Wunden, die regelmäßig in der Praxis behandelt müssen. Frau Biene öffnet die Verbände und hilft Dr. Gütlich beim weiteren Wundmanagement.

Nach den Behandlungen gibt Frau Biene die Abrechnungsdaten ins Praxisverwaltungssystem ein, wobei sie auf den richtigen Kostenträger achtet.

10.1 Kleine chirurgische Maßnahmen und Wundbehandlung

Die **Chirurgie** ist ein Teilgebiet der Medizin, die sich mit operativen Behandlungen von Krankheiten und Verletzungen beschäftigt. In den allgemeinen Bestimmungen des EBM heißt es:

„Operative Eingriffe setzen die Eröffnung von Haut und/oder Schleimhaut oder eine primäre Wundversorgung voraus, soweit in den Leistungsbeschreibungen nichts anderes angegeben ist. Punktionen mit Nadeln, Kanülen und Biopsienadeln fallen nicht unter die Definition eines operativen Eingriffs."

Für eine Operation werden Instrumente benötigt, mit denen Gewebe geschnitten oder genäht wird. Man spricht von „invasiven" Maßnahmen. Juristisch gesehen liegt bei jeder Operation eine Körperverletzung vor, die nur dann keine strafrechtliche Bedeutung gewinnt, wenn der Arzt vorher aufklärt und der Patient sein **Einverständnis** gegeben hat.

Damit der Patient während des operativen Eingriffs nicht unter Schmerzen leidet, werden verschiedene Formen der **Anästhesie** angewendet. Sie reichen von der lokalen Betäubung mithilfe einer Infiltrationsanästhesie bis hin zur Vollnarkose. Im Rahmen einer Operation muss auf strenge **Hygiene** geachtet werden, um anschließende Wundinfektionen zu vermeiden. Dazu gehört auch eine sachgerechte **Wundabdeckung** nach der Operation.

Größere Operationen werden im ambulanten Bereich nicht durchgeführt. Hier kommen sogenannte **kleinchirurgische** Eingriffe oder **Wundversorgungen** vor. Für die Abrechnung müssen folgende Bezeichnungen unterschieden werden:

Begriffe	Erklärungen
Kleinchirurgischer Eingriff	Kleinere Operation, z. B. • Exzision (Entfernung) eines Muttermals • Eröffnung eines Panaritiums • Eröffnung eines Abszesses • Exzision einer Geschwulst
Primäre Wundversorgung	Versorgung einer akuten Verletzungswunde innerhalb von 6 bis 8 Stunden. Die Wunde wird gesäubert, ggf. genäht und verbunden.

Begriffe	Erklärungen
Primäre Wundheilung	Heilung von glatt begrenzten Wunden mit enganliegenden Wundrändern. Voraussetzung sind saubere und keimarme Wundränder. Die primäre Wundheilung wird durch die primäre Wundversorgung angestrebt.
Sekundär heilende Wunde	Heilung von klaffenden, infizierten und/oder chronischen Wunden wie ein diabetischer Fuß, Dekubitus oder Ulcus cruris

10.1.1 Abrechnung nach dem EBM

Ärztliche Leistungen im Rahmen kleinchirurgischer Eingriffe sind nach **Kap. 2.3 Kleinchirurgische Eingriffe …, Allgemeine therapeutische Leistungen** berechnungsfähig.

Text der Gebührenordnung (Auszug)

GOP	Leistungsbeschreibung	Punkte
02300	**Kleinchirurgischer Eingriff I und/oder primäre Wundversorgung und/oder Epilation** *Obligater Leistungsinhalt* – Operativer Eingriff mit einer Dauer von bis zu 5 Minuten und/oder – Primäre Wundversorgung und/oder – Epilation durch Elektrokoagulation im Gesicht und/oder an den Händen bei krankhaftem und entstellendem Haarwuchs einmal am Behandlungstag	68
02301	**Kleinchirurgischer Eingriff II und/oder primäre Wundversorgung mittels Naht** *Obligater Leistungsinhalt* – Primäre Wundversorgung bei Säuglingen, Kleinkindern und Kindern und/oder – Primäre Wundversorgung mittels Naht und/oder Gewebekleber und/oder – Koagulation und/oder Kauterisation krankhafter Haut- und/oder Schleimhautveränderungen und/oder – Operative Entfernung einer oder mehrerer Geschwülste an der Harnröhrenmündung und/oder – Operative Entfernung eines unter der Oberfläche von Haut oder Schleimhaut gelegenen Fremdkörpers nach Aufsuchen durch Schnitt und/oder – Öffnung eines Körperkanalverschlusses an der Körperoberfläche oder Eröffnung eines Abszesses oder Exzision eines Furunkels und/oder – Verschiebeplastik zur Deckung eines Hautdefektes und/oder – Eröffnung eines subcutanen Panaritiums oder einer Paronychie einmal am Behandlungstag	133
02302	**Kleinchirurgischer Eingriff III und/oder primäre Wundversorgung bei Säuglingen, Kleinkindern und Kindern** *Obligater Leistungsinhalt* – Primäre Wundversorgung mittels Naht bei Säuglingen, Kleinkindern und Kindern und/oder – Exzision eines Bezirkes oder einer intradermalen Geschwulst aus der Haut des Gesichts mit Wundverschluss und/oder – Hochtouriges Schleifen von Bezirken der Haut bei schweren Entstellungen durch Naevi oder Narben, und/oder – Exzision eines großen Bezirkes aus Haut und/oder Schleimhaut oder einer kleinen unter der Haut und/oder Schleimhaut gelegenen Geschwulst und/oder	230

Text der Gebührenordnung (Auszug)

GOP	Leistungsbeschreibung	Punkte
02302 (Fortsetzung)	– Exzision eines großen Bezirkes aus Haut und/oder Schleimhaut oder einer kleinen unter der Haut und/oder Schleimhaut gelegenen Geschwulst und/oder – Exzision und/oder Probeexzision von tiefliegendem Körpergewebe (z. B. Fettgewebe) und/oder aus Organ ohne Öffnung einer Körperhöhle (z. B. Zunge) und/oder – Emmert-Plastik und/oder – Venae sectio, und/oder – Biopsie ohne Inzision am Endometrium: Diagnostische Mikrokürettage (Stichkürettage) oder Asprationskürettage, einmal am Behandlungstag	
02310	**Behandlung einer/eines/von sekundär heilenden Wunde(n), und/oder Decubitalulcus (-ulcera)** *Obligater Leistungsinhalt* – Abtragung von Nekrose und/oder – Wunddebridement und/oder – Anlage und/oder Wechsel eines Kompressionsverbandes und/oder – Einbringung und/oder Wechsel einer Wundtamponade, – Mindestens 3 Arzt-Patienten-Kontakte im Behandlungsfall, *Fakultativer Leistungsinhalt* – Einbringung, Wechsel oder Entfernung von Antibiotikaketten, – Anlage/Wechsel von Schienenverbänden, einmal im Behandlungsfall	210
02311	**Behandlung des diabetischen Fußes** *Obligater Leistungsinhalt* – Abtragung ausgedehnter Nekrosen der unteren Extremität beim diabetischen Fuß, – Überprüfung und/oder Verordnung von geeignetem Schuhwerk, *Fakultativer Leistungsinhalt* – Verband, je Bein, je Sitzung	138
02312	**Behandlungskomplex eines oder mehrerer chronisch venöser Ulcera cruris** *Obligater Leistungsinhalt* – Abtragen von Nekrosen – Lokaltherapie unter Anwendung von Verbänden, – Entstauenden phlebologische Funktionsverbände, – Fotodokumentation zu Beginn der Behandlung, danach alle 4 Wochen, je Bein, je Sitzung	55
02350	**Fixierender Verband** mit Einschluss mindestens eines großen Gelenks unter Verwendung unelastischer, individuell anmodellierbarer, nicht weiter verwendbarer Materialien	144

Erläuterungen

1.	**Operative Eingriffe setzen die Öffnung von Haut und/oder Schleimhaut bzw. eine primäre Wundversorgung voraus.**
2.	Die **Wundabdeckung** (der Verband) **nach einem operativen Eingriff** gehört mit zur Leistung und kann deshalb **nicht gesondert** berechnet werden.

3.	**Erfolgen mehrere Eingriffe in derselben Sitzung, kann von den GOP 02300, 02301 und 02302 nur eine EBM-GOP einmal abgerechnet werden.** Ausnahme: Bis zu fünfmal je Sitzung ist die Abrechnung möglich bei der Versorgung von **offenen Wunden** und der **Entfernung von Muttermalen.**
4.	Die Abrechnung der Erstversorgung einer **traumatischen Wunde** erfolgt über die GOP 02300 bis 02302. Dabei muss das **Alter des Patienten** unterschieden werden sowie die **Wundversorgung ohne oder mit Naht:** Bis einschließlich 11 Jahren, ohne Naht: GOP 02301 Ab 12 Jahren, ohne Naht: GOP 02300 Bis einschließlich 11 Jahren, mit Naht: GOP 02302 Ab 12 Jahren, mit Naht: GOP 02301
5.	**Lokalanästhesie oder Leitungsanästhesien** sind, soweit erforderlich, Bestanteil der Leistungen. Sie dürfen **nicht** gesondert abgerechnet werden.
6.	**Fixierende Verbände** zur Ruhigstellung dürfen nur bei Anlage an den **großen Gelenken** (Schulter, Ellenbogen, Handgelenk, Knie, Sprunggelenk) abgerechnet werden. Zu den geeigneten Materialien gehören Gips, Kunststoff oder Tape.

10.1.2 Abrechnung nach der GOÄ

Bei der Abrechnung „kleiner chirurgischer Behandlungen" sind **verschiedene Abschnitte der GOÄ** heranzuziehen, weil die entsprechenden Leistungen nicht in einem Gebührenteil zusammengefasst sind.

Anlegen von Verbänden (GOÄ-Abschnitt C I.)

Verbände dienen der Wundabdeckung. Sie sind **nicht berechnungsfähig,** wenn die Wunden durch einen ärztlichen Eingriff entstanden sind. Wundverbände (Nr. 200), die im Zusammenhang mit einer **operativen Leistung** (auch Ätzung, Fremdkörperentfernung), Punktion, Infusion, Transfusion oder Injektion durchgeführt werden, sind Bestandteil dieser Leistung. Die **verbrauchten Materialien** – Verbandmittel – dürfen dem Patienten berechnet werden.

Text der GOÄ (Auszug)		Punktzahl	1-fach EUR	2,3-fach EUR	3,5-fach EUR
200	Verband – ausgenommen Schnell- und Sprühverbände, Augen-, Ohrenklappen oder Dreieckstücher –	45	2,62	6,03	9,18
204	Zirkulärer Verband des Kopfes oder des Rumpfes (auch als Wundverband); stabilisierender Verband des Halses, des Schulter- oder Hüftgelenks oder einer Extremität über mindestens zwei große Gelenke; Schanzscher Halskrawattenverband; Kompressionsverband	95	5,54	12,74	19,38
206	Tape-Verband eines kleinen Gelenks	70	4,08	9,38	14,28
207	Tape-Verband eines großen Gelenks oder Zinkleimverband	100	5,83	13,41	20,40
210	Kleiner Schienenverband – auch als Notverband bei Frakturen –	75	4,37	10,05	15,30
212	Schienenverband mit Einschluss von mindestens zwei großen Gelenken (Schulter-, Ellenbogen-, Hand-, Knie-, Fußgelenk) – auch als Notverband bei Frakturen –	160	9,33	21,45	32,64
230	Zirkulärer Gipsverband – ggf. als Gipstutor	300	17,49	40,22	61,20
246	Abnahme des zirkulären Gipsverbandes	150	8,74	20,11	30,60

Anästhesieleistungen (GOÄ-Abschnitt D)

Anästhesie- oder Narkoseverfahren werden angewendet, um Operationen für den Patienten schmerzlos durchführen zu können. Bei der Anwendung mehrerer Narkose- oder Anästhesieverfahren nebeneinander ist nur die jeweils höchstbewertete dieser Leistungen berechnungsfähig; eine erforderliche Prämedikation ist Bestandteil dieser Leistung.

Text der GOÄ (Auszug)		Punktzahl	1-fach EUR	2,3-fach EUR	3,5-fach EUR
450	Rauschnarkose – auch mit Lachgas	76	4,43	10,19	15,50
451	Intravenöse Kurznarkose	121	7,05	16,22	24,68
460	Kombinationsnarkose mit Maske, Gerät – auch Insufflationsnarkose – bis zu einer Stunde	404	23,55	54,16	82,42
490	Infiltrationsanästhesie kleiner Bezirke	61	3,56	8,18	12,44
491	Infiltrationsanästhesie großer Bezirke – auch Parazervikalanästhesie	121	7,05	16,22	24,68

Wundversorgung, Fremdkörperentfernung (GOÄ-Abschnitt L I.)

Die Wundversorgung kann mit den GOÄ-Nrn. 2000 bis 2015 abgerechnet werden. Das Entfernen von Fremdkörpern, das Verbandmaterial und die Anästhesie können zusätzlich abgerechnet werden. Entscheidend für die Auswahl der GOÄ-Nr. sind folgende Faktoren:

- **Art** der Wunde: frisch oder chronisch
- **Größe** der Wunde: klein oder groß
- **Verunreinigung** der Wunde
- mit oder ohne **Naht**
- mit oder ohne **Umschneidung**

Text der GOÄ (Auszug)		Punktzahl	1-fach EUR	2,3-fach EUR	3,5-fach EUR
2000	Erstversorgung einer kleinen Wunde	70	4,08	9,38	14,28
2001	Versorgung einer kleinen Wunde einschließlich Naht	130	7,58	17,43	26,52
2002	Versorgung einer kleinen Wunde einschließlich Umschneidung und Naht	160	9,33	21,45	32,64
2003	Erstversorgung einer großen und/oder stark verunreinigten Wunde	130	7,58	17,43	26,52
2004	Versorgung einer großen Wunde einschließlich Naht	240	13,99	32,17	48,96
2005	Versorgung einer großen und/oder stark verunreinigten Wunde einschließlich Umschneidung und Naht	400	23,31	53,62	81,60
2006	Behandlung einer Wunde, die nicht primär heilt oder Entzündungserscheinungen oder Eiterungen aufweist – auch Abtragung von Nekrosen an einer Wunde –	63	3,67	8,45	12,85
2007	Entfernung von Fäden oder Klammern	40	2,33	5,36	8,16
2008	Wund- oder Fistelspaltung	90	5,25	12,07	18,36
2009	Entfernung eines unter der Oberfläche der Haut oder der Schleimhaut gelegenen fühlbaren Fremdkörpers	100	5,83	13,41	20,40
2010	Entfernung eines tiefsitzenden Fremdkörpers auf operativem Wege aus Weichteilen und/oder Knochen	379	22,09	50,81	77,32
2401	Probeexzision aus oberflächlich gelegenem Körpergewebe (z. B. Haut, Schleimhaut, Lippe)	133	7,75	17,83	27,13
2402	Probeexzision aus tiefliegendem Körpergewebe (z. B Fettgewebe, Muskulatur) oder aus einem Organ ohne Eröffnung einer Körperhöhle (z. B. Zunge)	370	21,57	49,60	75,48
2403	Exzision einer in oder unter der Haut oder Schleimhaut liegenden kleinen Geschwulst	133	7,75	17,83	27,13
2404	Exzision einer größeren Geschwulst ...	554	32,29	74,27	113,02

Erläuterungen

1.	Die **Wundabdeckung** (der Verband) **nach einem operativen Eingriff** gehört mit zur Leistung und kann deshalb **nicht gesondert** berechnet werden. Die Materialkosten dafür dürfen in Rechnung gestellt werden.
2.	Da in der GOÄ keine genauen Definitionen vorgegeben sind, kann zur Unterscheidung der Wunden in klein oder groß die Klassifizierung aus dem EBM herangezogen werden: • **Länge:** kleiner oder größer als 3 cm, • **Fläche:** kleiner oder größer als 4 cm^2, • **Raum:** kleiner oder größer als 1 cm^3. Nicht anzuwenden ist der Begriff „klein" bei Eingriffen an Kopf und an den Händen.
3.	**Nach vorangegangener Erstversorgung (Nr. 2000 oder Nr. 2003) dürfen für die „Wundversorgung" (nur noch) die Nrn. 2001, 2002, 2004 oder 2005 berechnet werden.**
4.	**Werden mehrere Wunden gleichzeitig versorgt, kann nach GOÄ für jede versorgte Wunde die entsprechende Leistung berechnet werden.** Der Bereich, z. B. rechter Arm, linkes Bein, ist zu nennen.
5.	Im Zusammenhang mit Operationen entstehender **„Mehraufwand"** kann durch die Anwendung des **Steigerungssatzes** oder einer **Abdingung** berechnet werden.

10.1.3 Fallbeispiel

27. Juli Mutter Marta bringt ihren kleinen Lausbub Moritz (9 Jahre) mit stark blutenden großen Schürfwunden am rechten Oberarm und rechten Unterschenkel in die Praxis ihres Hausarztes Dr. Gütlich. Moritz war beim Inlineskaten gestürzt. Dabei hat er sich auch eine stark blutende Platzwunde über der rechten Augenbraue zugezogen.

Die Auszubildende Birgit Biene kümmert sich sofort um den tapferen Patienten und bringt ihn in den Behandlungsraum. Dr. Gütlich untersucht die Schürfwunden, reinigt sie und verbindet die Verletzungen. Er näht die Platzwunde in Lokalanästhesie.

Er berät Mutter und Sohn und vereinbart zum Ziehen der Fäden den 10. August.

10. Aug. Mutter Marta erscheint wie vereinbart mit ihrem Sohn Moritz in der Praxis von Dr. Gütlich. Dr. Gütlich entfernt die Verbände, kontrolliert die Wunden und zieht die Fäden.

Abrechnung bei gesetzlich Versicherten

	Abrechnung nach EBM	
27. Juli	03000	Versichertenpauschale
	02302	Primäre Wundversorgung mit Naht bei Kindern (Augenbraue rechts) (Hinweis: Die Versorgung der Schürfwunden darf nicht abgerechnet werden, da der ICD-10 für Schürfwunden nicht mit „T01.-" beginnt.)
10. Aug.	—	Entfernung von Fäden, Klammern (in der Versichertenpauschale enthalten)

Abrechnung beim Privatpatienten

Abrechnung nach GOÄ

27. Juli	1	Beratung
	5	Symptombezogene Untersuchung
	2003	Erstversorgung einer großen Wunde (Oberarm rechts)
	2003	Erstversorgung einer großen Wunde (Unterschenkel rechts)
	2004	Versorgung einer großen Wunde mit Naht (Augenbraue rechts) (Hinweis: am Kopf und an den Händen gelten alle Wunden als „groß")
	491	Infiltrationsanästhesie großer Bezirke (Augenbraue rechts)
10. Aug.	5	Symptombezogene Untersuchung
	—	Entfernung von Fäden oder Klammern (Augenbraue rechts) (nicht neben der GOÄ – Nr. 5 hier abrechenbar!)

10.1.4 ✎Wie war das noch?

1. **Wie kann der Verband zur Abdeckung einer Operationswunde abgerechnet werden**
   a) nach EBM,
   b) nach GOÄ?

   → a) ....

   → b) ....

2. **Welche Abrechnungsregel gilt für mehrere kleinchirurgischen Maßnahmen gleichzeitig nach dem EBM?**

   → ....

3. **Welche Abrechnungsregel gilt für die gleichzeitige Versorgung mehrerer Wunden nach der GOÄ?**

   → ....

4. **Die GOÄ unterscheidet zwischen kleinen und großen Wunden, nennt selbst aber keine Unterscheidungsmerkmale. Welche Merkmale können hilfsweise aus dem EBM für die Definition einer „große Wunde" herangezogen werden?**

   → Länge: .... → Fläche: ....

   → Raum: ....

5. **Welche Leistung dürfen entsprechend der GOÄ nach vorangegangener Erstversorgung für die Wundversorgung noch abgerechnet werden?**

   → ....

6.	Fälle	EBM-GOP	GOÄ-Nrn.
24. Juni	Die 8-jährige Kathrin Klettervogel ist über einen Stacheldrahtzaun gestiegen und hat sich an der Innenseite des linken Knies eine kleine oberflächliche Risswunde zugezogen. Der Hausarzt Dr. Gütlich (1. A-P-K im Quartal) untersucht symtombezogen und säubert die Wunde. Er verschließt die Wunde angesichts der ganz glatten Wundränder mittels Naht unter Infiltrationsanästhesie. Abschließend legt er einen Verband an und gibt Verhaltensregeln.		
3. Juli	Frau Edeltraut Entlein (32 Jahre) leidet unter einer schwarzen Hautveränderung am rechten Arm. Sie hat gelesen, dass schwarze Hautveränderungen gefährlich sein könnten. Nach symptombezogener Untersuchung und Beratung entfernt Dr. Gütlich die kleine Geschwulst unter Infiltrationsanästhesie mit dem Skalpell, verschließt die Wunde mit einem Stich und schickt das Gewebe ein zur histologischen Untersuchung.		

6.	Fälle	EBM-GOP	GOÄ-Nrn.
10. Juli	Dem 72-jährigen Rentner Rudi Rüstig ist beim Ausstemmen eines Mauerlochs in seinem Gartenhäuschen ein Metallsplitter von der Meißelkrone in den Unterarm eingedrungen. Der Hausarzt Dr. Gütlich (1. A-P-K im Quartal) untersucht symtombezogen und kann den Splitter unter der Haut fühlen, kann ihn aber mit der Pinzette nicht erreichen. Dr. Gütlich muss deshalb die Wunde unter Lokalanästhesie mit dem Skalpell erweitern, dann kann er den Splitter entfernen. Er desinfiziert die Wunde sorgfältig, näht sie zu und gibt Verhaltensregeln.		
14. Juli	Frau Franca Fabula (39 Jahre) tastet schon längere Zeit eine Verhärtung am linken Unterarm. Weil sie Angst hat, es könne etwas Bösartiges sein, sucht sie ihren Hausarzt Dr. Gütlich auf (1. A-P-K im Quartal), der die große Geschwulst nach symtombezogener Untersuchung und entsprechender Beratung aus der Haut unter Infiltrationsanästhesie herausschneidet. Dann verschließt er die Wunde mit einer intracutanen Naht.		
19. Juli	Die kleine 3-jährige Maja Munter hat gerade aus einer Limonadenflasche getrunken, als ihr großer 5-jähriger Bruder Max sie anrempelt. Dabei hat sich Maja eine Platzwunde am rechten Unterarm zugezogen. Der Hausarzt Dr. Gütlich (1. A-P-K im Quartal) untersucht symtombezogen, berät die Mutter und verschließt die Wunde mittels Gewebekleber, damit möglichst wenig Narbenbildung erfolgt.		
24. Juli	Der sportliche 37-jährige Timo Turnscher stolpert beim nachmittäglichen Waldlauf mit ein paar Sportfreunden über eine Wurzel und stürzt. Neben Platzwunden am linken Knie und an der linken Hand kann er mit dem rechten Fuß nicht mehr auftreten. Seine Sportkameraden bringen ihn sofort in die Praxis von Dr. Gütlich (1. A-P-K im Quartal). Dr. Gütlich untersucht den Bewegungsapparat vollständig, berät und säubert die stark verschutzten Wunden an Hand und Knie und desinfiziert diese; die Platzwunde am Knie muss genäht werden. Abschließend verbindet er beide Wunden. Am Sprunggelenk trägt Dr. Gütlich eine Salbe auf und verbindet das Fußgelenk mit einem stabilisierenden Tape-Verband.		
27. Juli	Herr Stefan Stirner, 52 Jahre, kommt in die Praxis von Hausarzt Dr. Gütlich (1. A-P-K im Quartal) wegen eines sogenannten Grützbeutels auf der Stirn vor dem Haaransatz, der ihn sehr beim Kämmen stört. Dr. Gütlich untersucht symptombezogen, rasiert die Kopfhaut über der Geschwulst und schneidet sie unter Infiltrationsanästhesie heraus, ohne sie zu öffnen. Dann verschließt er die Wunde mittels Naht. Er gibt Verhaltensregeln für die nächsten Tage.		

10.2 Arbeitsunfälle

Arbeitshinweis:

Hier wird der Zuständigkeitsbereich der Krankenversicherung verlassen und der Bereich der gesetzlichen Unfallversicherung betreten.

Es handelt sich hier um ein eigenständiges Versorgungssystem aufgrund eigener gesetzlicher und vertraglicher Rechtsgrundlagen.

Die Rechtsgrundlagen sind bereits in **LF 1** dargestellt worden.

10.2.1 Vertragliche Grundlagen

Bei der **Versorgung eines Unfallverletzten** muss der erstbehandelnde Arzt **zwei wesentliche Feststellungen** treffen.

- **Handelt es sich um einen Arbeitsunfall?**

Wenn ja:

- **Welcher Unfallversicherungsträger ist zuständig?**

Es ist für den Arzt nicht immmer leicht, aus dem Verletzungsbild und den Darstellungen des Verletzten zu erkennen, ob ein Arbeitsunfall vorliegt. Einmal kann die Klärung der Zusammenhänge sehr schwierig sein, zum anderen sind in zahlreichen Gerichtsurteilen viele Unfallsituationen als Arbeitsunfälle bestimmt worden. Im Zweifelsfall muss der zuständige Unfallversicherungsträger entscheiden, ob ein Unfall eines Versicherten als Arbeitsunfall zu gelten hat.

Auf jeden Fall muss der Arzt durch **sorgfältiges Befragen** des Verletzten oder anderer Personen, die das Unfallereignis miterlebt haben, feststellen, ob die Verletzung durch einen Unfall,

- ein von außen auf den Menschen einwirkendes,
- körperlich schädigendes,
- plötzliches (zeitlich begrenztes)

Ereignis, verursacht wurde. Dieses Ereignis muss bei einem Arbeitsunfall in einem ursächlichen Zusammenhang mit einer beruflichen Tätigkeit stehen.

Bei der Versorgung von Arbeitsunfallverletzten besteht eine **unmittelbare Rechtsbeziehung** zwischen dem Arzt und dem zuständigen Unfallversicherungsträger. Der Unfallversicherungsträger ist nicht nur der **Empfänger der ärztlichen Auskünfte und Berichte,** er ist auch für die **Abrechnung** der erbrachten ärztlichen Leistungen unmittelbar zuständig.

Auch wenn die Unfallversicherungsträger grundsätzlich bereit sind, bei Irrtümern oder strittigen Fällen die Zuständigkeit unter sich zu klären, ist es dennoch wichtig, dass der Arzt an den richtigen Unfallversicherungsträger herantritt, um zusätzlichen Verwaltungsaufwand und Zeitverzögerungen zu vermeiden.

Kann der Verletzte keine Angaben machen oder nicht mit Sicherheit den zuständigen Unfallversicherungsträger benennen und ist eine Rückfrage bei der Personalabteilung des Arbeitgebers nicht möglich, kann der Arzt zunächst aus einem alphabetischen **Verzeichnis den fachlich zuständigen Unfallversicherungsträger,** anschließend auch in einem **Anschriftenverzeichnis** dessen Hauptverwaltung, Bezirksverwaltung, Sektion oder Geschäftsstelle ermitteln.

Solche Verzeichnisse sind online abrufbar oder über die **Landesverbände der gewerblichen Berufsgenossenschaften** zu beziehen oder in den **Kommentarausgaben** des Vertrages Ärzte – Unfallversicherungsträger enthalten.

Der zuständige Unfallversicherungsträger (UVTr) wird wie folgt festgestellt:

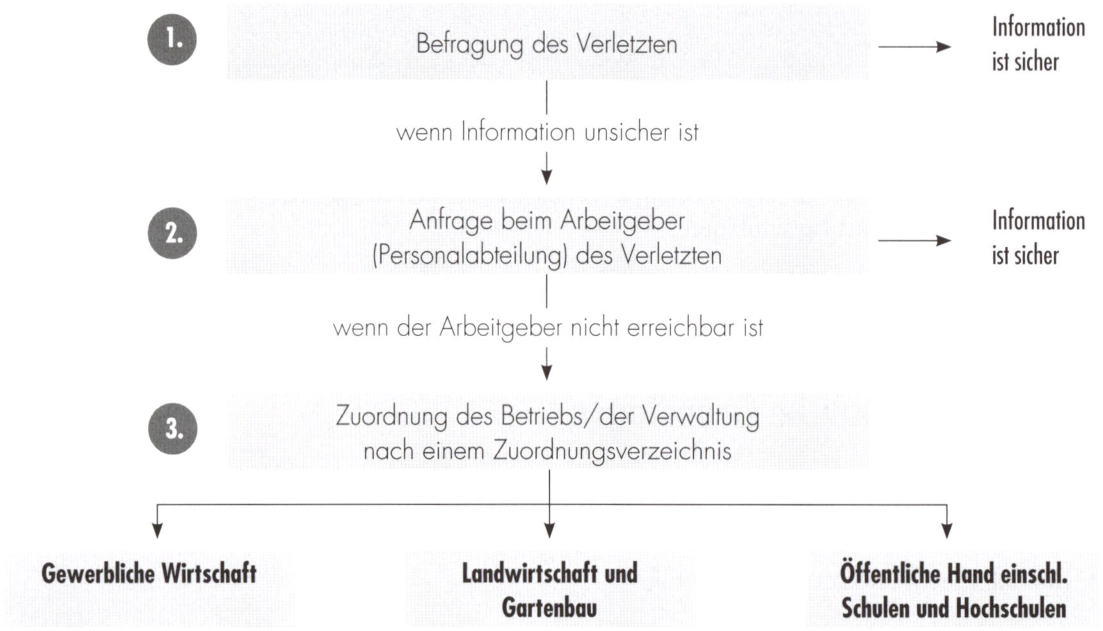

Vertrag Ärzte – Unfallversicherungsträger

Der Vertrag Ärzte – Unfallversicherungsträger ist ein **öffentlich-rechtlicher Vertrag** zwischen

- der Kassenärztlichen Bundesvereinigung, Berlin

und

- der Deutschen Gesetzlichen Unfallversicherung (DGUV), St. Augustin;
- dem Bundesverband der landwirtschaftlichen Berufsgenossenschaften, Kassel.

Der Vertrag ist für die Träger der gesetzlichen Unfallversicherung **unmittelbar verbindlich.**

Die an der vertragsärztlichen Versorgung teilnehmenden **Vertragsärzte** sind durch ihre Zugehörigkeit zur Kassenärztlichen Vereinigung zur **Durchführung des Vertrags verpflichtet.**

Sie sind durch gesetzliche Vorschriften verpflichtet, die durch einen Arbeitsunfall hervorgerufenen Folgen so schnell wie möglich zu beseitigen und eine Verschlimmerung der durch den Unfall hervorgerufenen Verletzung zu verhüten. Im Vertrag Ärzte – Unfallversicherungsträger sind dazu die **organisatorischen Voraussetzungen** festgelegt und die **notwendigen Vergütungsregelungen** getroffen worden.

Mit dem Inkrafttreten des SGB VII (Gesetzliche Unfallversicherung) wird die **Auskunftspflicht** des Arztes neuen datenschutzrechtlichen Bestimmungen angepasst. Danach haben die Ärzte, die nach dem Vertrag tätig werden, die Versicherten zu unterrichten über:

- den Erhebungszweck der Daten,
- die Auskunftspflicht des Arztes gegenüber dem Unfallversicherungsträger,
- das Recht des Versicherten zur Dateneinsicht beim Unfallversicherungsträger.

Der Vertrag gliedert sich im Wesentlichen in einen **Vertragsteil** und einen **Gebührenteil (UV-GOÄ).**

Der **Vertragsteil** beinhaltet neben anderen Regelungen die **verschiedenen Unfallheilverfahren.**

Der **Gebührenteil** entspricht in seinem Aufbau dem der **amtlichen Gebührenordnung (GOÄ).**

Die **Vergütung** der einzelnen Leistungen wird von den Vertragspartnern durch Bewertung der einzelnen Leistung in Euro geregelt (Euro-Gebührenordnung mit Einzelleistungsvergütung).

10.2.2 Unfallheilverfahren

Die **berufsgenossenschaftliche Heilbehandlung** von Unfallverletzten zu Lasten der gesetzlichen Unfallversicherung kann erfolgen als:

- **allgemeine Heilbehandlung**
- **besondere Heilbehandlung**

Allgemeine Heilbehandlung

Zur **allgemeinen Heilbehandlung** gehören die diagnostischen und therapeutischen Maßnahmen zur Versorgung von Verletzungen aufgrund eines Arbeitsunfalls oder eines Wegeunfalls, wenn hierfür keine **besonderen unfallmedizinischen Kenntnisse** notwendig sind.

Nach dem Vertrag kann **allgemeine Heilbehandlung** immer dann durchgeführt werden, wenn

- die Verletzung **nicht zur Arbeitsunfähigkeit über den Unfalltag hinaus führt**
- die Behandlung voraussichtlich **innerhalb einer Woche** abgeschlossen werden kann
- keine Verordnung von Heil- oder Hilfsmitteln nötig ist
- keine Wiedererkrankung an Unfallfolgen vorliegt.

Wenn also **diese Bedingungen** erfüllt sind – man spricht dann auch von **Bagatellverletzungen –,** so kann der in Anspruch genommene Arzt die **Behandlung durchführen** und braucht den Verletzten **nicht** einem D-Arzt vorzustellen.

Im Rahmen der **allgemeinen Heilbehandlung** sind vom behandelnden Arzt **folgende Aufgaben** zu übernehmen:

1. Er muss die **Entscheidung treffen,** ob es sich um einen **Arbeitsunfall** (Wegeunfall) handelt und somit ein **Unfallversicherungsträger** zuständig ist.

Ist der Zusammenhang mit einem Arbeitsunfall (Wegeunfall) **nicht eindeutig,** darf der Arzt dennoch zu Lasten des Unfallversicherungsträgers behandeln, wenn er aufgrund der Darstellung des Verletzungsfalles annehmen kann, dass es sich um einen Arbeitsunfall (Wegeunfall) handelt. Die Entscheidung über die Anerkennung als Arbeitsunfall (Wegeunfall) trifft dann der Unfallversicherungsträger.

Verneint der Arzt den Zusammenhang der Verletzung mit einem Arbeitsunfall (Wegeunfall) ist der Verletzte zu Lasten einer gesetzlichen Krankenkasse oder als Privatpatient zu behandeln.

Stellt sich für den Unfallversicherungsträger im Laufe der Behandlung heraus, dass er nicht zuständig ist, trägt er dennoch die **Behandlungskosten** bis zu dem Tag, an dem er seiner Leistungspflicht widerspricht.

Widerspricht der Unfallversicherungsträger seiner Leistungspflicht vergütet er dennoch die erbrachten ärztlichen Leistungen. Der Kostenausgleich wird dann vom Unfallversicherungsträger mit der zuständigen Krankenkasse oder einem anderen zuständigen Kostenträger durchgeführt.

2. Er hat die **Vorstellung des Verletzten beim D-Arzt, beim Augen- oder beim HNO-Arzt** zu veranlassen, wenn nach dem Vertrag eine solche Vorstellung vorgesehen ist.

Die Überweisung erfolgt formlos.

3. **Er erstattet gegenüber dem zuständigen Unfallversicherungsträger** einen Bericht **(Ärztliche Unfallmeldung – Formtext F 1050).**

Der Bericht muss **spätestens am Tag nach der ersten Inanspruchnahme** des Arztes an den zuständigen Unfallversicherungsträger abgegeben werden.

Die Ärztliche Unfallmeldung muss auch erfolgen, wenn Patient zum D-Arzt überweisen werden muss.

Für den Bericht erhält der Arzt eine **Berichtsgebühr** und ggf. die Erstattung der **Portokosten.**

4. **Er rechnet gegenüber dem zuständigen Unfallversicherungsträger unmittelbar ab.**

   Dazu verwendet der Arzt das **Abrechnungsblatt** der Ärztlichen Unfall-Meldung – Formtext F 1050.

   Die **Vergütung** für ärztliche Leistungen im Rahmen der **allgemeinen Heilbehandlung** erfolgt nach dem für diese Versorgungsart vereinbarten gegenüber der besonderen Heilbehandlung **niedrigeren** Vergütungssatz.

Im Rahmen der **allgemeinen Heilbehandlung** ist immer für

- **Berichte** – **die Ärztliche Unfallmeldung – Formtext F 1050,**
- **ärztliche Abrechnung** – **das Abrechnungsblatt aus dem Formtext – F 1050 (alternativ F9990 oder Privatrechnung)**

zu verwenden!

Besondere Heilbehandlung

Besondere Heilbehandlung ist immer bei Verletzungen, die im **Verletzungsartenkatalog** stehen, durchzuführen. Es handelt sich hierbei um so schwere und komplizierte Unfallverletzungen, dass zu ihrer Versorgung

- **besondere unfallmedizinischen Kenntnisse** notwendig sind oder
- **besondere Maßnahmen** (z. B. Frakturbehandlung, Sehnennaht, Verbrennungsbehandlung)

getroffen werden müssen.

Die Entscheidung zur Durchführung der besonderen Heilbehandlung dürfen nur treffen:

- der zuständige Unfallversicherungsträger,
- der D-Arzt,
- der Handchirurg bei schweren Verletzungen der Hand, wenn er an der Versorgung Unfallverletzter durch die DGUV beteiligt ist.

Wie bereits oben dargestellt, muss der zuerst in Anspruch genommene Arzt, wenn er nicht selbst berechtigt ist, besondere Heilbehandlung durchzuführen, den Unfallverletzten bei Arbeitsunfähigkeit über den Unfalltag hinaus oder bei einer voraussichtlichen Behandlungsdauer von mehr als einer Woche bei einem Durchgangsarzt vorstellen. Der **D-Arzt entscheidet** dann, ob besondere Heilbehandlung durchzuführen ist oder für die Verletzung allgemeine Heilbehandlung ausreichend ist. Ist die allgemeine Heilbehandlung ausreichend, verweist der D-Arzt den Patienten an den zuerst in Anspruch genommenen Arzt, der die Behandlung dann fortsetzen kann oder an einen Arzt, den der Verletzte gewählt hat.

Die **Vergütung** für ärztliche Leistungen im Rahmen der **besonderen Heilbehandlung** erfolgt nach dem für diese Versorgungsart vereinbarten gegenüber der allgemeinen Heilbehandlung **höheren** Vergütungssatz.

Hinweis:

Ärzte, die **nicht** zur Durchführung der besonderen Heilbehandlung berechtigt sind, können Unfallverletzte **nur** im Rahmen der **allgemeinen** Heilbehandlung versorgen:

- wenn keine Vorstellungspflicht beim D-Arzt besteht.
- im Rahmen der **Erstversorgung.**
  (Der Verletzte wird zunächst ärztlich versorgt, dann einem D-Arzt vorgestellt und bleibt dort zur Durchführung der besonderen Heilbehandlung.)
- wenn der Unfallverletzte **vom D-Arzt** zur Durchführung der allgemeinen Heilbehandlung **überwiesen** bzw. **zurücküberwiesen** wird.

10.2.3 Durchgangsarztverfahren (D-Arzt)

Das Durchgangsarztverfahren steht bei der berufsgenossenschaftlichen Heilbehandlung **an zentraler Stelle.** Mit diesem Verfahren gewährleisten die Unfallversicherungsträger, dass sich die berufsgenossenschaftliche Heilbehandlung nach **Art und Schwere der Verletzung** ausrichtet.

Die **beiden wichtigsten Aufgaben** des D-Arztes sind:

- **qualifizierte Beurteilung des Verletzungsbildes**
- **schnellstmögliche Einleitung einer unfallmedizinisch sachgerechten Versorgung**

Diese zentrale Stellung in der berufsgenossenschaftlichen Heilbehandlung bringt für den Durchgangsarzt eine **große ärztliche Verantwortung** mit sich und stattet ihn mit **weitreichenden Entscheidungsbefugnissen** aus. In seiner Schlüsselstellung trägt er **Verantwortung** gegenüber dem

- **Patienten** für eine sachgerechte Versorgung
- **Unfallversicherungsträger** für die in seinem Namen zu treffenden Leistungsentscheidungen.

Wegen dieser Verantwortlichkeit werden nur solche Ärzte von den Landesverbänden der Unfallversicherungsträger zu Durchgangsärzten bestellt, die über **umfassende Kenntnisse und Erfahrungen der unfallmedizinischen Versorgung** verfügen.

Darüberhinaus muss ein Arzt, der sich um die Bestellung zum Durchgangsarzt bewirbt, nachweisen, dass er die Voraussetzungen, die in den **„Anforderungen der gesetzlichen Unfallversicherungsträger zur Beteiligung am Durchgangsarztverfahren"** niedergelegt sind, erfüllt. Dies sind auszugsweise:

1. Nachweis der fachlichen Befähigung	• abgeschlossene Facharzt-Weiterbildung zum Orthopäden und Unfallchirurgen • nach der Facharztanerkennung Tätigkeit als Unfallchirurg • eingehende Erfahrung im D-ärztlichen Berichtswesen • eingehende Erfahrung in der Reha-Einleitung
2. Ausstattung und Personal	• abgeschlossener aseptischer Operationsraum • Raum für septische Operationen • Röntgenraum • mindestens zwei Assistenzkräfte, davon eine Fachkraft für physiotherapeutische Leistungen, wenn diese durchgeführt werden
3. Pflichten	• persönliche Ausübung der Tätigkeit • Gewährleistung einer ständigen unfallärztlichen Bereitschaft • besondere Dokumentationsarbeiten • Aufbewahrung der Unterlagen über 15 Jahre

Das Durchgangsarztverfahren findet **nur in besonderen Ausnahmefällen keine Anwendung;** diese **Ausnahmen** sind:

- **Bagatellverletzungen,**
- Isolierte **Augenverletzungen** oder isolierte **HNO-Verletzungen,** (Hinweis: auch der D-Arzt ist verpflichtet, Patienten mit solchen Verletzungen unverzüglich an einen Augenarzt oder HNO-Arzt weiterzuleiten.)
- **Hautarztverfahren,**
- Verfahren bei **Berufskrankheiten**

Nicht nur der zuerst in Anspruch genommene Arzt – abgesehen von den genannten Ausnahmen – ist verpflichtet, einen Unfallverletzten dem D-Arzt vorzustellen. Diese Verpflichtung gilt auch für den **Arbeitgeber,** wenn der Verletzte wegen des Unfalls die Arbeit einstellen muss. Dem Unfallverletzten ist die **freie Wahl** unter den Durchgangsärzten zu lassen, wenn er diese Wahlmöglichkeit wahrnehmen kann.

Hinweis:

Der Durchgangsarzt kann einen Verletzten, der zur Durchführung der allgemeinen Heilbehandlung an den Hausarzt überwiesen oder zurücküberwiesen wurde, jederzeit zu einer **Nachschauuntersuchung** einbestellen. Diese Nachschauuntersuchungen sollen sicherstellen, dass der **Behandlungsverlauf** der Unfallverletzung **überwacht und kontrolliert** wird. Nachschauuntersuchungen sollen nur veranlasst werden, wenn **Komplikationen im Heilverlauf** nicht auszuschließen sind und sich der D-Arzt darüber aufgrund seiner zentralen Verantwortung selbst Gewissheit verschaffen muss. Der Hausarzt seinerseits kann bei einem von ihm in der allgemeinen Heilbehandlung versorgten Patienten jederzeit eine Nachschauuntersuchung durch den D-Arzt veranlassen.

Der Durchgangsarzt erstattet gegenüber dem Unfallversicherungsträger seinen **Bericht** auf dem **Formtext F 1000.** Eine Durchschrift dieses Berichts geht gegebenenfalls an den zuerst in Anspruch genommenen Arzt (Hausarzt) oder an den Arzt, der die weitere allgemeine Heilbehandlung übernommen hat.

10.2.4 Weitere berufsgenossenschaftliche Heilverfahren

Neben dem D-Arztverfahren werden folgende weitere Heilverfahren unterschieden:

- **Verletzungsartenverfahren**
- **Hautarztverfahren**
- **Versorgung von Augen- und HNO-Verletzungen**
- **Verfahren bei Berufskrankheiten**

Verletzungsartenverfahren

Schon seit den Bestimmungen des Reichsversicherungsamtes aus dem Jahre 1936 sind die Unfallversicherungsträger berechtigt, bei bestimmten Verletzungsarten vorzuschreiben, dass die Versorgung dieser Unfallverletzten **nur in besonderen Krankenhäusern** erfolgen darf. Diese Bestimmungen wurden inhaltlich in das SGB VII übernommen.

In diesem so genannten **„Verletzungsartenverfahren"** wird geregelt:

- in einem **Verletzungsartenverzeichnis,** bei welchen Verletzungen unverzüglich stationäre Krankenhausbehandlung einzuleiten ist:
  z. B.
  - ausgedehnte oder tiefgehende Verletzungen der Haut und des Weichteilmantels, Amputationsverletzungen, Muskelkompressionssyndrome, thermische und chemische Schädigungen,
  - Verletzungen der großen Gefäße,
  - Verletzungen der großen Nervenbahnen einschl. Wirbelsäulenverletzungen mit neurologischer Symptomatik,
  - Brustkorbverletzungen mit Organbeteiligung;
- dass nur solche **Krankenhäuser** in Anspruch genommen werden dürfen, die von den Landesverbänden der gewerblichen Berufsgenossenschaften am Verletzungsartenverfahren beteiligt worden sind;
- dass die Einweisung in ein solches Krankenhaus dann nicht notwendig ist, wenn **besondere Handverletzungen** vorliegen und der versorgende Arzt als Handchirurg von einem Landesverband der gewerblichen Berufsgenossenschaften zur Behandlung Unfallverletzter zugelassen wurde.

Unfallverletzte, bei denen auch **nur der Verdacht** besteht, dass eine der im Verletzungsartenkatalog genannten Verletzungen vorliegt, sind **unverzüglich** in eines der oben beschriebenen besonderen Krankenhäuser einzuweisen. Diese Verpflichtung gilt für **alle Ärzte** und **auch für andere Krankenhäuser,** auch dann, wenn sie zur Durchführung der besonderen Heilbehandlung berechtigt sind (also auch für D-Ärzte).

Hautarztverfahren

Das Hautarztverfahren dient der **Früherkennung beruflicher Ursachen bei Hauterkrankungen.**

Danach ist **jeder Arzt** verpflichtet, einen Patienten mit einer Hauterkrankung einem Hautarzt zur Untersuchung vorzustellen, wenn schon **allein die Möglichkeit** besteht, dass diese Hauterkrankung durch eine **berufliche Tätigkeit** entstanden ist, wiederauflebt oder sich verschlimmert.

Am Hautarztverfahren nehmen **alle in der vertragsärztlichen Versorgung tätigen Hautärzte** teil.

Der Hautarzt ist berechtigt, neben der Durchführung **diagnostischer** Maßnahmen auch weitergehende **therapeutische** Maßnahmen einzuleiten oder zu veranlassen.

Der Hautarzt erstattet dem zuständigen Unfallversicherungsträger einen Erstbericht auf **Formtext F 6050 Einleitung Hautarztverfahren/Stellungnahme Prävention** und einen Behandlungsverlaufsbericht auf **Formtext F 6052 Hautarztbericht Behandlungsverlauf.**

Versorgung von Augen- und HNO-Verletzungen

Die Unfallversicherungsträger verpflichten **jeden zuerst in Anspruch genommen Arzt,** also auch D-Ärzte, einen Unfallverletzten mit Augen- oder HNO-Verletzungen einem Augenarzt oder HNO-Arzt vorzustellen.

Sind die Augen oder die Gehörorgane in eine **Verletzung miteinbezogen,** entfällt diese Vorstellungspflicht nur dann, wenn die Mitverletzung dieser Organe so geringfügig ist, dass sich eine fachärztliche Versorgung erübrigt.

Augenärzte und HNO-Ärzte erstatten ihre **Berichte** an den zuständigen Unfallversicherungsträger auf den **Formtexten F 1030 bzw. F 1040.**

Verfahren bei Berufskrankheiten

Die Leistungspflicht des Unfallversicherungsträgers besteht auch bei **Berufskrankheiten.**

Eine **Berufskrankheit** ist dann anzunehmen, wenn zwischen

	Beispiel:
• der **ausgeführten** (unfallversicherten) **Tätigkeit,**	*MFA während Praxistätigkeit*
• der dabei eingetretenen **Schädigung** und	*bekommt Ekzem an Händen*
• der aus dieser Schädigung entstehenden **Krankheit**	*Desinfektionsmittelallergie*

ein ursächlicher Zusammenhang besteht.

Dieser Zusammenhang wird durch den Unfallversicherungsträger **vor der Entscheidung** über seine Leistungspflicht geprüft. Erst wenn nach der Prüfung die Leistungspflicht feststeht, wird der **Auftrag zur Behandlung** gegeben; **vorher** ist die Behandlung einer Krankheit als Berufskrankheit zu Lasten des Unfallversicherungsträgers **nicht** möglich. Daraus ergibt sich, dass zwischen der Anzeige einer Berufskrankheit und der Beauftragung zur Behandlung längere Zeit verstreichen kann.

Ist eine Behandlung **während dieser Zeit** des Prüfvorgangs beim Unfallversicherungsträger notwendig, erfolgt diese **zu Lasten der gesetzlichen Krankenversicherung;** besteht kein Anspruch gegen eine gesetzliche Krankenkasse muss der Patient die Behandlung selbst bezahlen (Privatpatient).

Hat ein Arzt den **begründeten Verdacht,** dass bei einem Versicherten eine Berufskrankheit besteht, wiederauflebt oder sich verschlimmert, so ist er verpflichtet, dies dem Unfallversicherungsträger mit dem Formtext **„Ärztliche Anzeige über eine Berufskrankheit“** (Formtext F 6000) mitzuteilen. Den Formtext bezieht der Arzt online oder von seiner Kassenärztlichen Vereinigung oder einem Landesverband der gewerblichen Berufsgenossenschaften.

Diese Anzeige ist auch dann gegenüber dem Unfallversicherungsträger zu erstatten, wenn dazu **kein Einverständnis** des Patienten vorliegt. Insoweit erfährt die ärztliche Schweigepflicht nach den Vorschriften der **Berufskrankheiten-Verordnung** eine gesetzliche Einschränkung. Der Arzt hat aber den Patienten über den Inhalt der Anzeige zu unterrichten und ihm den Unfallversicherungsträger und die Stelle zu nennen, der er die Anzeige übersendet.

In der Berufskrankheiten-Verordnung sind auch **alle Krankheiten** aufgeführt, die als Berufskrankheiten anerkannt sind.

Sie sind in folgende **Gruppen** aufgeteilt:

1. Gruppe: durch **chemische Einwirkungen** verursachte Krankheiten

2. Gruppe: durch **physikalische Einwirkungen** verursachte Krankheiten

3. Gruppe: durch **Infektionserreger oder Parasiten** verursachte Krankheiten sowie **Tropenkrankheiten**

4. Gruppe: Erkrankungen der **Atemwege** und der **Lungen,** des **Rippenfells** oder **Bauchfells**

5. Gruppe: **Hautkrankheiten**

6. Gruppe: Krankheiten **sonstiger Ursachen**

7. Gruppe: **Neue Berufskrankheiten** (Hinweis: Die hier aufgeführten Krankheiten, wie beispielsweise Leukämie durch 1,3-Butadien, sind noch nicht offiziell anerkannt, dürfen aber wie eine Berufserkrankung behandelt werden.)

In diesen Gruppen werden alle Krankheiten genannt, die als Berufskrankheiten gelten, so dass eine Meldepflicht nur für diese Krankheiten besteht (in Gr. 6 ist z. B. nur das „Augenzittern der Bergleute" angegeben).

10.2.5 Arbeitsmedizinische Vorsorgeuntersuchungen

Eine **wesentliche Aufgabe** der Unfallversicherungsträger ist die **Verhütung von Arbeitsunfällen oder Berufskrankheiten.**

Aufgrund dieser Verpflichtung hat der Hauptverband der gewerblichen Berufsgenossenschaften **„Berufsgenossenschaftliche Grundsätze der arbeitsmedizinischen Vorsorgeuntersuchungen"** festgelegt. In diesen Grundsätzen sind insgesamt **43 Untersuchungsverfahren** (G-Untersuchungen) bezeichnet, die durchgeführt werden müssen, wenn bei den entsprechenden beruflichen Tätigkeiten oder beim Umgang mit den genannten Stoffen außergewöhnliche Unfall- oder Gesundheitsgefahren **(Gefährdungsarten)** bestehen.

Beispiele *für Gefährdungsarten sind:*

- Umgang mit asbesthaltigem Staub (G 1.2),
- Arbeit unter besonderer Lärmbelästigung (G 20),
- Arbeit in großer Kälte (G 21),
- Arbeit mit Atemschutzgeräten (G 26),
- Arbeit an Bildschirmarbeitsplätzen (G 37),
- Umgang mit Tuberkuloseerregern oder Hepatitis-B-Viren (G 42),
- Arbeiten in der Bio-Technologie (G 43).

Die 43 für die einzelnen Gefährdungsarten genauer bezeichneten **Untersuchungsverfahren** gliedern sich jeweils in

- **Erstuntersuchungen** – Feststellung der Eignung **vor Aufnahme** einer beruflichen Tätigkeit an gefährdenden Arbeitsplätzen;
- **Nachuntersuchungen** – Überwachung des Fortbestehens der Eignung **während der gefährdenden Arbeit;**
- **nachgehende Untersuchungen** – Kontrollen, die gegebenenfalls **nach Ausscheiden** aus der gefährdenden Arbeit durchzuführen sind.

Zuständig für die **Veranlassung** arbeitsmedizinischer Vorsorgeuntersuchungen ist der **Arbeitgeber,** der auch meistens die **Vergütung** für die erbrachten Leistungen an den Arzt zu übernehmen hat.

Nur in den Fällen, in denen sich die Berufsgenossenschaften bereiterklärt haben, die Kosten für arbeitsmedizinische Vorsorgeuntersuchungen zu tragen, ist die Rechnung an die zuständige Berufsgenossenschaft zu richten. Der Arbeitgeber hat den Arzt über den Kostenträger für die Vorsorgeuntersuchungen zu informieren.

Die Mehrzahl der arbeitsmedizinischen Vorsorgeuntersuchungen wird von **Staatlichen Gewerbeärzten** oder von Ärzten des **„Berufsgenossenschaftlichen Arbeitsmedizinischen Dienstes"** (BAD) durchgeführt.

Wollen **andere Ärzte** arbeitsmedizinische Vorsorgeuntersuchungen nach den berufsgenossenschaftlichen Grundsätzen durchführen, benötigen sie hierzu eine **Ermächtigung** durch den Unfallversicherungsträger. Anträge auf Ermächtigung zur Durchführung dieser Untersuchungen sind unter Nachweis der Befähigung (z. B. Facharztanerkennung) an die Landesverbände der gewerblichen Berufsgenossenschaften zu richten.

10.2.6 Formtexte und Formulare

Nachdem ein Unfallverletzter von einem Arzt untersucht worden ist, fordern die Berufsgenossenschaften eine **ärztliche Mitteilung** über den Arbeitsunfall. Für den Bericht sind spezielle **Formtexte** vorgesehen, die im Internet heruntergeladen werden können. Je nachdem, welcher Arzt berichtspflichtig ist, kommen unterschiedliche Formtexte zur Anwendung, z. B.:

- erstbehandelnder Arzt, für den kein anderer Formtext vorgeschrieben ist:
  Ärztliche Unfallmeldung – Formtext F 1050
- D-Arzt: **Durchgangsarztbericht** – Formtext F 1000
- Augenarzt: **Augenarztbericht** – Formtext F 1030
- HNO-Arzt: **HNO-Bericht** – Formtext F 1040

Als **erstbehandelnder Arzt** ist der Hausarzt **verpflichtet,** die **Ärztliche Unfallmeldung** auf F 1050 **vollständig** auszufüllen und dem zuständigen UV-Träger zuzusenden.

Das gilt unabhängig davon,

- ob der Patient zum D-Arzt überwiesen wird

oder

- ob der Patient **nicht** zum D-Arzt überweisen wird.

Für diese Leistung darf der Arzt die **UV-GOÄ-Nr. 125** (Ärztliche Unfallmeldung) abrechnen.

Überweist der Arzt den Unfallpatienten nach der Erstbehandlung an einen **HNO-, Augen- oder Hautarzt,** kommt auch der Vordruck F 1050 zum Einsatz. Hier muss allerdings nur der Formularkopf ausgefüllt werden. Die Abrechnung dieser Leistung erfolgt nach der UV-GOÄ-Nr. 145.

Im Folgenden wird die Ärztliche Unfallmeldung F 1050 genauer vorgestellt.

Ärztliche Unfallmeldung – Formtext F 1050

Auf der **1. Seite** der Ärztlichen Unfallmeldung – Formtext F 1050 sind die **Personalien** des Verletzten, sämtliche **Angaben zum Unfall** und der erhobene **Befund** einzutragen. Durch Ankreuzen der entsprechenden Felder ergibt sich die Entscheidung, ob der Verletzte einem D-Arzt vorgestellt werden muss oder nicht.

Die **2. Seite** dient zur **Abrechnung** mit dem zuständigen Unfallversicherungsträger.

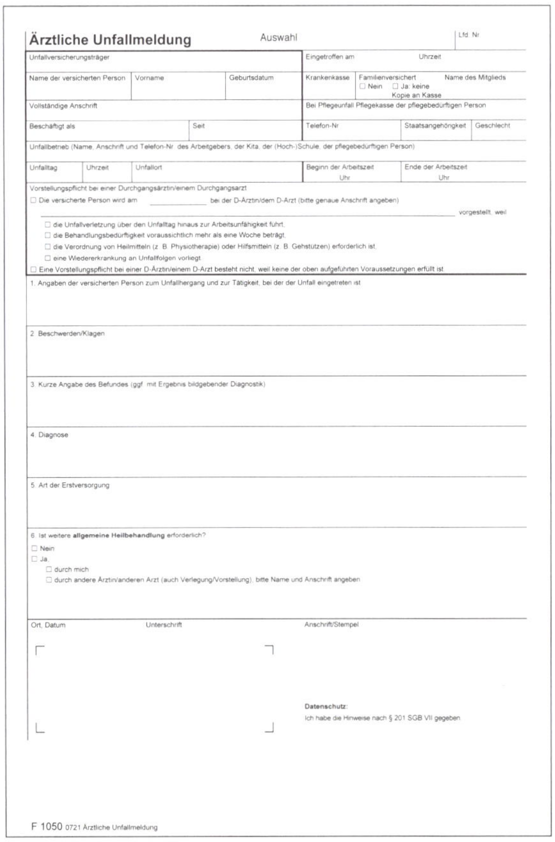

Ärztliche Unfallmeldung — Auswahl — Lfd. Nr.

Unfallversicherungsträger | Eingetroffen am | Uhrzeit

Name der versicherten Person | Vorname | Geburtsdatum | Krankenkasse | Familienversichert ☐ Nein ☐ Ja: keine Kopie an Kasse | Name des Mitglieds

Vollständige Anschrift | Bei Pflegeunfall Pflegekasse der pflegebedürftigen Person

Beschäftigt als | Seit | Telefon-Nr | Staatsangehörigkeit | Geschlecht

Unfallbetrieb (Name, Anschrift und Telefon-Nr. des Arbeitgebers, der Kita, der (Hoch-)Schule, der pflegebedürftigen Person)

Unfalltag | Uhrzeit | Unfallort | Beginn der Arbeitszeit Uhr | Ende der Arbeitszeit Uhr

Vorstellungspflicht bei einer Durchgangsärztin/einem Durchgangsarzt

☐ Die versicherte Person wird am ________ bei der D-Ärztin/dem D-Arzt (bitte genaue Anschrift angeben) ________ vorgestellt, weil

☐ die Unfallverletzung über den Unfalltag hinaus zur Arbeitsunfähigkeit führt.

☐ die Behandlungsbedürftigkeit voraussichtlich mehr als eine Woche beträgt.

☐ die Verordnung von Heilmitteln (z. B. Physiotherapie) oder Hilfsmitteln (z. B. Gehstützen) erforderlich ist.

☐ eine Wiedererkrankung an Unfallfolgen vorliegt.

☐ Eine Vorstellungspflicht bei einer D-Ärztin/einem D-Arzt besteht nicht, weil keine der oben aufgeführten Voraussetzungen erfüllt ist.

1. Angaben der versicherten Person zum Unfallhergang und zur Tätigkeit, bei der der Unfall eingetreten ist

2. Beschwerden/Klagen

3. Kurze Angabe des Befundes (ggf. mit Ergebnis bildgebender Diagnostik)

4. Diagnose

5. Art der Erstversorgung

6. Ist weitere **allgemeine Heilbehandlung** erforderlich?

☐ Nein

☐ Ja,

☐ durch mich

☐ durch andere Ärztin/anderen Arzt (auch Verlegung/Vorstellung), bitte Name und Anschrift angeben

Ort, Datum | Unterschrift | Anschrift/Stempel

Datenschutz: Ich habe die Hinweise nach § 201 SGB VII gegeben

F 1050 0721 Ärztliche Unfallmeldung

© www.dguv.de

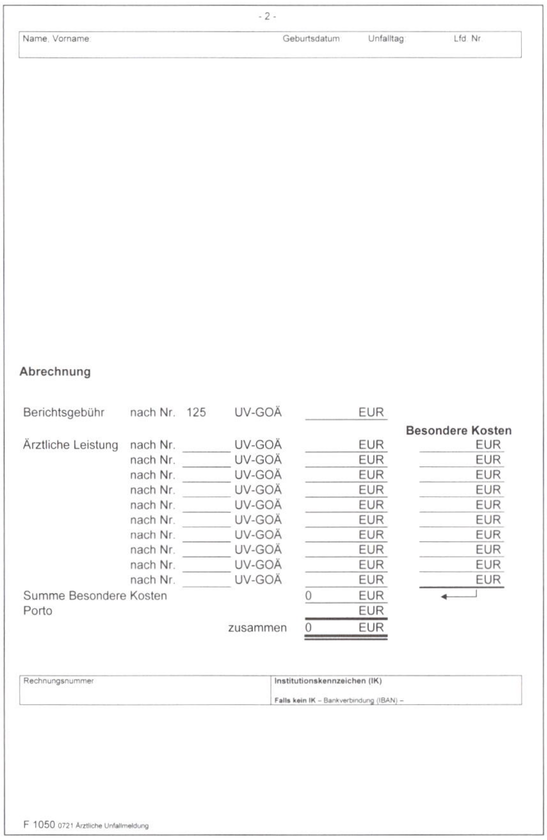

- 2 -

Name, Vorname | Geburtsdatum | Unfalltag | Lfd. Nr.

Abrechnung

Berichtsgebühr	nach Nr.	125	UV-GOÄ	EUR	**Besondere Kosten**
Ärztliche Leistung	nach Nr.		UV-GOÄ	EUR	EUR
	nach Nr.		UV-GOÄ	EUR	EUR
	nach Nr.		UV-GOÄ	EUR	EUR
	nach Nr.		UV-GOÄ	EUR	EUR
	nach Nr.		UV-GOÄ	EUR	EUR
	nach Nr.		UV-GOÄ	EUR	EUR
	nach Nr.		UV-GOÄ	EUR	EUR
	nach Nr.		UV-GOÄ	EUR	EUR
	nach Nr.		UV-GOÄ	EUR	EUR
	nach Nr.		UV-GOÄ	EUR	EUR
Summe Besondere Kosten				0 EUR	←
Porto				EUR	
			zusammen	0 EUR	

Rechnungsnummer | **Institutionskennzeichen (IK)** **Falls kein IK** – Bankverbindung (IBAN) –

F 1050 0721 Ärztliche Unfallmeldung

© www.dguv.de

Weitere Formulare im Rahmen eines Arbeitsunfalls

Teilweise kommen auch Formulare der vertragsärztlichen Versorgung bei Arbeitsunfällen zur Anwendung. Dabei müssen bestimmte Besonderheiten beachtet werden:

- **Arbeitsunfähigkeitsbescheinigung (Vordruck e01):** Es wird das Feld „Arbeitsunfall, Arbeitsunfallfolge, Berufskrankheit" und ggf. das Feld „Dem D-Arzt zugewiesen" angekreuzt.
- **Transportschein (Muster 4):** Als Kostenträger wird die Berufsgenossenschaft angegeben. Die Felder „Gebühr frei" und „Arbeitsunfall/Berufskrankheit" müssen angekreuzt werden.
- **Arzneiverordnung (Muster 16)/eRezept:** Muster 16 wird für die Verordnung von Arznei-, Verband- und Hilfsmitteln verwendet. Die Verordnung von Arzneimittel kann auch über das eRezept erfolgen. Die Verordnung von Hilfsmitteln ist den D-Ärzten vorbehalten.

Beim Ausfüllen von Muster 16/eRezept müssen als Kostenträger der **zuständige Unfallversicherungsträger,** der **Unfalltag,** der **Unfallbetrieb** angegeben werden. Dies ist von besonderer Bedeutung, weil sonst die veranlassten Kosten möglicherweise dem für die vertragsärztliche Versorgung geltenden Arzneimittelbudget zugeordnet werden.

In **allen** Fällen ist dabei das **Kästchen „Gebühr frei"** anzukreuzen, weil bei Unfallverletzten, für die der gesetzliche Unfallversicherungsträger leistungspflichtig ist, die Regelungen in der gesetzlichen Krankenversicherung zur Kostenbeteiligung des Versicherten **nicht** gelten.
Bei der Verordnung von Arzneimitteln und Verbandmitteln ist zu beachten, dass mit dem In-Kraft-Treten des SGB VII die in der vertragsärztlichen Versorgung geltenden **Festbeträge** Anwendung finden.

- **Heilmittel:** Bei der Verordnung von **Heilmitteln** ist der von den Unfallversicherungsträgern entwickelte **Arztvordruck F 2400** „Verordnung von Leistungen zur Krankengymnastik/Physikalischen Therapie" zu verwenden. Die Verordnung darf nur von D-Ärzten ausgestellt werden, in Ausnahmefällen auch von anderen Ärzten, wenn ihnen dazu vom Unfallversicherungsträger Erlaubnis erteilt wurde.

Hinweis:

Keinesfalls dürfen die Vordrucke für die vertragsärztliche Versorgung für die Verordnung von Heilmitteln nach Maßgabe der Richtlinien des Gemeinsamen Bundesausschusses verwendet werden.

- **Häusliche Krankenpflege:** Die Verordnung **Häuslicher Krankenpflege** ist ebenfalls dem D-Arzt vorbehalten; ein besonderer Vordruck wurde dazu nicht festgelegt. **Die Verordnung erfolgt formlos;** das Muster 12 der vertragsärztlichen Versorgung darf nicht verwendet werden.

10.2.7 Abrechnung nach der UV-GOÄ

Vergütungsregelungen

Bei der Versorgung von Unfallverletzten haben die Partner des Vertrages Ärzte – Unfallversicherungsträger **besondere Vergütungsregelungen** getroffen.

Diese besonderen Regelungen erstrecken sich auf

- **Vergütung der ärztlichen Leistungen,**
- **Vergütung im Dokumentations- und Berichtswesens,**
- **Erstattung von Kosten.**

Die Vergütung der ärztlichen Leistungen erfolgt nach dem **Leistungs- und Gebührenverzeichnis,** das als Anlage zum Vertrag von den Vertragspartnern auf der Grundlage der **amtlichen Gebührenordnung für Ärzte (GOÄ)** vereinbart ist. Auch wenn das Gebührenverzeichnis im Aufbau der GOÄ entspricht, bestehen doch zu der amtlichen Gebührenordnung **wesentliche Unterschiede.**

Von besonderer Bedeutung ist hierbei, dass die Vertragspartner des Vertrages **die Bewertung der Leistungen in Euro** vorgenommen haben. Es handelt sich also um eine **Euro-Gebührenordnung** mit Einzelleistungsvergütung.

Mit der Vereinbarung dieser **festen Euro-Beträge,** die eine **festgelegte Honorierung** der einzelnen Leistung bedeuten, **entfällt** für den Arzt auch die Möglichkeit, einen nach der GOÄ möglichen **Steigerungsfaktor** bei der Berechnung der Vergütung zugrundezulegen.

Bei der Festlegung der Vergütung unterscheiden die Partner des Vertrages den **Vergütungssatz für die allgemeine Heilbehandlung** und den **Vergütungssatz für die besondere Heilbehandlung.**

Der **höhere Vergütungssatz** für die besondere Heilbehandlung kann nur **unter folgenden Voraussetzungen** angewandt werden:

- von **Durchgangsärzten** (D-Ärzten)
- von **Hautärzten,** wenn durch den UV-Träger besondere Heilbehandlung eingeleitet wurde.
- von **Augenärzten und HNO-Ärzten,** wenn sie vom D-Arzt im Rahmen einer besonderen Heilbehandlung hinzugezogen werden, oder wenn der UV-Träger von sich aus die besondere Heilbehandlung einleitet;
- von **Konsiliarärzten** (z. B. Radiologen und Neurologen), die im Rahmen einer besonderen Heilbehandlung von den vorstehend genannten Ärzten hinzugezogen werden;

- für ärztliche Leistungen, die im Rahmen der **Erstellung eines frei zu erstattenden Gutachtens** notwendig sind;
- für ärztliche Leistungen im Rahmen der **Behandlung von anerkannten Berufskrankheiten,** sofern der Unfallversicherungsträger die Durchführung der Versorgung als besondere Heilbehandlung **ausdrücklich festgelegt** hat.

Für **alle anderen ärztlichen Leistungen** ist der **niedrigere** Eurowert der **allgemeinen Heilbehandlung** zugrundezulegen.

Die **Vergütung im Dokumentations- und Berichtswesens** für **Auskünfte, Berichte und Gutachten** ist im Gebührenteil des Vertrages im Einzelnen geregelt. Dabei handelt es sich im Wesentlichen um Auskünfte und Bescheinigungen auf dazu besonders entwickelten **Vordrucken** oder um **Formulargutachten,** in denen vorgegebene Fragen kurz zu beantworten sind. Werden vom Unfallversicherungsträger **„frei zu erstattende Gutachten"** oder **„in freier Form zu erstattende Berichte"** angefordert, so richtet sich deren **Vergütung nach Schwierigkeit und Umfang** der gegebenen Informationen. Als Bemessungsgrundlage gelten dabei die im Gebührenteil des Vertrages festgelegten Vergütungsspielräume.

Im Rahmen der **Erstattung von Kosten** können die Kosten, die **nicht** mit der Erbringung der Leistung abgegolten sind, vom Arzt **gesondert** in Rechnung gestellt werden. Mit der Vergütung für die Leistung abgegolten sind die allgemeinen Praxiskosten, sowie die bei der Anwendung von Instrumenten und Apparaten entstehenden Kosten; beispielsweise die Stromkosten für Röntgengeräte oder Registrierpapier beim EKG. Dies gilt jedoch **nicht** für solche Materialien, die der Patient zur weiteren Verwendung behält oder die mit der einmaligen Anwendung verbraucht sind; beispielsweise Gipsbinden für Gipsverband. Die Kosten für diese Stoffe und Materialien werden entweder gegen Einzelnachweis oder pauschal (BG-NT) erstattet.

Hinweis:

Zur **Erleichterung der Kostenberechnung** in Krankenhäusern haben die Unfallversicherungsträger und die Deutsche Krankenhausgesellschaft einen **„Berufsgenossenschaftlichen Nebenkostentarif" (BG-NT)** vereinbart. Dieser BG-NT kann auch in der **ambulanten Versorgung** angewendet werden; dabei können die Beträge aus dem Bereich **„Besondere Kosten"** herangezogen werden.

Der Arzt kann jedoch auf die Anwendung des BG-NT verzichten. Verlangt er dann Erstattung der Kosten, können diese unter Beifügung der **Belege** in der **tatsächlich** entstandenen Höhe dem Unfallversicherungsträger in Rechnung gestellt werden.

Auszüge aus der UV-GOÄ

Arbeitshinweis:

Bei den folgenden Auszügen aus der UV-GOÄ werden nur die Leistungsbeschreibungen genannt, nicht die zusätzlichen Abrechnungseinschränkungen oder -ausschlüsse. Da sich die Eurobeträge für die allgemeine und besondere Heilbehandlung häufig ändern, werden nur die Beträge der ersten UV-GOÄ-Nummern aufgeführt.

Allgemeine Bestimmungen: Als **Behandlungsfall** gilt die gesamte ambulante Versorgung, die von demselben Arzt nach der ersten Inanspruchnahme **innerhalb von 3 Monaten** an demselben Patienten zu Lasten desselben UV-Trägers vorgenommen worden ist.

	Text der UV-GOÄ (Auszug Stand 7/2024)	UV allg. EUR	UV bes. EUR
1	Symptomzentrierte Untersuchung bei Unfallverletzungen oder bei Verdacht auf das Vorliegen einer Berufskrankheit einschl. Beratung	8,02	9,99
2	Leistung nach Nr. 1, jedoch außerhalb der Sprechstunde	9,27	11,54
3	Leistung nach Nr. 1, jedoch bei Nacht (zwischen 20 und 8 Uhr)	24,78	30,84
4	Leistung nach Nr. 1, jedoch an Sonn- und Feiertagen	11,77	14,65
6	Umfassende Untersuchung verbunden mit nach Umfang und Zeit besonderem differentialdiagnostischen Aufwand und/oder Beteiligung mehrerer Organe einschl. Klärung oder Überprüfung des Zusammenhangs mit der Berufstätigkeit sowie der notwendigen Beratung	18,73	23,28
7	Leistung nach Nr. 6, jedoch außerhalb der Sprechstunde	19,97	24,85
8	Leistung nach Nr. 6, jedoch bei Nacht (zwischen 20 und 8 Uhr)	35,48	44,17
9	Leistung nach Nr. 6, jedoch an Sonn- und Feiertagen	22,46	27,95
11	Beratung – auch mittels Fernsprecher – als alleinige Leistung	3,21	3,99
12	Leistung nach Nr. 11, jedoch außerhalb der Sprechstunde	4,46	5,53
13	Leistung nach Nr. 11, jedoch bei Nacht (zwischen 20 und 8 Uhr)	19,97	24,85
14	Leistung nach Nr. 11, jedoch an Samstagen, Sonn- und Feiertagen	6,94	8,66
16	Aushändigen von Wiederholungsrezepten und/oder Überweisungen und/oder Übermittlung von Befunden oder ärztlichen Anordnungen – auch mittels Fernsprecher – durch die MFA als alleinige Leistung	2,68	3,34

	Berichtsvordrucke		Berichtsgebühr €
125	Vordruck F 1050	Ärztliche Unfallmeldung	9,68
132	Vordruck F 1000	Durchgangsarztbericht	21,89
143	Vordruck e01	Bescheinigung zum Nachweis der Arbeitsunfähigkeit	3,53
145	Überweisung ohne Formtext		4,51

	Text der UV-GOÄ (Auszug)
200	Verband – ausgenommen Schnellverbände, Augen-, Ohrenklappen oder Dreiecktücher
209	Tape-Verband an großen Gelenken oder an Weichteilen der Gliedmaßen
210	Kleiner Schienenverband – auch als erster Notverband bei Frakturen –
211	Kleiner Schienenverband bei Wiederanlegen derselben nicht neu hergerichteten Schiene
212	Schienenverband mit Einschluss von mindestens zwei großen Gelenken (Schulter-, Ellenbogen-, Hand-, Knie-, Fußgelenk) – auch als erster Notverband bei Frakturen –
213	wie 212 bei Wiederanlegen derselben derselben nicht neu hergerichteten Schiene
228a	Gipsschienenverband Unterarm
228b	Gipsschienenverband Unterschenkel oder Gipspantoffel
230a	Zirkulärer Finger- oder Zehengipsverband einschließlich Hand- oder Fußgelenk
230c	Zirkulärer Unterarmgips einschließlich Hand
246	Abnahme des zirkulären Gipsverbandes
250	Blutentnahme mittels Spritze, Kanüle oder Katheter aus der Vene
252	Injektion, subkutan, submukös, intrakutan oder intramuskulär
253	Injektion, intravenös

	Text der UV-GOÄ (Auszug)
271	Infusion, intravenös, bis zu 30 Min.
375	Schutzimpfung (intramuskulär, subkutan) – ggf. einschließlich Eintragung in dem Impfpass –
378	Simultanimpfung (gleichzeitige passive und aktive Impfung gegen Wundstarrkrampf)
410	Ultraschalluntersuchung eines Organs
420	Ultraschalluntersuchung von bis zu drei weiteren Organen im Anschluss an eine der Leistungen nach den Nrn. 410 bis 418, je Organ
451	Intravenöse Kurznarkose
452	Intravenöse Narkose (mehrmalige Verabreichung des Narkotikums)
490	Infiltrationsanästhesie kleiner Bezirke
491	Infiltrationsanästhesie großer Bezirke – auch Parazervikalannästhesie –
651	EKG in Ruhe …
652	EKG unter fortschreibender Registrierung in Ruhe und bei physikalisch definierter und reproduzierbarer Belastung …
2000	Erstversorgung einer kleinen Wunde
2001	Versorgung einer kleinen Wunde einschließlich Naht
2002	Versorgung einer kleinen Wunde einschließlich Umschneidung und Naht
2003	Erstversorgung einer großen Wunde und/oder stark verunreinigten Wunde
2004	Versorgung einer großen Wunde einschließlich Naht
2005	Versorgung einer großen Wunde und/oder stark verunreinigten Wunde einschließlich Umschneidung und Naht
2007	Entfernung von Fäden und Klammern
2008	Wund- oder Fistelspaltung
2009	Entfernung eines unter der Oberfläche der Haut oder der Schleimhaut gelegenen fühlbaren Fremdkörpers
2010	Entfernung eines tiefsitzenden Fremdkörpers auf operativem Wege aus Weichteilen und/oder Knochen
5010	Röntgen Finger oder Zehen jeweils in zwei Ebenen
5020	Röntgen Handgelenk, Mittelhand, alle Finger einer Hand, Sprunggelenk, Fußwurzel und/oder Muttelfuß, Kniescheibe jeweils in zwei Ebenen
5030	Röntgen Oberarm, Unterarm, Ellenbogengelenk, Oberschenkel, Unterschenkel, Kniegelenk, ganze Hand, oder ganzer Fuß, Gelenke der Schulter, Schlüsselbein, Beckenteilaufnahme, Kreuzband oder Hüftgelenk jeweils in zwei Ebenen

Hinweis:

Die UV-GOÄ-Nr. 125 (Ärztliche Unfallmeldung auf F 1050) wird vom erstversorgenden Arzt für das vollständige Ausfüllen von F 1050 abgerechnet, wenn

- **keine** D-Arzt-Pflicht besteht

oder wenn

- der Patient zum D-Arzt überweisen wird.

Die UV-GOÄ-Nr. 145 (formlose Überweisung) wird abrechnet, wenn der Unfallpatient vom erstversorgenden Arzt zum HNO-, Augen- oder Hautarzt überwiesen wird. Der erstversorgende Arzt füllt hier nur den Kopf von F 1050 aus.

Die UV-GOÄ-Nr. 125 und die UV-GOÄ-Nr. 145 dürfen **nicht** zusammen abrechnet werden.

10.2.8 Fallbeispiel

2. Sep. Der Bauarbeiter Friedrich Fröhlich kommt in die Praxis von Dr. Gütlich gelaufen, ein Taschentuch um die stark blutende Hand gewickelt.
Frau Biene bringt Hern Fröhlich sofort in den Behandlungsraum, nimmt das Taschentuch ab und reinigt die Wunde oberflächlich. Dabei befragt sie den Patienten, auf welche Weise er sich die Verletzung zugezogen habe. Dabei erfährt sie, dass es sich um einen Arbeitsunfall handelt.
Als Dr. Gütlich zur Behandlung des Patienten kommt, informiert Frau Biene ihn darüber. Da Dr. Gütlich erkennt, dass die Verletzung eine Arbeitsunfähigkeit zur Folge haben wird, führt er nur ein symptomzentrierte Untersuchung und eine Erstversorgung der Hand durch. Anschließend weist er Herrn Fröhlich an, sofort einem D-Arzt aufzusuchen; die notwendige Überweisung stellt er sofort aus. Die Ärztliche Unfallmeldung auf F1050 übersendet Dr. Gütlich an die zuständige Bau-BG.

2. Sep. Arbeiter Friedrich Fröhlich erscheint mit der erstversorgten Hand in der Praxis des Chirurgen und D-Arztes Dr. Kurt Knoche.
Die MFA Gerda von Gnaden hat den Verband bereits entfernt und die Wunde steril abgedeckt. Sie stellt nun Herrn Fröhlich ihrem Chef vor.
Dr. Knoche stellt bei der symptomzentrierten Untersuchung fest, dass es sich um eine Schnittwunde handelt, die sich der Patient an der Kante eines Eisenträgers zugezogen hat. Damit erübrigen sich Röntgenaufnahmen. Er reinigt die Wunde in Lokalanästhesie, frischt die Wundränder an, näht die Wunde und versorgt die Hand mit einem Schienenverband. Da Herr Fröhlich nicht weiß, ob und wann er eine Tetanusschutzimpfung erhalten hat, auch keinen Impfausweis mit sich führt, veranlasst Dr. Knoche eine Tetanus Simultanimpfung.
Weil der Patient mit dieser Verletzung arbeitsunfähig ist, stellt Dr. Knoche die elektronische AU-Bescheinigung aus und den D-Arztbericht F 1000 für den zuständigen Unfallversicherungsträger.

Abrechnung erstversorgender Arzt

Abrechnung nach UV-GOÄ

2. Sep.	1	Symptomzentrierte Untersuchung
	2003	Erstversorgung einer großen Wunde
	125	Ärztliche Unfallmeldung

Abrechnung D-Arzt

Abrechnung nach UV-GOÄ

2. Sep.	1	Symptomzentrierte Untersuchung
	2005	Versorgung einer großen Wunde mit Umschneidung und Naht
	491	Infiltrationsanästhesie großer Bezirke
	378	Simultanimpfung gegen Wundstarrkrampf, Impfstoff wird gesondert berechnet
	143	Bescheinigung zum Nachweis der Arbeitsunfähigkeit
	132	F 1000 – Durchgangsarztbericht

10.2.9 ✎Wie war das noch?

1. Nennen Sie die verschiedenen Unfallheilverfahren.

→ ....

→ ....

→ ....

Fragen zu Unfallheilverfahren

2. Unter welchen Bedingungen kann die allgemeine Heilbehandlung durchgeführt werden?

→ ....

→ ....

→ ....

→ ....

3. Welche Ärzte dürfen die allgemeine Heilbehandlung durchführen?

→ ....

4. Welche Aufgaben hat der Arzt im Rahmen der allgemeinen Heilbehandlung zu übernehmen?

→ ....

→ ....

→ ....

→ ....

5. Welche Vordrucke verwendet der zuerst in Anspruch genommene Arzt fur:
a) die Überweisung zum D-Arzt;
b) die Erstattung des Berichts an den zuständigen Unfallversicherungsträger?

→ a) ....

→ b) ....

6. Zu wessen Lasten sind die ärztlichen Leistungen abzurechnen, wenn kein Arbeitsunfall vorliegt?

→ ....

7. Wer darf die Entscheidung zur Durchführung der besonderen Heilbehandlung treffen?

→ ....

→ ....

→ ....

8. In welchen Fällen muss besondere Heilbehandlung durchgeführt werden?

→ ....

Fragen zum Durchgangsarztverfahren

9. Welche Ärzte dürfen als D-Arzt tätig werden?

→ ....

10. Nennen Sie die beiden wichtigsten Aufgaben des D-Arztes.

→ ....

→ ....

11. Welche Voraussetzungen muss ein Arzt erfüllen, um als D-Arzt bestellt werden zu können? Nennen Sie jeweils zwei Beispiele.

→ ....

....

....

....

→ ....

....

....

....

→ ....

....

....

....

12. In welchen Ausnahmefällen findet das D-Arzt-Verfahren keine Anwendung?

→ ....

→ ....

→ ....

→ ....

13. Auf welchem Vordruck erstattet der D-Arzt seinen Bericht an den Unfallversicherungsträger?

→ ....

Fragen zu weiteren berufsgenossenschaftlichen Heilverfahren

14. Nennen Sie Beispiele für Unfallverletzungen, bei denen unverzüglich stationäre Krankenhausbehandlung einzuleiten ist.

→ ....

→ ....

→ ....

→ ....

15. Welche Krankenhäuser dürfen diese Behandlung durchführen?

→ ....

16. Welchem Ziel dient das Hautarztverfahren?

→ ....

17. Welche Hautärzte sind zur Teilnahme an diesem Verfahren berechtigt?

→ ....

18. Welches Formular legt der Verletzte als Behandlungsausweis vor?

→ ....

19. In welchen Fällen dürfen Augen- und HNO-Ärzte im Rahmen der Versorgung Unfallverletzter tätig werden?

→ ....

20. Welches Formular legt der Verletzte als Behandlungsausweis vor?

→ ....

21. Unter welchen Voraussetzungen ist bei einer Erkrankung von einer Berufskrankheit auszugehen?

→ ....

....

....

....

22. a) Mit welchem Vordruck muss ein Arzt dem Unfallversicherungsträger Mitteilung machen über das Vorliegen einer Berufskrankheit?
b) Woher erhält der Arzt diesen Vordruck?

→ a) ....

→ b) ....

23. Mit wem müssen ärztliche Leistungen abgerechnet werden, die bis zur Anerkennung der Berufskrankheit durch den Unfallversicherungsträger erforderlich sind?

→ ....

Fragen zu arbeitsmedizinischen Vorsorgeuntersuchungen

24. Nennen Sie mindestens vier Gefährdungsarten.

→ ....

→ ....

→ ....

→ ....

25. Nennen Sie die drei Untersuchungsarten im Rahmen arbeitsmedizinischer Vorsorgeuntersuchungen und den jeweiligen Zeitraum, in dem diese Untersuchungen stattfinden.

→ ......

→ ......

→ ......

26. Wer führt diese Vorsorgeuntersuchungen durch?

→ ......

→ ......

→ ......

27. Wer ist für die Veranlassung dieser vorgeschriebenen Vorsorgeuntersuchungen verantwortlich?

→ ......

28. Wer trägt die Kosten für diese Vorsorgeuntersuchungen?

→ ......

Fragen zu Formularen und Abrechnungsverfahren

29. a) Nach welcher „Gebührenordnung" werden die ärztlichen Leistungen mit den Unfallversicherungsträgern abgerechnet?
b) Nach welchen Gebührensätzen werden sie Leistungen vergütet?

→ a) ......

→ b) ......

30. Welche beiden Möglichkeiten hat der Arzt, erstattungsfähige Kosten mit dem Unfallversicherungsträger abzurechnen?

→ ......

→ ......

31. Unter welchen Voraussetzungen und durch wen dürfen die höheren Vergütungssätze für die besondere Heilbehandlung abgerechnet werden?

→ ......

→ ......

→ ......

→ ......

→ ......

→ ......

32. Wie sind die einzelnen Blätter des Formtext F 1050 zu verwenden?

→ ....

→ ....

33. Wann kann der erstversorgende Arzt seine Leistungen abrechnen?
a) bei Bagatellverletzungen (z. B. keine AU notwendig)
b) wenn D-Arzt besondere Heilbehandlung übernimmt
c) wenn der Verletzte vom D-Arzt zur allgemeinen Heilbehandlung zurücküberwiesen wird

→ a) ....

→ b) ....

→ c) ....

34. Welche Eintragungen sind bei der Verordnung von Arzneimitteln auf Muster 16 bei Unfallverletzten erforderlich?

→ ....

→ ....

→ ....

→ ....

35. a) Welche Ärzte dürfen grundsätzlich Heilmittel verordnen?
b) Welcher Formtext ist dafür zu verwenden?

→ a) ....

→ b) ....

36. a) Welche Ärzte dürfen grundsätzlich häusliche Krankenpflege verordnen?
b) Wie erfolgt die Verordnung?

→ a) ....

→ b) ....

10.3 Fragen und Fälle zu Lernfeld 10

1. Die Abrechnung der nach dem Vertrag Ärzte-Unfallversicherungsträger erbrachten Leistungen erfolgt über:

- ○ BARMER für Ersatzkassenmitglieder
- ○ Kassenärztliche Bundesvereinigung
- ○ örtliche AOK
- ○ zuständige KV
- ○ zuständigen Unfallversicherungsträger

2. Bei Arzneiverordnungen im Rahmen der Unfallheilverfahren ist

- ○ der Freivermerk anzukreuzen („gebührfrei")
- ○ der Unfallbetrieb anzugeben
- ○ die Art der Verletzung anzugeben
- ○ Kasten 8 anzukreuzen
- ○ Kasten „BVG" anzukreuzen

3. Im Rahmen des Verletzungsartenverfahrens wird geregelt,

- ○ Auflistung aller möglichen Arten von Unfallverletzungen
- ○ bei welchen Arbeitsunfallverletzungen unverzüglich Krankenhausbehandlung einzuleiten ist
- ○ welche Krankenhäuser Arbeitsunfallverletzte stationär behandeln dürfen
- ○ welche Arten von Verletzungen als Arbeitsunfallverletzungen anerkannt werden
- ○ wie der erstbehandelnde Arzt die jeweilige Verletzung zu versorgen hat

4. Wie wird die ärztliche Unfallmeldung F1050 abgerechnet?

- ○ die Gebühr wird vom Arzt je nach Aufwand festgelegt
- ○ gar nicht, sie ist Bestandteil anderer Leistungen
- ○ mit der GOÄ-Nr. 70
- ○ mit der UV-GOÄ-Nr. 145
- ○ mit der UV-GOÄ-Nr. 125

5. Welchen Formtext verwendet der D-Arzt für seinen Bericht an den Unfallversicherungsträger?

- ○ Ärztliche Unfall-Meldung F 1050
- ○ Arztvordruck F 1000
- ○ Briefbogen mit Praxisstempel
- ○ Durchschrift der AU-Bescheinigung
- ○ Rückseite des Abrechnungsscheins

6. Welche Aufgaben hat der erstbehandelnde Arzt im Rahmen der allgemeinen Heilbehandlung?

- ○ Bericht an den Hausarzt des Verletzten
- ○ Bericht an den zuständigen Unfallversicherungsträger
- ○ Entscheidung über eine notwendige Vorstellung des Verletzten beim D-Arzt
- ○ Mitteilung (sofort telefonisch) an den Arbeitgeber über Art und Dauer der Verletzung
- ○ Schätzung der Gesamtkosten des Heilverfahrens

7. Unter welchen Voraussetzungen können Ärzte, die nicht zur Durchführung der besonderen Heilbehandlung berechtigt sind, Arbeitsunfallverletzte ärztlich versorgen?

- ○ im Rahmen der Erstversorgung
- ○ wenn D-Arzt den Unfallverletzten überwiesen hat
- ○ wenn der Arzt den Verletzten persönlich kennt
- ○ wenn die Behandlung nicht länger als eine Woche dauert und nicht zur Arbeitsunfähigkeit über den Unfalltag hinaus führt
- ○ wenn eine Arbeitsunfähigkeit nicht länger als eine Woche besteht

8. Träger der gesetzlichen Unfallversicherung sind:

- ○ Berufsgenossenschaften
- ○ Eigenunfallversicherungen der Länder
- ○ Gemeindeunfallversicherungsverbände
- ○ Krankenkassen
- ○ private Versicherungsunternehmen

9. Die gesetzliche Unfallversicherung ist zuständig für:

- ○ Arbeitsunfälle
- ○ häusliche Unfälle
- ○ Schulunfälle
- ○ Freizeitunfälle
- ○ Wegeunfälle

10. Allgemeine Heilbehandlung kann durchgeführt werden, wenn

- ◯ der Verletzte nicht bewusstlos ist
- ◯ die Behandlung wahrscheinlich spätestens innerhalb einer Woche abgeschlossen sein wird
- ◯ die Gesamtkosten des Heilverfahrens wahrscheinlich nicht mehr als 250 EUR betragen werden
- ◯ die Verletzung nicht zur Arbeitsunfähigkeit über den Unfalltag hinaus führt
- ◯ die Wunde nicht stark blutet

11. Auf welchem Formtext müssen Heilmittel verordnet werden?

- ◯ F 1050
- ◯ F 2400
- ◯ F 2900
- ◯ Muster 13
- ◯ Muster 14

12. Wer finanziert die gesetzliche Unfallversicherung?

- ◯ Arbeitgeber und -nehmer je zur Hälfte
- ◯ der Staat durch Steuergelder
- ◯ nur die Arbeitgeber
- ◯ nur die Arbeitnehmer
- ◯ über die Beiträge zur ges. Rentenvers.

13. Auf welcher Grundlage erfolgt die Durchführung der verschiedenen Heilverfahren in der ges. Unfallvers.?

- ◯ Abkommen Unfallverhütung
- ◯ Bundesunfallgesetz
- ◯ Sozialgesetzbuch 4. Buch (SGB IV)
- ◯ Sozialgesetzbuch 5. Buch (SGB V)
- ◯ Vertrag Ärzte-Unfallvers.träger

14. Mit welchem Formtext rechnet der erstversorgende Arzt Leistungen bei einem Arbeitsunfall ab?

- ◯ Abrechnungsschein (Muster 6)
- ◯ Formtext F 1050, erstes Blatt
- ◯ Formtext F 1000, zweites Blatt
- ◯ Formtext F 1050, zweites Blatt
- ◯ Überweisungsvordruck

15. Der Behandlungsfall nach UV-GOÄ ist definiert als

- ◯ gesamte ambulante Versorgung von demselben Arzt innerhalb eines Quartals an demselben Patienten zulasten desselben UV-Trägers
- ◯ ambulante Versorgung derselben Erkrankung innerhalb eines Monats an demselben Patienten zulasten desselben UV-Trägers
- ◯ gesamte ambulante Versorgung von demselben Arzt innerhalb von 3 Monaten an demselben Patienten zulasten desselben UV-Trägers
- ◯ gesamte ambulante Versorgung von demselben Arzt innerhalb von einem Monat an demselben Patienten zulasten desselben UV-Trägers
- ◯ ambulante Versorgung derselben Erkrankung von demselben Arzt innerhalb eines Quartals an demselben Patienten zulasten desselben UV-Trägers

16. In welchen Fällen findet das D-Arzt-Verfahren keine Anwendung? (besteht keine Vorstellungspflicht)

- ◯ Bagatellverletzung (keine AU erforderlich)
- ◯ Behandlungskosten unter 250 EUR
- ◯ Erstversorgung durch Chirurgen
- ◯ keine Fraktur
- ◯ Versorgung durch Hand-Chirurgen

17. Wer kann über die Durchführung besonderer Heilbehandlung entscheiden?

- ◯ Augenarzt bei Augenverletzungen
- ◯ D-Arzt
- ◯ jeder erstbehandelnde Arzt
- ◯ jeder Verletzte selbst
- ◯ zuständiger Unfallversicherungsträger

18. Wer trägt die Behandlungskosten bei einem ges. Krankenversicherten, bevor seine Erkrankung vom UVTr als Berufskrankheit anerkannt wird?

- ○ grundsätzlich BARMER
- ○ Krankenkasse des Patienten
- ○ keiner, muss jeder Patient selbst zahlen
- ○ örtliche AOK
- ○ zuständiger Unfallversicherungsträger

19. Welcher Formtext ist zur Überweisung an den Hautarzt bei berufsbedingten Hauterkrankung zu verwenden?

- ○ Ärztliche Unfall-Meldung F 1050
- ○ D-Arzt-Bericht F 1000
- ○ Durchschrift der AU-Bescheinigung
- ○ Überweisungsschein (Muster 6)
- ○ formlose Überweisung

20. Welche der folgenden Aussagen treffen bei der Versorgung von Augenverletzungen zu?

- ○ Augenärzte dürfen, wenn sie den Verletzten behandeln, auch andere Verletzungen behandeln
- ○ beteiligte Augenärzte müssen promoviert haben
- ○ D-Ärzte brauchen nicht an Augenärzte zu überweisen
- ○ jeder Vertrags-Augenarzt darf behandeln
- ○ nur von Unfallversicherungsträgern bestellte Augenärzte dürfen behandeln

21. Wer trägt die Kosten für arbeitsmedizinische Vorsorgeuntersuchungen?

- ○ Arbeitgeber
- ○ Arbeitnehmer selbst
- ○ ausschließlich Berufsgenossenschaft
- ○ Krankenkasse des einzelnen A.nehmers
- ○ örtl. AOK vertretend für alle Krankenk.

22. Wer ist für die Veranlassung arbeitsmedizinische Vorsorgeuntersuchungen verantwortlich?

- ○ Arbeitgeber
- ○ Arbeitnehmer selbst
- ○ Berufsgenossenschaft
- ○ Gewerbeaufsichtsamt
- ○ örtl. AOK vertretend für alle Krankenk.

23.	**Fall**	**UV-GOÄ-Nrn.**
Allgemeinarzt	Der Gerüstbauer Rudi Rohrhirsch ist auf der Baustelle mit dem linken Arm zwischen zwei Betonplatten geraten. Er sucht deshalb die in der Nähe gelegene Praxis des Allgemeinarztes Winfried Wunderlich auf. Der Arzt untersucht symptombezogen und stellt eine stark verunreinigte Schwürfwunde am Unterarm mit Schwellung fest. Da Herr Rohrhirsch auch die ersten drei Finger der Hand nicht bewegen kann und der Arzt eine Nervenverletzung nicht sicher ausschließt, säubert und verbindet er die Wunde, legt einen Schienenverband an und impft den Patienten gegen Wundstarrkrampf. Herr Rohrhirsch gibt an, noch nie geimpft worden zu sein. Herr Wunderlich überweist den Patienten anschließend zum D-Arzt. Die ärztliche Unfallmeldung schickt der Arzt an die Bau-BG.	
D-Arzt	Herr Rohrhirsch erscheint in der Praxis des Unfallchirurgen und D-Arztes Dr. Knut Knoche, der symptombezogen untersucht und eine Röntgenuntersuchung des linken Arms veranlasst. Er tastet aber auch einen tief unter der Haut liegenden Splitter, der im Röntgenbild bestätigt wird. Dr. Knoche entfernt den Splitter in Lokalanästhesie, versorgt die Wunde und legt einen neuen Schienenverband an. Da eine besondere Heilbehandlung nicht geboten ist, überweist Dr. Knoche Herrn Rohrhirsch an dessen Hausarzt.	

Lernfeld 11 Patienten bei der Prävention begleiten

Inhaltsverzeichnis

LF 11 Patienten bei der Prävention begleiten

Be(e) at work

In der Praxis von Dr. Gütlich stellen sich überdurchschnittlich viele Patienten vor, die Leistungen der Prävention in Anspruch nehmen. Frau Biene führt das darauf zurück, dass auf dem Bildschirm im Wartezimmer für diese Leistungen geworben wird. Hier wird vorgestellt, welche Vorsorgemaßnahmen von den gesetzlichen Krankenkassen übernommen werden und welche Leistungen nach Meinung der Praxis zusätzlich sinnvoll erscheinen. Es wird darauf hingewiesen, dass diese Wunschleistungen nicht von den gesetzlichen Krankenkassen übernommen werden.

Außerdem hat die Praxis ein Recall-Management für präventive Maßnahmen etabliert. An jedem letzten Dienstag im Monat ruft Frau Biene die Patientenliste mit Recall-Bedarf im PVS auf und führt den Recall laut gewünschter Kontaktaufnahmeart durch.

Unter der **Prävention,** auch Prophylaxe genannt, versteht man alle vorbeugenden Maßnahmen, mit denen ein unerwünschtes Ereignis verhindert werden kann. Im medizinischen Bereich wird die Prävention in drei Klassen unterteilt:

- **Primäre Prävention:** Gesunderhaltung
- **Sekundäre Prävention:** Früherkennung von Krankheiten
- **Tertiäre Prävention:** Vermeidung von unerwünschten Krankheitsfolgen

Zur **primären Prävention** gehören neben einer gesunden Lebensweise auch die **Schutzimpfungen** (siehe LF 3).

Ziel der **sekundären Prävention** ist die Entdeckung von Krankheiten in der Frühphase, wenn eine Behandlung noch unkompliziert ist. Der Gemeinsame Bundesausschuss hat Richtlinien zu verschiedenen Früherkennungsuntersuchungen erlassen, die gesetzlich Krankenversicherten zustehen. Die Abrechnung der Maßnahmen bei Privatpatienten lehnt sich häufig an die Vorgaben des EBMs an.

Unter der **tertiären Prävention** versteht man alle Maßnahmen, die Komplikationen und Rückfälle bei einer durchgemachten Erkrankung minimieren. Hierzu gehören die Rehabilitation, z. B. nach eine Tumorbehandlung, und die Disease-Management-Programme (DMP).

Hinweis:

Laut der allgemeinen Bestimmungen (EBM-Bereich I, Kapitel 4.1) gilt: „Die Versicherten-, Grund- oder Konsiliarpauschalen sind (…) nicht in einem ausschließlich präventiv-ambulanten Behandlungsfall berechnungsfähig.“ Das bedeutet, erbringt ein Arzt im Behandlungsfall **nur präventive Leistungen,** darf er **keine** Versicherten-, Grund- oder Konsiliarpauschale abrechnen.

Werden neben präventiven Leistungen auch kurative Leistungen erbracht, darf die Versicherten-, Grund- oder Konsiliarpauschale abgerechnet werden.

11.1 Früherkennungsuntersuchungen in der Schwangerschaft und nach der Geburt

Laut Gemeinsamen Bundesausschuss gehören folgende Maßnahmen zu den Früherkennungsuntersuchungen in der Schwangerschaft:

- **Allgemeine Untersuchungen:** Erstuntersuchung, Kontrolluntersuchungen alle 4 Wochen, ab der 32. Woche alle 14 Tage, zwei Untersuchungen nach der Geburt
- Drei **Ultraschalluntersuchungen,** jeweils im 1., 2. und 3. Trimenon. Im Rahmen der 2. Ultraschalluntersuchung kann die Mutter wählen zwischen Basisultraschalluntersuchung oder Ultraschalluntersuchung mit Biometrie und systematischer Untersuchung der fetalen Morphologie.

- **Diabetes-Screening**
- **Blut- und Urinuntersuchungen:** Bestimmung der Blutgruppe einschließlich Rhesusfaktor, Antikörpersuchtest, Infektionsserologie (Röteln, Syphilis, Chlamydien, Hepatitis B), HIV-Test (freiwillig) nicht invasiver Pränataltest auf Trisomie 13, 18 oder 21, Bestimmung des kindlichen Rhesusfaktors im Blut von rhesus negativen Frauen
- **Anti-D-Prophylaxe** bei rhesus-negativen Frauen, die ein rhesus-positives Kind erwarten

Die Untersuchungsergebnisse werden im **Mutterpass** dokumentiert, den die Schwangere im Rahmen der Erstuntersuchung erhält. Die Schwangere kann entscheiden, ob sie den Mutterpass als Heft haben möchte oder als eMutterpass in der elektronischen Patientenakte.

11.1.1 Abrechnung nach dem EBM

Die Gebührenordnungspositionen für die Früherkennungsuntersuchungen bei Schwangeren finden sich im **EBM-Kapitel 1.7.4 – Mutterschaftsvorsorge.** Die Abrechnung der dort aufgeführten Leistungen ist in den meisten Fällen dem Facharzt für Gynäkologie vorbehalten. Das gilt insbesondere für die hier aufgeführten GOP 01770 und 01771.

Text der Gebührenordnung (Auszug)

GOP	Leistungsbeschreibung	Punkte
01770	**Betreuung einer Schwangeren** *Obligater Leistungsinhalt* – Beratung und Untersuchungen gemäß den Mutterschafts-Richtlinien, – Ultraschalluntersuchungen, – Bilddokumentation(en), – Dokumentation im Mutterpass einmal im Behandlungsfall **Wichtige Bestimmungen der GOP 01770:** – höchstens viermal je Schwangerschaft – nur in Quartalen, in denen eine Schwangerschaft vorliegt – die Berechung setzt eine Genehmigung der KV nach den Ultraschallvereinbarungen voraus – nur von **einem** Vertragsarzt im Quartal bereichnungsfähig	1172
01771	**Zuschlag im Zusammenhang mit der Gebührenordnungsposition 01770 bei der Ultraschalluntersuchung mit Biometrie und systematischer Untersuchung der fetalen Morphologie im 2. Trimenon** einmal im Behandlungsfall	418
01776	**Vortest auf Gestationsdiabetes** *Obligater Leistungsinhalt* – Orale Gabe von 50 g Glukoselösung (unabhängig vom Zeitpunkt der letzten Mahlzeit), – Entnahme von Venenblut 1h nach Gabe von 50 g Glukoselösung, – Veranlassung der Bestimmung der Plasmaglukosekonzentration – Beratung über Gestationsdiabetes – Dokumentation im Mutterpass *Fakultativer Leistungsinhalt* – Veranlassung eines OGTT bei Überschreiten des unteren Grenzwertes, ... höchstens zweimal im Krankheitsfall	104

Text der Gebührenordnung (Auszug)

GOP	Leistungsbeschreibung	Punkte
01777	**Oraler Glukosetoleranztest (OGTT)** *Obligater Leistungsinhalt* – Orale Gabe von 75 g Glukoselösung nach Einhaltung von mindestens 8 h Nahrungskarenz – Dreimalige Entnahme von Veneneblut (nüchtern, 1 h sowie 2 h nach Gabe der Glukoselösung – Veranlassung der Bestimmung der Plasmaglukosekonzentration, … höchstens zweimal im Krankheitsfall	118

Erläuterungen

1. Die **GOP 01770** ist eine **Komplexgebühr** und umfasst **alle Leistungen** zur Kontrolle einer normalen Schwangerschaft. Die GOP 01770 darf im Behandlungsfall nur von **einem Vertragsarzt** abgerechnet werden.
2. **Leistungen der Mutterschaftsvorsorge,** die bei **Vertretung, im Notfall oder bei Mit- bzw. Weiterbehandlung** erbracht werden, sind nach den **kurativen Leistungspositionen** berechnungsfähig. Das heißt, der vertretende Arzt darf die Grundpauschale abrechnen, auch wenn er nur präventive Leistungen durchführt.
3. In der 27.–29. Schwangerschaftswoche wird eine **Screeninguntersuchung auf einen Schwangerschaftsdiabetes** durchgeführt. Liegt der Blutglukosewert bei der Untersuchung über 135 mg/dl wird ein OG TT durchgeführt. Die Abrechnung des Vortestes und des OGTT sind auch durch den **Hausarzt** möglich.

11.1.2 Abrechnung nach der GOÄ

Nach der GOÄ werden Leistungen der **Mutterschaftsvorsorge nach den Nrn. 23 und 24** abgerechnet. Zusätzlich erbrachte Leistungen aus anderen Bereichen können daneben abgerechnet werden.

	Text der GOÄ (Auszug)	Punktzahl	1-fach EUR	2,3-fach EUR	3,5-fach EUR
23	Erste Vorsorgeuntersuchung in der Schwangerschaft mit Bestimmmung des Geburtstermins – einschließlich Erhebung der Anamnese und Anlagen des Mutterpasses sowie Beratung der Schwangeren über die Mutterschaftsvorsorge, einschließlich Hämoglobinbestimmung – *Neben der Leistung nach Nr. 23 sind die Leistungen nach den Nummern 1, 3, 5, 7 und/oder 3550 nicht berechnungsfähig.*	300	17,49	40,22	61,20
24	Untersuchung im Schwangerschaftsverlauf – einschließlich Beratung und Bewertung der Befunde, ggf. auch im Hinblick auf Schwangerschaftsrisiken – *Neben der Leistung nach Nr. 24 sind die Leistungen nach den Nrn. 1, 3, 5, 7, 11 und/oder 435 nicht berechnungsfähig.*	200	11,66	26,81	40,80

Text der GOÄ (Auszug)		Punktzahl	1-fach EUR	2,3-fach EUR	3,5-fach EUR
415	Ultraschalluntersuchung im Rahmen der Mutterschaftsvorsorge – ggf. einschließlich Biometrie und Beurteilung der Organentwicklung –	300	17,49	40,22	61,20

Text der GOÄ (Auszug)		Punktzahl	1-fach EUR	1,15-fach EUR	1,3-fach EUR
3613#	**Glukosetoleranztest, oral** (viermalige Bestimmung von Glukose)	160	9,33	10,72	12,12

11.1.3 Fallbeispiel

13. Mai Frau Christel Christkind (27 Jahre) erscheint erstmalig im Quartal bei der Gynäkologin Frau Dr. Niederkleine. Frau Christkind glaubt, schwanger zu sein. Nach der Durchführung eines Schwangerschaftstestes stellt Frau Dr. Niederkleine eine Schwangerschaft fest und führt die Erstuntersuchung im Rahmen einer Schwangerschaft durch.

3. Juni Frau Christkind kommt zur Kontrolluntersuchung und zur ersten Ultraschalluntersuchung.

1. Juli Frau Christkind kommt zur Kontrolluntersuchung.

29. Juli Frau Christkind kommt zur Kontrolluntersuchung. Frau Dr. Niederkleine führt die 2. Ultraschalluntersuchung mit Biometrie und systematischer Untersuchung der fetalen Morphologie durch.

27. Aug. Frau Christkind kommt zur Kontrolluntersuchung. Frau Dr. Niederkleine führt den Vortest auf Gestationsdiabetes durch. Da der Wert auffällig ist, überweist sie Frau Christkind zu Dr. Gütlich zur Durchführung eines OGTT.

31. Aug. Frau Christkind erscheint bei Herrn Dr. Gütlich. Der Arzt erläutert ihr die Notwendigkeit des Testes und führt ihn durch. Die Untersuchung des Blutes erfolgt in der Laborgemeinschaft.

Abrechnung beim gesetzlich Versicherten

Abrechnung nach EBM durch die Gynäkologin

13. Mai	01770	Betreuung einer Schwangeren
	32132	Schwangerschaftsnachweis
3. Juni	———	(Ultraschall in der Betreuungspauschale enthalten)
1. Juli	01770	Betreuung einer Schwangeren
29. Juli	01771	Zuschlag Ultraschall mit Biometrie und systematischer Untersuchung
27. Juli	01776	Vortest auf Gestationsdiabetes

Abrechnung nach EBM durch den Hausarzt

31. Aug. 03000 (Versichertenpauschale)

Abrechnung des OGTT durch die Laborgemeinschaft

Abrechnung beim Privatpatienten

Abrechnung nach GOÄ durch die Gynäkologin

13. Mai	23	Erste Vorsorgeuntersuchung in der Schwangerschaft
	3529	Schwangerschaftstest
3. Juni	24	Untersuchung im Schwangerschaftsverlauf
	415	Ultraschalluntersuchung im Rahmen der Mutterschaftsvorsorge
1. Juli	24	Untersuchung im Schwangerschaftsverlauf
29. Juli	24	Untersuchung im Schwangerschaftsverlauf
	415	Ultraschalluntersuchung im Rahmen der Mutterschaftsvorsorge
27. Juli	24	Untersuchung im Schwangerschaftsverlauf
	250	Blutabnahme
	3514	Glukosebestimmung
	Kosten für die Glukoselösung	

Abrechnung nach GOÄ durch den Hausarzt

31. Aug.	1	Beratung
	4x250	Blutabnahme
	3613	OGTT
	Kosten für die Glukoselösung	

11.2 Früherkennung von Krankheiten bei Kindern

Das Früherkennungsprogramm für Kinder beginnt mit der Geburt und begleitet das Kind in seiner körperlichen und geistigen Entwicklung. Die in den Kinderfrüherkennungsrichtlinien des G-BA vorgesehenen Untersuchungen gehören zu den Pflichtleistungen der gesetzlichen Krankenkassen. Viele private Krankenkassen orientieren sich an diesen Vorgaben.

Für die einzelnen Untersuchungen sind bestimmte **Zeiträume** festgelegt, in denen der Anspruch auf die Früherkennungsuntersuchungen wahrgenommen werden muss. Darüber hinaus sind Toleranzzeiträume festgelegt worden, die nicht überschritten werden dürfen. Werden die Eltern durch die zentrale Meldestelle zur Untersuchung aufgefordert, dürfen auch die Toleranzgrenzen überschritten werden.

Es gelten folgende **Toleranzbereiche:**

Untersuchung	Toleranzbereich
U2	3. – 14. Lebenstag
U3	3. – 8. Lebenswoche
U4	2. – 4,5. Lebenswoche
U5	5. – 8. Lebensmonat
U6	9. – 14. Lebensmonat
U7	20. – 27. Lebensmonat
U7a	34. – 36. Lebensmonat
U8	43. – 50. Lebensmonat
U9	58. – 66. Lebensmonat

Neben den körperlichen Untersuchungen gehören auch **apparative Untersuchungen** und **Blutuntersuchungen** zum Vorsorgeprogramm bei Kindern. Zu den Maßnahmen gehören jeweils ein **Aufklärungsgespräch** mit den Eltern und die Aushändigung einer **Informationsbroschüre.** Folgende Maßnahmen werden durchgeführt:

Maßnahme	Zweck	Durchführung
Pulsoxymetrie	Früherkennung von angeborenen Herzfehlern	Unblutige Messung der Sauerstoffsättigung des Blutes mithilfe eines Sensors am Fuß des Kindes 24 – 48 Stunden nach der Geburt
Hörscreening	Früherkennung von angeborenen Hörschäden	Untersuchung der Hörfähigkeit **innerhalb der ersten drei Lebenstage** mithilfe einer kleinen Sonde, die in den Gehörgang eingeführt wird. Ggf. Kontrolluntersuchung noch am selben Tag mithilfe der automatisierten Hirnstammaudiometrie (AABR).
Erweitertes Neugeborenen-Screening	Früherkennung von angeborenen Stoffwechsel- oder Hormonerkrankungen	**Blutuntersuchung** bis zur U3
Mukoviszidose-Screening	Früherkennung der Stoffwechselkrankheit Mukoviszidose	**Blutuntersuchung** bis zur U3 **Hinweis:** Die Untersuchung auf Mukoviszidose ist Bestandteil des erweiterten Neugeborenen-Screenings. Das Mukoviszidose-Screening wird nur vorgenommen, wenn kein erweitertes Neugeborenen-Screening durchgeführt wurde.
Hüftsonographie-Screening	Früherkennung einer angeborenen Hüftdysplasie	**Ultraschalluntersuchung** der **Hüfte** im Rahmen der U3

Darüber hinaus gehört es zur Leistung des untersuchenden Arztes, die Ergebnisse und Erkenntnisse in einem **Kinderuntersuchungsheft** festzuhalten.

Neben den gesetzlich festgelegten Untersuchungen bieten eine Reihe von Krankenkassen zusätzliche Untersuchungen an:

- **U10:** zwischen 7 und 8 Jahren
- **U11:** zwischen 9 und 10 Jahren
- **J2:** zwischen 16 und 17 Jahren

11.2.1 Abrechnung nach dem EBM

Die ärztlichen Leistungen zur Früherkennung von Krankheiten bei Kindern können abgerechnet werden nach **EBM-Kap. 1.7.1.**

Zur Durchführung dieser Leistungen sind berechtigt:

- **Fachärzte für Allgemeinmedizin**
- **Praktische Ärzte**
- **Fachärzte für Kinder- und Jugendmedizin**
- **Hausärztlich tätige Internisten**

Text der Gebührenordnung (Auszug)

GOP	Leistungsbeschreibung	Punkte
01702	**Beratung im Rahmen des Pulsoxymetrie-Screenings** gemäß Kinderrichtlinie	28
01703	**Pulsoxymetrie-Screenings** gemäß Kinderrichtlinie	157
01704	**Zuschlag für die Beratung im Rahmen des Neugeborenen-Hörscreenings** im Zusammenhang mit der Erbringung der GOP 01711 (U1)	28

Text der Gebührenordnung (Auszug)

GOP	Leistungsbeschreibung		Punkte
01705	**Neugeborenen-Hörscreening**		157
01706	**Kontroll-AABR**		249
01707	**Beratung zum Erweiterten Neugeborenen-Screening**		184
01709	**Screening auf Mukoviszidose**		50
01710	**Zusatzpasuchale TSS-Terminvermittlung**		(abhängig vom Termin)
01711	**Neugeborenen-Erstuntersuchung**	**(U1)**	126
01712	**Neugeborenen-Basisuntersuchung am 3. bis 10. Lebenstag**	**(U2)**	401
01713	**Untersuchung in der 4. bis 5. Lebenswoche**	**(U3)**	402
01714	**Untersuchung im 3. bis 4. Lebensmonat**	**(U4)**	402
01715	**Untersuchung im 6. bis 7. Lebensmonat**	**(U5)**	402
01716	**Untersuchung im 10. bis 12. Lebensmonat**	**(U6)**	402
01717	**Untersuchung im 21. bis 24. Lebensmonat**	**(U7)**	402
01723	**Untersuchung im 34. bis 36. Lebensmonat**	**(U7a)**	402
01718	**Untersuchung im 46. bis 48. Lebensmonat**	**(U8)**	402
01719	**Untersuchung im 60. bis 64. Lebensmonat**	**(U9)**	402
01720	**Jugendgesundheitsuntersuchung (12–14 Jahre)**	**(J1)**	356
01721	**Besuch** wegen U1 – U2		198
01722	Sonographische Untersuchung der **Säuglingshüften** bei U3		170

Erläuterungen

1. Erfolgt eine Kinderfürherkennungsuntersuchung aufgrund einer **Terminvermittlung durch die Terminservicestelle (TSS)** setzt die **KV automatisch** die **GOP 01710** zu. Die Vergütung ist abhängig von der Wartezeit auf den Termin. Die Abrechnung der GOP 01710 darf nur erfolgen, wenn **keine** Versicherten- oder Grundpauschale abgerechnet werden kann.

2. Die Leistungen nach den **GOP 01711 und 01712** (U 1 und U 2) werden im Ersatzverfahren abgerechnet.

Ab U3 erfolgt die Abrechnung aufgrund der eigenen Gesundheitskarte des Säuglings.

3. Die Leistung nach **GOP 01711** wird **unmittelbar nach der Geburt** von dem **die Geburt leitenden Arzt** erbracht. Bei der U1 sollten die Eltern über das Hörscreening aufgeklärt werden. Sie erhalten dabei ein entsprechendes Informationsblatt. Dafür darf die **GOP 01704** zusätzlich abgerechnet werden.

4. Bestimmte Früherkennungsuntersuchungen unterliegen einer **Meldepflicht** gegenüber einer zentralen Meldestelle (im Bereich der KV Nordrhein: U5 bis U9). Zu melden sind die Kinder, die an diesen Untersuchungen teilgenommen haben. Dabei sind lediglich die Personaldaten des untersuchten Kindes sowie das Datum und die durchgeführte Untersuchung anzugeben, nicht Diagnosen und Befunde. Die genaue Organisation ist Sache des einzelnen Bundeslandes.
Aus einer Nicht-Teilnahme an den Früherkennungsuntersuchungen wird auf eine Gefährdung des Kindeswohls geschlossen und die Einschaltung des Jugendamtes ermöglicht.

5. Die Leistung nach **GOP 01720** gilt einschließlich des Toleranzzeitraumes für Jugendliche ab dem **vollendeten 12. bis zum vollendeten 15. Lebensjahr.**
Die Untersuchung besteht aus zwei Teilen, einer:
- **Anamnese,** einem ausführlichen Gespräch z. B. über seelische Probleme, Schwierigkeiten in der Schule, gesundheitsschädliches Verhalten oder chronische Erkrankungen;
- **klinisch-körperlichen Untersuchung,** z. B. Größe, Gewicht, Pubertätsentwicklung, Blutdruck, Wachstumsstörungen, Erkrankungen der Hals-/Brust-, Bauchorgane oder Auffälligkeiten des Skelettsystems.

11.2.2 Abrechnung nach der GOÄ

Alle ärztlichen Leistungen zur Früherkennung von Krankheiten sind in der **GOÄ im Abschn. B III.: Spezielle Beratungen und Untersuchungen (Nrn. 20 – 34)** aufgeführt.

Für die Abrechnung von Früherkennungsuntersuchungen **bei Kindern** kennt die GOÄ **nur die Nrn. 25 und 26.**

Darüberhinaus ist in der GOÄ die Abrechnung der **Untersuchung nach dem Jugendarbeitsschutzgesetz** geregelt; diese Leistung ist **nicht Gegenstand der vertragsärztlichen Versorgung.**

	Text der GOÄ (Auszug)	Punktzahl	1-fach EUR	2,3-fach EUR	3,5-fach EUR
25	Neugeborenen-Erstuntersuchung – ggf. einschließlich Beratung der Bezugsperson(en)	200	11,66	26,81	40,80
26	Untersuchung zur Früherkennung von Krankheiten bei einem Kind bis zum vollendeten 14. Lebenjahr (Erhebung der Anamnese, Feststellung der Körpermaße, Untersuchung von Nervensystem, Sinnesorganen, Skelettsystem, Haut, Brust-, Bauch- und Geschlechtsorganen) – ggf. einschließlich Beratung der Bezugsperson(en) – *Die Leistung nach Nr. 26 ist ab dem vollendeten 2. Lebensjahr je Kalenderjahr höchstens einmal berechnungsfähig.* *Neben der Leistung nach Nr. 25 und Nr. 26 sind die Leistungen nach den Nrn. 1, 3, 4, 5, 6, 7, und/oder 8 nicht berechnungsfähig.*	450	26,23	60,33	91,80
32	Untersuchung nach §§ 32 bis 35 und 42 des Jugendarbeitsschutzgesetzes (Eingehende, das gewöhnliche Maß übersteigende Untersuchung – einschließlich einfacher Seh-, Hör- und Farbsinnprüfung; Untersuchung auf Eiweiß, Zucker und Erythrozyten; Beratung des Jugendlichen; schriftliche gutachterliche Äußerung, Mitteilung für die Personensorgeberechtigten; Bescheinigung für den Arbeitgeber) (Für öffentliche Kostenträger gilt der Einfachsatz.)	400	23,31	53,62	81,60

Erläuterungen

1. Der GOÄ-Bereich B III. enthält **Vorsorge-/Früherkennungsleistungen** angelehnt an die Regelungen aus aus dem Bereich der gesetzlichen Krankenversicherung. Die dort enthaltenen Regelungen finden hier ebenfalls ihren Eingang in die Amtliche Gebührenordnung.

2. Für die **Nr. 26 gelten zwei Abrechnungsvorschriften:**
- der **Untersuchungsumfang** ist **genau vorgegeben;**
- ab dem vollendeten 2. Lebensjahr ist sie **nur einmal im Kalenderjahr** berechnungsfähig.

3. Auch die ärztlichen Leistungen entsprechend der **Jugendgesundheitsuntersuchung** (EBM-Nr. 01720) werden nach der **GOÄ-Nr. 26** abgerechnet.

4. **Neben komplexen Untersuchungs- und Früherkennungsleistungen** können andere Beratungen und Untersuchungen **nicht** abgerechnet werden.

5. Die **Jugendarbeitsschutzuntersuchung** wird auf Veranlassung einer öffentlichen Behörde ausgeführt. Dieser Behörde kann die Gebühr nach **Nr. 32 nur mit dem Einfachsatz** (meistens auf einem Formblatt) berechnet werden.

Die Dokumentation der Kinderfrüherkennungsuntersuchungen erfolgt im **gelben Kinderuntersuchungsheft.**

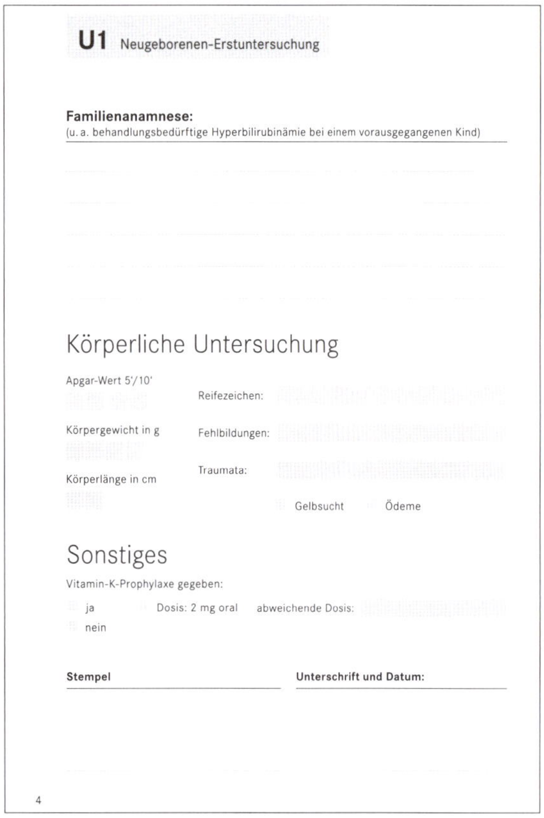
U1 Neugeborenen-Erstuntersuchung

Familienanamnese:
(u. a. behandlungsbedürftige Hyperbilirubinämie bei einem vorausgegangenen Kind)

Körperliche Untersuchung

Apgar-Wert 5'/10'
Körpergewicht in g
Körperlänge in cm
Reifezeichen:
Fehlbildungen:
Traumata:
Gelbsucht Ödeme

Sonstiges

Vitamin-K-Prophylaxe gegeben:
ja Dosis: 2 mg oral abweichende Dosis:
nein

Stempel **Unterschrift und Datum:**

4

© gBA

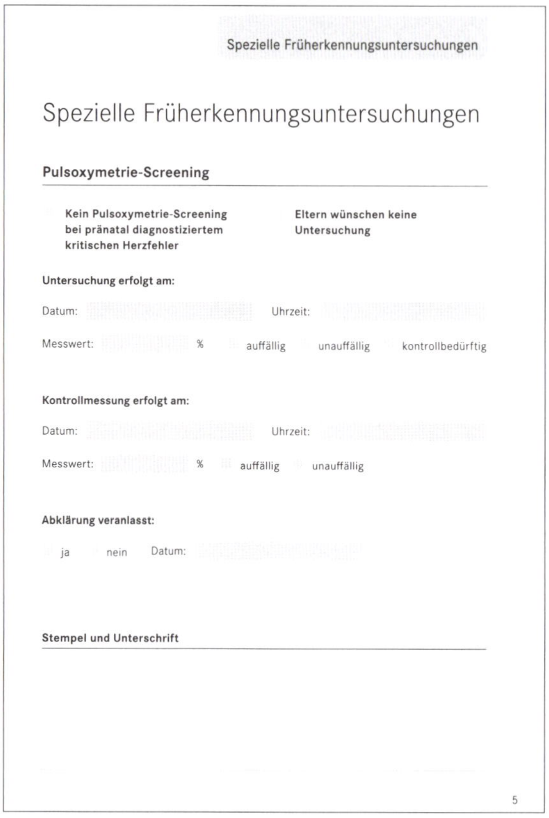
Spezielle Früherkennungsuntersuchungen

Spezielle Früherkennungsuntersuchungen

Pulsoxymetrie-Screening

Kein Pulsoxymetrie-Screening bei pränatal diagnostiziertem kritischen Herzfehler
Eltern wünschen keine Untersuchung

Untersuchung erfolgt am:
Datum: Uhrzeit:
Messwert: % auffällig unauffällig kontrollbedürftig

Kontrollmessung erfolgt am:
Datum: Uhrzeit:
Messwert: % auffällig unauffällig

Abklärung veranlasst:
ja nein Datum:

Stempel und Unterschrift

5

© gBA

11.2.4 Fallbeispiel

11. Juli Die treusorgende Mutter Gertrud kommt mit ihren drei Kindern Gero (3 Monate), Gesa (22 Monate) und Gesine (47 Monate) in die Praxis ihres Kinderarztes Dr. Kurt Kindervater. Sie hat heute Termine für die anstehenden Früherkennungsuntersuchungen vereinbart.
Dr. Kindervater führt bei den drei Kindern die Früherkennungsuntersuchungen gemäß den Kinder-Richtlinien des Gemeinsamen Bundesausschusses durch und hält die Ergebnisse und Erkenntnisse in den entsprechenden Dokumentationsvordrucken fest.
Bei der Früherkennungsuntersuchung stellt Dr. Kindervater bei Gesine eine beginnende, aber behandlungsbedürftige Mittelohrentzündung fest. Nach eingehender Untersuchung verordnet er die entsprechenden Medikamente.

Abrechnung beim gesetzlich Versicherten

11. Juli **Abrechnung nach EBM**

Gero
01714 Untersuchung im 3. bis 4. Lebensmonat (U 4)

Gesa
01717 Untersuchung im 21. bis 24. Lebensmonat (U 7)

Gesine
04000 Versichertenpauschale
01718 Untersuchung im 46. bis 48. Lebensmonat (U 8)

Abrechnung beim Privatpatienten

11. Juli **Abrechnung nach GOÄ**

Gero

26 Untersuchung zur Früherkennung von Krankheiten bei einem Kind bis zum vollendeten 14. Lebenjahr

Gesa

26 Untersuchung zur Früherkennung von Krankheiten bei einem Kind bis zum vollendeten 14. Lebenjahr

Gesine

26 Untersuchung zur Früherkennung von Krankheiten bei einem Kind bis zum vollendeten 14. Lebenjahr

— Untersuchung wg. anderer Krankheit (nicht neben 26 abrechenbar)

11.3 Gesundheitsuntersuchung

Die Gesundheitsuntersuchung dient unter anderem der **Früherkennung von Herz-Kreislauf-Erkrankungen, Nierenerkrankungen und Diabetes mellitus.** Die Maßnahmen sind in den Gesundheitsuntersuchungs-richtlinien des G-BA festgelegt. Diese gelten grundsätzlich für gesetzlich Krankenversicherte. Auch in der GOÄ finden sich Abrechnungsmöglichkeiten für die Maßnahmen der Gesundheitsuntersuchung.

Die erste Gesundheitsuntersuchung ist einmalig zwischen 18 und 35 Jahren möglich, ab 35 Jahren erfolgen alle 3 Jahre weitere Untersuchungen. Für Männer ab 65 Jahren wird einmalig eine Ultraschalluntersuchung der Bauchaorta angeboten zum Ausschluss eines **Bauchaortenaneurysmas** (Aussackung der Hauptschlagader).

Zur Gesundheitsuntersuchung gehören **Laboruntersuchungen:**

- **Urinteststreifenuntersuchung** auf Eiweiß, Glukose, Erythrozyten, Leukozyten
- **Blutuntersuchungen:**
  - Lipidprofil: Gesamtcholesterin, HDL-Cholesterin, LDL-Cholesterin und Triglyzeride
  - Nüchternplasmaglukose
  - Hepatitis-B- und Hepatitis-C-Serologie

Die folgende Tabelle fasst die Maßnahmen im Rahmen einer Gesundheitsuntersuchung zusammen:

Maßnahmen	Durchführung	Wiederholung
Anamnese, Ganzkörperstatus, Lipid-Profil und Nüchternplasmaglukose bei entsprechendem Risiko, Beratung, Kontrolle des Impfausweises, schriftliche Präventionsempfehlung	Einmalig zwischen 18 und 35 Jahren	Keine
Anamnese, Ganzkörperstatus, Lipid-Profil und Nüchternplasmaglukose, Beratung, Kontrolle des Impfausweises, schriftliche Präventionsempfehlung	Ab 35 Jahren	Alle 3 Jahre
Screening auf Hepatitis-B- und Hepatitis-C-Virusinfektion	Einmalig ab 35 Jahren	Keine
Screening auf Bauchaortenaneurysmen	Einmalig für Männer ab 65 Jahren	Keine

11.3.1 Abrechnung nach dem EBM

Die GOP für die Maßnahmen im Rahmen der Gesundheitsuntersuchungen finden sich im EBM-Kapitel 1.7.2, Früherkennung von Krankheiten beim Erwachsenen.

Text der Gebührenordnung (Auszug)

GOP	Leistungsbeschreibung	Punkte
01732	**Gesundheitsuntersuchung** beim Erwachsenen ab dem vollendeten 18. Lebensjahr	326
01734	Screening auf **Hepatitis-B-** und/oder **Hepatitis-C-**Virusinfektion	41
01747	**Beratungsgespräch** Ultraschallscreening Bauchaortenaneurysmen	82
01748	Ultraschall-Screening **Bauchaortenaneurysmen**	124
32880	**Harnteststreifen** gemäß Anlage 1 der Gesundheitsuntersuchungs-Richtlinie	0,50 €
32881	Bestimmung der **Nüchternplasmaglukose** gemäß Anlage 1 der Gesundheitsuntersuchungs-Richtlinie	0,25 €
32882	Bestimmung des **Lipidprofils** gemäß Anlage 1 der Gesundheitsuntersuchungs-Richtlinie	1,00 €

Erläuterungen

1. Die Gesundheitsuntersuchung darf nur durch **Hausärzte oder Internisten** durchgeführt werden.
2. Die Laborpauschalen im Rahmen der Gesundheitsuntersuchung (GOP 32880–32882) dürfen nur abgerechnet werden, wenn die Laboruntersuchungen in der **eigenen Praxis** stattfinden.
   Bei Überweisung der Untersuchungen mittels Muster 10 oder Muster 10A muss das Kästchen **„präventiv"** angekreuzt werden.
3. Die GOP 01748 (Bauchaortenscreening) darf neben den Sonographieleistungen nach den GOP 33042 (Abdomensonographie) und 33043 (Sonographie der Urogenitalorgane) abgerechnet werden. Dabei erfolgt ein **Abschlag** von 70 Punkten auf die GOP 33042 und von 7 Punkten auf die GOP 33043.

11.3.2 Abrechnung nach der GOÄ

Der **GOÄ-Bereich III** enthält Vorsorge-/Früherkennungsleistungen angelehnt an die Regelungen aus dem Bereich der gesetzlichen Krankenversicherung. Für die Gesundheitsuntersuchung gilt die Nr. 29. Da die Gesundheitsuntersuchung einen Ganzkörperstatus und ein Beratungsgespräch enthält, dürfen die GOÄ-Nrn. 1, 3 und 5 bis 8 nicht daneben abgerechnet werden. Laborleistungen sind nicht enthalten und sind somit neben der GOÄ-Nr. 29 berechnungsfähig. Das **Bauchaortenscreening** darf über die **GOÄ-Nr. 410** (Ultraschalluntersuchung eines Organs) und mit der **GOÄ-Nr. 401** (Zuschlag Duplex-Verfahren) abgerechnet werden.

Text der GOÄ (Auszug)		Punktzahl	1-fach EUR	2,3-fach EUR	3,5-fach EUR
29	Gesundheitsuntersuchung zur Früherkennung von Krankheiten bei einem Erwachsenen – einschließlich Untersuchung zur Erhebung des vollständigen Status (Ganzkörperstatus), Erörterung des individuellen Risikoprofils und verhaltensmedizinisch orientierter Beratung – *Neben der Leistung nach Nr. 29 sind die Leistungen nach den Nrn. 1, 3, 5, 6, 7, und/oder 8 nicht berechnungsfähig.*	440	25,65	58,99	89,76

11.4 Krebsfrüherkennungsuntersuchungen

Der G-BA hat zwei **Richtlinien** zu Leistungen im Rahmen der Krebsfrüherkennung festgelegt:

- Krebsfrüherkennungsrichtlinie (KFE-RL)
- Richtlinie für organisierte Krebsfrüherkennungsprogramme (oKFE-RL)

Darin geht es um Maßnahmen zu folgenden Krebserkrankungen:

- **Krebs der Vorsteherdrüse (Prostatakarzinom)**
- **Dickdarm- und Enddarmkrebs (kolorektales Karzinom)**
- **Hautkrebs**
- **Gebärmutterhalskrebs (Zervixkarzinom)**
- **Brustkrebs (Mammakarzinom)**

Zu allen Maßnahmen gehört eine Anamnese, eine körperliche Untersuchung und ein Beratungsgespräch über die erhobenen Befunde. Vor der Früherkennung zum kolorektalen Karzinom und zum Zervixkarzinom findet ein verpflichtendes **Beratungsgespräch** statt, worüber der Patient eine **Bescheinigung** erhält.

Die folgende Tabelle stellt die Maßnahmen und die Untersuchungsintervalle vor.

Maßnahme	Zweck	Durchführung
Früherkennungsuntersuchungen auf ein Prosatatkarzinom bei Männern	• Klinische Untersuchung der äußeren männlichen Genitalorgane und der Prostata	• Jährlich ab 45 Jahren
Früherkennung auf Dickdarm- und Mastdarmkrebs (kolorektales Karzinom)	• Beratung über das Vorsorgeprogramm	• Einmalig ab 50 Jahren
	• 1. Vorsorgekoloskopie ggf. mit Abtragung von Polypen	• Ab 50 Jahren bei Männern • Ab 55 Jahren bei Frauen
	• 2. Vorsorgekoloskopie ggf. mit Abtragung von Polypen	• Bis 74 Jahren, frühestens 10 Jahre nach der 1. Vorsorgekoloskopie
	• Stuhltest auf okkultes Blut (iFOBT), nur wenn keine Vorsorgekoloskopie durchgeführt wird	• Jährlich zwischen 50 und 54 Jahren, alle 2 Jahre ab 55 Jahren
Hautkrebsscreening	Visuelle Ganzkörperinspektion, Auflichtmikroskopie	Alle 2 Jahre ab 35 Jahren
Früherkennungsuntersuchungen bei Frauen	• Beratung über das Vorsorgeprogramm	• Einmalig zwischen 20 und 21 Jahren
	• Klinische Untersuchung auf Gebärmutterhalskrebs und Zellabstrich auf Zellveränderungen	• Jährlich zwischen 20 und 34 Jahren
	• Tastuntersuchung der weiblichen Brust	• Jährlich ab 30 Jahren
	• Gynäkologische Untersuchung auf Gebärmutterhalskrebs	• Jährlich ab 35 Jahren
	• Zellabstrich auf – Zellveränderungen und – HPV-Test	• Alle 3 Jahre ab 35 Jahren
	• Mammographie-Screening	• Alle 2 Jahre zwischen 50 und 75 Jahren

11.4.1 Abrechnung nach dem EBM

Die GOP für Krebsfrüherkennungsuntersuchungen finden sich im EBM-Kapitel 1.7.2, Früherkennung von Krankheiten beim Erwachsenen, und 1.7.3, Früherkennung von Krebserkrankungen bei Frauen.

Text der Gebührenordnung (Auszug)

GOP	Leistungsbeschreibung	Punkte
01731	Untersuchung zur **Früherkennung von Krebserkrankungen beim Mann**	144
01737	**Ausgabe und Weiterleitung eines Stuhlprobenentnahmesystems inkl. Beratung** *Obligater Leistungsinhalt* – Ausgabe und Rücknahme des Stuhlprobenentnahmesystems, – Veranlassung der Untersuchung der Stuhlprobe auf okkultes Blut im Stuhl	57
01740	**Beratung zur Früherkennung des kolorektalen Karzinoms** *Obligater Leistungsinhalt* – Einmalige Beratung frühzeitig nach Vollendung des 50. Lebensjahres anhand der Versicherteninformation über Ziel und Zweck des Programms zur Früherkennung von Darmkrebs	116
01741	**Koloskopischer Komplex**	1765
01742	**Zuschlag** zu der GOP 01741 – Polypektomie von Polypen und/oder – Schlingenbiopsie und/oder – Blutstillung	259
01745	**Früherkennungsuntersuchung auf Hautkrebs**	253
01746	**Zuschlag zur GOP 01732 für die Früherkennungsuntersuchung auf Hautkrebs**	209
01735	**Beratung zur Umsetzung der Chroniker-Richtlinie**	103
01750	**Röntgenuntersuchung** im Rahmen des Mammographie-Sreening	558
01760	Untersuchung zur **Früherkennung von Krebserkrankungen** bei der **Frau** gemäß KFE-RL	159
01761	Untersuchung zur **Früherkennung des Zervixkarzinoms** bei der **Frau** gemäß oKFE-RL	216
01764	**Abklärungsdiagnostik** mit Abstrichentnahme bei der **Frau** gemäß oKFE-RL	93

Erläuterungen

1. Die **Krebsfrüherkennungsuntersuchungen** bei Erwachsenen können jeweils nur von Vertragsärzten **bestimmter Fachgruppen** durchgeführt werden
2. **GOP 01737 ist nicht abrechnungsfähig,** wenn der Patient das Probenröhrchen nicht zurückschickt.
3. **Der Stuhltest auf okkultes Blut** darf nur im Rahmen der Prävention abgerechnet werden und nur, wenn keine präventive Koloskopie durchgeführt wurde.
4. Führt ein Hausarzt die **Gesundheitsuntersuchung** nach GOP 01732 zusammen mit dem Hautkrebsscreening durch, muss für das **Hautkrebsscreening die GOP 01746** abgerechnet werden, die niedriger honoriert wird als die GOP 01745.
5. Die Verwendung eines **Auflichtmikroskops** im Rahmen des Hautkrebsscreening ist Bestandteil der GOP 01745 bzw. 01746 und darf nicht gesondert abgerechnet werden.

Erläuterungen

6.	Zur Durchführung des Mammographie-Screenings-Programms sind nur ganz bestimmte Ärzte an speziellen Zentren mit **entsprechenden Genehmigungen** berechtigt. Die Durchführung des Programms unterliegt bundeseinheitlichen Qualitätskriterien.
7.	Die Mammographie-Aufnahmen werden grundsätzlich von **zwei Ärzten** unabhängig voneinander begutachtet.
8.	Bei Verdacht auf Brustkrebs finden **weitere Untersuchungen** im Rahmen des Programms statt.
9.	Zum Mammographie-Screening werden die betroffenen Frauen durch eine **zentrale Stelle** eingeladen. Das gilt sowohl für gesetzlich Krankenversicherte als auch für Privatpatientinnen.
10.	Die **Beratung nach GOP 01735** darf nur durch Ärzte erfolgen, die auch die entsprechenden Untersuchungen durchführen. Nach der Beratung darf im laufenden und im darauffolgenden Quartal die gynäkologische Vorsorge nicht abgerechnet werden.
11.	**Die GOP 01760** beinhaltet die gynäkologische Untersuchung der Frau **ohne** zytologische Abstrichuntersuchung und **ohne** HPV-Test. Diese Untersuchung wird jährlich in den zwei Jahren zwischen den Untersuchungen nach den GOP 01761 bei Frau ab 35 Jahren durchgeführt.
12.	Leistungen nach der **GOP 01761** werden auch als **Primärscreening** bezeichnet. Die GOP 01761darf bei Frauen zwischen 20 und 35 Jahren **jährlich** abgerechnet werden. Sie beinhaltet bei den Frauen in dieser Altersgruppe neben der gynäkologischen Untersuchung auch die zytologische Abstrichuntersuchung. Ab dem Alter von 35 Jahren darf die GOP 01761 nur noch **alle drei Jahre** abgerechnet werden. Bei Frauen dieser Altersgruppe beinhaltet sie die gynäkologische Untersuchung, den zytologischen Zellabstrich und den HPV-Test (Ko-Test).
13.	Leistungen nach **der GOP 01764** werden als **Abklärungsdiagnostik** bezeichnet. Sie werden durchgeführt, wenn im Rahmen des Primärscreenings kontrollbedürftige Befunde erhoben wurden. Sie beinhalten die gynäkologische Kontrolluntersuchung mit Ko-Test.

11.4.2 Abrechnung nach der GOÄ

Die GOÄ enthält nicht für alle vergleichbaren Untersuchungen eigene Abrechnungsnummern. Zudem finden sich dort keine Altersbegrenzungen oder Abstände zwischen zwei Untersuchungen. Die folgende Tabelle stellt die Abrechnungsmöglichkeiten wichtiger Untersuchungen zusammen:

Krebsfrüherkennungsuntersuchung entsprechend des EBM	GOÄ-Nr.
Krebsfrüherkennung Mann einschließlich Beratung und Labor	28
Koloskopie	687
Polypenentfernung	695
IFOBT	A3736 oder A3735
Vollständige Untersuchung der Haut	1+7
Auflichtmikroskopie	750
Krebsfrüherkennung Frau einschließlich Beratung und Labor	27
Mammographie	2x5266

Text der GOÄ (Auszug)		Punktzahl	1-fach EUR	2,3-fach EUR	3,5-fach EUR
27	Untersuchung einer Frau zur Früherkennung von Krebserkrankungen der Brust, des Genitales, des Rektums und der Haut – einschließlich Erhebung der Anamnese, Abstrichsentnahme zur zytologischen Untersuchung, Untersuchung auf Blut im Stuhl und Urinuntersuchung auf Eiweiß, Zucker und Erythrozyten, einschließlich Beratung – *Mit der Gebühr sind die Kosten für Untersuchungsmaterialien abgegolten.* *Neben der Leistung nach Nr. 27 sind die Leistungen nach den Nrn. 1, 3, 5, 6, 7, 8, 297, 3500, 3511, 3650 und/oder 3652 nicht berechnungsfähig.*	320	18,65	42,90	65,28
28	Untersuchung eines Mannes zur Früherkennung von Krebserkrankungen des Rektums, der Prostata, des äußeren Genitales und der Haut – einschließlich Erhebung der Anamnese, Urinuntersuchung auf Eiweiß, Zucker und Erythrozyten sowie Untersuchung auf Blut im Stuhl und einschließlich Beratung – *Mit der Gebühr sind die Kosten für Untersuchungsmaterialien abgegolten.* *Neben der Leistung nach Nr. 28 sind die Leistungen nach den Nrn. 1, 3, 5, 6, 7, 8, 11, 3500, 3511, 3650 und/oder 3652 nicht berechnungsfähig.*	280	16,32	37,54	57,12
750	Auflichtmikroskopie der Haut (Dermatoskopie) je Sitzung	120	6,99	16,09	24,48

Text der GOÄ (Auszug)		Punktzahl	1-fach EUR	1,8-fach EUR	2,5-fach EUR
5266*	Mammographie einer Seite, in zwei Ebenen	450	26,23	47,21	65,57

Erläuterungen

1. Die GOÄ-Nrn. 27 und 28 sind **Komplexnummern,** die viele Krebsfrüherkennungsmaßnahmen gleichzeitig enthalten, also nicht nur die Untersuchung auf ein Prostatakarzinom bzw. Zervixkarzinom, sondern auch Rektum und Haut.
2. Führt der Arzt ein **Hautkrebsscreening neben der Gesundheitsuntersuchung** durch, ist das Hautkrebsscreening nach der GOÄ nicht gesondert abrechnungsfähig.
3. Die Untersuchung der Haut mithilfe eines **Auflichtmikroskops** ist über die GOÄ-Nr. 750 abrechenbar.
4. Der IFOBT wird analog abgerechnet.
5. **Das Mammographie-Screening** wird durch eine zentrale Stelle organisiert und gilt auch für Privatpatienten.

11.4.3 Dokumentation

Die Dokumentation der Früherkennungsuntersuchungen erfolgt in den meisten Fällen **elektronisch** in der Patientenakte. Teilweise müssen die Daten anonymisiert der zuständigen KV übermittelt werden, die dann einer Qualitätsanalyse unterzogen werden. Dieses gilt insbesondere für die Vorsorgekoloskopie und das Hautkrebsscreening.

Die Krebsfrüherkennungsuntersuchung bei Männern wird in der Patientenakte dokumentiert, das Muster 40 wird nicht mehr verwendet.

Das **Muster 39** wird im Rahmen der Früherkennung auf Gebärmutterhalskrebs ausgefüllt und zusammen mit dem Abstrich an den Zytologen gesendet. Parallel dokumentiert der Arzt die Untersuchung elektronisch und ergänzt den zytologischen Befund nach Erhalt des Ergebnisses.

Folgende Gebührenordnungspositionen setzen das Muster 39 voraus:

- **GOP 01761 Primärscreening**
  - Frauen zwischen 20 und 34 Jahren: jährlich eine zytologische Diagnostik
  - Frauen ab 35 Jahren: alle 3 Jahre kombinierter Test (Zytologie + HPV-Test)
- **GOP 01764 Abklärungsdiagnostik** bei im Vorfeld auffälligem Befund/zur Kontrolle

Muster 39 besteht aus zwei Teilen. Der Gynäkologe versendet beide Teile an den Zytologen und erhält Muster 39a mit dem Befund zurück. Muster 39b verbleibt beim Zytolgen.

Muster 39a

Krankenkasse bzw. Kostenträger

Name, Vorname des Versicherten

geb. am

Kostenträgerkennung | Versicherten-Nr. | Status

Betriebsstätten-Nr. | Arzt-Nr. | Datum

Krebsfrüherkennung Zervix-Karzinom 39

Auftragsnummer des Labors

❶ Alterskategorie
☐ 20-29 Jahre ☐ 30-34 Jahre ☐ ab 35 Jahre

❷ **Auftrag**
(Bitte beachten Sie die Ausfüllhinweise für verschiedene Beauftragungsszenarien)
☐ Primär-screening ☐ Abklärungs-diagnostik
☐ Zytologie ☐ HPV-Test ☐ Ko-Testung (Zyt.+HPV)

❸ **Anamnese**
Wurde bereits eine Krebsfrüherkennungsuntersuchung durchgeführt?
☐ nein ☐ ja, zuletzt

Gruppe ____

HPV-Impfung: ☐ vollständig ☐ unvollständig ☐ keine ☐ unklar

HPV-HR-Testergebnis: ☐ liegt nicht vor ☐ liegt vor (☐ positiv ☐ negativ ☐ nicht verwertbar)

Gynäkologische OP, Strahlen- oder Chemotherapie des Genitales
☐ nein ☐ ja Welche? ____
Wann? ____

❹ **Jetzt:**
Letzte Periode

	nein	ja
Gravidität	☐	☐
Ausfluss / pathologische Blutung	☐	☐
IUP	☐	☐
Einnahme von Ovulationshemmer / sonstige Hormonanwendung *(ggf. bitte in Anmerkungen erläutern)*	☐	☐

❺ Klinischer Befund ☐ unauffällig ☐ auffällig

❻ **Erläuterungen** *ggf. gyn. Befunde (Vulva, Vagina, Portio); Diagnosen; sonstige Anmerkungen*

Ausfertigung für den untersuchenden Arzt

Zytologischer Befund / Kombinationsbefund ❼

Eingangsdatum T T M M J J

Endozervikale Zellen
☐ vorhanden ☐ nicht vorhanden

Proliferationsgrad ____

☐ Döderleinflora ☐ Mischflora ☐ Kokkenflora
☐ Trichomonaden ☐ Candida ☐ Gardnerella

Gruppe ____

HPV-HR-Testergebnis
☐ positiv, wenn ja: Liegt HPV-Typ 16 oder HPV-Typ 18 vor?
☐ ja ☐ nein ☐ nicht differenzierbar
☐ negativ
☐ nicht verwertbar

Bemerkungen

Zusammenfassende Empfehlung ❽
☐ zytologische Kontrolle
☐ nach Entzündungsbehandlung
☐ nach Östrogenbehandlung
☐ HPV-Test
☐ Ko-Test
☐ Abklärungskolposkopie

Zeitraum
☐ in ____ Monaten
☐ sofort

Vertragsarztstempel / Unterschrift des zytologisch tätigen Arztes

Vertragsarztstempel / Unterschrift des Arztes

Muster 39a (1.2021)

Beim **ordnungsgemäßen Ausfüllen** von Muster 39 sind folgende Punkte zu beachten:

❶ Durch Angabe der **Alterskategorie** wird festgelegt, welche Untersuchungen der Patientin laut Alter zustehen.

❷ Durch das entsprechende Kreuz im Bereich **Auftrag** wird festgelegt, welche Untersuchung im Rahmen des Primärscreenings oder der Abklärungsdiagnostik gewünscht wird.

❸ Die Befüllung des Feldes **Anamnese** dient dazu, Angaben zu durchgeführten Krebsfrüherkennungsuntersuchungen, HPV-Impfung, HPV-Testergebnis sowie zu Voroperationen, Strahlen- oder Chemotherapie der Patientin zu geben.

❹ Im Bereich **Jetzt** erfolgen Angaben zur aktuellen gynäkologischen Anamnese insbesondere Symptomen, Beschwerden oder Behandlungen, die die Qualität des Abstrichs und die Befundung beeinflussen oder beeinträchtigen können.

❺ Beim **klinischen Befund** wird eine Aussage darüber getroffen, ob die gynäkologische Untersuchung auffällig war.

❻ In den **Erläuterungen** sollen Besonderheiten zu den Angaben in den vorhergehenden Feldern vermerkt und näher erläutert werden. Liegen keine Erläuterung vor, kann das Feld freibelassen werden.

❼ Im Feld **Zytologischer Befund/Kombinationsbefund** trägt der Zytologe sein Untersuchungsergebnis ein.

❽ Im Bereich der **Zusammenfassenden Empfehlung** vermerkt der Zytologe, welche Folgeuntersuchungen aufgrund des Ergebnisses notwendig sind. Bei unauffälligen Befunden lässt er die Felder leer.

11.4.4 Fallbeispiele

Fallbeispiel 1

20. Sep. Das Ehepaar Walter (51 J.) und Walburga (52 J.) Wonne kommen zu dem vereinbarten Termin für die Früherkennungsuntersuchungen zu Dr. Gütlich.
Herr Wonne ist für die Krebsfrüherkennungsuntersuchung angemeldet, Frau Wonne für die Gesundheitsuntersuchung. Dr. Gütlich begrüßt beide herzlich und führt die Präventionsleistungen durch.

25. Sep. Das Ehepaar Wonne erscheint wie vereinbart zur Befundbesprechung. Dr. Gütlich informiert Frau Wonne über ihr Risikoprofil und überreicht ihr eine schriftliche Präventionsempfehlung. Der Arzt klärt beide über mögliche Untersuchungen zur Früherkennung von Dickdarm- und Mastdarmkrebs auf. Herr Wonne ist mit der Durchführung einer Vorsorgekoloskopie einverstanden und erhält eine Überweisung zur Gastroenterologen. Frau Wonne erhält ein Stuhlprobenentnahmesystem, das sie nach sorgfältiger Probengewinnung am nächsten Tag in die Praxis zurückbringt. Das Beratungsgespräch dauert jeweils 15 Minuten.

12. Okt. Herr Walter Wonne sucht die Praxis des Gastroenterologen Dr. Fred Finger mit der Überweisung von Dr. Gütlich auf.
Herr Dr. Finger führt die Koloskopie durch. Er kann Herrn Wonne die frohe Botschaft überbringen, dass die Untersuchung lediglich einen harmlosen Polypen zeigte, der während der Untersuchung abgetragen wurde. Zur Sicherheit veranlasst Dr. Finger noch eine histologische Untersuchung des Polypen.

Abrechnung beim gesetzlich Versicherten

Abrechnung nach EBM durch den Hausarzt

20. Sep. **Walburga**

01732 Gesundheitsuntersuchung
32880 Urinteststreifen im Rahmen der Gesundheitsuntersuchung
32881 Bestimmung der Nüchternplasmaglukose im Rahmen der Gesundheitsuntersuchung
32882 Bestimmung des Lipidprofils im Rahmen der Gesundheitsuntersuchung

Walter

01731 Früherkennung von Krebserkrankungen beim Mann

25. Sep. **Walburga**

01740 Beratung zur Früherkennung des kolorektalen Karzinoms
01737 Ausgabe des Stuhlprobenentnahmesystems

Walter

01740 Beratung zur Früherkennung des kolorektalen Karzinoms

Abrechnung nach EBM durch den Gastroenterologen

12. Okt. **Walter**

01741 Koloskopischer Komplex gemäß den Krebsfrüherkennungs-Richtlinien
01742 Zuschlag zu der Leistung nach der GOP 01741 (Polypektomie)

Abrechnung beim Privatpatienten

Abrechnung nach GOÄ durch den Hausarzt

20. Sep. **Walburga**

29 Gesundheitsuntersuchung
3511 Harnteststreifen
3560 Glukose
3562.H1 Cholesterin
3563.H1 HDL-Cholesterin
3564.H1 LDL-Cholesterin
3565.H1 Triglyzeride

Walter

28 Untersuchung eines Mannes zur Früherkennung von Krebserkrankungen

25. Sep. 3 eingehende Beratung sowohl für Walter als auch für Walburga

26. Sep. **Walburga**

A3736 Untersuchung auf okkultes Blut im Stuhl

Abrechnung nach GOÄ durch den Gastroenterologen

12. Okt. **Walter**

1 Beratung
687 Hohe Koloskopie bis zum Coecum
695 Entfernung von Polypen

Fallbeispiel 2

23. Nov. Frau Ricarda Rüstig (50 Jahre) erscheint zur gynäkologischen Früherkennunguntersuchung bei ihrer Gynäkologin Frau Dr. Niederkleine. Da die letzte Abstrichuntersuchung vor 3 Jahren stattfand, entnimmt die Ärztin während der gynäkologischen Untersuchung auch Zellmaterial für die zytologische Untersuchung und den HPV-Test. Das Untersuchungsmaterial versendet sie an den Zytologen. Anschließend macht Frau Dr. Niederkleine ihre Patientin darauf aufmerksam, dass sie ab 50 Jahren auch am Mammographie-Screening teilnehmen kann.

27. Nov. Nachdem Frau Rüstig eine Einladung zum Mammographie-Screening erhalten hat, sucht sie die Zentrale Stelle des Screening-Programms auf, in der eine Beratung und die radiologische Untersuchung durchgeführt wird.

Abrechnung beim gesetzlich Versicherten

Abrechnung nach EBM durch den Gynäkologen

23. Nov.	01761	Untersuchung zur Früherkennung des Zervixkarzinoms (die Abrechnung der Abstrichuntersuchungen erfolgt durch den Zytologen)

Abrechnung nach EBM durch den Radiologen

27. Nov.	01750	Röntgenuntersuchung beider Mammae

Abrechung beim Privatpatienten

Abrechnung nach GOÄ durch den Gynäkologen

23. Nov.	27	Früherkennungsuntersuchung Frauen

Abrechnung nach GOÄ durch den Radiologen

27. Nov.	1	Beratung
	5266	Mammographie einer Seite, in zwei Ebenen, rechts
	5266	Mammographie einer Seite, in zwei Ebenen, links

11.4.5 ✎Wie war das noch?

1. a) Wie viele Früherkennungsuntersuchungen (U-Untersuchungen) bei Kindern gibt es nach EBM?
   b) Bis zu welchem Alter erfolgen diese Untersuchungen?

   → a) ....

   → b) ....

2. In welchem Alter kann die Jugendgesundheitsuntersuchung nach EBM abgerechnet werden?

   → ....

3. Nennen Sie mindestens drei Leistungen, die zur Gesundheitsuntersuchung nach EBM gehören?

   → .... → ....

   → ....

4. In welchem Alter sind Frauen nach EBM berechtigt, am Mammographie-Screening-Programm teilzunehmen?

   → ....

5. Welche Fachärzte dürfen Krebsfrüherkennungsuntersuchungen bei Frauen nach EBM erbringen?

   → ....

6. Nach welcher EBM-GOP wird die Verordnung von Ovulationshemmern abgerechnet, wenn an diesem Behandlungstag keine weitere Leistung erfolgt?

   → ....

7. a) Ab welchem Alter kann eine Vorsorgekoloskopie nach EBM abgerechnet werden?
   b) Welche EBM-GOP kann für diese Leistung abgerechnet werden?
   c) Welche GOÄ-Nr. kann für eine Koloskopie abgerechnet werden?

   → a) ....

   → b) ....

   → c) ....

8. Nach welchen GOÄ-Positionen können Untersuchungen zur Früherkennung von Krankheiten bei Kindern abgerechnet werden?

   → ....

   → ....

9. Welche Abrechnungsbestimmungen gelten für die Leistung nach Nr. 26 GOÄ?

   → ....

   → ....

   → ....

10. Welcher Unterschied bei den Krebsfrüherkennungsuntersuchungen besteht zwischen EBM und GOÄ?

→ ....

....

11. Wie ist nach GOÄ abzurechnen, wenn bei einem Mann bei einer Arzt-Patienten-Begegnung eine Krebsfrüherkennungsuntersuchung und eine Gesundheitsuntersuchung durchgeführt werden?

→ ....

12. Welcher Teil des Dokumentationsbogens Krebsfrüherkennung Frauen verbleibt beim Arzt?

→ ....

13. In welcher Form wird die Gesundheitsuntersuchung dokumentiert?

→ ....

14.	Fälle	EBM-GOP	GOÄ-Nrn.
6. Okt.	Oswald Oberhaus, 56 Jahre, kommt zur vereinbarten Krebsfrüherkennungsuntersuchung auf ein Prostatakarzinom. Im Anschluss an die Untersuchung informiert der Hausarzt Herrn Oberhaus über die für ihn mögliche koloskopische Früherkennungsuntersuchung und gibt ihm das entsprechende Merkblatt. Er ermutigt den Patienten zu einer solchen Untersuchung, zeigt die Wirksamkeit auf und erklärt Nachteile, Risiken und Vorgehensweisen bei einem positiven Befund. Nachdem Herr Oberhaus sich mit solchen Untersuchung einverstanden erklärt hat, stellt der Arzt eine Überweisung zum Gastroenterologen aus.		
11. Okt.	Adelheid Alberti, 31 Jahre, erscheint beim Gynäkologen zur vereinbarten Krebsfrüherkennungsuntersuchung. Der Arzt führt die Früherkennungsuntersuchung durch und entnimmt Material für die zytologische Untersuchung.		
12. Okt.	Bianca Bettelmann, 36 Jahre, begleitet ihren 13-jährigen Sohn Brusius zu dem Hausarzt der Familie zur Durchführung der Jugendgesundheitsuntersuchung. Nach der Untersuchung von Brusius bittet Frau Bettelmann den Arzt noch, sich ihre kleine Brandwunde an der rechten Hand anzusehen, die sie sich heute Morgen zugezogen hat. Der Arzt untersucht symptombezogen, säubert und verbindet die Wunde. Anschließend erläutert er das weitere Vorgehen in einem kurzen Beratungsgespräch.	Brusius: Fr. Bettelmann	Brusius: Fr. Bettelmann
13. Okt.	Caspar Claudius, 48 Jahre, ist rechtzeitig um 10 Uhr bei seinem hausärztlich tätigen Internisten zur vereinbarten Gesundheitsuntersuchung. Der Hausarzt führt die Untersuchung durch und stellt Herrn Claudius auf dessen Bitte noch ein Wiederholungsrezept über ein blutdrucksenkendes Medikament aus.		

11.5 Disease-Management-Programme (DMP)

Zur besonders qualifizierten ärztlichen Versorgung bestimmter chronischer Krankheiten hat der gemeinsame Bundesausschuss (G-BA) Richtlinien für **strukturiere Behandlungsprogramme** festgelegt. Träger dieser sogenannten **Disease-Management-Programme (DMP)** sind die gesetzlichen Krankenkassen. Der Patient, der sich in ein solches Programm „einschreibt", wird vorher von seiner Krankenkasse umfassend über Ziel und Ablauf der Betreuung informiert. Demnach kommt der Patient in den Genuss einer intensiven persönlichen Betreuung einschließlich bestimmter Schulungen, die für das Verständnis und das „Management" seiner Krankheit wichtig sind. Vertragsärzte, die an diesen Programmen teilnehmen wollen, müssen sich hierfür bewerben und erhalten dann gegebenenfalls die Genehmigung durch die zuständige Kassenärztliche Vereinigung. Die Krankenkassen entscheiden, ob und für welche Region sie ein solches Programm übernehmen.

Ziel dieser Programme ist eine umfassende Datensammlung aus den Behandlungsabläufen zur Verbesserung der Versorgung von Patienten mit den entsprechenden Krankheiten und die Förderung des Wettbewerbs unter den Krankenkassen. Die Krankenkassen, die solche Programme anbieten, erwarten einen Zuwachs an Mitgliedern.

Zu den chronischen Krankheiten, für die zurzeit DMP festgelegt sind, gehören

- **Adipositas**
- **Asthma bronchiale**
- **Brustkrebs**
- **Chronische Herzinsuffizienz**
- **Chronischer Rückenschmerz**
- **COPD**
- **Depression**
- **Diabetes mellitus Typ 1 und 2**
- **Koronare Herzkrankheit**
- **Osteoporose**
- **Rheumatoide Arthritis**

Im Rahmen des **DMP Diabetes Typ 2** werden beispielsweise umfangreiche **Erst- und Folgedokumentationen** erhoben einschließlich der Ausstellug eines Diabetes- und Fußpasses.

In regelmäßigen Abständen werden folgende Maßnahmen im Rahmen des DMP Diabetes mellitus Typ 2 durchgeführt oder veranlasst:

- Überprüfung des Blutdrucks
- Kontrolle der Nierenfunktion mithilfe von Blut- und Urinuntersuchungen
- Kontrolle des HbA1c-Wertes (Blutzuckerlangzeitwert)
- Untersuchung der Füße
- Stimmgabeltest zur Überprüfung der Nervenfunktion
- Überprüfung der psychischen Situation
- Kontrolle des Augenhintergrunds
- Kontrolle der Spritzstellen beim insulinpfichtigen Diabetiker

Darüberhinaus sieht das DMP unterschiedliche Behandlungs- und Schulungspropramme z. B. zur lebensverändernden Situation oder zur Bluthochdrucksymptomatik vor.

Die Abrechnung der von den teilnehmenden Vertragsärzten im Rahmen des DMP erbrachten Leistungen erfolgt unter Angabe besonderer vertraglich festgelegter Kennziffern mit der Quartalabrechnung über die zuständige Kassenärztliche Vereinigung. Da die Abrechnungsziffern in den KV-Bereichen variieren, wird auf eine Darstellung in diesem Schulungsbuch verzichtet.

11.6 Individuelle Gesundheitsleistungen (IGeL)

Von gesetzlich Krankenversicherten beim Arzt in Anspruch genommene Leistungen, die nicht zum Leistungsspektrum der gesetzlichen Krankenversicherung gehören, kann man als **Individuelle Gesundheitsleistungen (IGEL-Leistungen)** bezeichnen. Dazu gehören auch die Leistungen, die in der **Richtlinie des G-BA zu Untersuchungs- und Behandlungsmethoden der vertragsärztlichen Versorgung** ausdrücklich aus dem Leistungskatalog der gesetzlichen Krankenversicherung ausgeschlossen wurden.

Individuelle Gesundheitsleistungen (IGEL-Leistungen) können beispielsweise sein:

- Zusätzliche Gesundheitsuntersuchung außerhalb des dreijährigen Rhythmus;
- Zusätzliche jährliche Untersuchung zur Früherkennung von Hautkrebs;
- Sportmedizinische Beratungen und Untersuchungen;
- Ästhetische Operationen;
- Entfernung von Tätowierungen;
- Blutgruppenbestimmung auf Wunsch des Patienten;
- Zusatzdiagnostik in der Schwangerschaft auf Wunsch der Schwangeren;
- Stressbewältigungstherapie;
- Paartherapie.

Nach der **Richtlinie des G-BA zu Untersuchungs- und Behandlungsmethoden** der vertragsärztlichen Versorgung dürfen neue Methoden/Leistungen in der vertragsärztlichen Versorgung zu Lasten der Krankenkassen nur erbracht werden, wenn der Gemeinsame Bundesausschuss nach Prüfung verschiedener Kriterien eine entsprechende Empfehlung abgegeben hat.

Die **Anlage II** der Richtlinie zu Untersuchungs- und Behandlungsmethoden zählt Methoden auf, die **nicht als vertragsärztliche Leistungen zu Lasten der gesetzlichen Krankenkassen** abgerechnet werden dürfen. Zu den beschriebenen Leistungen zählen beispielsweise:

- Elektro-Akupunktur nach Voll,
- Oxyontherapie,
- Behandlung mit niederenergetischem Laser,
- Magnetfeldtherapie ohne Verwendung implantierter Spulen,
- Hyperthermiebehandlung der Prostata,

Äußert ein Patient den Wunsch, nach einer dieser Behandlungsmethoden, so hat er die Kosten selbst zu tragen.

Werden vom G-BA neue Untersuchungs- und Behandlungsmethoden als solche **anerkannt** und **in die vertragsärztliche Versorgung aufgenommen,** werden sie zu vertragsärztlichen Leistungen innerhalb der vertragsärztlichen Versorgung und in **Anlage I** der oben genannten Richtlinie aufgeführt. Diese Leistungen können dann zu Lasten der gesetzlichen Krankenversicherung erbracht werden.

Zu den bisher aufgenommenen Leistungen zählen beispielsweise:

- Ambulante Durchführung der Apheresen als extrakorporales Hämotherapieverfahren;
- Substitutionsgestützte Behandlung Opiatabhängiger;
- Stoßwellenlithotripsie bei Harnsteinen.

11.6.1 Abrechnung von IGeL

Vor Behandlungsbeginn muss der Arzt

- über Nutzen und Kosten der Leistung aufklären und daraufhinweisen, dass die Kosten von einer gesetzlichen Krankenkasse nicht erstattet werden;
- dem Patient aufgrund der dargestellten Nutzen und Kosten eine freie Entscheidung über die Annahme oder Ablehnung der Leistung ermöglichen;
- eine schriftliche Einwilligungserklärung des Patienten einholen, aus der hervorgeht
  - der Wunsch des Patienten auf Behandlung;
  - die Einzelleistungen mit GOÄ-Position, Steigerungssatz und voraussichtlicher Honorarhöhe in Euro,
  - die Information, dass der Patient keinen Anspruch auf Kostenerstattung durch seine gesetzliche Krankenkasse hat, da die Leistung nicht zur vertragsärztlichen Versorgung gehört.

Nach der Behandlung muss der Arzt eine **ordnungsgemäße Rechnung** nach den Vorschriften der GOÄ erstellen.

Im Folgenden werden **einige Abrechnungsbeispiele für IGEL-Leistungen** genannt:

IGEL-Leistung	GOÄ-Nr.	GOÄ-Text	2,3-facher Geb.satz
zusätzliche Gesundheitsuntersuchung	29	Gesundheitsuntersuchung zur Früherkennung von Krankheiten bei einem Erwachsenen – einschl. … (Ganzkörperstatus), …	58,99 €
Sportmedizinische Beratungen	1	Beratung – auch mittels Fernsprecher	10,72 €
Sportmedizinische Untersuchungen, z. B. Flug- oder Taucheignungsuntersuchungen	8	Untersuchung zur Erhebung des Ganzkörperstatus, ggf. einschl. Dokumentation	34,86 €
Sportmedizinischer Fitnesstest	652	EKG unter fortschreibender Registrierung in Ruhe und bei … Belastung – ggf. auch Belastungsänderung	59,66 €
Ästhetische Operationen			
• Korrektur störender Hautveränderungen	2392a	Exzision einer großen, kontrakten und funktionsbehindernden Narbe – einschl. plastischer Deckung	134,06 €
• Peeling-Behandlung	758	Sticheln oder Öffnen und Ausquetschen von Akne-pusteln, je Sitzung	10,05 €
Ästhetische Operationen			
• Epilation von Haaren außer bei krankhaftem und entstellendem Haarwuchs an Händen und im Gesicht	742	Epilation von Haaren im Gesicht durch Elektrokoagulation bei generalisiertem krankhaftem Haarwuchs infolge Endokrinopathie, je Sitzung	22,12 €
• Entfernung von Tätowierungen	755	Hochtouriges Schleifen von Bezirken der Haut bei schweren Entstellungen … , je Sitzung	32,17 €
Blutgruppenbestimmung auf Wunsch des Patienten	3983	AB0-Merkmale, Isoagglutinine und Rhesusformel (C, c, D, E und e)	(1,15-fach) 33,52 €
Stressbewältigungstherapie	846	Übende Verfahren (z. B. autogenes Training) in Einzelbehandlung, Dauer mind. 20 Min.	20,11 €
Paartherapie	861	Tiefenpsychologisch fundierte Psychotherapie, Einzelbehandlung, Dauer mind. 50 Min.	92,50 €

11.6.2 Fallbeispiel

10. Juli Das Ehepaar Robert und Rossana Rastlos kommt in die Praxis seines Hausarztes Dr. Gütlich.

Herr Rastlos bittet um eine sportmedizinische Untersuchung und um einen sportmedizinischen Fitnesstest, da er während der geplanten Safarireise Kurse einer Tauchschule besuchen möchte.

Frau Rastlos möchte sich von einer Tätowierung trennen und bittet um deren Entfernung.

10. Juli **Abrechnung nach GOÄ**

Robert

1	Beratung
8	Sportmedizinische Untersuchungen
652	Sportmedizinischer Fitnesstest

Rossana

1	Beratung
5	Symptombezogene Untersuchung
755	Entfernung von Tätowierungen

11.6.3 ✎Wie war das noch?

1. Welche DMP werden zurzeit angeboten?

→ ....

→ ....

→ ....

→ ....

→ ....

→ ....

→ ....

→ ....

→ ....

→ ....

→ ....

2. Nennen Sie Maßnahmen, die im Rahmen des DMP Diabetes mellitus Typ 2 durchgeführt werden

→ ....

→ ....

→ ....

→ ....

→ ....

→ ....

→ ....

→ ....

3. Welche Inhalte muss die schriftliche Einwilligungserklärung enthalten, die der Patient vor Erbringung einer IGE-Leistung unterschreiben muss?

→ ....

→ ....

→ ....

4. Nennen sie fünf Beispiele für IGE-Leistungen.

→ ....

→ ....

→ ....

→ ....

→ ....

→ ....

→ ....

5.	**Fälle**	**GOÄ-Nrn.**
3. Nov.	Herr Detlev Depresla erscheint auf Rat seines Hausarztes Dr. Gütlich in der Praxis der Psychtherapeutin Susi Seelchen. Er schildert ihr seine depressiven Verstimmungen, die er darauf zurückführt, dass er glaubt, mit seiner Arbeitsbelastung nicht mehr fertig werden zu können. Frau Seelchen bietet Herrn Depresla nach einem längeren Gespräch, in dem sie sich über sein berufliches und familiäres Umfeld berichten lässt, eine Stressbewältigungstherapie an. Frau Seelchen klärt ihren Patienten darüber auf, dass er diese aber selbst bezahlen müsse. Nach dem Einverständndis von Herrn Depresla, führt Frau Seelchen eine erste Sitzung diese Therapie durch.	
7. Nov.	Die 24-jährige Margot Männer leidet unter starkem Haarwuchs im Gesicht und fühlt sich dadurch seelisch stark belastet. Sie möchte versuchen, zunächst mit der Entfernung dieser Haare ihre seeliche Belastung zu überwinden. Sie sucht deshalb den Hautarzt Dr. Hugo van Houten auf, der ihr anbietet, die Haare in mehreren Sitzungen zu entfernen. Er weist sie auch daraufhin, dass sie diese Behandlung selbst bezahlen müsse. Frau Männer erklärt sich mit der Privatabrechnung einverstanden, so dass Dr. van Houten sofort eine erste Behandlung durchführt.	

11.7 Fragen und Fälle zu Lernfeld 11

1. Ab welchem Lebensjahr besteht nach EBM ein Anspruch auf die Gesundheitsuntersuchung bei Erwachsenen?

- ○ ab 18 Jahren
- ○ ab 30 Jahren
- ○ ab 35 Jahren
- ○ ab 40 Jahren
- ○ ab 45 Jahren

2. Welche der folgenden Facharztgruppen darf nach EBM die Krebsfrüherkennung Frauen durchführen?

- ○ Hausärzte (unter best. Bedingungen)
- ○ Gynäkologen
- ○ Internisten
- ○ Orthopäden
- ○ Urologen

3. Wie viele Früherkennungsuntersuchungen bei Kindern gibt es nach EBM, und über welchen Zeitraum erstrecken sich diese?

- ○ 8 Unters. bis zum 48. Lebensmonat
- ○ 8 Unters. bis zum 60. Lebensmonat
- ○ 9 Unters. bis zum 54. Lebensmonat
- ○ 10 Unters. bis zum 64. Lebensmonat
- ○ 10 Unters. bis zum 72. Lebensmonat

4. Welche der folgenden Facharztgruppen darf die Gesundheitsuntersuchung nach EBM-GOP 01732 durchführen?

- ○ Hausärzte
- ○ Gynäkologen
- ○ fachärztlich tätige Internisten
- ○ hausärztlich tätige Internisten
- ○ Urologen

5. Welche der folgenden Facharztgruppen darf nach EBM die Krebsfrüherkennung Männer durchführen?

- ○ Hausärzte
- ○ Gynäkologen
- ○ Internisten
- ○ Orthopäden
- ○ Urologen

6. Welche Abrechnungsregel gilt für die EBM-GOP 01770 (Betreuung einer Schwangeren während der Schwangerschaft)?

- ○ je nach Notwendigkeit
- ○ maximal zweimal im Quartal
- ○ nur einmal im Monat
- ○ nur einmal im Behandlungsfall
- ○ nur einmal während der Schwangersch.

7. Welche der folgenden Arztgruppen dürfen die Jugendgesundheitsuntersuchung nach EBM-GOP 01 720 abrechnen?

- ○ Hausärzte
- ○ Chirurgen
- ○ fachärztlich tätige Internisten
- ○ hausärztlich tätige Internisten
- ○ Orthopäden

8. Nach welcher Position wird die Untersuchung nach Jugendarbeitsschutzgesetz abgerechnet?

- ○ GOP 01711 EBM
- ○ GOP 01720 EBM
- ○ GOP 01732 EBM
- ○ Nr. 29 GOÄ
- ○ Nr. 32 GOÄ

9. Welche der folgenden Aussagen trifft auf „individuelle Gesundheitsleistungen" zu?

- ○ Der Patient hat einen gesetzlichen Anspruch nach SGB V auf diese Leistungen.
- ○ Der Patient kann den Arzt zwingen, bestimmte Leistungen zu erbringen.
- ○ Es sind Auftragsleistungen, die von einem anderen Arzt angefordert werden.
- ○ Es sind Leistungen, die nicht erforderlich sind, die der Patient aber wünscht.
- ○ Es sind Leistungen, die von Gesundheitsamt angeordnet werden.

10.	Fälle	EBM-GOP	GOÄ-Nrn.
12. Nov.	Frau Maritha Munter kommt mit ihrem 5-jährigen Sohn Paul zu Kinderarzt Dr. Kindervater, weil eine Früherkennungsuntersuchung fällig ist. Sie macht sich aber auch Sorgen, weil der kleine Paul beim Laufen den linken Fuß etwas nachzieht. Sie bittet Dr. Kindervater, ihren Sohn auch daraufhin zu untersuchen. Dr. Kindervater führt die Früherkennungsuntersuchung durch, in deren Rahmen er auch die von der Mutter dargestellten Symptome abklärt. (Hinweis: Versichertenpauschale des Kinderarztes: GOP 04000)		
15. Nov.	Herr Berthold Brücher, 50 Jahre, berichtet dem Urologen Dr. Niersteiner im Vorgespräch zur vereinbarten Krebsfrüherkennungsuntersuchung von Potenzproblemen. Dr. Niersteiner führt die Früherkennungsuntersuchung durch und berät ihn bezüglich der geschilderten Probleme. Er rät dem Patienten die Einnahme von Viagra. (Hinweis: Grundpauschale des Urologen: GOP 26211)		
22. Nov.	Frau Nina Nussbaum (26 Jahre) erscheint in der Praxis ihrer Gynäkologin Dr. Niederkleine zur Krebsfrüherkennungsuntersuchung. Dabei gibt Frau Nussbaum an, in den letzten Monaten einen sehr unregelmäßigen Zyklus zu haben und sich auch nicht sicher zu sein, schwanger zu sein. Frau Dr. Niederkleine führt die Früherkennungsuntersuchung durch, nimmt aber zusätzlich Blut für eine Hormonuntersuchung ab und führt eine Ultraschalluntersuchung der Gebärmutter durch. Die Untersuchung des Abstrichs erfolgt beim Zytologen. (Hinweis: Grundpauschale des Gynäkologen: GOP 08221)		
6. Dez.	Der Urologe Dr. Niersteiner stellt bei seinem 50-jährigen Patienten Ortwin Ohm anläßlich einer Früherkennungsuntersuchung ein Karzinom fest. Er erläutert ihm die Situation und plant mit ihm die Vorstellung zur Operation in der Universitätsklinik.		

Lernfeld übergreifend Patienten bei psychischen und altersbedingten Erkrankungen begleiten

Inhaltsverzeichnis

Lernfeld übergreifend Patienten bei psychischen und altersbedingten Erkrankungen begleiten

Be(e) at work

Während ihrer Ausbildung bei Herrn Dr. Gütlich begegnet Frau Biene zunehmend häufiger Patienten, die unter stressbedingten Erkrankungen wie Bluthochdruck und Übergewicht leiden. Manchmal finden sich insbesondere bei Schmerzpatienten keine adäquaten Ursachen für die Beschwerden der Betroffenen. Hierbei könnte es sich möglicherweise um seelische Erkrankungen handeln.

Dr. Gütlich betreut in seiner Praxis auch viele ältere Menschen mit mehreren Krankheiten gleichzeitig. Er legt besonderen Wert auf einen einfühlsamen und geduldigen Umgang mit diesen Patienten. Aufgrund seines Kooperationsvertrages mit dem örtlichen Pflegeheim begleitet Frau Biene Herrn Dr. Gütlich häufig bei Besuchen der Patienten dort.

12.1 Psychosomatische Grundversorgung (EBM-Kapitel 35)

Die **Psychosomatische Medizin** beschäftigt sich mit dem Zusammenhang körperlicher Störungen und der Psyche. Der Begriff „Psychosomatik" setzt sich zusammen aus „Psyche" für Seele und „Soma" für Körper. Psychische Belastungen können zu somatischen (körperlichen) Symptomen führen, die sich medizinisch nicht erklären lassen. Beispielsweise klagt ein Patient über Magen-Darm-Beschwerden, es findet sich bei der ärztlichen Untersuchung aber keine auffällige Veränderung. Weiterhin können psychische Probleme auch nachweisbare körperliche Krankheiten nach sich ziehen. So führt Stress zu Bluthochdruck, Herzerkrankungen, Magengeschwüren und Rückenschmerzen. Die Behandlung der somatischen Beschwerden alleine reicht hier nicht aus. Sie muss durch Psychotherapie ergänzt werden.

Psychotherapie ist beispielsweise bei folgenden Krankheiten sinnvoll:

- **Affektive Störungen wie depressive Episoden**
- **Angst- und Zwangsstörungen**
- **Reaktionen auf schwere Belastungen**
- **Essstörungen**
- **Nichtorganische Schlafstörungen**
- **Sexuelle Funktionsstörungen**
- **Persönlichkeits- und Verhaltensstörungen.**

Zu den **Methoden der Psychotherapie** gehören psychoanalytische Verfahren und Verhaltenstherapie. Während die Psychoanalyse eher die Ursache der psychischen Störung in den Vordergrund stellt, soll durch die Verhaltenstherapie neue Verhaltensmaßnahmen erlernt werde. In der vertragsärztlichen Versorgung wird Psychotherapie in der Regel durch ärztliche und psychologische Psychotherapeuten bzw. Kinder- und Jugendpsychotherapeuten angeboten.

Ergänzt wird die Psychotherapie durch die **psychosomatische Grundversorgung,** die von Vertragsärzte mit der Zusatzbezeichnung „Psychosomatische Grundversorgung" übernommen wird. Ziel der psychosomatischen Grundversorgung ist die möglichst frühzeitige **differentialdiagnostische Klärung** komplexer Krankheitsbilder und die Behandlung der somatischen und psychischen Störungen. Zur Anwendung kommt die **verbale Intervention,** bei der mithilfe von Gesprächen Einsichten in die psychosomatischen Zusammenhänge des Krankheitsgeschehens vermittelt werden sollen. Hausärzte mit der entsprechenden Zusatzweiterbildung dürfen die **GOP 35100 und 35110** abrechnen.

Text der Gebührenordnung (Auszug)

GOP	Leistungsbeschreibung	Punkte
35100	**Differentialdiagnostische Klärung psychosomatischer Krankheitszustände** *Obligater Leistungsinhalt* – Differentialdiagnostische Klärung psychosomatischer Krankheitszustände, – Schriftlicher Vermerk über ätiologische Zusammenhänge, – Dauer mindestens 15 Minuten	193
35110	**Verbale Intervention bei psychosomatischen Krankheitszuständen** *Obligater Leistungsinhalt* – Verbale Intervention bei psychosomatischen Krankheitszuständen, – Systematische Nutzung der Arzt-Patienten-Interaktion, – Dauer mindestens 15 Minuten **Wichtige Bestimmung der GOP 35110:** – bis zu dreimal am Tag berechnungsfähig	193

12.2 Geriatrie

Unter Geriatrie wird die **Lehre der Altersmedizin** verstanden, die in unserer alternden Gesellschaft eine immer größer werdende Rolle spielt. Den Hausärzten kommt in der Regel die Rolle des Koordinators bei Diagnostik und Therapie von Patienten mit geriatrischen Versorgungsbedarf zu. Nicht selten ist die Betreuung dieser Patienten nur durch Hausbesuche oder Besuche im Pflegeheim möglich.

12.2.1 Hausärztlich-geriatrische Diagnostik und Betreuung

Wie in Lernfeld 4 bereits vorgestellt enthält das hausarztspezifische EBM-Kapitel zwei wesentliche GOP für die Versorgung von Patienten mit **geriatrischem Versorgungsbedarf:** das **Basisassessment (GOP 03360)** und die **Betreuung (GOP 03362).**

Abrechenbar sind die beiden GOPs bei Patienten

- ab dem vollendeten **70. Lebensjahr** und **geriatrietypischer Morbilität** oder
- mit einer **Demenzerkrankung** oder mit dem **Parkinsonsyndrom.**

Geriatrietypische Syndrome sind:

- multifaktoriell bedingte Mobilitätsstörungen einschließlich Fallneigung und Altersschwindel
- komplexe Beeinträchtigung kognitiver, emotionaler oder verhaltensbezogener Art,
- Frailty-Syndrom (Kombination von ungewolltem Gewichtsverlust körperlicher und/oder geistiger Erschöpfung, muskuläre Schwäche, verringerter Ganggeschwindigkeit und verminderter körperlicher Aktivität
- Dysphagie
- Inkontinenz(en)
- Therapierefraktäres chronisches Schmerzsyndrom

Im Rahmen des hausärztlich-geriatrischen **Basisassessement (GOP 03360)** werden verschiedene **Tests** durchgeführt, mit denen gefahndet wird hinsichtlich

- Alltagskompetenz,
- kognitiver Störungen,
- seelischer Situation (Depressionen),
- Mobilität und
- Sturzgefährdung.

Im Vordergrund des **Betreuungskomplexes (GOP 03362)** steht die **Koordination** der medizinischen und pflegerischen Leistungen. Der Hausarzt überprüft und ergänzt die verschiedenen Maßnahmen und aktualisiert ggf. den **Medikationsplan.**

Text der Gebührenordnung (Auszug)

GOP	Leistungsbeschreibung	Punkte
03360	**Hausärztlich-geriatrisches Basisassessment** einmal im Behandlungsfall	113
03362	**Hausärztlich-geriatrisches Betreuung** einmal im Behandlungsfall	174

Erläuterungen

1.	Die Berechnung der **GOP 03360 bzw. 03362** setzt die Angabe eines **ICD-10-Kodes** voraus, der den geriatrischen Versorgungsbedarf dokumentiert.
2.	Die **GOP 03360** ist im **Krankheitsfall** höchstens **zwei Mal** berechnungsfähig.
3.	Für die Berechnung der **GOP 03362 neben der Versichertenpauschale** ist in demselben Behandlungsfall mindestens ein **weiterer persönlicher Arzt-Patienten-Kontakt** notwendig.
4.	Die Berechnung der **GOP 03362** setzt das Vorliegen der **Ergebnisse eines geriatrischen Basisassessments** nach GOP 03360 und/oder eines weiterführenden geriatrischen Assessments nach der GOP 30984 voraus, dessen Durchführung nicht länger als vier Quartale zurückliegt.
5.	Die **GOP 03362** enthält als obligaten Leistungsinhalt die „Erstellung und Aktualisierung eines **„Mediaktionsplans".** Deshalb darf • im Krankheitsfall **kein Medikationsplan** als Einzelleistung nach **GOP 01630** abgerechnet werden • die KV die **GOP 03222** (Zuschlag Medikationsplan bei Chronikern) **nicht zusetzen.**

12.2.2 Spezialisierte geriatrische Diagnostik (EBM-Kapitel 30.13)

Patienten, die das 70. Lebensjahr vollendet haben und **mindestens zwei geriatrie-typische Syndrome** (alternativ mindestens ein geriatrisches Syndrom und ein Pflegegrad) aufweisen, haben Anspruch auf eine **spezialisierte geriatrische Diagnostik.**

Die spezialisierte geriatrische Diagnostik wird durch **spezialisierte geriatrische Vertragsärzte** und Geriatrische Institutsambulanzen (GIA) vorgenommen. Die fachlichen Anforderungen besitzen folgende Vertragsärzte:

- Facharzt für Innere Medizin und Geriatrie,
- Facharzt für Innere Medizin mit Schwerpunkt Geriatrie,
- Vertragsärzte mit Zusatzbezeichnung Geriatrie,
- Fachärzte für Innere Medizin/Physikalische und Rehabilitative Medizin/Allgemeinmedizin mit geriatrischer Qualifikation

Zur **spezialisierten geriatrischen Diagnostik** gehört die Durchführung **weiterführender geriatrischer Assessments.** Anhand dieser Verfahren werden etwa die Selbstversorgungsfähigkeit des Patienten, Mobilität, Kognition, Emotion, Ernährung, Schmerz und instrumentelle Aktivität erfasst. Mithilfe eines **Sozialasssessments** wird das soziale Umfeld des Betroffenen analysiert und der Pflege- und Hilfsmittelbedarf festgestellt. Bei den Assessments ist je nach Bedarf mindestens ein Physiotherapeut, ein Ergotherapeut oder ein Logopäde einzubinden. Der spezialisierte geriatrische Arzt ist verpflichtet, anhand der Testergebnisse einen **schriftlichen Behandlungsplan für den überweisenden Vertragsarzt** zu erstellen.

Eine Besonderheit im Rahmen der spezialisierten geriatrischen Versorgung ist die **patientenorientierte Vorabklärung (GOP 30980).** Hierbei spielt der überweisende Hausarzt des geriatrischen Patienten eine wichtige Rolle.

Der überweisende Vertragsarzt klärt zunächst mit dem spezialisierten Geriater ab, ob der Patient für eine weiterführende geriatrische Diagnostik **geeignet** ist und gegebenenfalls zusätzliche (Vor-) Befunde für das weiterführende Assessments erforderlich sind. Die patientenorientierte Vorabklärung erfolgt zwischen dem überweisenden Vertragsarzt und dem spezialisierten Geriater ohne Patientenkontakt. Sie kann auch im Sinne eines Konsils fallabschließend sein und eine Vorstellung des Patienten in der geriatrischen Schwerpunktpraxis zur spezialisierten geriatrischen Diagnostik erübrigen.

Geriatrisch spezialisierte Hausärzte dürfen bei ihren Patienten selbst das **Assessment** durchführen und die **GOP 30984** abrechnen. Voraussetzung ist, dass ein anderer spezialisierter geriatrischer Vertragsarzt bescheinigt, dass das Assessment erforderlich ist. Weitere Voraussetzung ist, dass zuvor ein hausärztliches geriatrisches Basisassessment erfolgt ist, aus dem sich die Notwendigkeit für ein weiterführendes Assessment ergeben hat.

Dauert die Durchführung des erweiterten Assessments durch den spezialisierten geriatrischen Vertragsarzt länger als 60 Minuten, dürfen weitere Zuschläge abgerechnet werden.

Das Einleiten und Koordinieren der Therapiemaßnahmen nach einer spezialisierten geriatrischen Diagnostik **(GOP 30988)** ist Aufgabe des weiterbehandelnden Hausarztes. Ihm wird dafür der Behandlungsplan zur Verfügung gestellt.

Text der Gebührenordnung (Auszug)

GOP	Leistungsbeschreibung	Punkte
30980	**Abklärung vor der Durchführung eines weiterführenden geriatrischen Assessments** (Vorabklärung durch den überweisenden Hausarzt) einmal im Krankheitsfall	193
30981	**Abklärung vor der Durchführung eines weiterführenden geriatrischen Assessments** (Vorabklärung durch den spezialisierten geriatrischen Vertragsarzt) einmal im Krankheitsfall	128
30984	**Weiterführendes geriatrisches Assessment** *Obligater Leistungsinhalt* – Persönlicher Arzt-Patienten-Kontakt, – Umfassendes geriatrisches Assessment (z. B. Selbstversorgungsfähigkeiten, Mobilität, Kognition, Emotion, instrumentelle Aktivitäten) und soziales Assessment (z. B. soziales Umfeld, Wohnumfeld, häusliche/außerhäusliche Aktivitäten, Pflege-/Hilfsmittelbedarf) jeweils in mindestens fünf Bereichen einschließlich einer Anamnese und einer körperlichen Untersuchung, – Einbindung von mindestens einem der folgenden anderen Leistungserbringer: Physiotherapeuten, Ergotherapeuten, Logopäden, – Syndrombezogene geriatrische Untersuchungen einschließlich prognostischer Einschätzung zu spezifischen geriatrischen Syndromen, – Differentialdiagnostische und differentialprognostische Bewertung der geriatrischen Syndrome und des Gesamtbefundes auf Basis des weiterführenden geriatrischen Assessments, – Feststellung des Behandlungsbedarfs, Festlegung von geriatrischen Behandlungszielen und Erstellung eines schriftlichen Behandlungsplans einschließlich Empfehlungen für die medikamentöse Therapie, ggf. zu Heil- und Hilfsmitteln sowie zu rehabilitativen Maßnahmen und zur weiteren Diagnostik und Verlaufsbeurteilung des Patienten, – Dauer mindestens 60 Minuten,	871

Text der Gebührenordnung (Auszug)

GOP	Leistungsbeschreibung	Punkte
30984 Fortsetzung	*Fakultativer Leistungsinhalt* – Beratung sowie Information über geeignete Behandlungsmöglichkeiten, Beratungs- und Hilfsangebote sowie Unterstützungsleistungen und Kontakte zu Selbsthilfeeinrichtungen für Patienten, ihre Angehörigen und Bezugspersonen, – Abstimmung und Beratung mit dem überweisenden Arzt, – Nachuntersuchungen, – Einbindung von Neuropsychologen, einmal im Krankheitsfall **Wichtige Bestimmungen der GOP 30984:** – eine zweite Berechnung im Krankheitsfall setzt eine ausführliche Begründung voraus **Abrechnungsausschlüsse:** – in derselben Sitzung: GOP 03360, 03362, 30988	
30985	**Zuschlag** zur GOP 30984 für die Fortsetzung des weiterführenden geriatrischen Assessments, je weitere vollendete 30 Minuten, bis zu zweimal im Krankheitsfall	319
30986	**Zuschlag** zur GOP 30985 für die Fortsetzung des weiterführenden geriatrischen Assessments, je weitere vollendete 30 Minuten, bis zu zweimal im Krankheitsfall	228
30988	**Zuschlag** zu den GOP 03362, (...) **für die Einleitung und Koordination der Therapiemaßnahmen nach multiprofessioneller geriatrischer Diagnostik nach Durchführung eines weiterführenden geriatrischen Assessments nach GOP 30984** *Obligater Leistungsinhalt* – Persönlicher Arzt-Patienten-Kontakt, – Einleitung und/oder Koordination der Behandlung, ggf. Durchführung therapeutischer Maßnahmen gemäß dem Therapieplan, nach Durchführung eines multiprofessionellen geriatrischen Assessments, *Fakultativer Leistungsinhalt* – Konsiliarische Beratung mit anderen behandelnden Ärzten, einmal im Krankheitsfall	65

12.2.3 Kooperations- und Koordinationsleistungen in Pflegeheimen (EBM-Kapitel 37.2)

Hausärzte und Fachärzte können mit Pflegeheimen Kooperationsverträge abschließen, mit denen die **Versorgung von gesetzlich Krankenversicherten in Pflegeeinrichtungen** verbessert werden soll. Zu den Zielen der Verträge gehören die Reduzierung von vermeidbaren Krankenhausaufenthalten, die wirtschaftliche Arzneimitteltherapie und die indikationsgerechte Verordnung von Heil- und Hilfsmitteln. Außerdem soll die Inanspruchnahme des Not- und Bereitschaftsdienstes vermieden werden. Diese Ziele können erreicht werden durch feste Ansprechpartner in der Pflegeeinrichtung, geregelte Kommunikation zu vereinbarten Sprechzeiten und regelmäßige Besuche der Patienten durch Ärzte.

Die **Koordination** der diagnostischen, therapeutischen und rehabilitativen Maßnahmen übernimmt in der Regel der **Hausarzt.** Er steuert die kontinuierliche Zusammenarbeit und den Informationsaustausch zwischen ihm als Hausarzt, den Fachärzten und dem Pflegepersonal. Er ist Ansprechpartner für den Patienten, für dessen Angehörigen und, bei stationärem Aufenthalt des Patienten, für den Krankenhausarzt. Bei eigener Abwesenheit des Hausarztes benennt er einen festen Vertreter. Außerdem werden Vereinbarungen für die sprechstundenfreien Zeiten getroffen. Neben Hausärzten dürfen auch Neurologen und Psychiater als koordinierende Ärzte tätig werden.

Je nach Notwendigkeit arbeitet der koordinierende Hausarzt mit weiteren Ärzten verschiedener Fachrichtungen zusammen. Auch diese kooperierenden Ärzte schließen mit dem Pflegeheim einen Vertrag über die Zusammenarbeit ab. In der Regel handelt es sich bei den kooperierenden Ärzten um Fachärzte, aber auch Hausärzte können als **kooperierende Ärzte** auftreten. Die kooperierenden Ärzte verpflichten sich zu regelmäßigen Besuchen oder Konsilen in der eigenen Praxis in Absprache mit dem koordinierenden Hausarzt. Sie informieren den koordinierenden Hausarzt schriftlich darüber, wenn es zu Veränderungen bei dem Patienten gekommen ist. Außerdem nehmen sie an den Fallbesprechungen teil.

Für den Mehraufwand der Ärzte durch die Kooperationsverträge nennt das **Kapitel 37 des EBM** Gebührenordnungspositionen, die die beteiligte Ärzte abrechnen können. Die Vergütung erfolgt extrabudgetär.

Der **koordinierende Hausarzt** erhält einmal im Behandlungsfall mit der **GOP 37105** einen **Koordinationszuschlag.**

Kooperierende Fachärzte können im Behandlungsfall einen von zwei möglichen **Kooperationszuschlägen** abrechnen:

- Die **GOP 37100** ist für die Betreuung von Patienten vorgesehen, die ausschließlich in der **Praxis** behandelt werden,
- die **GOP 37102** wird abgerechnet, wenn der kooperierende Arzt den Patienten mindestens einmal im Behandlungsfall **besucht** hat.

Für jeden **Mitbesuch** erhalten die Ärzte neben der GOP 01413 auch die **GOP 37113.** Dadurch wird jeder Mitbesuch genauso hoch honoriert wie der Besuch nach GOP 01410.

Fallkonferenzen nach **GOP 37120** können **dreimal im Krankheitsfall** abgerechnet werden. An der Fallkonferenz nehmen neben dem koordinierenden Hausarzt auch kooperierende Fachärzte und/oder das Pflegepersonal teil.

Text der Gebührenordnung (Auszug)

GOP	Leistungsbeschreibung	Punkte
37100	**Zuschlag zur Versicherten- oder Grundpauschale** für die Betreuung von Patienten im Pflegeheim *Obligater Leistungsinhalt* – persönlicher Arzt-Patienten-Kontakt – Betreuung eines Patienten einer stationären Pflegeeinrichtung – Kooperation mit weiteren Ärzte und Pflegefachkräften einmal im Behandlungsfall, höchstens zweimal im Krankheitsfall	125
37102	**Zuschlag zu den GOP 01410 oder 01413** (Besuch und Mitbesuch) für die Betreuung von Patienten im Pflegeheim einmal im Behandlungsfall	125
37105	**Zuschlag zur Versicherten- oder Grundpauschale für den koordinierenden Vertragsarzt** *Obligater Leistungsinhalt* – Koordination von diagnostischen, therapeutischen oder rehabilitativen Maßnahmen und der pflegerischen Versorgung von Patienten in der stationären Pflegeeinrichtung mit weiteren kooperierenden Ärzten sowie einbezogenen Pflegefachkräften – Steuerung des multiprofessionellen Behandlungsprozesses *Fakultativer Leistungsinhalt* – Koordination der Regelungen zur Einbeziehung des vertragsärztlichen Bereitschaftsdienstes und Koordination der telefonischen Erreichbarkeit einmal im Behandlungsfall	275
37113	**Zuschlag** zur GOP 01413 (Mitbesuch) für den Besuch eines Patienten in einem Pflegeheim	106
37120	**Fallkonferenz**	86

Erläuterungen

1.	Im Behandlungsfall kann **nur ein Koordinationszuschlag GOP 37105** oder **einer der beiden Kooperationszuschläge, GOP 37100 oder 37102,** abgerechnet werden.
2.	Die **GOP 37100** darf **höchsten zweimal im Krankheitsfall** abgerechnet werden.
3.	Die **GOP 37105** kann **nur von einem** an der Behandlung beteiligten **Vertragsarzt** abgerechnet werden. Hierüber ist eine schriftliche Vereinbarung mit den anderen kooperierenden Vertragsärzten zu treffen.
4.	Die **GOP 37120** ist **auch bei einer telefonischen Fallkonferenz** oder bei einer Fallkonferenz als **Videofallkonferenz** berechnungsfähig. Insgesamt darf die Fallkonferenz aber nur höchstens dreimal im Krankheitsfall abgerechnet werden.

12.2.4 ✎Wie war das noch?

Fragen zur Psychosomatische Grundversorgung

1. Was versteht man unter dem Begriff „Psychosomatik"?

→ ....

2. Nennen Sie drei Krankheiten, die durch psychische Belastungen entstehen können.

→ ....

→ ....

→ ....

3. Nennen Sie drei Krankheiten, bei denen Psychotherapie sinnvoll ist.

→ ....

→ ....

→ ....

4. Welches Ziel verfolgt die psychosomatische Grundversorgung?

→ ....

....

5. Unter welcher Voraussetzung darf ein Hausarzt psychosomatische Grundversorgung anbieten?

→ ....

Fragen zur hausärztlich-geriatrische Diagnostik und Betreuung

6. Was versteht man unter dem Begriff „Geriatrie"?

→ ....

7. Nennen Sie drei geriatrietypische Syndrome.

→ ....

→ ....

→ ....

8. Nennen Sie drei Parameter, nach denen mithilfe von Testverfahren im Rahmen des hausärztlich-geriatrischen Basisassessement (GOP 03360) gefahndet wird.

→ ....

→ ....

→ ....

9. Ab welchem Alter darf ein Basisassessment durchgeführt werden?

→ ....

Fragen zur spezialisierter geriatrischer Diagnostik

10. Bei welchen Patienten darf ein weiterführendes geriatrisches Assessment durchgeführt werden?

→ ....

→ ....

11. Welche Ärzte dürfen die spezialisierte geriatrische Diagnostik durchführen?

→ ....

→ ....

→ ....

→ ....

→ ....

12. Welche Bedeutung hat die Vorabklärung vor der Durchführung eines spezialisierten geriatrischen Assessments?

→ ....

....

13. Wozu ist der spezialisierte geriatrische Arzt nach der Durchführung des Assessments verpflichtet?

→ ....

....

Fragen zur Kooperations- und Koordinationsleistungen in Pflegeheimen

14. Nennen Sie drei Ziele, die durch Kooperationsverträge mit Pflegeheimen erreicht werden sollen.

→ ....

→ ....

→ ....

15. Wer übernimmt in der Regel die Aufgabe des koordinierenden Arztes und welche Aufgaben hat dieser?

→ ....

→ ....

....

16. Welche Aufgaben haben kooperierende Fachärzte?

→ ....

....

→ ....

....

17. Wer nimmt an einer Fallkonferenz teil und was kann dafür abgerechnet werden?

→ ....

→ ....

Rechnen Sie folgende Fälle ab:

18.	Fall	EBM-GOP
14. Mrz.	Toni Trauerlich (47 Jahre, versichert bei der Barmer) erscheint zum ersten Mal im Quartal bei Dr. Gütlich. Er klagt über Antriebs- und Appetitlosigkeit. Mit seinem Beruf als kaufmännischer Angestellter komme er nicht mehr zurecht. Dr. Gütlich vermutet eine beginnende Depression, da Herr Trauerlich seine Ehefrau vor einem Jahr plötzlich verloren und mit der Situation offensichtlich nicht zurechtkommt. Dr. Gütlich führt eine differentialdiagnostische Klärung durch.	

19.	Fälle	EBM-GOP
23. Apr.	Dagmar Demenzius (79 Jahre, versichert bei der AOK) ist aufgrund einer Hypertonie seit mehreren Jahren in ständiger Behandlung bei Dr. Gütlich. Sie erscheint mit ihrem Ehemann zum ersten Mal Quartal in der Praxis. Der Ehemann berichtet, dass seine Frau zunehmend verwirrt sei. Dr. Gütlich führt ein hausärztlich-geriatrisches Basisassessment durch und bestellt beiden für den nächsten Tag zur Besprechung des Ergebnisses und des weiteren Vorgehens.	
14. Apr.	Frau Demenzius erscheint erneut mit ihrem Mann in der Praxis. Dr. Gütlich führt einen hausärztlich-geriatrischen Betreuungskomplex durch. Er hält eine spezialisierte geriatrische Diagnostik für sinnvoll und erläutert dem Ehepaar, dass er mit seinem Kollegen, dem Geriater Dr. Günter Graubart darüber sprechen wird. Am Nachmittag ruft Dr. Gütlich bei Herrn Dr. Graubart an führt eine Vorabklärung durch. Dr. Graubart hält das weiterführende Assessment für angebracht und bittet um Vorstellung der Patientin in einer Woche.	
14. Apr.	Dr. Graubart, Hausarzt mit Schwerpunktbezeichnung Geriatrie, führt mit Dr. Gütlich eine Vorabklärung bezüglich Frau Demenzius durch.	
21. Apr.	Frau Demenzius erscheint in der Praxis von Dr. Graubart. Dr. Graubart führt das weiterführende geriatrische Assessment durch (Dauer 2,5 Stunden) und fertigt einen Behandlungsplan für Dr. Gütlich an.	
5. Mai	Frau Demenzius erscheint erneut bei Dr. Gütlich, der aufgrund des Behandlungsplans weitere Therapiemaßnahmen einleitet.	

20.	Fälle	EBM-GOP
1. Jul.	Dr. Gütlich ist koordinierende Hausarzt im Pflegeheim St. Antonius. Dort untersucht er die 87-jährige Frau Altenburger (versichert bei der IKK) zum ersten Mal im Quartal.	Frau Altenburger:
	Neben Frau Altenburger besucht Dr. Gütlich auch den 90-jährigen Herrn Krämer (versichert bei der DAK).	Herr Krämer:
2. Jul.	Der Orthopäde Dr. Renk hat ebenfalls einen Kooperationsvertrag mit dem Pflegeheim St. Antonius unterschrieben und versorgt die Patienten als kooperierender Orthopäde. Heute untersucht er die 78-jährige Frau Lichter (versichert bei der LKK) aus dem Pflegeheim zum ersten Mal im Quartal in der Praxis. Frau Lichter ist so mobil, dass kein Besuch bei ihr im Pflegeheim erforderlich ist.	Frau Lichter:
	Am Nachmittag besucht Dr. Renk sowohl Frau Altenburger als auch Herrn Krämer im Pflegeheim. Es ist für beide der erste Arzt-Patienten-Kontakt im Quartal.	Frau Altenburger: Herr Krämer:

Sachwortverzeichnis

A

B

C

D

E

L

M

N

O

P

Q

R

W

Z